系統看護学講座

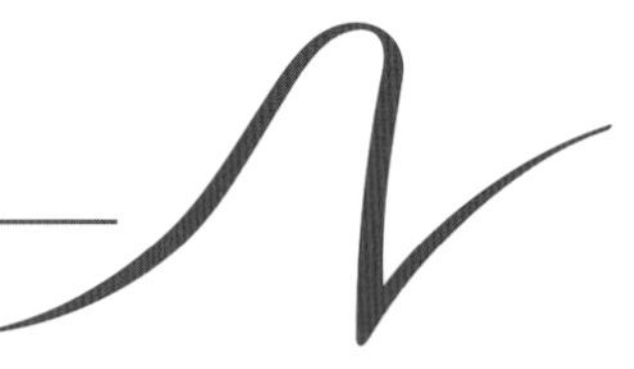

専門基礎分野

公衆衛生

健康支援と社会保障制度 2

神馬　征峰　東京大学名誉教授
大森　純子　東北大学大学院教授
宮本　有紀　東京大学大学院准教授
吉岡　京子　東京大学大学院准教授
橋爪　真弘　東京大学大学院教授
鈴木　まき　外宮の杜クリニック副院長
有本　　梓　横浜市立大学教授
蔭山　正子　大阪大学大学院教授
小野若菜子　聖路加国際大学大学院准教授
相田　　潤　東京医科歯科大学大学院教授
谷口　麻希　東京医科歯科大学大学院教授
廣金　和枝　兵庫医科大学教授
渡井いずみ　浜松医科大学教授
原田奈穂子　岡山大学大学院教授

医学書院

発行履歴

1968年5月1日	第1版第1刷	1995年1月6日	第8版第1刷
1971年4月15日	第1版第7刷	1997年2月1日	第8版第3刷
1972年2月1日	第2版第1刷	1998年1月6日	第9版第1刷
1976年2月1日	第2版第7刷	2001年2月1日	第9版第4刷
1977年2月1日	第3版第1刷	2002年2月1日	第10版第1刷
1980年9月1日	第3版第6刷	2003年2月1日	第10版第3刷
1981年1月6日	第4版第1刷	2004年2月1日	第11版第1刷
1983年2月1日	第4版第4刷	2009年4月15日	第11版第8刷
1984年1月6日	第5版第1刷	2010年1月6日	第12版第1刷
1987年2月1日	第5版第4刷	2014年2月1日	第12版第5刷
1988年1月6日	第6版第1刷	2015年1月6日	第13版第1刷
1991年2月1日	第6版第4刷	2018年2月1日	第13版第4刷
1992年1月6日	第7版第1刷	2019年2月15日	第14版第1刷
1994年9月1日	第7版第4刷	2023年2月1日	第14版第5刷

系統看護学講座 専門基礎分野
健康支援と社会保障制度[2] 公衆衛生

発　　行　2024年1月6日　第15版第1刷©

著者代表　神馬征峰（じんば まさみね）

発 行 者　株式会社　医学書院
代表取締役　金原　俊
〒113-8719　東京都文京区本郷1-28-23
電話　03-3817-5600(社内案内)
03-3817-5657(販売部)

印刷・製本　大日本法令印刷

ISBN978-4-260-05312-9

はしがき

●発刊の趣旨

「公衆衛生」はむずかしい。名前からしてなじみがうすい。中身をみても，数字が多く，法律や制度ばかりで，人の香りがしない。この「公衆衛生」をわかりやすく伝え，学生に身近なテキストをつくる。これは，いわゆる「ミッション・インポッシブル！」(不可能な任務！)である。

この任務を果たすため，わかりやすくするためにはどうしたらよいか？　2つの工夫をした。まずは事例(ストーリー)をとり入れた。ストーリーが記憶に残るように工夫をこらしたイラストも加えた。次に，公衆衛生のいくつかの用語や概念がわかりやすくなるようなコラムもいくつかの章に盛り込んだ。

さらに，読者に身近なテキストにするためにはどうするか？　そのためには「看護学生のためのテキスト」である，という原点に立ち返ることである。いくつかの事例のなかに，読者と同じ看護学生やその家族，看護師さんにも多く登場してもらった。事例には，フィクションとノンフィクションのものがある。しかしフィクションといえども，実例をもとにつくりあげたものである。

最後に，国際的視点にも配慮した。国内の健康課題を取り扱うにしても，国際的視点をもつともたないとでは見方が変わってくる。例えば2018年，ノーベル平和賞に選ばれたのは，長年にわたり性暴力と闘ってきたコンゴ民主共和国の医師デニ-ムクウェゲ氏と，国際テロ組織ISIS(自称イスラム国)の被害女性であり人権活動家でもあるナーディーヤ-ムラード氏であった。

性暴力が世界の課題として取り上げられることにより，この課題はまれな個別事例ではなく，多くの人々の健康にかかわる公衆衛生課題でもあることがわかってくる。看護師の関心も意識も，こうして世界に関心をもつことによって広がってくる。実際に性暴力被害に対する世界の認識は飛躍的に高まり，多くの被害者に光があてられた。

また，2023年にはガザの悲劇がおこり，医療資源が枯渇するなか，多くの医療職が現場を離れず命を救うために闘っている。

このテキストの作成にあたっては，公衆衛生を専門とした諸先輩からのメッセージを何度も参考にした。この不可能と思われる使命達成のために，若手の力は欠かせない。しかし第二次世界大戦後，日本の公衆衛生を活性化し，世界一の平均寿命達成に貢献された大先輩たちの熱い思いは引き継ぐべきである。

橋本正己氏と大谷藤郎氏による『対談　公衆衛生の軌跡とベクトル』(医学書院，1990)のなかから，このテキストの使命とも関連する2つのメッセージを届けたい。

「…(中略)…公衆衛生の教科書は，マニュアルとか技術書だけではだめで，社会に対する姿勢が明確に示されていて判りやすくなければ…(以下略)」(p. 17)

「…(中略)…わたしの考える『よき社会』とは，常識としての人間の正義にかなうことであり，力を持つ人，金のある人が力や富をほしいままにするのを許すのではなく，たまたまそこにおかれた病気の人，弱者が，そのハンディキャップにかかわらず，人間としての誇りを持って生きていけるような社会システムとすることです…(中略)…よき社会への理想の扉を公衆衛生の人びと自らの手によって，公衆衛生の旗を高く掲げて，同じように『よき社会』を願っている他の分野の人びとともに，社会の先頭に立って新しい平成時代への門を勇気を持って押し開いて欲しい…(以下略)」(p. 207〜8)

公衆衛生には「よき社会」への理想の扉を開く力がある，という大先輩たちの力強いメッセージ。私たちはこの思いを引き継ぎ，このメッセージを導き手として，本書を公衆衛生の面白さ，大切さを皆さんに伝えるテキストにしたつもりである。病院で働くことになったとしても，同じ理想の扉を開くことができるような，看護師に育ってほしい。本書は，このような使命感と思いをもって作ったテキストである。

●第 15 版改訂の趣旨

前版改訂後，看護基礎教育のカリキュラム改正や看護師国家試験出題基準の改定が行われた。また我々は新型コロナウイルス感染症(COVID-19)の世界的パンデミックという未曽有の経験をした。温暖化や異常気象など地球環境の悪化も進む。日本の公衆衛生に関連の深いところでは，健康日本 21(第三次)案が公表された。

今回の改訂はこれらの変化への対応を中心とした。また，前版発行後に教育現場の先生方から寄せられた意見を反映し，より授業に使いやすいものとした。

具体的な改訂点は以下である。

・2024(令和 6)年度から始動する健康日本 21(第三次)への対応
・新型コロナウイルス感染症(COVID-19)のパンデミックを受けた変化，具体的には「感染症の予防及び感染症の患者に対する医療に関する法律」の改正，日本の感染症危機管理体制の制度変更，地域における感染症対策の変化および保健所の体制強化などへの対応
・子ども・子育て支援の強化など，公衆衛生に関連する政策や制度の変更への対応

実際に教授をされる先生方には，さまざまなお考えもあるはずである。ぜひ忌憚のないご意見，ご批判，ご叱正をお願いしたい。それを受けて，このテキストを一層成長させていきたいと思う。

2024 年 1 月

著者を代表して
神馬征峰

目次

序章 公衆衛生を学ぶにあたって

神馬征峰

第1章 公衆衛生のエッセンス

神馬征峰

第2章 公衆衛生の活動対象

大森純子

第3章 公衆衛生のしくみ

吉岡京子

第4章 集団の健康をとらえるための手法——疫学・保健統計

宮本有紀

第5章 環境と健康

橋爪真弘

第6章 感染症とその予防対策

鈴木まき

第7章 国際保健

神馬正峰

第8章 地域における公衆衛生の実践

大森純子・有本梓・蔭山正子・小野若菜子・宮本有紀・相田潤・谷口麻希

第9章 学校と健康

廣金和枝

第10章 職場と健康

渡井いずみ

第11章 健康危機管理・災害保健

原田奈穂子

序章

公衆衛生を学ぶにあたって

本章の目標

□ 看護学生がなぜ公衆衛生を学ぶ必要があるのかを理解する。
□「ひとりの健康」と「みんなの健康」のつながりを理解する。
□「みんなの健康」をまもるためにはなにが必要かを理解する。
□「みんなの健康」は，「みんなでまもる」ことが重要であることを理解する。

A　みんなの健康

1　「公衆衛生」とは「みんなの健康」

公衆衛生の対象は病気で困っている「ひとり」の人だけではない。まだ病気になっていない多くの人々もその対象となる。「公衆」とは「みんな」ということであり，衛生は「生を衛(まも)る」ということである。公衆衛生を public health と英語に訳してみても，解釈は同様である。public は「みんな」，health は「健康」，合わせて「**みんなの健康**」となる。この公衆衛生の教科書では，「みんなの健康」のためになにをしたらよいのか，それをみんなで学んでいく。

2　みんなの健康とひとりの健康

「みんなの健康」と「ひとりの健康」は対立しているわけではない。看護の臨床の場では，「ひとりの健康」のために，患者に接し，患者を癒(いや)す。「ひとり」の患者には多くの場合，友人や家族がいる。彼らが住む地域社会がある。地域社会は市町村のなかにある。市町村は都道府県のなかにあり，さらにその上には国がある。「ひとり」をたすけるためにはこの社会のしくみを知らなくてはいけない。そして「ひとり」を救う社会のしくみがよくなることで，「みんなの健康」対策は改善される。だからこそ，私たちは「ひとり」と向き合いつつ，その「ひとり」を取り巻く社会のしくみをもっとよく理解して，看護にかかわっていかないといけない。

このテキストには1つの想いがある。それは，看護師として病棟にいても，地域の一医院に勤めていても，「みんなの健康」への関心を忘れないでほしい，失わないでほしいという想いである。「みんなの健康」を専門とするのは保健師である。しかし卒業後，保健師になる人は少ない。多くが看護師として，1人ひとりの患者のために働く。にもかかわらず「公衆衛生」を学ぶのは，国家試験に合格するためだけではない。「ひとり」にかかわりながらも「みんな」のためになる仕事をするためである。この想いを伝えるために私たち執筆陣はこのテキストのなかのあちこちでストーリーを語る。そのときは読むのではなく，耳をすませて聞くつもりでいてほしい。

B 「ひとり」から「みんな」の看護へ

1 きっかけとしてのクリミア戦争

「ひとり」への看護から始めて，社会に目が向き，「みんなの健康」に注目した看護師がいる。いまから約 200 年も前に生まれた**ナイチンゲール** F. Nightingale (1820〜1910)❶である。

ナイチンゲールの関心が「ひとり」から「みんな」に移ったのには 1 つのきっかけがある。19 世紀半ばに始まったクリミア戦争(1853〜1856)だ。南下政策を続けるロシア帝国と，それをくいとめようとするオスマン＝トルコ帝国，イギリス，フランスとの間でおこった戦争である。

この戦争の悲惨な状況をなんとかすべく，ナイチンゲールは 1854 年，みずから「看護婦」❷として従軍する決意をかためた。到着した野戦病院は傷病兵ですでにいっぱいであり，1 か月もたたないうちにその数は 2,300 人となっていた。赤痢やコレラの院内感染，壊血病(ビタミン C 欠乏症)，凍傷，飢え……。1855 年 2 月には，患者の 42% が死亡した。そんななか，ナイチンゲールは，1 人ひとりの患者のために病棟の夜まわりを欠かさなかったことから「ランプの貴婦人」とよばれた(▶図 1)。その様子は，過剰と言えるくらい宣伝され，ナイチンゲールは，マスメディアがつくり上げた最初の「セレブ」となった。

NOTE

❶ナイチンゲール
近代看護教育の生みの親であり，統計学や疫学分野で先駆的な業績を残した。

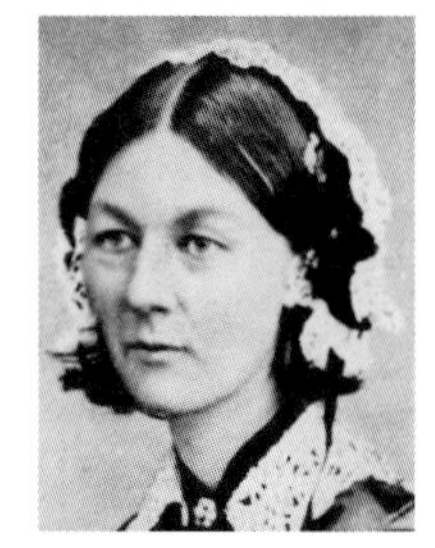

❷看護婦
看護婦 nurse は当時，女性の職業であり，男性は「看護人」とよばれた。

2 反省と新たなたたかい

1 人ひとりの患者を救う「看護婦」として，ナイチンゲールの名声はイギ

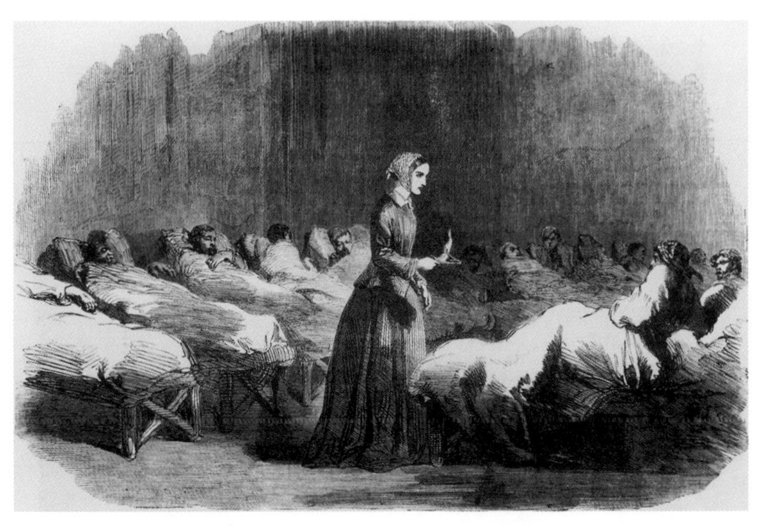

トルコ領内のスクタリにあったイギリス軍野戦病院でのナイチンゲールの活動は，ロマンチックな美談として伝えられ，イギリス本土で熱狂的なナイチンゲールブームがおこった。「クリミアの天使」「ランプの貴婦人」などと称されたのも，このときである。ナイチンゲール本人は，そのように美化されることを喜んでいなかったという。

▶図 1 「ランプの貴婦人」を描いた当時の新聞の挿絵
(画像提供：PPS 通信社)

リス全土をかけめぐった。しかし，ナイチンゲールは，クリミア戦争から帰国して12か月後，37歳のときに体調をくずし，その後10年以上も病床にふしてしまった。戦後の調査書を読み，「看護婦」として1人ひとりの死を看取り，命を救っていたとの確信がくずれてしまったからである。

病床にふしていた10年は，ナイチンゲールにとって反省のときであった。「ひとり」だけに目がいってしまい，その「ひとり」のまわりの**環境**に目がいってなかったことへの反省である。クリミアの野戦病院における看護の総監督だったとき，ナイチンゲールをはじめとする医療スタッフには初歩的な衛生事項への注意が不足していた。もっと多くの兵士を救えたのではないか──。その思いは，ナイチンゲールを苦しめた。

病床にふしながらもナイチンゲールは，同じあやまちを繰り返さないようにしようと努めた。たとえば『病院覚え書』(第1版，1859年)のなかでナイチンゲールは，死亡率に影響する条件として，衛生の欠陥を指摘した。「ひとつ屋根のもとに多数の病人が密集していること」「ベッドひとつあたりの空間の不足」「換気の不足」「光線の不足」である。

3　地域社会での健康教育

ナイチンゲールの患者を取り巻く環境改善への関心は，**物理的環境**のみならず**社会的環境**へも広がっていった。施設での環境整備から，地域での疾病予防や健康づくり活動へと，である。

「町や村での健康教育」という74歳のときに書かれた論文のなかで，ナイチンゲールは，農村衛生向上のため，時間をかけて，じっくり確実なはたらきをするように提言している。

> 「われわれは教えを受ける者たちに話し‘かける’のではなく，しゃべり‘まくる’のでもなく，‘ともに’話し合わなければならない」[1)]

いなかに住む母親たちは家・庭・寝室・台所・居間などで，疾病予防のためのさまざまな活動ができる。その活動の実践のために，女性指導者が指導しようとする際，大切なのは，なによりも「共感」であることを，ナイチンゲールは主張した。

> 「……心と心が交わるときに，われわれは貧しい人々からいかに多くを学ぶことか──病院の患者からいかに多くを学ぶことか。…(中略)…貧しい人々の毎日の生活のいろいろな欠乏やもろもろの困難，あるいは誘惑や疲労などを知らずして，彼らの世界をまじめに知ろうとする努力なくして，われわれは彼らを援助できない。…(中略)…この仕事あるいは他のどんな仕事も，実施した講義の回数でその成功度を評価するわけにはいかない。…(中略)…個別訪問で‘なされた’指導の結果，実際に現れた成果によってのみ評価可能

1）湯槇ます監修，薄井坦子ほか編訳：ナイチンゲール著作集第2巻．p.158，現代社，1974.

なのである。そうした成果はいうまでもなく現れるまでに時間がかかる。」[1]
「これでは一生かかっても足りないくらいだ。」(その批判に対しては〔筆者〕)われわれはこう答えよう——百年もの間迷信は行なわれてきた。何百年もの間不潔で不注意な習慣が着々とかつ根強く聞き伝えられてきた。われわれがほんの数年のじみな持続的活動によってその何世紀にも及ぶ風習を変えることができるとしたら，ここに描いた過程はすすみが遅いどころか驚くべき速さであるといわなければなるまい。…(中略)…心と心，そして手と手をつなぎあわせなさい。そしてあなたの仕事すべての精神であり生命である愛を与えつくすことを祈りなさい。」[2]

4 みんなのための看護活動

ナイチンゲールが，その一生の間で「看護婦」として働いた期間は約3年である。つらい思い出の残るクリミア戦争後は，「みんなの健康」のための活動を続けた。

病気の原因が患者の食べすぎや飲みすぎといった問題行動であれば，看護師が「ひとり」に集中することによって多くの患者は癒(いや)されるかもしれない。しかし病気の原因が患者の側だけではなく，地域社会にもあったとしたらどうか。たとえば，水質汚濁や大気汚染のため，水や空気が安全でなかったとしたらどうか。そのときは社会がかわらなくてはならない。そのためにも，患者の内面を知るだけでは不十分である。その人の住んでいる世界を知ることによって，「みんなの健康」のための環境改善が可能になってくる。ナイチンゲールの生涯は，「ひとり」から始まって「みんな」の健康のために，看護師がいかに貢献できるかを示してくれた生涯でもあった。

C 「みんなの健康」をどうまもるか

1 上から，そして草の根へ

1 日本における「みんなの健康」をまもる活動の誕生

●イギリスの社会的背景 ナイチンゲールの関心が「ひとり」から「みんな」へとかわっていったきっかけはクリミア戦争であった。院内感染による兵士たちの死。この事実はナイチンゲールを苦しめた。しかしそこから立ち上がり，ナイチンゲールは「みんなの健康」の実現を志すようになった。こ

1）湯槇ます監修，薄井坦子ほか編訳：上掲書．p. 181.
2）湯槇ます監修，薄井坦子ほか編訳：上掲書．p. 182.

れには当時のイギリスの社会状況も影響していただろう。社会全体，つまり「みんな」の幸福を最大化するために法や社会を改革すべしとするベンサムの思想の影響を受けた多くの学者・社会事業家たちが，さまざまな分野で社会改革運動を進め，後述する「公衆衛生法」(1848年)の成立(▶25ページ)にみられるように，彼らの努力は政府や支配階級をも動かしていた。ナイチンゲールも，ベンサムの思想やこれらの社会改革運動から大きな影響を受けていた。

● **日本の社会的背景**　では，日本の場合はどうだろうか。

日本のナイチンゲールとしてよく知られるのは，日本赤十字社の「従軍看護婦」として戦時救護にあたった看護婦(当時)たちである。2013(平成25)年に放映されたNHK大河ドラマ「八重の桜」の主人公，新島八重(1845～1932)もその1人であり，篤志看護婦として日清戦争・日露戦争に従軍した。しかし，従軍看護婦がその後，ナイチンゲールのように公衆衛生への道を進んだかというと必ずしもそうではない。

日本の場合は，欧米に遅れて「近代化」が始まった。明治政府の主導でドイツ医学や衛生思想が導入され，環境衛生の改善といった，上からの社会改良が行われていた。公衆衛生活動は，文明化・富国強兵の一環として行われていた。そして，昭和に入ってからは，戦時体制下の国策として，衛生活動が全国のコミュニティに浸透していった。しかし，すべてが「上から」だったわけではない。専門家あるいは行政主導ではあるものの，住民参加による「みんなの健康」をまもる活動も徐々に生まれていた。

● **行政主導型の住民参加活動**　戦後の日本において，行政主導型の住民参加活動として各地で実施された「みんなの健康」をまもる活動の典型例は，公衆衛生活動の原点ともいうべき母子保健対策である。母子保健対策として必須な活動は2つある。身近な医療施設へのアクセスの改善と，自治体による日常的なケアの提供である。戦後まだ貧しかった日本の農村において，この2つの活動の実践は容易なことではなかった。しかし，その困難を克服し，1962(昭和37)年，乳児死亡率を日本ではじめてゼロにした村がある。岩手県沢内村(現西和賀町)である。

2　みんなの生命をみんなでまもった村 ── 岩手県沢内村

● **行政主導なおかつボトムアップ**　沢内村は岩手県盛岡市から西南に約60km離れたところにある山村で，当時の人口は約5,000人。行政を担うことになる深澤晟雄(まさお)(1905～1965)[1]が，満州，佐世保，東京を経て，生まれ故郷の沢内村に戻ったのは1954(昭和29)年6月，48歳のときであった。最初は定時制高校の英語教師，そして村の教育長となり，まず行ったのが村の婦人会づくりだった。深澤が婦人会づくりから始めたのには，次のような考えがあった。

> 「婦人が自覚を高めて力を合わせない限り，住みよい沢内村はできないのです。男どもや議員などのお偉方にだけまかせていてはだめです。婦人会をつ

NOTE

[1] 深澤晟雄
沢内村の地主の家に生まれ，沢内村村長に就任。「生命尊重」の思想のもと沢内村の行政改革に着手。乳児死亡率ゼロの達成や高齢者医療無料化などをなしとげた。

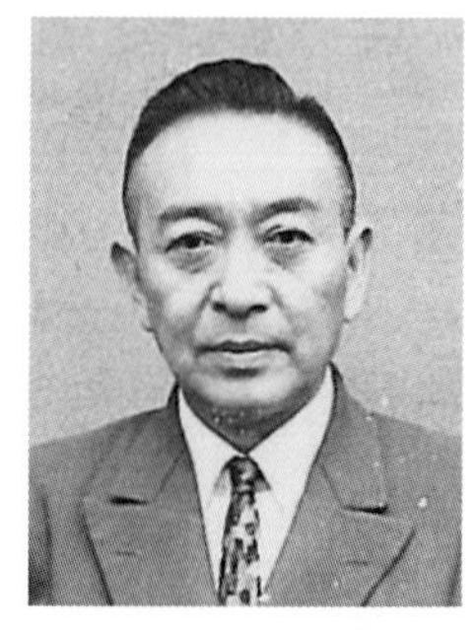

(写真提供：深澤晟雄資料館)

くって，楽しい行事や勉強をして，新しい村をつくる力になっていこうではないですか」[1)]

人間らしく生きたいと欲する人々の要求を自覚させ，力にしていくためには民主的な組織化が必要である。そのためのボトムアップの活動を展開したのである。

次に取り組んだのが，貧困対策としてのナメコ栽培である。2年間の活動によってナメコの生産額は約1800万円となり，当時の村の予算2000万円と肩を並べる額にまでなった。長らく村を離れていた深澤晟雄はその活動によってナメコ教育長という愛称でよばれ，村人の1人として受け入れられる。

● 3つの大きな問題への挑戦　深澤は1957(昭和32)年，第18代沢内村村長に就任した。村長として調査を進めるなかで，「みんなの生命をまもる」ために克服しなければならない「3つの大きな問題」が浮かび上がってきた。まずは11月から5月までの間，大きな医療機関のある町へのアクセスをはばむ，積雪3メートルにも及ぶ豪雪。ついで多病・多死，最後に貧困である。まずはブルドーザーの導入により豪雪対策に成功し，冬でも入院治療が可能な医療機関にアクセスできるようになった。

次に本格的に取り組んだのが多病・多死対策である。問題は医科大学のある盛岡から来てもらっている村の診療所の医師であった。まず来てくれた医師は80歳をいくつもこえた高齢で耳が聞こえない。次に来たのが「うつ病の医師」，続いて来たのが「お金をせびる空手好きの医師」，ついには「麻薬患者の医師」が来るなど，「問題医師」ばかりがやってきた。長い交渉の末，ようやく信頼できる医師をまねくことに成功し，それによって保健師・栄養士・生活改良普及委員などがおおいに活躍できるようになった(▶図2)。これによって第2の難関も突破し，日常的ケアが可能になった。そして，ついには全国でも最悪レベルだった乳児死亡率を，全国ではじめてゼロにした。

● 行政主導から草の根活動へ　深澤と苦楽をともにし，後任の村長にもなった僧侶，太田祖電によれば，これらの改革がうまく進んだのは行政がよかったからだけではない。住民参加がうまく機能し，制度と住民の知恵がうまく機能した結果だという[2)]。とくに住民が保健の大切さを知ったことも大きかった。1962(昭和37)年当時，沢内村には570人の婦人会会員がいた。当時，婦人会では，会員が課題学習として「生産学習」「保健学習」「子どもの教育の学習」「婦人と選挙の学習」のうち，どれか1つを選択し，勉強することになっていた。沢内村の婦人会で希望を募ったところ，58%の婦人が保健学習を選んだという。岩手県全体で「保健学習」を選んだ婦人会員は4%しかいなかったことから，沢内村の婦人の保健に対する意識の高さがわかるだろう。これこそが，乳児死亡率ゼロに大きく貢献したのである。

1）及川和男：村長ありき――沢内村　深沢晟雄の生涯．p. 94，れんが書房新社，2008.
2）太田祖電ほか：沢内村奮戦記――住民の命を守る村．あけび書房，1983.

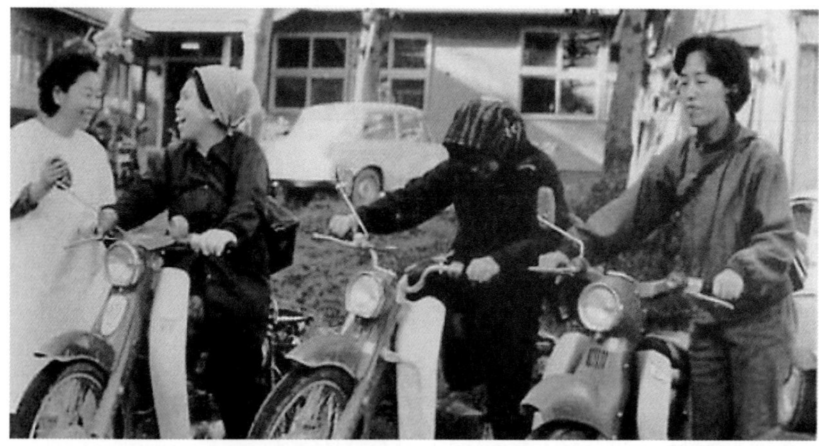

「東西 10 km・南北 28 km, 6,000 村民のもとへ。」「乳児死亡率ゼロ」を合言葉に, 4 人の保健婦たちがそれぞれの担当地区を目ざして家庭訪問に出発する場面。

図 2　沢内村の「乳児死亡率ゼロ」運動
(1968(昭和 43)年の映画「自分達で生命を守った村」による, NPO 法人深澤晟雄の会提供)

これらは行政主導から始まった住民参加による成果である。まず婦人会の信頼を得て, 次にナメコ栽培で財政基盤をつくり, ブルドーザーで村を雪から解放した。信頼できる医師も確保した。こうして前向きに住民が参加できる環境をつくり上げ, 行政主導の活動が草の根活動に広がった。とりわけ豪雪対策の際は村内からの寄付がカギとなった。深澤村長は言った。

「みんなの力です。みんなが力を合わせたから出来たんです」[1)]

2　みんなの声が社会を動かす

1　高度経済成長と公害の社会問題化

沢内村が乳児死亡率ゼロを達成した 1960 年代, 日本は高度経済成長の時期にあった。経済成長と同時に公害が激化し,「**公害病**」が社会全体の問題として認知されつつあった。炭鉱などによる公害は古くからあった。しかしこの時代は急激に都市人口が増え, モータリゼーションが進展し, 大規模な工業地帯が建設されていった。それに伴い, 多くの住民が大気汚染・水質汚濁・騒音・振動などにさらされていった。

2　四日市公害をめぐるたたかい

● 四日市公害とは　公害の社会問題化のなかで住民による声が社会を動かした事例がある。**四日市公害**である。高度経済成長期の 1950 年代後半, 四日市にはかつて日本にはなかった, 大規模な石油化学産業コンビナートが建設された。そして大量の硫黄酸化物(SOx, ▶130 ページ)などが環境中に排

1) 及川和男：村長ありき——沢内村　深沢晟雄の生涯. p. 125, 新潮社, 1984.

出された。

1960年代，水質汚染や大気汚染は日本各地でおきており，水俣病やイタイイタイ病は大きな社会問題として認知されていた。国レベルの対策を進めるべく，1967(昭和42)年には「公害対策基本法」が成立し，翌年には「大気汚染防止法」「騒音規制法」も成立していた。しかし，住民がそれらの法律によってまもられていたかというとそうではない。高度経済成長の象徴ともいえる石油化学コンビナートを取り巻く四日市塩浜地区では，1960年代後半から「咳(せき)が出る」「痰(たん)が出る」「のどが痛い」「喘息(ぜんそく)発作で夜も眠れない」という住民が激増していた。

● **原因調査**　三重大学公衆衛生学教室の吉田克己教授(当時)のグループが大気中の硫黄酸化物を測定すると，高濃度の汚染が確認された。しかし，それが喘息の原因かどうかとなると，因果関係を解明することは容易ではなかった。水俣病やイタイイタイ病には特徴的な臨床症状がある。ところが，四日市喘息はそうではない。「喘息」自体はコンビナートができるずっと前から存在していた病気であり，四日市喘息と古典的喘息(つまりは「ふつうの喘息」)との区別ができるわけではない。

そこで，調査データをもとに，「一定以上の患者の過剰発生がみられる地域に住んでいること」や「そこに住んでいる期間が3年であること」などを条件に公害認定してもらおうとした。しかし，国は承認してくれない。承認されないと医療費の補助を受けられない。喘息の苦しさで自殺する人が出てきても，補助は受けられないでいた。

● **住民訴訟**　1967(昭和42)年9月1日，四日市磯津地区の公害患者9名が損害賠償請求訴訟をおこした。その結果，4年11か月後の1972(昭和47)年7月24日に，原告・患者側が全面勝訴した。これは経済成長優先の高度成長政策の見直しを求める判決でもあった。訴訟を支えたのは，被害地の住民や支援者による市民運動であった。

3　1つの地域から全国へ

四日市における運動の成功は四日市という一地域における公害問題解決の力となっただけではなかった。訴訟中の1970(昭和45)年，いわゆる公害国会(第64回国会〔臨時会〕)において「公害対策基本法」「大気汚染防止法」が改正された。また1971(昭和46)年には環境庁(現環境省)が発足した。患者の声が政治を動かし，社会を動かした。それを支えたのは，公衆衛生の専門家であり，弁護士であった。ある患者は訴訟の決断の前に弁護士から聞いた言葉を忘れられないという。

> 「日本の国はな，健康で幸せに生きるいう憲法があんのや。それにのっとってな，お前らは権利があるんやから堂々と主張せい」[1)]

1）政野淳子：四大公害病(中公新書)．p.196，中央公論新社，2013.

3　1人ひとりがみんなのために

水俣病であれ，四日市喘息であれ，いったん患者になれば，あるいは健康問題をかかえれば，当事者となり，意識は高まる。そんな1人ひとりが集まれば，患者運動や市民運動として力を発揮できる。しかしそれは当事者としての自分の健康や幸せのためだけではない。まだその問題をかかえていないけれども，いずれその問題をかかえることになるかもしれないみんなのためでもある。

近年，世界規模で注目されている身近な健康問題として，抗菌薬がききにくくなる，またはきかなくなる，**薬剤耐性** antimicrobial resistance(**AMR**)の問題がある。

1　薬剤耐性菌問題とは

● **薬剤耐性菌の出現**　扁桃(へんとう)炎などにかかり，これまで一度は抗菌薬を飲んだことがあるという人は多いだろう。ところが薬を途中でやめたり，不必要に飲んだりすると，薬がききにくい菌があらわれることがある。そうして薬がきかなくなった菌を**薬剤耐性菌**という。

● **薬剤耐性菌が引きおこす問題**　1980年以降，薬剤耐性菌は世界中で増えつづけている。増えるとどうなるか。治療費が高くなる。たとえば途上国における結核の治療費は6か月で約2,000円である。それが多剤耐性結核となると100倍の20万円かかる。治療期間も2年にのび，死亡も増える。結核ならまだ治療法がある。しかし治療がむずかしい感染症もある。その結果，人口約5億人のヨーロッパにおいて，毎年2万5千人もが薬剤耐性菌によって死亡している[1)]。

● **日本における薬剤耐性菌問題**　日本でも薬剤耐性菌の問題は深刻である。1980年代からメチシリン耐性黄色ブドウ球菌(MRSA)による院内感染は大きな問題としてとらえられており，いまだにこの感染症に多くの病院が頭をかかえている。ほかにもペニシリンやメチシリンといった抗菌薬に対する薬剤耐性率は高く，いかにその率を減らすかは大きな課題である。この課題に取り組むため，厚生労働省は2016(平成28)年に薬剤耐性(AMR)対策アクションプランを策定した。国内対策のさらなる推進をはかると同時に，アジア地域などにおいても対策の主導的な役割を発揮することを目ざしたものである。2023(令和5)年からは2023～2027年を計画期間とする新アクションプランが始動している(▶173ページ).

2　薬剤耐性対策とワンヘルス-アプローチ

● **治療側の対策**　薬剤耐性対策において優先されるべきことは2つある。第1に「抗菌薬を使用する必要がない場面では使用しない」ということ，第

1）葛西健：薬剤耐性問題に関する国際的動向と今後の課題．公衆衛生 81(10)：784-791．2017.

2に「抗菌薬が必要な場合にどう適切に使用するか」ということである。

医師や看護師への教育だけでは十分ではない。それを使う患者，住民への教育も必要である。とくに高齢者になると，処方された薬を飲みきらず，次回に備える，といった行動がみられる。症状が消えたからもういいや，と思って薬を飲まなくこともある。結核の場合，その一時の安堵感がこの病を世界に広げる大きな原因となった。そこで世界保健機関(WHO)は「薬を患者には直接手渡さないで，毎日外来に通ってもらい，職員の目の前で飲ませる」方式で結核を治療し，一定の成功を収めた。しかしすべての病気にこのやり方が通用するわけではない。

● **ワンヘルス-アプローチ**　薬剤耐性が問題になるのはヒトだけではない。家畜やペットにも抗菌薬は使われる。動物はヒトのような行動はとれないので，誤用が問題になるとしたら動物の側ではなく人間の側の問題である。誤用の結果，動物に薬剤耐性菌が生じると，直接飼い主にうつることがある。ヒト，動物，環境をめぐる薬剤耐性菌対策は，**ワンヘルス-アプローチ**という健康対策の面からも注目されている。これは，ヒト，動物，環境の衛生に関する分野横断的な課題に対し，関係者が連携してその解決に向けて取り組むアプローチのことである。自分の健康のためにあやまちのない行動をとる。正しい行動はみんなの健康のためにもなる。そんな事例は今後もみられることになるであろう。

4 みんなの健康をみんなでまもる——ポジティブデビエンス-アプローチ

世界規模の脅威である薬剤耐性菌は，上にも書いたように，日本では古くからMRSAによる院内感染とし注目されてきたにもかかわらず，いまだに解決にいたっていない。世界のあちこちでも猛威をふるっている。どうしたらよいのだろうか。その問題にみんなで取り組んだアメリカでの事例を紹介したい。

MRSA感染症は皮膚から皮膚への接触感染でおこる。患者が触った本や携帯電話からでもうつる。看護師の使う聴診器，さらには医師のネクタイですら原因になることがある。MRSA感染症は，用心すれば防げるはずなのに，防ぐことがむずしい感染症の1つである。

予防は可能である。とくに手洗い，それからガウンや手袋の着用，MRSA感染症の発生を見逃さない監視体制の整備が，院内感染予防のための定番メニューである。ところが1994年から2000年の調査では，アメリカで手洗いをきちんと行っている病院は29%から48%である。なにをすればよいかわかっているのに，実行できない。この課題に対して**ポジティブ-デビエンス**という手法を用いて成功した事例がある。ではポジティブ-デビエンスとはなにか。

1 ポジデビとはなにか

ほかの人たちと同じ課題をかかえているにもかかわらず，その課題をよりうまく解決する人を**ポジティブ-デビエント** positive deviant，その行為を**ポジティブ-デビエンス** positive deviance という（以下，いずれもポジデビとよぶ）。

1990 年，アメリカのある非政府系援助機関がベトナムの 4 つの村で栄養調査を行ったところ，3 歳未満児の 64% が体重不足の栄養不良であった。ということは，36% は栄養不良ではない，ということでもある。36% のうち，村長などの例外を除き，同じように貧しい家庭のなかからポジデビをさがしたところ，以下の 3 つの特徴ある行動が見つかった。「ポジデビの親は，田んぼから小エビや小カニをただで手に入れて子どもに食べさせていた」「子どもの手をよごれたたびに随時洗わせていた」「子どもが 1 日に食べる回数を 2 回から 4〜5 回に増やしていた」。この 3 つの行動を広めれば栄養不良が改善されるはずである。

次は 3 つの行動を広め，かつ習慣化させるため，2 週間の研修を行った。対象は栄養不良の子どもをもつ 64% の母親である。3 つの行動をとってもらい，最後に子どもの体重測定をしたところ，ほとんどの子どもの体重が増えていた。自信をもった母親は自宅に戻ってからもその行動を続け，2 年間の間に，栄養不良児の 85% が栄養状態を改善できた。このポジデビ-アプローチは「生きた学校」として 250 の村に広がり，7 年間で 50,000 人以上の子どもたちの栄養状態が改善した。これがポジデビの最初のモデルとなったのである。

2 院内感染対策のためのポジデビ-アプローチ

◆ ピッツバーグの病院でのポジデビ-アプローチの例

● ポジデビさがし　ポジデビ-アプローチを院内感染にあてはめるとどうなるか。アメリカのピッツバーグの病院で MRSA による院内感染対策にポジデビ-アプローチが用いられた。院内会議が開催され，ポジデビに関する研究を終え，あちこちでポジデビさがしが始まった。それを聞いて，新たにポジデビになる人も出てきた。**◎表 1** はいくつかのポジデビの例である。医療従事者だけではない。運転手，牧師，さらには患者家族や患者までが独自の

◎表 1　ピッツバーグの病院の院内会議で見いだされた院内感染対策のポジデビの例

看護師	自分の服のベルトにハンドジェルの入った携帯用のびんを装着し，認知症患者の手を食事前後に毎回ハンドジェルで洗っていた。「これはいい」ということで，すぐほかのスタッフも採用することになり，病院全体にポジデビが広がった。
シャトルバスの運転手	長期入院患者をバスに乗せて病院関連施設に連れて行く際，車内に殺菌性石けんのディスペンサーをつけていた。
牧師	MRSA が 30 日も生きのびることを知り，聖書の表面に付着することを考えてディスポーザブルの聖書カバーを使った。

行動を開始した。みんなが行動変容のアイデアを自分で思いつき，なすべきことをしはじめたのである。

● ポジデビの広がり　病院全体の取り組みが始まったのが2005年の7月で，翌年10月にはMRSAの新規感染数は半分以下となった。2005年当初は「MRSA対策の担当者は？」と聞かれた場合，手をあげたのはそれを専門としている4人だけであった。しかし翌年10月に同じ問いかけをすると，会議に参加した全員が手をあげた。患者やスタッフにそれをせよと教えたからではなかった。実際それをどうやったらできるかみんなに発見してもらい，みんなで実践してもらおうとしたからであった。以後，3年間の間にアメリカとカナダの40病院でこの方式が採用された。そして2010年までに168の病院が試行している。

◆ 日本でのポジデビ-アプローチの例

ポジデビ-アプローチは日本にも導入されている。大分県のある病院の精神科病棟の例を取り上げよう。精神症状が強いと，嘔吐(おうと)したいときにトイレまで行くのに間に合わず，病棟内で嘔吐してしまうことがある。それがノロウィルス感染拡大の原因になるかもしれない。この病院では対策として，45 Lのごみバケツを買うことにした。名づけて「ゲロボックス」である。これを廊下のいたるところに置き，嘔吐物の処理が簡単にできるようになった[1)]。

◆ ニーズよりもアセット

ポジデビ-アプローチは，とりわけ行動変容が困難な問題克服の手段として有効である。これは，ニーズ(短所，欠点)よりもアセット(長所，利点)に注目したアプローチでもある。専門家は対象者のニーズに注目し，それを解決してあげたがる傾向が強い。しかし，対象者のアセットに注目することによって，それを資源として活用し，より持続可能なかたちで，必要な活動に取り組むことが可能となる。

ポジデビという言葉を使わずとも，すでに日本でもポジデビさがしは行われている。たとえば自殺対策である。通常，専門家は自殺の多い地域に出向き，その原因をさぐり，自殺を低減しようとする。ところが日本で最も自殺率の低い地域の1つである徳島県の海部町(現海陽町)に出向き，なぜ自殺が少ないのかを4年にわたって調査した人がいる[2)]。住民にインタビューするうちに，この町の自殺率の低さに関連しそうないくつかの特徴がわかってきたという。

① 海部町では赤い羽根募金が集まらない。老人クラブの加入率も高くない。いろんな人がいてもよい，いろんな人がいたほうがよい，という価値観が根づいている。

1）前田ひとみほか：ケース2：院内感染コントロール　小さな波から始まるポジデビ(連載ポジデビを探せ！・3)．公衆衛生 81(1)：85-90．2017．
2）岡檀：生き心地の良い町――この自殺率の低さには理由がある．講談社，2013．

② リーダー選出の条件として「問題解決能力」を重視する。学歴にはこだわらず，人物本位主義である。
③ 「自分のような者に政府を動かす力はない」と考える人が少ない。どうせ自分なんて，と考えない。
④ 病気や悩みなどは早めにおおっぴらにすれば，誰かがたすけてくれるという気分で，早期受診する。「悩みをかかえたときに，誰かに相談したりたすけを求めたりすることを恥ずかしいと思うか」という問いに対して，「思わない」という人が多い。海部町ではこれを「病」は市(いち)に出せ，と称している。
⑤ 近所付き合いについて，「日常的に生活面で協力し合っている」人の割合が少ない。多いのは「立ち話程度」と「あいさつ程度」の付き合いが多く，ゆるやかなつながりに価値をおいている。

いずれの特徴も町の文化であり，ベトナムのポジデビ(小エビを食べるなど)のように，ほかの地域にすぐ広げることができるものではない。しかしながら「ゆるやかなつながり」や「早期受診」などはほかの町でも取り入れることが十分に可能である。自殺の多さではなく，少なさ，つまり地域のアセットに注目したこの調査は，ポジデビの発想に似ている。認知症対策でも同様に認知症になる人が少ない地域に着目した研究があり，今後の高齢社会の進展に向けた対策の1つを見いだせる可能性がある。「みんなの健康」のための活動をどのように実践するか。ここで紹介したポジデビ-アプローチ以外にもさまざまな方法がある。本書は実践を知るための入門書である。

第 1 章

公衆衛生のエッセンス

本章の目標

- □ 公衆衛生 public health（＝みんなの健康）という言葉のもつ意味を理解する。
- □ 公衆衛生という概念がなぜ生まれたのか，その歴史的なストーリーを理解する。
- □ 明治以降の日本において，公衆衛生がどのように生まれ，育ったか，その歴史的なストーリーを理解する。
- □ 健康と人権が切り離せないものであることを理解する。
- □ プライマリヘルスケア，ヘルスプロモーションという概念を理解する。

A 公衆衛生とはなにか

1 パブリック（公衆）とはなにか

公衆衛生とは，序章の冒頭に述べたとおり，語源であるパブリックヘルス public health からして「みんなの健康」を意味する。では，「みんな」とはなにか？ 「健康」とはなにか？ これらは単純なようでいて，やっかいな言葉である。

パブリックにはさまざまな解釈がある。たとえば，政治学ではパブリックを「政府の」と解釈することが多い。一方，社会学者の鶴見和子は，20世紀を代表する哲学者・教育学者のデューイ J. Dewey（1859〜1952）の著書[1]を読み，パブリックとは「人間どうしが切り離された近代において，地域において顔の見える人と人とが結びつくことで，上からの支配をはねのける『自治』を実現すること」であると解釈した[2]（▶plus「日本発のパブリックの解釈」）。つまり，公共哲学（パブリックフィロソフィー public philosophy）は，国家と家庭の中間領域における「人々（みんな）の社会活動」によっても「パブリック＝公共性」が担われるとするのである[3]。

plus 日本発のパブリックの解釈

日本では当初，public の訳語は“公（おおやけ）”だけだった。漢字の「公」・日本語の「おおやけ」は，国家や皇室といった意味合いをもつ言葉である。しかし横井小楠（しょうなん）は「公」を，「大きい家」すなわち「天皇家」をさす言葉ではなく，「庶民と庶民とがつながって国家に対して抵抗するための主体」という概念ととらえた。その考えを実践に移した後藤新平は，人々の生を衛（まも）る「衛生」と結びつけ，政治のなかで公衆衛生の実現をはかろうとした。

1）ジョン・デューイ著，阿部齊訳：公衆とその諸問題——現代政治の基礎（ちくま学芸文庫），筑摩書房，2014.
2）鶴見祐輔：決定版 正伝・後藤新平〈1〉医者時代－前史〜1893年（後藤新平の全仕事）．藤原書店，2004.
3）山脇直司：社会的保障論の公共哲学的考察．塩野谷祐一ほか編：福祉の公共哲学．p. 1，東京大学出版会，2004.

「人々(みんな)の社会活動」という意味でのパブリックは，公衆衛生においても無視できない。「みんな」はサービスの受け手としてだけの「みんな」ではない。ほかの「みんな」にもサービスを提供できる，担い手としての「みんな」でもある。「政府」だけではなく，「みんな」もまたパブリックのための担い手としてとらえられるようになったのである。

2 ヘルス(健康・衛生)とはなにか

● **健康と衛生**　次にヘルスである。福澤諭吉が1860(万延元)年に出版した英単語集では，ヘルスは「精神」と訳されていた。その後ヘルスは「健康」や「衛生」と訳されるようになり，この2つの訳の共存が現在まで続く。ただし第二次世界大戦後は憲法に記されたこともあり，衛生よりも健康が一般的に使われるようになってきた。ここでは，その健康(ヘルス)がどのように定義されたかをみていきたい。

● **健康の定義**　1947(昭和22)年5月3日に施行された**日本国憲法**は，**第25条**で「すべて国民は，健康で文化的な最低限度の生活を営む権利を有する」とした。ただし，ここには健康の定義はなく，また「最低限の健康」とか「最大限の健康」といういわれ方はなされていない。

では，翌1948年に発効された**世界保健機関(WHO)憲章**(▶33ページ)はどうだろうか。WHOは第1条で「世界のすべての人々ができる限り高い水準の健康に到達すること」という目的を掲げ，健康については前文で次のように定義した。

> 「健康とは，完全な肉体的，精神的及び社会的福祉の状態であり，単に疾病又は病弱の存在しないことではない」(昭和26年官報掲載訳)

英文だと次のようになる。

> Health is a state of complete physical, mental and social well-being and not merely the absence of disease or infirmity.

このWHO憲章の健康の定義が現在も世界中で広く使われている。ただし日本においては官報掲載訳に対する異論も多い。英文のなかのcompleteが官報掲載訳では「完全な」と訳されたが，肉体的にも精神的にも社会的にも完全に整った人などいないのではないか，理想的すぎて，この定義に見合った健康人などいないのではないか，という議論が長い間続いている。

completeには「完全な」以外に「全部そろっている」とか「すべての要素を含む」という意味もある。そうして読んでみると，肉体的にじょうぶであっても精神的に弱かったら「全部そろっている」とはいえないことに気づく。また肉体的，精神的に強くても，社会的に不安定であれば，これもまた「全部そろっている」とはいえない。つまりこの3つがバランスよく整っている必要がある。それをふまえると，以下の訳のほうが適切だろう[1]（▶plus「新たな健康の定義？」）。

「健康とは，身体的にも，精神的にも，社会的にもよく調和のとれた状態にあることをいう。単に疾病がないとか病弱でないということではない」

3 公衆衛生とはなにか

公衆衛生という語は「公衆」と「衛生」を合わせてできたものである。しかしその意味するところは，1+1=2と簡単にすむ話ではない。「公衆」も「衛生」も，それぞれがもつ意味は時代の流れのなかでかわってきており，解釈も異なってきている。実際，このような変化に伴って，さまざまな定義がなされてきた。にもかかわらず，アメリカの**ウインスロー** C-E. A. Winslow（1877～1957）❶が発表した公衆衛生の定義は，いまもなお古びることなく広く用いられている。

1920年1月9日発行のサイエンス誌の30ページに，その定義は書かれた。

公衆衛生とはサイエンスでありアートである。いずれも，組織化されたコミュニティの努力によって，疾病を予防し，寿命をのばし，健康づくりと諸活動の能率を高めるためのものである。なお，組織化されたコミュニティの努力の対象となるのは，以下の５つの活動領域である。第１に環境衛生（トイレの使用など）の改善。第２にコミュニティにおける感染症のコントロール。第３に衛生の諸原則に基づいた人々の教育。第４に疾病の早期診断と予防的治療のための医療と看護サービスの組織化。そして最後に，コミュニティに住む１人ひとりが健康でありつづけられるように適切な生活水準を保

NOTE

❶ウインスロー

イェール大学教授でアメリカ公衆衛生運動の指導者だった。

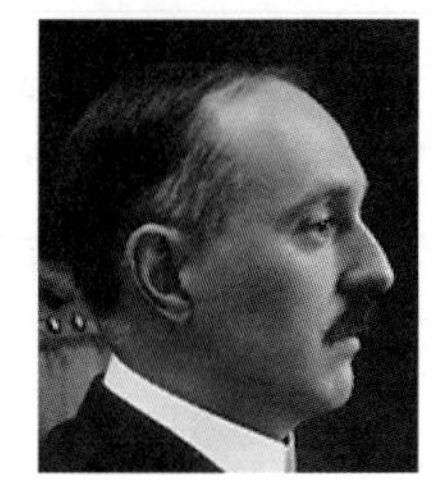

plus　新たな健康の定義？

2011年，イギリス医学雑誌（BMJ）において，「健康とは，社会的，身体的，感情的な困難に直面したとき，それに適応し自己管理できる能力」としたらどうか，という提言がなされた*1。WHOの健康の定義が世に示されたのは1948年。結核をはじめとする感染症が，世界中で死因の多くを占めていた時代であった。ところが，いまや世界の年間死亡者数5700万人のうち，約３分の２にあたる3600万人が，心血管疾患・糖尿病・がん・慢性呼吸器疾患などの非感染性疾患で死亡している。非感染症の慢性疾患の増加に伴い，「それに適応して自己管理できる能力」を「健康」と定義しようという試みは，少なくとも成人に対しては，理にかなっている。

＊1 Huber, M. et al.: How should we define health?. *British Medical Journal*: 343, 2011, doi: 4163.

1）金永安弘：健康教育の潮流．付録 p. 1，教育医事新聞社，1987.

障できる社会制度の開発である。

（原文を著者が意訳）

約100年も生きのびた，この公衆衛生の定義にいたるまでに，世界はなにを経験したのであろうか。歴史に一歩足を踏み入れてみたい。

B 世界の公衆衛生の歴史——はじまりの物語

公衆衛生の理念や技術は，一朝一夕にして完成されたものではない。長い歴史のなかでゆっくりと時間をかけてつくりあげられてきたものである。そして今後さらなる成長をとげうるものでもある。

本章ではこのあと，歴史という時間軸のなかで，公衆衛生の成長ぶりをたどり，公衆衛生のエッセンスを抽出していく。現代にたどり着いたあとは，第2章にバトンタッチする。そして，現代において，公衆衛生のエッセンスがどのように息づいているのかを経験してもらう。

本章で歴史のなかから公衆衛生のエッセンスをしぼり出すにあたっては，個々のエッセンスの「はじまり」に注目する。なぜ「はじまり」か，というと，そこにはドラマがあるからである。第2章以降では，その「はじまり」が成長をとげ，いま私たちが生きている社会で大きく変貌（へんぼう）していることを知る。そして成長した公衆衛生のエッセンスは，現代の空間のなかでさまざまな登場人物によって体験される。皆さんもまた多彩な登場人物の一員だという気持ちで読み進めてほしい。

では，まずは帝政期の古代ローマ時代にタイムスリップしてみよう。

1 テルマエ-ロマエ——環境保健のはじまり

テルマエ-ロマエとは，ラテン語で「ローマの浴場」の意味である。浴場に行き，身体が清潔になれば，確かに疾病にはかかりにくくなる。だからといって，当時のローマ皇帝が「みんなの健康」のために公衆浴場をつくったのかというと，その証拠はない。市民の健康よりもむしろ，都市を安全で清潔な空間にすることが主目的であったといわれている。

とはいうものの，「ヒポクラテスの誓い」[1]で有名な**ヒポクラテス**[2] Hippocrates(B. C. 460〜B. C. 357ごろ)の影響はあったはずである。この時代からさらに500年あまりさかのぼる紀元前400年前後，ヒポクラテスは，気候，土壌，水，生活様式，栄養などの生活環境が疾病の原因となりうるということを，ギリシアで説いていた。

そのギリシア人に対してテルマエ-ロマエを楽しんだローマ人は，生活環境と健康との関連をどのように考えていただろうか。「臨床医として，ローマ人はギリシア人の見習いに過ぎなかった。しかし，工学や行政に関し，下

NOTE

❶「ヒポクラテスの誓い」
ヒポクラテスに由来するといわれる医師の倫理規範。古代ギリシアでは新人医師の宣誓に用いた。いまも欧米の医学教育で重視されている。

❷ヒポクラテス
古代ギリシアの医師。医学を迷信や呪術から切り離し，臨床と観察を重んじる経験科学へと発展させた。医学の祖，あるいは医術の父と称される。

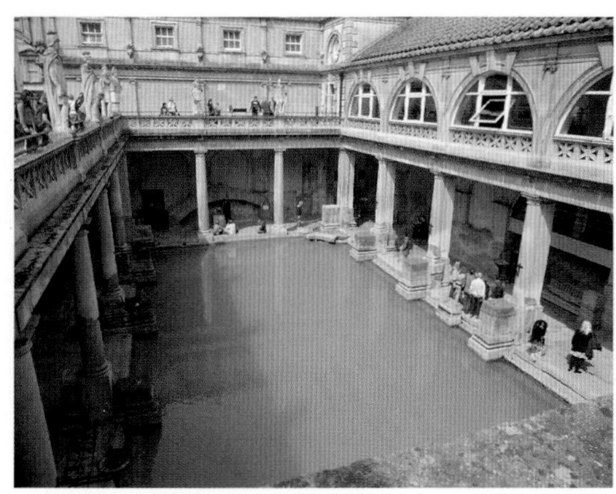

a. ローマ式浴場跡(イギリス)
イングランド西部のバースにある遺跡。周囲の土台部分より上層の建物は再現。

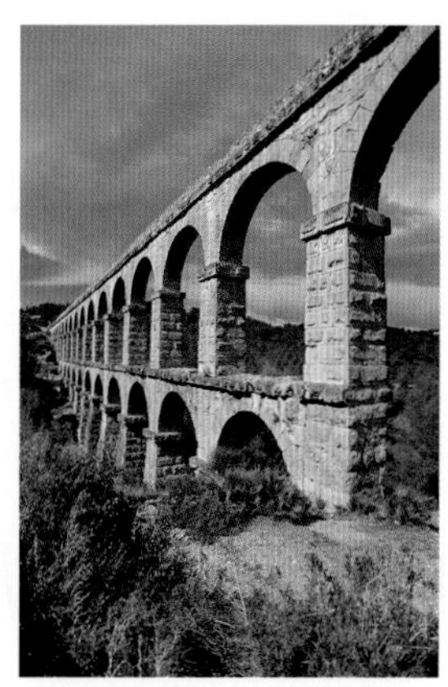

b. ローマ式水道の遺跡
南フランスにあるガール水道橋。紀元前18年に完成。

図1-1　古代ローマ時代の公衆浴場と水道
(写真提供：PPS通信社)

水道網と浴場の建設，給水その他の保健施設の設置については，世界に偉大な範例を示し，そのあとを歴史に残した」[1]と評されている(図1-1)。

皇帝の意図はどうであれ，ローマ市民は浴場が普及することによって清潔を満喫できたに違いない。この浴場にしても上下水道にしても，水にまつわる**環境**である。第4章「環境と健康」に詳しく述べることになる環境は，多くの人々の健康に影響を及ぼす。これを知ることが，公衆衛生のはじめの一歩である。

となると，日本で人気漫画の主人公にもなったテルマエ-ロマエの設計技師もりっぱな公衆衛生の担い手だろう。医師も看護師も通常は浴場をつくれない。上下水道もつくれない。公衆衛生の担い手は医師や看護師だけではない。人々が健康になる環境をつくる人々もまた，「みんなの健康」をまもるための大事な担い手である。この点はしっかりと頭に入れてほしい。

2　ペストの悲劇——感染症対策のはじまり

● 中世の衛生環境　ローマ帝国の支配が崩壊したあと，5世紀末からヨーロッパは中世を迎え，それが15世紀まで続く。キリスト教が広まったこの時代，ローマでもてはやされた入浴は誘惑の1つとみなされることもあり，すべての人に受け入れられたわけではない。死ぬまで一度も入浴しなかったキリスト教聖人もいる。

だからといって水や空気といった環境が軽視されたわけではない。あちこちで都市が形成されており，不衛生な都市環境の改善はつねに大きな課題であった。とりわけ安全な飲料水の確保，食品の監視，ごみや汚物の処理など，

1) ジョージ・ローゼン著，小栗史朗訳：公衆衛生の歴史．p.12，第一出版株式会社，1974.

現代と同じ環境問題対策が必要とされていた。その状況はどのようなものであったか？　14 世紀のパリの様子をみてみよう。

● **14 世紀のパリの衛生環境**　日本では「花の都」といわれるパリ。期待に胸がはずむ。ところが行ってみると，あちこちから異臭がただよってくる。それでもがまんして歩いていると，メルドウー通り，メルドレ通り，メルドン通りなど「メルド」という名のついた通りがたくさんあることに気づく。メルド merde(仏)とは糞尿の意味。都市は肥だめ状態で，人間・ネズミ・ハエ・汚物・生ごみがごちゃまぜである。この時代，パリは糞尿の都だった。都会を離れてフランスの田園地帯へ行く。新鮮な空気に，ようやくほっとする。しかし夜になると，すきまだらけの家の中をネズミが走りまわる……[1)]。

そんな環境のなかで，世界史上最大の悲劇がおこった。**ペスト**(▶plus「ペストという言葉」)の流行である。

● **ペストの流行**　ペストによる死者の数は，膨大である。1347 年から 1352 年のたった 5 年間に，当時のヨーロッパ大陸の推定人口 7500 万人のうち，2500 万から 3000 万人が死亡したといわれている。ネズミが走りまわるフランス農村部では，死亡率が 40〜60% にも達したという[2)]。

ヨーロッパだけではない。中東でも人口の 3 分の 1 がペストで死亡した。中国でも，内戦による死者も含め，1200 年から 1393 年まで間に，およそ 1 億 2300 万人の人口が 6500 万人にまで落ち込んだといわれている[3)]。

公衆衛生はこうして本書の第 6 章に出てくる**感染症対策**(▶150 ページ)という新たな課題をかかえることとなった。ハンセン病などの感染症はそれまでにもあった。しかしこれほどの規模をもち，みんなの健康をおびやかす敵はそれまでになかった。

plus　ペストという言葉

Lord, haue mercy
on London.
I follow.
We fly.
Wee dye.
Keepe our

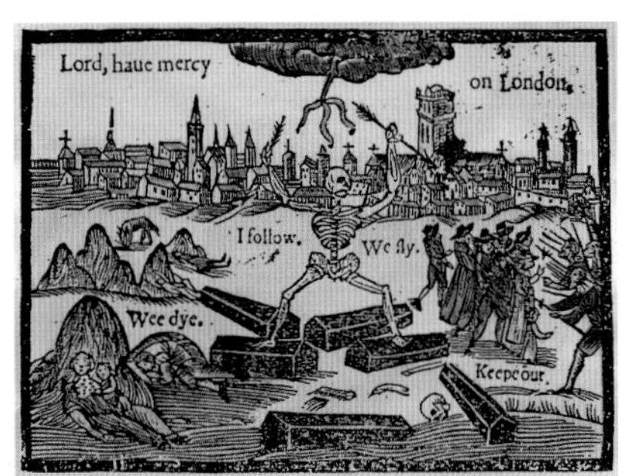

▶図　黒死病の恐ろしさを示す当時の絵

ペスト pest(独)とは，もともとは「流行」とか「破滅」とかを意味するサンスクリット語「ピー」を語源とする言葉である。まずノミがペスト菌をもつネズミの血を吸い，ついでそのノミが人間の血を吸う。その刺し口から菌が侵入してペストに感染する。発症すると皮膚が黒ずんで死んでいく。ペストは，その患者の外見から，黒死病 black death ともよばれた。

(画像提供：PPS 通信社)

1）ジョン・ケリー著，野中邦子訳：黒死病―ペストの中世史．p. 37，中央公論新社，2008.
2）ジョン・ケリー著，野中邦子訳：上掲書．pp. 30-31.
3）ジョン・ケリー著，野中邦子訳：前掲書．pp. 31-32.

死者数においてはペストに及ばないが，皆さんには**新型コロナウイルス感染症**（**COVID-19**）の経験があるため，実感を伴って感染症対策の重要性を理解できるだろう。2019年に中国武漢市で初めて確認された新型コロナウイルス感染症（COVID-19）はまたたく間に全世界に広がって650万人以上の死者を出し[1)]，日本でも3300万人以上の陽性者と7万人以上の死者（累計・2023年5月現在）を出して[2)]，全世界の人々の生命や健康をおびやかし，社会や経済を大混乱させた。

大量の死をもたらす敵に対しては，**健康危機管理**（▶354ページ）もまた必要である。まだペストの原因がわからなかった時代，ペストは人から人への接触によるものととらえられていた。そこで，対策として可能であったのは，患者の届け出，隔離，患者の衣服やベッドの焼却，港の閉鎖や検疫期間の規定などであった。

● **検疫のはじまり**　**検疫**は英語ではquarantineという。ラテン語の*quaranta*からきた言葉で，数字の40を意味する。イタリアの港では，感染者ではないことを確認するために，ペストの流行地域から船でやってきた旅人を船上に40日間隔離した。そこから，生まれた言葉である。科学がまだ発達していなかったこの時代，感染症対策として，また健康危機管理対策として，公衆衛生は検疫という方法をあみだしたのであった（▶plus「日本の検疫」）。

3　富の増大と職業病 —— 産業保健のはじまり

中世のあと，ヨーロッパでは金銭重視の重商主義の時代に入る。1500年から1750年ごろのことである。各国が貿易によって富の増大をはかろうとするこの重商主義の時代，ペストの猛威は軽減していたが，発疹チフスや梅毒などの感染症の流行は続いていた。科学の発達はいまだに限られている。感染症の原因は「目に見えない種」あるいは「大気中に発生する悪疫素因である」とされており，検疫以上の対策の進展はなかった。

plus　日本の検疫

日本の検疫は，「海港虎列刺（コレラ）病伝染予防規則」（1879〔明治12〕年7月12日に制定）によって始まる。横浜・神戸・函館の3港に検疫所が設置された。ちなみに「疫」という漢字は，「えき」または「やく」と読む。疫病神（やくびょうがみ）という言葉にもあるように，流行病は人間のかたちをした神様が引きおこすものと考えられていた。第4章「集団の健康をとらえるための手法——疫学・保健統計」に出てくる疫学は，当初は急性感染症による流行病の分布を知る学問として始まった。

1）厚生労働省検疫所：新型コロナウイルス感染症に係る世界の状況報告（更新105）（https://www.forth.go.jp/topics/20230312_00001.html）（参照2023-08-21）
2）厚生労働省：データからわかる－新型コロナウイルス感染症情報（https://covid19.mhlw.go.jp/）（参照2023-08-21）

● **健康をまもるのは国家の責任**　一方，大規模に広がるさまざまな疾病対策の担い手は誰であるべきなのか，という点については新たな展開がみられた。たとえば17世紀半ば，ドイツでは，君主が絶対的な力をもつ政治体制のなかで，「国家こそが人々の健康をまもるはたらきをなすべき」という考え方が生まれた。

そのために必要なのは法律と行政である。ペストなどの感染症予防や食品衛生監視，町の清掃と排水などの活動を国が責任をもって実施するため，**医事警察**という制度が必要であると提言された。環境問題や感染症を，国がしくみをつくることによって改善していこうというアイデアである。しかしこのアイデアが実を結び，医事警察がドイツで機能しだしたのは，1世紀以上もあとになってからのことであった。

● **労働者の健康問題**　環境問題や感染症問題をかかえるなか，ヨーロッパでは疾病パターンに大きな変化の波が押し寄せていた。1500年前後からの1世紀は，コロンブスやマゼランが世界の海をかけめぐった時代である。世界の通商圏は拡大し，西欧諸国は植民地の獲得をめぐって激しく敵対していた。貨幣経済の発達とともに金や銀などの金属需要が高まり，鉱山労働者が急増した。それに伴い，鉱山労働者の疾病や事故などの職業病❶を取り扱う**産業保健**(▶330ページ)が，公衆衛生の課題となった。富を増やすために商業を活性化しようとする社会の変化が，これまでになかった新たな疾病を大量に生み出し，そのための対策もまた必要となってきたのである。

しかし，職業病の原因を根本的に取り除くための対策を実施するにはまだまだ長い時間を要した(▶25ページ，plus「日本における労働者の健康対策」)。

● **公衆衛生の萌芽**　とはいうものの，「みんなの健康」をまもるしくみとしての国の責任，法律や行政による**公衆衛生のしくみ**(▶64ページ)の重要性がこの時期に問われはじめたという点は注目に値する。自分の健康の責任は自分で，というのではない。国や社会がそれをまもる責任があるというアイデアがここで生まれた。また，社会の変化のなかで急増した職業病が新たな公衆衛生課題として登場し，これまでとは違った角度から，公衆衛生が必要と認識されるようになったのである。

NOTE

❶職業病

職業に関連しておこる傷病の総称として，古くから用いられている言葉である。類似の言葉として，近年は職業性疾病(職業性健康障害)や作業関連疾患などが使われるようになってきており，それらについては第10章をみてほしい(▶335ページ)。

4 貧困とのたたかい── 衛生改革のはじまり

● **産業革命と市民革命の時代**　18世紀半ばから19世紀に，各国で産業革命がおこる。産業革命とは，ひと言でいえば，農業中心から工業中心の産業へと移行することである。最初に産業革命がおこったイギリスにおいては，紡績機や織布機などによって衣服が大量に生産され，市場も拡大した。国として莫大な富も得て，国内企業経営者もまた金持ちになった。

しかし，よいことばかりではない。せっかく増えた富は低賃金・長時間労働に苦しむ労働者階級に十分分配されることなく，労働者は一層貧しくなっていった。その結果，労働者の健康は阻害され，生活状態はますます深刻になっていった(▶図1-2)。

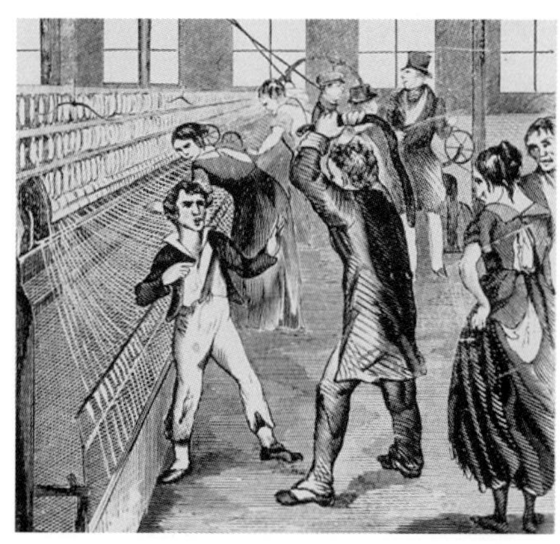

a. 工場長にむちでたたかれる少年

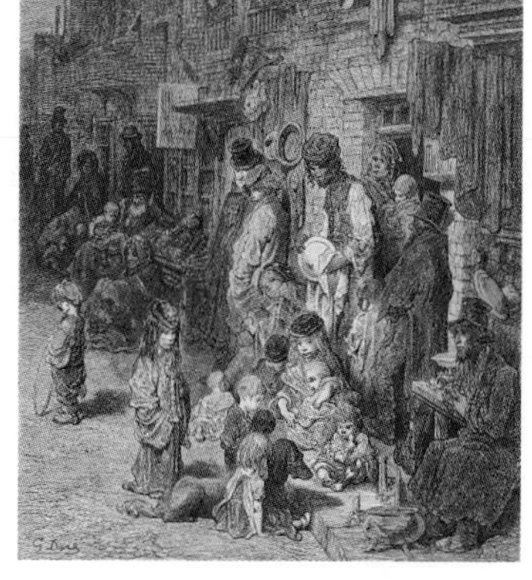

b. ロンドンの貧民街

当時の労働条件は非常に過酷であった。子どもも女性も毎日，14 時間以上働かされることもめずらしくなかった。労働者にはなんの保障もなく，健康を害したらそれで生活が破綻した。

図1-2　産業革命と労働者の苦難
（写真提供：PPS 通信社）

衛生改革　産業革命だけではない。1789 年 7 月にはフランス革命がおこり，その影響で社会運動や労働運動も盛んになった。こうした革命や市民運動の流れを受けて，**衛生改革**も始まった。この時期の数ある衛生改革のなかで最も注目すべきは，イギリスの近代公衆衛生の創始者，**チャドウィック** E. Chadwick（1800～1890）による改革である[1]❶。

産業革命が進むなかで，チャドウィックが生まれたころのイギリスが直面した最大の社会問題は，貧しい人々の救済であった。貧困者救済のための「**救貧法**」は 16 世紀から全国的な制度として存在していたものの，貧困者の増加に伴い，国家予算の 20% が救貧法の運営にあてられるようになっていた。それに伴って救貧税も増加し，これもまた社会的批判の的となった。

1836～1838 年の大不作，熱病の流行のなかで，救貧法反対運動と普通選挙を要求する労働者階級の政治運動（チャーチスト運動）の矢面に立たされたチャドウィックは，救貧法委員会で重要な建議を行った。

（1）貧困と疾病の悪循環が救貧税の負担を重くしていること。
（2）不潔，不衛生な生活環境がその根本原因であること。
（3）政府は環境衛生の強力な推進により，早急に根本対策をとるべきこと。

そして，これをもとに労働者階級の衛生状態の調査が，チャドウィックによって開始されたのであった。

サニタリーレポート　貧しい人々が住む地区から集められたデータと事例をもとに，チャドウィックは「大英帝国の労働者階級の衛生状態に関する報告」，通称「**サニタリーレポート**」を刊行した（1842 年）。まずは貧困に苦しむ労働者の実態を生々しく伝え，その対策として，政府の責任による衛生改革を訴えた。地域公衆衛生活動を実施することも推奨した。さらに中央・

NOTE

❶チャドウィック
元弁護士の社会改革者。現代につながる公衆衛生制度の確立に貢献し，イギリス公衆衛生の父ともよばれる。

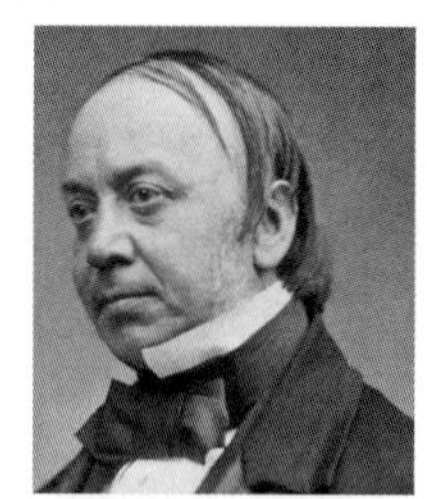

1）橋本正己：公衆衛生現代史論．pp. 56-60，光生館，1981.

地方を通じた衛生行政の機構を確立すべきことを主張した。

その後の実践活動によって，公衆衛生活動展開のプロセスが定められていった。まずは公開社会調査による社会悪の告発，ついで世論の喚起，場合によっては，政治家を巻き込んだ運動，そして議会に圧力を加え，必要な立法を実現する，というものである。

この軸にそって，1848 年には世界最初の「**公衆衛生法**」が施行された。大成功といえないまでも，公衆衛生の歴史のなかでは大きな礎石（そせき）となった。

● ウィルヒョウの改革　同じ年の 1848 年，ドイツでは労働者が中心となり 3 月革命がおこった。この 3 月革命でたたかった**ウィルヒョウ** R. K. Virchow (1821～1902)❶の改革も見逃せない。イギリスからドイツに飛んでみよう。3 月革命に先だつ 1847 年，ウィルヒョウは，炭鉱夫にはやったチフスの流行の原因を 3 週間がかりで調べていた。その経験は 80 歳になって，みずからの生涯をふり返ったときですら新鮮なものであった。

> 「……私の務めは…(中略)…飢餓チフスを調査することであった。この流行の原因を解析した結果，最大の悪は社会の不正から生じていること，そしてこれら社会の不正とたたかうには社会を根底から改革する以外に方法はないと確信するようになった……」[1)]

炭鉱夫の貧しい生活環境の変革なくして根本的解決はありえない，ということを主張し，みずから政治家としても改革にあたったのであった。

NOTE

❶ウィルヒョウ
「ウィルヒョウ転移」にも名を残すドイツの病理学者。公衆衛生の発展にも大きな足跡を残した。

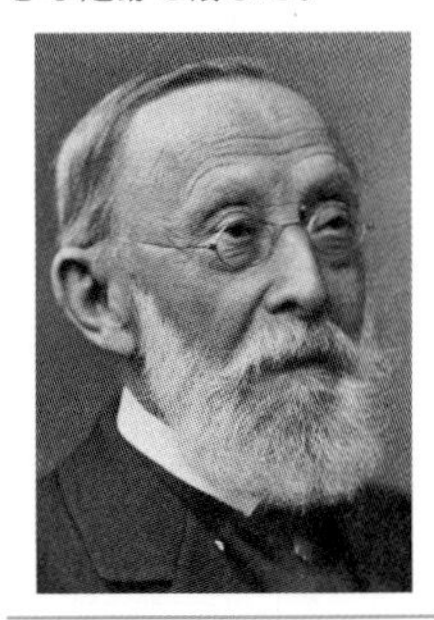

plus 日本における労働者の健康対策

明治維新後，欧米に追いつくために日本は富国強兵政策をとり，産業をおこしうる資本家を優遇した。その一方で，労働者の健康対策はなおざりにされた。1875(明治 8)年，生活困窮者を救うための救恤（きゅうじゅつ）(すくいあわれむ)方策はとられたものの，それは貧困を防ぐ方策ではなかった。農民や工場労働者はどんどん貧しくなり，『女工哀史』*1 にみられる悲劇も繰り返された。国会議員のなかには，「貧乏人とは，なまけ者ばか者で，それはみずからまねいて，貧乏人になったのだ」と主張する人もいた。社会のしくみが，貧乏をつくり出している，という声はまだ十分ではなかった。

そのような風潮が徐々に改善され，労働者の権利をまもるための「工場法」がようやく発布されたのは 1911(明治 44)年のことである。この法律により，たとえば 12 歳未満の者の就業や，15 歳未満の者および女性の 1 日 12 時間以上の就業が禁止された。しかし，施行は 1916 年にのび，しかも施行時には，10 歳以上の者の就業は認めること，この法律の施行後 15 年間は 1 日 14 時間まで働かせてもよく，深夜業をさせてもよい，という条件がつくことになってしまった。

健康をまもるためのこの「労働時間の原則」1 つをとってみても，日本でこの原則が機能しだしたのは，戦後の 1947(昭和 22)年に「労働基準法」ができてからであった*2。

*1 大正時代に，細井和喜蔵が改造社から刊行したルポルタージュ。紡績工場の女工の過酷な労働・生活環境が克明に記録されている。

*2 丸山博：いま改めて衛生を問う．pp. 54-73，農文協，1989.

1）アッカークネヒト，E. H. 著，舘野之男ほか共訳：ウィルヒョウの生涯．p. 36，サイエンス社，1984.

5 水道ポンプの封鎖 ── 疫学のはじまり

18世紀半ばから19世紀は保健問題の統計的分析の基盤が形成された時期でもある。健康と疾病のパターンを知るために科学的な手法がとられ，それが第4章でとりあげる**疫学**として歴史の一歩をふみ出すのは，1850年代のロンドンにおけるコレラの流行対策をきっかけとする。

1854年の夏，ロンドンのウェストミンスター地区のセントジェームズ教区で，コレラによる急性下痢症の大流行がおこった。人口10万人あたり死亡率は220人。その対策にあたった**スノウ** J. Snow（1813〜1858）❶は死亡者の発生場所を地図上に記し，患者の足どりをたどっていった。そうしてついに死亡原因となる飲料水がセントジェームズ教区の地下水共同ポンプにあることを発見し，そのポンプを封鎖することによって流行をくいとめた。

コレラがコレラ菌により生じることがわかったのは1883年である。スノウは，コレラ菌が存在することすらわからなかった時代に，集団の動きを観察してコレラの発病と井戸水との関連をつきとめ，コレラ流行の幕を閉じることに成功したのであった。

NOTE

❶スノウ

イギリスの医師。麻酔科学の発展にも貢献し，産科での麻酔使用の基礎をつくった。

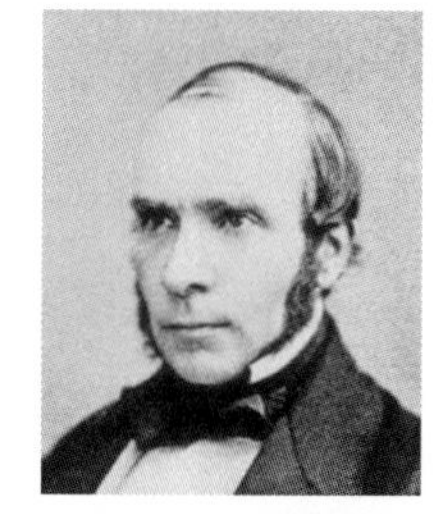

6 病原菌の特定・ワクチンの開発 ── 予防医学のはじまり

コレラ対策が成功をおさめるなか，イギリスでは王立衛生委員会などによって公衆衛生行政の基盤が整えられていった。しかしその内容はといえば，いまだに環境衛生対策が主であった（▶plus「アメリカの衛生改革」）。

かたやドイツではドイツ民族国家の統一を果たしたビスマルクが世界に先がけて**疾病保険**❷の制度をつくり，よりすぐれた医療の提供を目ざした。この間，**ペッテンコーフェル** M. J. Pettenkofer（1818〜1901）は世界最初の衛生学講座をミュンヘン大学に開設，衛生学を自然科学の軌道にのせた。この分野は実験衛生学と称され，生物としての人間をとりまく環境である空気，水，土地などの自然環境が健康に及ぼす影響を実験的に研究した。一方，グロートヤーン A. Grotjahn（1869〜1931）は社会衛生学を推進させた。社会衛生学とは，実験衛生学の研究成果に基づきつつも，衛生における社会的な要因を重

NOTE

❷疾病保険

現在の公的医療保険の先がけとなった制度である。世界ではじめて制度化された社会保険でもある。低所得の労働者を強制加入させて労働者と事業主に保険料を支払わせ，無料の医療や傷病手当金などを給付するものである。

plus　アメリカの衛生改革

アメリカでも1850年，チャドウィックの「サニタリーレポート」に比すべき，「マサチューセッツ衛生委員会報告」がシャタック L. Shattuck（1793〜1859）によってつくりあげられた。この報告は，その後のアメリカにおける公衆衛生活動実践の礎（いしずえ）となった。しかし，その対策の中身は，いまだ伝染病患者の隔離や環境衛生対策が中心であった。

視し，経済的・社会的状態の改善を行うことで人間の衛生状態を改善させようとするものである。

実験衛生学と社会衛生学のどちらが当時，影響力をもったかといえば前者であった。より客観的なデータを提示できた実験衛生学が注目され，19 世紀末にはパスツール，コッホ，北里柴三郎らがつぎつぎと感染症の病原菌を特定して喝采をあびた。また同時に予防ワクチンも開発され，治療が困難で多くの死者を出した感染症を予防可能なものにした。感染症対策の強力な武器としての**予防医学**時代がこうして始まったのである。

7 国境をこえる感染症 ―― 国際保健のはじまり

人は国境をつくるが，細菌やウイルスは人が勝手につくりあげた国境など気にしない。どんどん国境をこえていく。一方，国から国への人の行き来が盛んになると，国境をこえてそれらをもち込む人も増える。そして，それは争いのもとともなる。たとえば性感染症の梅毒(▶170 ページ)。これをイギリス人はフランス病，フランス人はナポリ病，イタリア人はスペイン病とよんでいた。

しかし，国際的な問題として取り上げられたのは，梅毒よりもむしろコレラ，ペスト，黄熱である。原因となる細菌やウイルス(当時まだウイルスは未発見)がどんどん国境をこえていったからである。そこで，問題解決のため，1851 年に地中海沿岸部を中心とした 12 か国が集まり，パリで第 1 回国際衛生会議が開催された。そして 1907 年には公衆衛生国際事務局がパリに設置された。第 7 章で取り上げる**国際保健**のはじまりである。1920 年になると，国際連盟内に常設保健委員会がつくられ，新しい国際保健機関をつくろうという決議がなされた。しかしその夢はかなわず，2 つの世界大戦の間，国際保健を扱う機関は以下の 3 つとなった。

(1) 国際連盟の保健機構：ジュネーブ
(2) 国際衛生事務局：パリ
(3) 全米衛生局：ワシントン DC

それが**世界保健機関** World Health Organization(**WHO**)として 1 つになったのは，第二次世界大戦が終わった 1948 年のことであった。

8 母と子・学童・地域社会 ―― 対人保健のはじまり

20 世紀に入り，イギリスでは 1919 年に世界ではじめての独立省庁として**保健省**(日本の厚生労働省にあたる省)が創設された。19 世紀まで，ばらばらに機能していた地方自治省の保健部門，教育省の医務部門，枢密院の助産婦部門，内務省の乳児保護部門などを統一した新省の誕生である。これを契機に保健従事者は，水や大気などの環境ではなく，直接人間を対象とする**対人保健活動**を，母子保健・学校保健・地域保健の分野で実践するようになった。

● **母子保健のはじまり**　**母子保健**(▶198ページ)分野では，保健省のもと，妊産婦の保健指導のための母子福祉センターが各地でつくられ，1933年にはイギリス全土で3,000か所も数えた。保健省なくしてそこまで規模を拡大することはむずかしかったであろう。この規模の拡大は，国家規模での乳児死亡率軽減に大きく貢献した。1901年に1,000人出生あたり146人だったイギリスの乳児死亡率は，1938年には53人にまで改善したのである。

● **地域保健のはじまり**　**地域保健**(▶194ページ)はどのように始まっただろうか。保健省創設とともに設置された「医療および関連諸サービスに関する諮問委員会」により，1920年に「**ドーソン報告**」が発表された。委員会の座長であった医師ドーソン B. Dawson(1864〜1945)のリーダーシップによるものである。この報告書は，コミュニティのニーズに即した新しくかつ広範な組織化によってのみ医療サービスの総合的な利用は達成されるものであり，予防と治療は分離すべきではない，という趣旨のもとにつくられた。これは，地域医療・地域保健の概念を世界で最初に提唱した報告書ともいわれている。

● **学校保健のはじまり**　**学校保健**(▶308ページ)をみてみよう。ドイツでは当初，国の責任として学校に属する生徒の健康を管理するという視点で活動が進められていた。1877年にバギンスキー A. D. Baginsky(1843〜1918)によって書かれた「学校衛生ハンドブック」は日本にも紹介され，20世紀に入るまで日本の学校衛生の定本として参照された。イギリスでは，就学困難者などへの福祉的視点から，訪問看護の一環として学校看護活動がなされた。保健省創設後の1927年になってからは中央衛生教育審議会ができ，学校における健康教育を推進するようになった。一方，20世紀以降はアメリカが近代学校保健と健康教育の牽引(けんいん)車としての役割を果たすようになり，世界の学校保健を率いるようになっていった。

● **ウインスローの定義の誕生**　このように各国で対人保健活動が進むなか，1936年にはイギリスで公衆衛生に関する諸法律を改正・統一した新しい「**公衆衛生法**」が再度完成した。1875年時の同法は，環境衛生の改善と整備がメインであったが，今回は予防医学と対人保健の成果が取り入れられた。現代の公衆衛生の基盤ともいえる法がここに完成したといえる。

本章ですでに紹介した，ウインスローによる公衆衛生の定義(▶18ページ)は，イギリスにおける「公衆衛生法」の再完成に先だち発表された。

なお，同じサイエンス誌の論文のなかで，ウインスローは**公衆衛生看護師**の役割についてもふれている。

> 「……そこで公衆衛生看護師は，病人の苦痛を癒(いや)し，ベッドサイドケアを行うべく十分な訓練を受けていなければならない。しかしもっとその上をいかねばならない。公衆衛生看護師の仕事は，なによりもまず，健康についての先生となることである…(中略)…先生であるためには自分自身の身体の中(微生物学，生理学など)のこと，衛生のことをよく知り，自分で納得した諸原則をほかの人に伝えられるようでないといけない…(中略)…そして最後に，社会とかけ離れた個人ではなく，複雑な社会に生きる個人と向き合える人と

ならねばならない」

（原文を著者が意訳）

この最後のメッセージは，公衆衛生に携わる看護職だけではなく，病棟に働く看護職にとってもあてはまるのではないだろうか。どんな病人も退院後は，社会に戻っていくのであるから。

C 日本における公衆衛生——はじまりと発展

ローマ時代からの公衆衛生の歴史の流れをたどり，ついにウインスローの公衆衛生の定義にまで私たちはたどり着いた。ここから日本へと場所を移し，明治以降いかに公衆衛生が日本で育ってきたかをみてみよう。

1 日本における衛生行政のはじまり

●**「衛生」という語に込められた意味**　公衆衛生のなかに含まれる「**衛生**」の意味は，中国語と日本語とでは異なる。

衛生とは本来，紀元前300年ごろに書かれた中国の古典『荘子（そうし）』に出てくる言葉であり，「病という災いに対しては自然の治癒力に身をゆだねるべき」という意味合いがあった。これを「生命をまもる」という意味で使い出したのは内務省衛生局初代局長・**長与専斎（ながよせんさい）**(1838〜1902)である。

ドイツ視察で，国民の健康を政府が保護するしくみに驚嘆した体験をもつ長与専斎によって，荘子にあった「衛生」という言葉に新たな意義づけがなされた。そして，1874(明治7)年の公文書「医制七十六条」(後述)のなかで，はじめてこの言葉は公的に使われた。

ただし，この言葉が広く社会に認知されていく契機となったのは，明治時代に頻発したコレラの流行によってであった(▶図1-3)。とくに1870年代から80年代，多いときには10万人をこえる死者も出したという。その真っただなかで，衛生局が活躍し，衛生という言葉が「生命をまもる」という意味で社会に受け入れられるようになっていった(▶plus「衛生か，健康か」)。

plus　衛生か，健康か

Public healthを「みんなの健康」と訳すことによって，公衆衛生よりも身近に感じられることは確かである。しかし，長与専斎が『荘子』から「衛生」という言葉をとって訳語にあてた歴史的経緯からも，健康を「まもる」ことを強調している「衛生」は捨てがたいキーワードである。

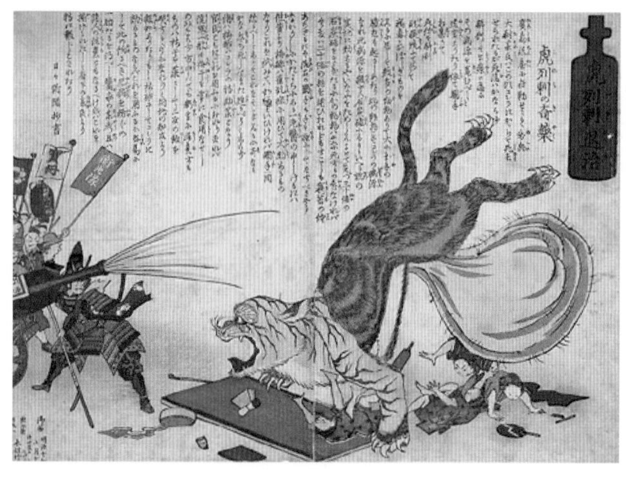

◎図1-3 コレラ対策を啓蒙する錦絵新聞(明治期)

明治初期に盛んに発行された錦絵新聞の一面。コレラを虎の頭と狼の胴体をもつ怪獣にたとえ，対策方法を説明している。

(伊藤恭子編著：はやり病の錦絵〔くすり博物館収蔵資料集4〕, p.101, 内藤記念くすり博物館, 2001による)

● **医制の公布** さて，長与専斎は，衛生という言葉に新たな意味を与えるだけではなく，日本の近代衛生行政の基盤づくりに多大なる貢献をした人でもある。まずは第2代目の医務局長として，医学教育・医療・薬事・衛生の諸制度を包括した法典として「**医制七十六条**」を完成させた。医制は1874(明治7)年に公布され，東京，京都，大阪，そして全国に拡大されることによって，公衆衛生の近代化への第一歩がふみしめられた。また，それまで文部省(現：文部科学省)だった衛生行政の所管が1875(明治8)年に内務省に移管され，内務省に衛生局が設けられて以降，初代局長として衛生行政の基盤確立に尽力した。

2 戦争，健康増進，厚生省

● **戦争と健康増進** 明治時代に近代公衆衛生の基盤を整えた日本は，海外との紛争の時代に突入する。日清戦争，日露戦争，韓国併合・義兵戦争，日中戦争……。そのなかで，**健康増進**という言葉が使われだした。海外に進出しようという富国強兵策強化の時代,「国民全体の身体」として個々人の身体を国民共有化するという思想が，国内では広められていた。男にとってはたたかうための健康，女にとっては産むための健康である。健康増進はお国のためのものであった。個人のためというよりも，国をまもれるような，国を強くするような「健康増進」が唱えられていたのである。

● **厚生省と保健所法** こうして富国強兵策を推進しているさなか，1938(昭和13)年1月に**厚生省**が設立された。厚生部門を内務省から独立させ，国民体力の向上および国民福祉の増進を目的とし，衛生局，予防局，体力局の一部が行政を担当することとなったのである。厚生省の大きな役割は，健民健兵のための健康づくりであった(◎図1-4)。

その一方で，厚生省設立に先だって1937(昭和12)年に制定された最初の「**保健所法❶**」のもと，結核予防，母子衛生，栄養改善活動がなされてはいた。1941(昭和16)年には保健婦の統一的な身分法として,「**保健婦規則❷**」

NOTE

❶保健所法

この法律に基づき，国民一般を対象とする国の健康指導相談の機関として保健所が設置された。同法では，保健所は「国民の体位を向上させるため，地方において保健上必要な指導を行うところ」と規定されていた。同法では，結核対策と母子保健指導に重きがおかれていた。

❷保健婦規則

保健師の最初の身分法。第1条で「保健婦の名称を使用して疾病予防の指導，母性又は乳幼児の保健衛生指導，傷病者の療養補導その他日常生活上必要なる保健衛生指導の業務を為す者」と規定されている。

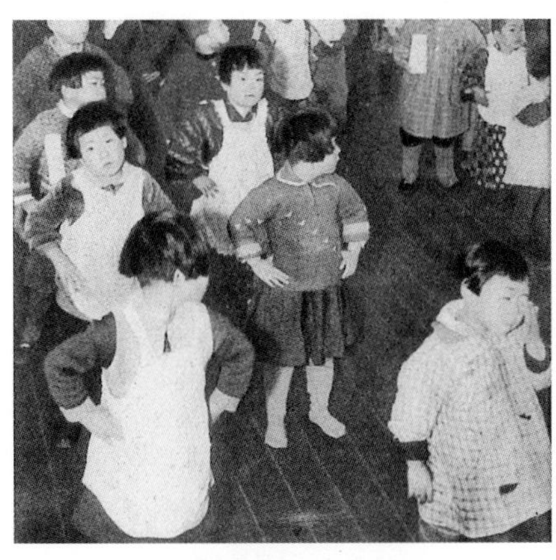
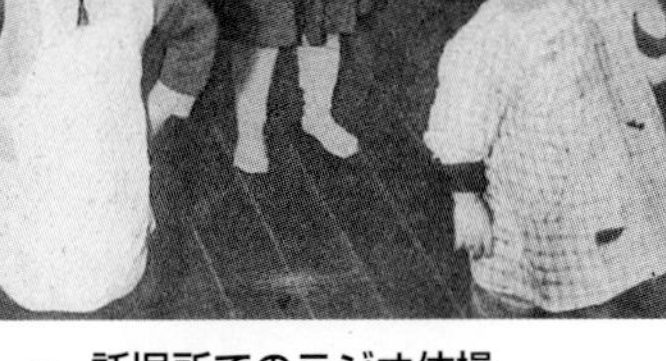

a. 託児所でのラジオ体操

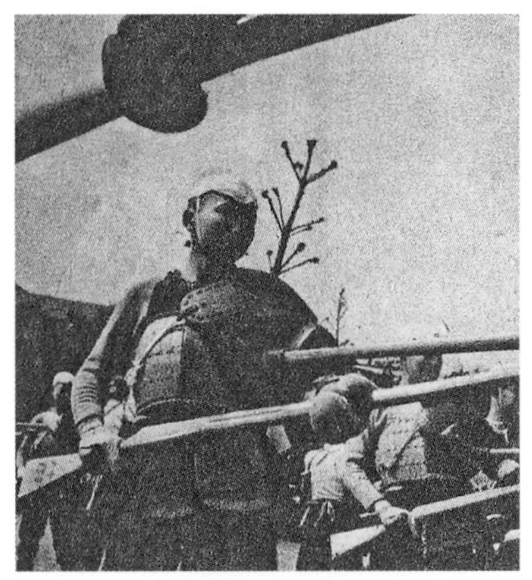

b. 銃剣道の訓練風景

図 1-4　健民健兵のための健康づくり(昭和期)
(〔a〕：内閣情報部：写真週報 51，1939．〔b〕：同 265，1943 による)

も定められた。1942(昭和 17)年には，厚生省は基本政策として「国民保健指導方策要綱」を定め，保健所の充実・普及を推進した。しかし，こうした活動の成果は大戦によって破壊されてしまった。

3 日本国憲法のなかの公衆衛生

● **憲法第 25 条**　1945(昭和 20)年，日本は敗戦を迎えた。日本の公衆衛生の再構築における希望となったのは，翌年に公布された**日本国憲法**である。日本国憲法は第 25 条で「1 すべて国民は，健康で文化的な最低限度の生活を営む権利を有する」「2 国は，すべての生活部面について，社会福祉，社会保障及び公衆衛生の向上及び増進に努めなければならない」と述べた。

なお，憲法では「社会福祉」「社会保障」「公衆衛生」を羅列しているが，1950(昭和 25)年の社会保障制度審議会の勧告による分類に従って，**社会保障＝①社会保険・②公的扶助・③社会福祉・④公衆衛生**として，国の制度は運営されている。

日本国憲法は，20 世紀に入って生まれた社会保障制度の新しい潮流の多くが盛り込まれている。

● **憲法における社会保障**　20 世紀の社会保障制度において第一に特徴的なのは，「全国民」が対象であると強く意識していることである。たとえば 19 世紀までのイギリスの救貧制度や日本で明治以降に始まった救恤(きゅうじゅつ)制度は，一部の貧しい人々のみを対象としたものであった。20 世紀の社会保障制度は，それに限らず国民すべてを対象としており，そこに新しさがある。

次に，19 世紀の救貧制度は国が恩恵として施すという原理にたってなされていた。しかし，20 世紀の社会保障制度は国民の**生存権**を保障している。日本国民は権利として社会保障制度を利用できるということが，上の日本国憲法第 25 条によってまもられているのである(32 ページ，plus「世界最初の社会保障法」)。

最後に，すべての人が貧困や生活困難に陥った場合，もれがないようすべてに対応できる制度として，社会保障制度においては社会保険・公的扶助・社会福祉・公衆衛生の4分野が統合され体系化されている。このようにして，公衆衛生は日本国憲法のなかで，くまなくすべての人を対象とすることにしたのである[1](▶33ページ，plus「法律と憲法」)。

4 日本国憲法における健康と人権

● 健康と人権の関係　第二次世界大戦後の1948年，第3回国連総会で採択された世界人権宣言❶と同様，日本国憲法においても健康は人権と深い関係にあることが示唆されている。

健康と人権の関係は，3つの様式に分類される[2]。第一に，健康問題が人権問題となる場合である。ハンセン病患者やエイズ発症者への差別がこれに相当する。第二に，人権問題が健康問題となる場合である。これは学校におけるいじめなどの人権問題により，学童がうつ症状を訴えたり自殺に陥ったりする場合などである。最後に，人権問題と健康問題が相互に影響し合う場合である。たとえば，エイズ発症後に差別を受けて人権問題をかかえたのち，その復讐(しゅう)として意図的に他人にHIVをうつす行為をし，第三者に健康問題を引きおこすといった事件があげられる。

しかし，第二次世界大戦後も人権と健康は別々に議論されることが多かった。1980年以降，エイズが世界に広がることによってようやく両者の距離が縮まり，一緒に議論されるようになってきたのである。

● 健康に生きる権利　健康に生きることそのものを人権とする健康権の考え方が広がったのも第二次世界大戦後であり，日本国憲法25条の「健康で文化的な最低限度の生活を営む権利」は，健康に生きる権利(健康権)を含むと考えられている。健康権はその後，世界人権宣言やWHO憲章にも盛り込まれ，世界的な普遍性をもった。

NOTE

❶世界人権宣言
第二次大戦中の著しい人権侵害に対する反省から採択された宣言である。この宣言により「すべての人間が生まれながらに基本的人権をもっていること」が，はじめて公式に認められた。そして，この宣言は「あらゆる人と国が達成しなければならない共通の基準」とされた。

plus　世界最初の社会保障法

1929年10月24日，ニューヨークのウォール街で株価の大暴落が始まった。この「暗黒の木曜日」に始まった大恐慌により，アメリカ全体の失業率は5%前後から25%以上に急上昇した。地方自治体による対策は追いつかず，連邦政府としての強力な対策が必要であった。それが1935年に世界ではじめてつくられた「社会保障法」である。適用範囲の制限，社会保険の軽視，医療保険の欠如，農民の無視，などの問題はあった。しかしながら，大恐慌により4人に1人は仕事がないという事態に対し，国家によるアプローチとして法に基づく社会保障制度をつくりあげたという功績は大きい。

1）田多英範編：世界はなぜ社会保障制度を創ったのか．pp. 3-6，ミネルヴァ書房，2014.
2）Mann, J. et al.: Health and human rights. *Health and Human Rights*, 1(2): 6-23, 1994.

世界人権宣言は，多くの命を奪った戦争への反省をふまえてつくられた。第 25 条では，「すべて人は，衣食住，医療および必要な社会的施設などにより，自己および家族の健康および福祉に十分な生活水準を保持する権利ならびに失業，疾病，心身障害，配偶者の死亡，老齢その他不可抗力による生活不能の場合は，保障を受ける権利を有する」と述べている。

同じ年に公表された WHO 憲章❶でも「達成可能な最上級の健康水準を楽しむことは，人種，信条，政治理念，経済的・社会的状況にかかわらず，全人類の基本的権利の 1 つである」と宣言された。さらに 1966 年の国連総会で採択された「経済的，社会的及び文化的権利に関する国際規約」（A 規約）では，健康権を「すべての者が到達可能な最高水準の身体および精神の健康を享受する権利」と定義した。

第二次世界大戦は，その反省からこのような資産を私たちに与えてくれた。看護師が 1 人ひとりの患者の権利をまもるための根拠として，日本国憲法と世界人権宣言を知っているといないとでは，大きな違いがある。

NOTE

❶憲章と WHO の関係

1946 年の国際保健会議で採択された，この憲章に基づき，1948 年に国際連合の専門機関の 1 つとして世界保健機関が設立された。健康の定義だけでなく，世界保健機関の理念と役割，加盟各国の責任などが規定されている。

D　戦後の展開——新たな公衆衛生の理念

1　プライマリヘルスケア（PHC）

1　健康の南北格差

「**世界のすべての人々ができる限り高い水準の健康に到達すること**」。これが 1948 年に発効された WHO 憲章の第 1 条に掲げられた，WHO の目標である。世界規模の戦争が終わり，地球の北側に位置することの多い裕福な国々では，人々が高い水準の健康に到達できた。一方，地球の南側に位置することの多い貧しい国々では 1960 年以降貧困が進み，人口も増大した。食べ物が不足し，栄養不良の子どもたちの間でさまざまな感染症も広がるようになった。高い水準どころか最低限の健康維持すらできない国や地域があるということが，地球規模の課題として取り上げられるようになった。

plus　法律と憲法

法律は，国家が国民に規制を課すときのルールである。一方，憲法は，国民が国家権力を制約するためのルールである。国家がみんなの最低限度の健康を保障しないとき，国民は憲法を盾にして，国家に対して立ち上がることができる。とはいうものの，公共哲学に従えば，健康づくりの担い手はすべて国にまかせてよいというものではない。人々の公共性ある社会活動もまた，「みんなの健康」づくりのためにいかされるべきである。

2 プライマリヘルスケア

● **PHC とは**　南北の格差が問題になるなか，**プライマリヘルスケア** primary health care（**PHC**）という言葉が WHO 決議で用いられたのは 1975 年のことである。決議の際に行われた WHO 事務総長（当時）マーラー氏の演説の一部を聞いてみよう。

> 「PHC とは，人々の健康状態を改善させるために必要なすべての要素を，地域レベルで統合する手段である。それは国の保健システムに組み込まれており，予防，健康増進，治療，社会復帰，コミュニティ開発活動のすべてを含むものである」
>
> （原文を著者訳）

後述する「アルマ-アタ宣言」の第 6 条によれば，PHC の要点は以下のようになる。

> 「PHC とは人々にとって欠くことのできないヘルスケアのことである。それは実践的かつ科学的に確かであり，社会的にも受け入れられる手段と技術に基づいてなされる。さらに，自助と自己決定の精神にのっとり，開発の段階に応じて負担でき維持できる費用の範囲で，住民の全面的な参加のもとに，PHC は広く享受される。PHC は，地域社会全体にわたる社会経済開発のためにも不可欠な役割を果たす。PHC の実践により，人々が暮らし，働く場所になるべく近いところでヘルスケアは提供され，その後に生じる継続的なヘルスケアプロセスの第一歩が始まる。
>
> （原文を著者抄訳）

このような PHC モデルは，当時の先進国型の医師中心・病院中心の医療サービスのなかにはなかった。むしろ，途上国にすぐれたモデルがあった。中国のはだしの医者，タイの村落保健師などの活動である。これらのモデルでは，ボランティアや短期間研修を受けた保健従事者が，地域住民の健康づくりに大きな役割を果たしていた。

● **アルマ-アタ宣言**　PHC に関する多くの事例が世界各国から集められたのち，1978 年，カザフスタン共和国（旧ソ連）のアルマ-アタ市（現アルマティ）で，WHO と国連児童基金（UNICEF）のよびかけによる国際会議が開かれた。この会議では「2000 年までに世界のすべての人に健康を Health for All by the year 2000」という目標が定められ，PHC はそれを達成するための世界戦略として位置づけられた。**アルマ-アタ宣言**は，この会議で採択された決議である。

アルマ-アタ宣言の第 1 条では，健康は基本的人権であること，健康は世界全体の社会目標であること，その実現のためには健康領域にとどまらず教育・経済などの諸分野が関与すべきことが述べられた。

表 1-1 プライマリヘルスケアの具体的な活動内容

①健康教育
②栄養
③安全な水と衛生
④母子保健(家族計画を含む)
⑤予防接種
⑥風土病対策
⑦日常疾患の治療
⑧必須医薬品の供給

3 ヘルスフォーオール

健康をめぐる格差解消の到達点をひと言で表現したスローガンが，**ヘルスフォーオール** Health for All である(plus「Health for All における先進国対途上国」)。しかもアルマ-アタ宣言には期限が設定されており，「2000 年までにすべての人に健康を」が PHC の目標として掲げられた。貧しい国に住むすべての人も健康になれるように，という願いのこもった目標であった。目標達成のための具体的な活動内容としては，表 1-1 にあげた 8 点が取り上げられた。

● PHC の 4 原則 PHC の特徴は，これらのサービスの必要性を示したということだけではない。むしろ健康づくりのプロセスを理念として示したということにある。この 8 つの活動がなされるのと同時に，それがどのようなプロセスを経て実践されるか，ということを忘れてはならない。ヨーロッパ WHO 事務局はこのプロセスに注目し，次の PHC の 4 原則を提示した[1]。

①住民のニーズに基づく方策
②住民の主体的参加
③資源の有効活用
④他分野との協調と統合

NOTE

❶PHC の原則

「適正技術の使用」を加えて 5 原則とすることもある。

plus Health for All における先進国対途上国

ヘルスフォーオールのとらえ方についても，先進国と途上国では「格差」があった。先進国では，WHO 憲章が掲げる「できる限り高い水準の健康」に到達するための「Health」(健康)の質の確保が関心事であった。一方，途上国では最低限の保健サービスがまだいきわたっていなかったため，病死を防ぎ，命をいかす最低水準のサービスをいかに「All」(すべて)にいきわたらせるかという，量の確保が関心事であった。

途上国は近年，新興国も含めたグローバルサウスと表現されることが多い。現代における世界規模の課題に対する先進国とグローバルサウスとの考え方や立場の差も，ヘルスフォーオールにおける「とらえ方の格差」と共通しているといえる。

このようなプロセスをふんでこそ，健康づくりの成果を一時の成功に終わらせることなく，持続的にそれを発展させていける。

「すべての人に健康を」。これはWHO憲章以来の夢である。その実現のためにPHCは始まった。一方，先進国では新たな健康づくりのキーワードとして，ヘルスプロモーションが脚光を浴びる。

2 ヘルスプロモーション

1 ヘルスプロモーションか健康増進か

ヘルスプロモーション health promotion という言葉は，高等学校の保健体育の教科書に出てくるので目にしたことがあるかもしれない。ヘルス health は「健康」，プロモーション promotion は「増進」を意味し，日本語に直訳すると「健康増進」になる。しかし，日本では健康増進とは訳さずにカタカナ書きのまま使われることが多い。なぜなら，ヘルスプロモーションと健康増進では意味合いが異なるからである。

● **健康増進という言葉の意味合い**　健康増進という言葉は，戦前から日本で使われていた。昭和50年代には日本各地で健康増進センターがつくられ，運動指導・栄養指導・健診活動などが開始された。戦前の健康増進の目的は「お国のために健康な国民をつくるため」であったが，戦後の目的は「個人が病気にならないため」であった。医療費の抑制という間接的な目的もあっただろう。

● **ヘルスプロモーションとは**　WHOのいう health promotion の意味合いは，これらの健康増進をこえている。「病気にならなければそれでよい」という単なる疾病対策ではなく，1人ひとりが自身の状況に応じて「いまある健康をいかしてよりよく生きる」ことを目ざす健康づくりをさす[1)]。

ヘルスプロモーションという考え方は1970年代に登場し，1980年代半ばに「ニュー-パブリックヘルス」(新しい公衆衛生)として注目を集めるのだが，このきっかけとなったストーリーはカナダから始まった。

2 ラロンド報告書とオタワ憲章

プライマリヘルスケア(PHC)というメッセージが世界に発信された結果，途上国だけでなく先進国でも大きなうねりとなってPHC戦略が進められた。とはいうものの，1970年代における先進国の関心事は高騰(こうとう)する医療費をいかに下げるかであった。PHCの理念を理解しつつも，先進国は医療費削減にもつながる，より斬新なアプローチを必要としていたのである。

その突破口となったのが，1974年にカナダで発刊された**ラロンド報告書**である。当時のカナダの保健福祉省大臣**ラロンド** M. Lalonde (1929–2023)❶

NOTE

❶ラロンド

カナダの政治家。保健福祉省大臣，エネルギー省大臣，財務省大臣などを歴任した。

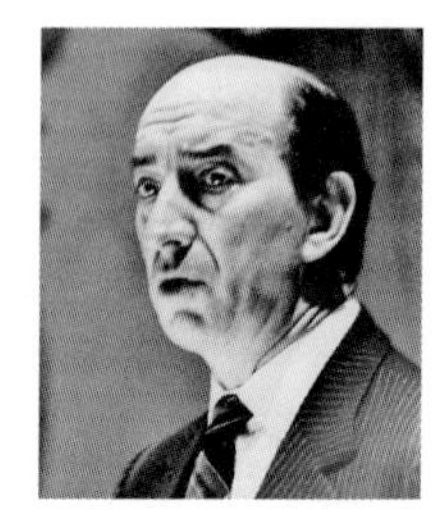

1）Bleslow, L.: From disease prevention to health promotion. *The Journal of American Medical Association*, 281(11): 1030–1033, 1999.

によるこの報告書について，簡単にふれておきたい。1971年，カナダ政府は国民総生産の7.1%を保健医療費として用いていた。その額はさらにふくらむ傾向にあったにもかかわらず，カナダ人の健康状態は向上してきているとはいいがたかった。主要な健康問題は，心疾患，がん，麻薬・アルコール中毒，性感染症，呼吸器疾患，交通事故関連の傷害などであり，これらが死亡全体の70%以上を占めていた。

● **ライフスタイルへの注目**　そこでラロンドが注目したのが**ライフスタイル**である。たとえば麻薬，アルコール中毒，喫煙，運動不足，休養不足，アンバランスな栄養，危険な性行動などのライフスタイルがかわれば，医療費も減らすことが可能になる。ラロンドはこの分析をもとに，すでに患者になってしまった人々への医療サービスだけではなく，まだ患者になっていない一般住民対象のヘルスプロモーションにも，国民の税金は使われるべきであると主張した。その結果，1978年，カナダ保健福祉省は約100人のスタッフからなるヘルスプロモーション専門部局を設置し，国レベルでのヘルスプロモーション活動を実践することとなったのである。

● **オタワ憲章とヘルスプロモーションの定義**　WHOはカナダやアメリカの動きを見すえつつ(▶plus「アメリカのヘルシーピープル」)，1986年に第1回世界ヘルスプロモーション会議をカナダのオタワ市で開催した。そこで採択された**オタワ憲章**のなかで，ヘルスプロモーションを次のように定義した。

> みずからの健康を，みずからがコントロールし，よりよくできるようにしていくプロセス the process of enabling people to increase control over, and to improve, their health

ここで重要なのは'the process of enabling'という言葉である。自分の健康は自分の責任で，と言っているのではない。人々がみずから健康づくりをすることが可能になる支援をしていく，そのプロセスが大事と言っているのである。

3 健康教育とヘルスプロモーション

● **従来の健康教育**　ヘルスプロモーションが広まる以前，タバコや酒をや

plus アメリカのヘルシーピープル

ラロンド報告書の影響を受け，アメリカでは，保健福祉局(日本の厚生労働省に相当)が5年後の1979年に，「ヘルシーピープル」という報告書を作成した。そして，「ヘルシーピープル2000」という2000年までの健康目標を設定した。科学的根拠に基づき，年代別の数値目標を設定し，州や地域社会の保健計画づくりにも役だてられた。その後，10年計画として「ヘルシーピープル2010」「ヘルシーピープル2020」「ヘルシーピープル2030」が作成されている。日本の「**健康日本21**」政策(▶70ページ)は，これにならったものである。

めたり，運動不足を解消したりするためにとられていた方法は，**健康教育**であった。しかしながら，健康教育には大きな限界があった。意志が強くないと，なかなか健康にわるい癖を改めることはできないという限界である。その限界をのりこえるべく，ヘルスプロモーションは発展してきたといえる。

● 環境支援という考え方　健康教育の対象は主として個人や集団である。「タバコを吸ってはいけません」「お酒を飲みすぎてもいけません」といった健康教育を，直接個人や集団を対象に行う。しかし，それだけでは，健康教育はなかなか成功しない。行動がかわっていくためには，広い意味での**環境支援**が必要である。たとえば，タバコに関しては，公共の場所での禁煙，タバコのパッケージの健康警告表示，タバコ税の増額，タバコ広告の禁止などの法規制が効果的である。

いずれも問題をかかえる個人に直接アプローチしているわけではない。法規制によって，間接的に個人がタバコを吸いにくい環境をつくり上げている。こうして健康的な行動をとりやすい環境をつくることによって，個人や集団を直接対象とした健康教育に比べて，より大きな効果を示すことができる。

このような環境支援と教育との組み合わせこそが，ヘルスプロモーションの特徴である。そのためヘルスプロモーションは，「健康に資する諸行為や生活状態に対する教育的支援と環境的支援の組み合わせ」とも定義されている[1)]。

● 新しいヘルスプロモーションの定義　前述したWHOのヘルスプロモーションの定義には，2005年にタイのバンコクで開催された世界ヘルスプロモーション会議においてdeterminants of health（健康の決定要因）という言葉が加わり，「みずからの健康と健康を決定づける要因とを，みずからがコントロールし，よりよくできるようにしていくプロセス」という再定義が提案されている[2)]。

4　オタワ憲章――健康は手段か目的か

WHOは，これまで10回にわたる世界ヘルスプロモーション会議を介して，世界規模でヘルスプロモーションの実践を進めてきた。ここでは1986年にオタワ市で開催された第1回会議に注目したい。その内容を参照しつつ，ヘルスプロモーションのエッセンスについての理解を深めよう。

オタワ憲章は，こう述べている。

> 「健康は日々の暮らしの資源の1つとしてとらえられるものであり，人生の目的ではない」
>
> （原文を著者訳）

1）グリーン，L. W. &クロイター，M. W. 著，神馬征峰ほか共訳：ヘルスプロモーション：PRECEDE-PROCEEDモデルによる活動の展開．p. 5，医学書院，1997.
2）世界的にこれが認められたというわけではない。

オタワ憲章はまた，こうも述べている。

「…(中略)…ヘルスプロモーションにおいては，保健専門職だけががんばればよいというわけではない。ライフスタイルも大切だが，人間の福祉(Well-being)を目ざしているのだから」

(原文を著者訳)

この2つから，なにを読みとれるだろうか。

◆ 健康はQOLとウェルビーイングのための資源

● **健康でなにをするか？**　看護師は患者の病を癒(いや)し，1人ひとりがより健康になってくれるように活動している。しかし，より健康になって病院を出て行った人たちは，そうして得られた健康という「資源」をどう活用しているのであろうか。健康になることが死ぬほど大事だと思って，みずからの健康だけのために人生のすべてをささげようという人がいたら，それは勘違いではないのか。

いかに不完全であれ，あるいは病とともに生きることになったにせよ，残されている健康を資源として最大限にいかして，私たちは人生の目的を追求しうる，というメッセージがこの憲章のなかにはある。そのためには，保健専門職だけでなく，それ以外の人たちの参加が不可欠である。ローマで浴場をつくった人たち，下水道をつくる人たち，健康によい食料を生産する人たち，このようなさまざまな人たちすべてが，みんなの健康をまもる活動(公衆衛生)の推進の担い手である。そして，このような公共活動は政府のみによってなされるものではない。私たち「みんな」が参加してできるものである。

● **健康は最終目的ではない**　ヘルスプロモーションでは，健康が大事だということを強調している。また，手に入れた健康は，日々の暮らしに役にたつとも述べている。しかし同時に，健康は必ずしも人生の目的ではない，ということも主張している。

ヘルスプロモーションのためのオタワ憲章が，いまから40年近くも前に発表されたそのときから，実は，ヘルスプロモーションの概念は，すでに健康(ヘルス)だけの増進(プロモーション)をこえていた。健康を最終目的とするのではなく，健康の一歩先にあるものを最終目的とするという指摘がすでになされていたのである。

● **QOLとウェルビーイング**　では，健康より大事なものとはいったいなんなのか。それは**クオリティオブライフ** quality of life(**QOL**)❶と**ウェルビーイング** well-being❷である。QOLには「生命の質」「生活の質」「人生の質」などの訳語があてられ，ウェルビーイングは「福祉」ほかに「安寧」「福利」などの訳語があてられている。いずれも，「生きがい」「幸せ」といってもよいだろう。あるヘルスプロモーションのテキスト[1)]のなかでは，これらは究

NOTE

❶QOL

1960年代後半ごろに登場しはじめた概念で，精神的な健康・充実感なども含めた「その人の生活のゆたかさ」を意味する。

❷well-being

WHO憲章の健康の定義(▶17ページ)に用いられて注目をあびた。健康の定義では「社会的福祉」と訳されたが「その人にとってとてもよい状態」を意味する。「幸福」と訳されることもある。

1）グリーン，L. W. & Kreuterk, M. W. 著，神馬征峰訳：実践ヘルスプロモーション：PRECEDE-PROCEED モデルによる企画と評価．p. 36，医学書院，2005.

極的な価値とでもいうべきものであり，「究極的な価値というものは，多くの場合，健康以外のものである」と指摘されている。

この立場にたてば，どんなにがんばっても一定以上の健康レベルにしか到達できない人でも「生きがいはもてる」「幸福になれる」ということになる。40代や50代の人がもはや到達しえないかもしれない10代や20代の健康を目ざす必要はない。いまこのとき到達しえた健康をもって幸せを目ざせばよいのである。

たとえ疾病があったとしても，まだ残された健康状態を資源として，生きがいを見いだすことは可能である。その可能性を，オタワ憲章は強く示唆している。ヘルスプロモーションは，1986年の時点ですでにヘルスのために保健活動を推進するだけではなく，ヘルスそのものを究極の価値の実現に向けて推進するという意味をもっていたのである。

◆ 健康の改善に必要な条件

オタワ憲章はさらに，健康の改善には必要な条件があることを示している。①平和，②シェルター(住居)，③教育，④食料，⑤収入，⑥安定した生態系，⑦持続可能な資源，⑧社会正義・公平である。皆さんは看護学校を卒業すれば，看護師としてのみ生きるわけではない。同時に市民・町民・村民として地域社会のなかで生きることになる。健康の改善は，これら8つの条件が整

plus　世界ヘルスプロモーション会議のその後

2005年にタイのバンコクで開催された第6回会議では，グローバル化した世界において種々の健康の決定要因と取り組むために必要なヘルスプロモーション戦略(ヘルスフォーオール)のための公約，さらにこれらの活動を実現させるための国際的な誓約事項を示した。

2009年，ケニアのナイロビで開催された第7回世界会議では，ヘルスプロモーションが健康とQOLを向上させるうえで出資に見合った成果が期待できる戦略であること，健康格差を狭め，貧困を減らし，公平な社会を築く力があるのにもかかわらず実践が不十分であることが反省された。そして，コミュニティエンパワメントや多分野間協調など，約70の行動要請がなされた。

2013年，フィンランドのヘルシンキで開催された第8回会議では，ヘルスフォーオール達成のためには健康以外の分野においても，健康を考慮して政策をつくり推進していくべきとした。ヘルシンキ声明 Helsinki statement として知られるようになったヘルスインオール-ポリシーズ Health in All Policies(すべての政策に健康を)というこのアプローチは日本でも神奈川県大和市などで実践されている。

2016年には，中国の上海で第9回会議が開催された。持続可能な開発のための2030アジェンダにおける「健康推進に関する上海宣言 Shanghai declaration on promoting health in the 2030 agenda for sustainable development」が採択され，健康と福祉(ウェルビーイング)は持続可能な開発にとって不可欠であり，17項目にわたる国連の持続可能な開発目標(SDGs，▶186ページ)達成のための行動を介して健康を推進させることなどを宣言に盛り込んだ。

その後，新型コロナウイルス感染症(COVID-19)のパンデミックを経た2021年，スイスのジュネーブで第10回会議がオンライン開催された。地球の健康を破壊することなく，現在そして将来の世代のために公平な健康と社会的成果を達成するために進む世界的な公約として，「ジュネーブ-ウェルビーイング憲章」が採択された。人々のウェルビーイングが実現する社会に向かうために必要な事項を概説したうえで，世界が直面している健康と生態系の危機をのりこえるために必要な行動があげられている。

えられてこそ，もっとらくにできるようになるということを，記憶のなかに入れておくとよい。

◆ 5つのヘルスプロモーション戦略

オタワ憲章は，健康改善のために次の5つのヘルスプロモーション戦略を示している。

①健康的な政策づくり
②健康を支援する環境づくり
③地域活動の強化
④個人の技術の開発
⑤ヘルスサービスの方向転換

これらは現在もなお基本戦略として有効である。なかでも，①の政策づくりと②の環境づくりは，従来の「健康増進」にはみられなかった特徴である。そのためにもヘルスプロモーションは「カタカナ書き」が望ましかった。しかし昔の「健康増進」の影が薄れ，この5つの戦略による「ヘルスプロモーション」が根づけば，またいずれ漢字復活ということもありうるだろう。

◆ ヘルスプロモーターの役割と看護職によるヘルスプロモーション

● **ヘルスプロモーターの役割**　オタワ憲章は，保健医療職を含むヘルスプロモーションを推進する人たち(ヘルスプロモーター)の役割として，以下の3点をあげている。

①**アドボカシー** advocating　政策提言を行う。健康は社会・経済・個人の発展のための資源であり，それ自体が究極の目的ではないという立場をとる。

②**能力付与** enabling　能力の付与を行う。すべての人が，健康になるためにみずからの潜在能力を発揮できるような支援を行う。

③**連携** mediating　他分野との協調をはかる。

● **看護職によるヘルスプロモーション**　皆さんはいまこうして学校で学び，看護技術を身につけ，それをもって1人ひとりの患者に接することになる。しかし，1人ひとりと向き合うことだけが看護ではない。もしなんらかの環境問題が患者の数を増やしているとしたらどうか？　環境がわるいためにいつまでも病気が治らないとしたらどうか？　それをかえていくために看護職は立ち上がるべきである。

また患者の1人ひとりが病気を治すために，患者自身によってできることもある，ということを忘れるべきではない。すべてを手伝ってあげるという親切が，本当の意味でたすけるということではない場合もある。患者の潜在能力を引き出し，それを発揮できるよう支援していくこともまた，看護において重要である。

最後に，看護職や医師だけが病気を治す主役とは限らない。上に述べたような患者の潜在能力をのばすということのほかにも，大事なことがある。入院中は，チーム医療による他職種との連携，また，退院後は地域に患者が戻ってからの福祉関連機関との連携，職業関連施設との連携，そのような多くの分野との協調をはかることによって，患者は，みずからの健康と健康を決定づける要因とを，みずからよりよくコントロールできるようになる。病棟看護師にはチーム医療のキーパーソンとしての役割が期待されており，退院時および退院後は退院調整看護師や訪問看護師が，ソーシャルワーカーなどとともに多くの分野との協調や調整役を担っている。

E 公衆衛生を看護に取り込む力——サイエンスとアートの活用

● **サイエンスとアート**　ウインスローは「公衆衛生とはサイエンスでありアートである」と述べた。**サイエンス**(科学)の力は大事である。それによって，個人の経験をこえた，より失敗の少ない公衆衛生活動が可能になる。しかし，それは公衆衛生活動実践のための1つの道具にすぎない。サイエンスが不足しているとき，たとえば，かつて例のない緊急事態が生じたとき，私たちはサイエンスだけに頼ってはいられない。知恵をはたらかせなければならないのである。**アート**とは知識不足を補う知恵の技である。サイエンスによって得られた知識があったとして，それを伝えるための道具としてもアートが必要である。また，実践をより楽しくいきいきとさせるための道具としてもアートが必要である。これらは看護活動においても強調されている。しかし，さらに公衆衛生の視点をもつことによって，より広い視野からの看護活動が可能になるであろう。

● **ストーリーの大切さ**　そのようなアートの1つとして忘れてならないのはストーリーである。かたちの見えにくい社会衛生学より，結果の見えやすい実験衛生学が公衆衛生の進展に大きな影響をもたらした時代があったことを私たちは知っている。しかし現代，科学的知識だけで人が動くとは限らない。知識をいかすためには，人の息づかいや体温が含まれたストーリーがなくてはならない。

> 「……あれは，話している最中のことだ。聴衆の中の1人に目がとまった。その人は顔を輝かせて私の話を聞いていた。こういうことはときどきある。聞き手の顔が私のストーリーの力をすべて吸収し，ピカピカの鏡のように，その力を私に反射してくれるのだ。そんなとき，私は自分のストーリーが相手に伝わったのだとわかる。私という人間が相手に見えているのだとも思える。言いかえれば，聞き手との間に結びつきを築けたと確信できる」[1)]

あるビジネス書のなかで語られたこのような出会いは，病院や地域におい

1）シモンズ，A.著，池村千秋訳：プロフェッショナルは「ストーリー」で伝える．p.4，海と月社，2012.

ても十分ありうる。人々はストーリーから学ぶ。としたら，私たちは将来病院で働くにしても地域社会のなかで働くにしても，それぞれの現場から多くのストーリーを聞き出し，それを伝える努力を続けるべきである。病院であれ，地域であれ，看護活動の現場は公衆衛生活動の機会に満ちている。

work 復習と課題

❶ アメリカの〔　ア　〕が1920年に発表した公衆衛生の定義，「公衆衛生とはサイエンスでありアートである。いずれも，組織化されたコミュニティの努力によって，疾病を予防し，寿命をのばし，健康づくりの諸活動の能率を高めるものである…(以下略)」は，現在も広く用いられている。

❷ 日本で最初につくられた労働者の権利をまもるための法律は，1911(明治44)年発布の〔　イ　〕である。子どもの就業や女性の1日12時間以上の労働などが禁止された。

❸ イギリスの近代公衆衛生の創始者と称される〔　ウ　〕は，通称「サニタリーレポート」を刊行して貧困に苦しむ労働者の実態を報告し，世界で最初の「〔　エ　〕」の成立(1848年施行)に尽力した。

❹ 1854年，ロンドンでコレラが大流行した際，その対策にあたった〔　オ　〕は死亡者の発生場所を地図上にしるすことにより，井戸水が原因であることをつきとめた。

❺ ドイツでは1883年，ビスマルク政権下で，被保険者に無料の医療や傷病手当金を給付する世界最初の社会保険制度，〔　カ　〕がつくられた。

❻ 国際連盟の保健機構，国際衛生事務局，全米衛生局などが統合され，1948年に国際保健を扱う専門機関，〔　キ　〕が設立された。

❼ 1920年，イギリス保健省の諮問機関が発表した〔　ク　〕のなかで，はじめて地域保健の概念が提唱された。

❽ 日本では，1874(明治7)年に，医学教育・医療・薬事・衛生の諸制度を包括した最初の法典である〔　ケ　〕が公布された。

❾ 1937(昭和12)年，日本では，国民一般を対象とする健康指導相談の機関として〔　コ　〕を設置することを定めた「〔コ〕」法が制定された。

❿ 保健師の最初の身分法である「〔　サ　〕」は，1941(昭和16)年に制定された。

⓫ 日本国憲法の第25条には「すべての国民は，〔　シ　〕を有する」「国は，すべての生活部面について，〔　ス　〕，〔　セ　〕及び〔　ソ　〕の向上及び増進に努めなければならない」とある。

⓬ WHO憲章には，「達成可能な最上級の健康水準を楽しむことは，人種，信条，政治的理念，経済的・社会的状況にかかわらず，全人類の〔　タ　〕の1つである」とある。

⓭「経済的，社会的及び文化的権利に関する国際規約」(A規約)によれば，〔　チ　〕とは「すべての者が到達可能な最高水準の身体および精神の健康を享受する権利」とされる。

⓮ 1978年，旧ソ連の都市〔　ツ　〕において，〔　テ　〕に関する最初の国際会議が開かれ，〔ツ〕宣言が採択された。

⓯〔ツ〕宣言によれば，〔テ〕とは，「人々にとって欠くことのできない〔　ト　〕のことであり，実践的かつ科学的にも確かであり，社会的に受け入れられている手段と技術に基づいてなされる」ものとされている。

⓰ 人々のライフスタイルに着目し，国レベルでの〔　ナ　〕活動を行う契機となったのが，当時のカナダの保健省大臣が1974年に発表した〔　ニ　〕である。

⑰ 1986年，カナダの〔　ヌ　〕市で，WHOの国際会議が開催された。その会議で採択された〔ヌ〕憲章のなかで，〔テ〕を推進する戦略として打ち出されたのが〔ナ〕である。

⑱ 〔ヌ〕憲章のなかで，〔ナ〕は「〔　ネ　〕」と定義されている。

⑲ 健康改善のため，〔ヌ〕憲章は，①〔　ノ　〕，②〔　ハ　〕，③〔　ヒ　〕，④〔　フ　〕，⑤〔　ヘ　〕の5つの〔ナ〕戦略を示している。

第 2 章

公衆衛生の活動対象

本章の目標

- □ 社会集団と専門職の公的責任の視点から看護学生が公衆衛生を学ぶ意義を理解する。
- □ 社会集団と個人の QOL とのかかわりを理解する。
- □ 看護職の公的責任と役割を理解する。
- □ 社会集団の見方ととらえ方を身につける。
- □ 社会集団の健康をまもるアプローチについて理解する。

ここでは看護学生が「みんなの健康をまもるしくみ」(＝公衆衛生)を学ぶにあたって，看護職と「みんな」の関係および「みんな」のとらえ方を学んでいく。

具体的には，なぜ「みんなの健康」を考えて活動しなければならないのか，看護職は「みんな」に対してどのような責任をもっているのか，どこの誰を想定して「みんな」といえばよいのか，「みんな」のことを知るためにはどうしたらいいのかという疑問に答えるものである。

● **看護職と「みんな」の関係**　前半では，看護職と「みんな」との関係について考えるために，日本国憲法をひもとく。そこから，健康で文化的な生活を営む国民の権利を保障するために，看護師・保健師・助産師の免許が国家資格であることが確かめられるだろう。さらに，世界中の看護職に共通する公的責任(職務上の責任の範囲)について記された「ICN 看護師の倫理綱領」をみていく。そこにも，看護職が「みんな」を対象に活動する必然性と責任を考えるヒントがある。

誰もが平等に個人として尊重され，生命や自由，幸福を追求することができるように，患者の権利をまもる看護職の役割も確認しておこう。

● **「みんな」のとらえ方**　後半では，活動対象としての「みんな」の見つけ方と理解の仕方を学ぶ。この方法を身につけると，さまざまな特徴をもった「みんな」がたくさん重なり合っている姿が見えるようになる。病院で出会う患者やその家族のことを「みんな」の一員として，より広く，より深くとらえ，真の望みにかなったケアができるように，これから「みんな」のとらえ方を習得しよう。

ここからは，「みんな」という言葉を，**社会集団**という言葉におきかえて話を進める。地域・学校・クラス・サークル・職場など，ある目的をもった人々の集まりを社会集団という。そして，個人や家族は社会集団の構成員という見方をしていく。

この章を読み進めながら，社会集団の場景のなかに構成員である個人や家族の生活の様子を立体的にイメージする力をつけていこう。自分が属する社会集団を見つけ，その集団がもっている長所や可能性など，「みんな」の健康を「みんな」でまもるための底力を見つけていこう。きっと公衆衛生を学ぶ意義が身近に感じられ，自分の看護に取り入れることが楽しくなるはずである。

A 自分の生活と健康に関係する社会集団

● 自分の「健康」にかかわる人々 社会集団をイメージするはじめの一歩として，自分の日常をふり返り，自身が属する社会集団の存在を思い浮かべ，生活と健康の関係についてみていこう。次の3つの問いに答えてほしい。

【1つめの問い】まず，以下の質問に答えてください。
質問1. あなたはどんなときに，元気が出ますか？
質問2. あなたはどんなときに，やすらかでいられますか？
質問3. 最近，いきいきできたときは，どんなときでしたか？
質問4. 最近，鼻歌が出てきたときは，どんなときでしたか？
質問5. 最近，幸せを感じたときは，どんなときでしたか？

【2つめの問い】次に，以下の質問に答えてください。
質問1. あなたはどんなときに，不きげんになりますか？
質問2. あなたはどんなときに，不安になりますか？
質問3. 最近，へこんだときは，どんなときでしたか？
質問4. 最近，愚痴(ぐち)が出てきたときは，どんなときでしたか？
質問5. 最近，気持ちが落ち込んだときは，どんなときでしたか？

【3つめの問い】さらに，そこに登場してきた人物や仲間をあげてください。

3つの問いに答えるうちに，友だちや家族，同級生や先輩，部活やサークルの仲間やアルバイトの同僚，近所のおばさんや駅員さん，学校の守衛さんや先生など，あなたを幸せにしたり，落ち込ませたりする人たちがたくさんいることに気づくだろう。

人間は，人との交流のなかで心身の不調を感じることがある。しかしそれでも多くの場合，人との交流のなかで癒(いや)されたり，勇気づけられたり，元気をもらったり，お互いに支え合うことで生きつづけることができる。社会集団の一員として，悲喜こもごもの毎日が，あなたを成長させてくれていることもわかるだろう。

事例❶ 看護学校1年生のミキさんの悩み

この4月から看護の勉強を始めたミキさんには悩みがある。入学式から2週間たっても友だちができないのだ。休み時間も，登下校もひとり。このまま友だちができなかったらと思うと不安になる。毎晩，ひとり暮らしの部屋から長崎の実家に電話をかけ，今日のできごとを話すと少し元気になれる。両親や祖父母，弟たちに心配をかけたくないので，さびしい気持ちは話せない。なんとなく勉強にも集中できず，東京で看護師になる勉強を続けられるか自信もなくなってきた。

「もう学校に行くのもいやだな」と思っていたとき，上級生が企画した新入生歓迎会に招かれた。同じテーブルに座ったクラスメイトのマユさんとケイスケさんと一緒に，先輩から実習の体験談や学園祭，サークルの話を聞いた。話の輪のなかでだんだんと前向きな気持ちになれた。その日は帰りにマユさんとケイスケさんと，先輩おすすめのカフェに行くことになった。3人でおしゃべりをしながら，ミキさんは久しぶりに笑っている自分に気づいた。友だちと一緒だとなんでもおいしいと感じた。来週は，フットサルサークルの見学に行こうという話で盛り上がり，ようやく，この学校の仲間に入れてもらえた気がした。

翌朝，ミキさんの学校に向かう足どりは軽かった。「きょうも勉強がんばるぞ！」と，自然にやる気もわいてきた。お昼休みになると，ミキさんからマユさんとケイスケさんに「一緒に食堂に行こう」と声をかけた。友だちができなくてつらかったことを打ち明けたら，実は2人も同じことで悩んでいたこともわかった。3人は，「来年は私たちが上級生として，クラスのみんなで新入生がこの学校で元気に勉強をスタートできるイベントを企画してあげよう」と意気投合した。1年後の自分たちがどうなっているか楽しみになり，ここでやっていける自信も出てきた。ミキさんは，なんだかあたたかく満ち足りた気持ちになった。そして，その日を境に，実家に毎日電話をしなくなった。

一方，長崎の家族は，ときどきしかかかってこなくなったミキさんの電話の声が明るい調子になっていくのに安堵（あんど）した。家族は，幼いころからミキさんの成長を見まもってくれたご近所さんや，かかりつけの病院の医師や看護師，進路相談にのってくれた保健センターの保健師，高校の養護教諭にも，「うちのお姉ちゃん，もうだいじょうぶみたい」と報告し，みんなで安堵した。

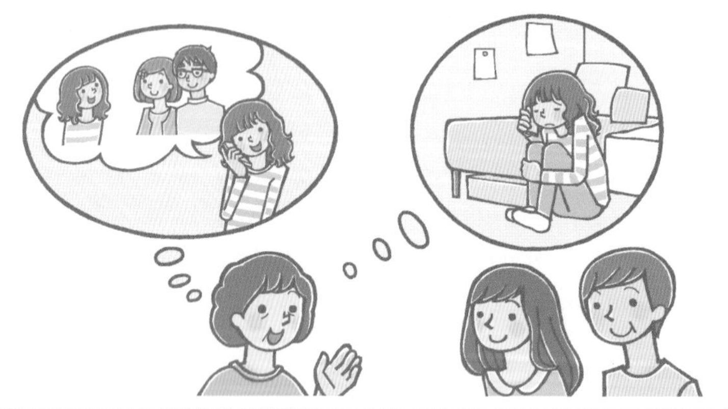

● 社会集団とQOL　健康や疾病について勉強している看護学生といえども，自分の健康状態とそれによって変化する人生・生活の質（QOL）を，個人のがんばりだけで高めることはむずかしい。地域・学校・クラス・サークル・職場などの社会集団の一員となることで，それは可能となる。逆に，社会集団の一員になれば，ほかのメンバーのQOLにも影響を与えることが可能になる。

身近な社会集団であるクラスやサークルなどにおいては，互いのQOLをよりよい状態にするために，ルールや係，役割などのしくみをメンバーどうしで取り決めたり，自主的に整えたりすることがある。地域や学校，職場などの大きな社会集団になると，専門職が「みんなの健康をみんなでまもるしくみ」をつくるのをたすけたり，それを維持したり改善したりする役割を担うようになる。保健師や看護師，養護教諭などの看護職は，社会集団の構成員と一緒に，委員会活動などを通じて，その集団に合ったしくみを考え，充実させる努力をしている。地域では健康づくり推進委員会，職場では安全衛生委員会，学校では保健委員会などがその例である。社会集団を国や都道府県，市町村として拡大してみると，「みんなの健康をまもる」ための取り決めは，法制度として整えられていることがわかる。

B 看護職の公的責任と活動対象

1 看護職は「みんな」の権利をまもる専門職

● **国家資格の意味** 国家資格をもつ専門職は，国民の権利をまもる「守護神」である。法治国家である日本では，憲法の条文に国民の権利と責任が記されている。看護職はその権利を保障するしくみの一部として，他の保健医療関連の専門職と同様に，指定されたカリキュラムによって育成される。そして，必要な能力が備わったと判定されると，国家資格が与えられる。

● **国家資格者がまもる国民の権利** 国民の権利として，まずは健康で文化的な生活を営む権利(日本国憲法第25条)がある。さらに個人として尊重され，生命や自由，幸福を追求する権利(同第13条)，人種・信条・性別・社会的身分や門地により差別されない平等の権利(同第14条)などもある。一方，国民にも，これらの権利をまもるために努力し，公共の福祉のためにこの権利を利用する責任がある(同第12条)。

公共の福祉を実現するための行政の単位としては，都道府県や市町村という地方公共団体がある(「地方自治法」第1条の2)。都道府県や市町村という社会集団の構成員である個人や家族は，権利と同時にその集団の公共の福祉のために責任をもつ。

日本国憲法

【第25条(生存権)】

すべて国民は，健康で文化的な最低限度の生活を営む権利を有する。国は，すべての生活部面について，社会福祉，社会保障及び公衆衛生の向上及び増進に努めなければならない。

【第13条(幸福追求権)】

すべて国民は，個人として尊重される。生命，自由及び幸福追求に対する国民の権利については，公共の福祉に反しない限り，立法その他の国政の上で，最大の尊重を必要とする。

【第14条(法の下の平等)】

すべて国民は，法の下に平等であつて，人種，信条，性別，社会的身分又は門地により，政治的，経済的又は社会的関係において，差別されない。
【第12条(国民の自由・権利の保持の責任)】
　この憲法が国民に保障する自由及び権利は，国民の不断の努力によつて，これを保持しなければならない。又，国民は，これを濫用してはならないのであつて，常に公共の福祉のためにこれを利用する責任を負ふ。

地方自治法
【第1条の2】
　地方公共団体は，住民の福祉の増進を図ることを基本として，地域における行政を自主的かつ総合的に実施する役割を広く担うものとする。

●**「守護神」としての看護職の役割**　国家資格を有する看護職は，自分が属する社会集団のしくみの一部として，構成員が権利を追求し，責任を分かち合えるように支援する役割がある。そのとき，自分の受け持ち患者や勤務する病院内のことだけをみているのでは，その役割を果たすことはできない。

看護師は，その都道府県や市町村という社会集団の構成員である患者に，最も近い立場にある。健康問題をはじめとして，なんらかの問題をかかえた人である患者やその家族に対して，身体的ケアはもちろん，困りごとや苦悩についても分かち合い，一緒に解決方法をさぐっていく。病院内から，その病院がある都道府県や市町村という地方公共団体全体にも目を向け，みんなの健康をみんなでまもることができているかどうかを検討することもできる。もし，まもることができていなければ，そのしくみについて問題提起する役割もある。看護職は人々の権利をまもる「守護神」の1人として，法律や制度を見直し，改善する重要な役割も担っている。

2　万国共通の看護職の公的責任

●**看護師のための倫理綱領**　看護職の公的責任の範囲は広い。このことは，国際看護師協会 International Council of Nurses(ICN)や日本看護協会といった看護師の職能団体によって明文化されている。1953年，看護師の倫理に関する国際的な判断と行動の基準となる綱領が，国際看護師協会(ICN)によってはじめて採択された。この倫理綱領は時代の変化に対応するため，2012年に見直しと改訂が行われた。日本の看護職の職能団体である日本看護協会でも，「**ICN看護師の倫理綱領**(2021年版)」をウェブサイトに掲載し，看護師の公的責任を社会に発信している。皆さんも，病院や訪問看護ステーションなどで目にすることがあるだろう。

●**前文に示された公衆衛生の担い手としての役割**　「ICN看護師の倫理綱領(2021年版)」の前文には，看護師の責任について次のように述べられている[1)]。

> 19世紀半ばに体系化された看護が発祥して以来，看護ケアは公平で包括的な伝統と実践，および多様性の尊重に深く根ざしているという認識のもと，看護師は一貫して次の4つの基本的な看護の責任を意識してきた。すなわち，健康の増進，疾病の予防，健康の回復，苦痛の緩和と尊厳ある死の推奨である。看護のニーズは普遍的である。
>
> 看護には，文化的権利，生存と選択の権利，尊厳を保つ権利，そして敬意のこもった対応を受ける権利などの人権を尊重することが，その本質として備わっている。看護ケアは，年齢，皮膚の色，文化，民族，障害や疾病，ジェンダー，性的指向，国籍，政治，言語，人種，宗教的・精神的信条，法的・経済的・社会的地位を尊重するものであり，これらを理由に制約されるものではない。
>
> 看護師は，個人，家族，地域社会および集団の健康を，地域・国・世界の各レベルで向上させているその貢献に対し，評価され，敬意を持たれる存在である。看護師は，自身が提供するサービスと他の保健医療専門職や関連するグループが提供するサービスとの調整を図る。看護師は，敬意，正義，共感，応答性，ケアリング，思いやり，信頼性，品位といった看護専門職の価値観を体現する。

①健康の増進，②疾病の予防，③健康の回復，④苦痛の緩和と尊厳ある死の推奨を伝統的な看護の責任であるとしたうえで，人権と多様性を尊重し，「個人，家族，地域社会および集団の健康を，地域・国・世界の各レベルで向上させている」「自身が提供するサービスと他の保健医療専門職や関連するグループが提供するサービスとの調整を図る」とある。看護師が公衆衛生の担い手として，ケアや支援を行いながら全体のしくみを把握し，調整する役割をもつことが明示されている。

● 4つの基本領域 「ICN看護師の倫理綱領(2021年版)」には，次の4つの基本領域が設けられ，それぞれについて指針が示されている。

(1)看護師と患者またはケアやサービスを必要とする人々
(2)看護師と実践
(3)専門職としての看護師
(4)看護師とグローバルヘルス

看護師は社会集団の一員として，これらすべての領域を通じ，人々の生活と健康に影響を与える自然環境，社会的・経済的な環境，科学技術の進歩などさまざまな要因に目を向け，適切な対応をとる職責をもっていることが示されている。ぜひ一度，日本看護協会のウェブサイトにある日本語版を見てほしい。

対応策を検討する際には，社会集団のすべての構成員に公正に資源の配分やサービスへのアクセスが行き届くように，公平性と社会正義を擁護するこ

1）日本看護協会ウェブサイト：看護師の倫理綱領
https://www.nurse.or.jp/nursing/international/icn/document/ethics/index.html

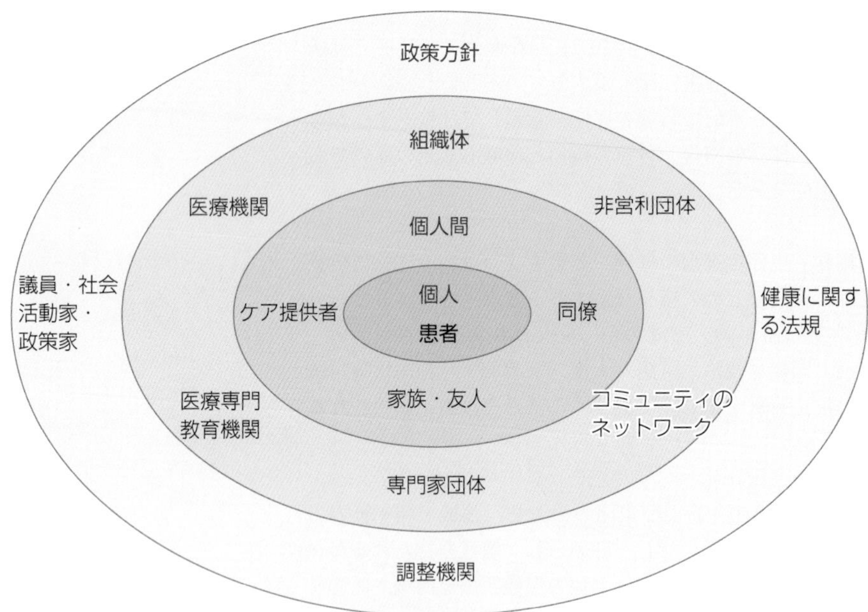

◎図 2-1　人権をまもる守護神の望遠鏡で見るべきもの
(Earp, J. L. et al.: *Patient Advocacy for Health Care Quality.* p. 17, Fig. 1. 2 Patient Advocacy from a social Ecological Perspective, Jones & Bartlett Publishers Inc, 2007 による，著者訳)

とも重要な役割とされる。ゆえに，看護師は「守護神」の１人として，活動対象となる「みんな」について理解しておく必要がある。

3　守護神たちの「望遠鏡」

看護師は，患者中心のケアを志し，患者とともに安全で安楽なケアを提供できるしくみを整える責任がある。患者がどのような状態であっても，幸福を追求する権利や，自由に生きる権利をまもること，これも看護である。ただし，患者だけを看(み)ていたのでは，権利をまもることはできない。患者を取り巻く家族や友人や近隣の人々との関係や，関係する組織や行政へと目を向けていく。そのためには，患者の権利をまもる「望遠鏡」をもつ必要がある。

この「望遠鏡」とは，◎図 2-1 に示すように，患者個人のレベル・個人間のレベル・組織のレベル・政策のレベルが相互に影響し合っている様子が展望できる，ものの見方をいう。この「望遠鏡」を使えば，「みんな」の健康をまもる「守護神」として，自分がなにをすればよいかがわかるようになる。

C　社会集団をとらえる視座

個人を取り巻く社会集団にはさまざまなものがあり，それが生活や健康に深くかかわっていることがみえるようになっただろうか。

では，ここからは**社会集団のとらえ方**を学ぶ。社会集団をとらえるとは，どのようなことだろうか。ここでは，①集団の種類と大きさを見きわめること，②環境要因と人々の生活と健康の関係をとらえること，③系統的に全体像をとらえること，④強みになる資源を見いだすこと，⑤その集団内でとくに支援が必要な人々(**ハイリスク集団**)と集団全体(**ポピュレーション**)を同時にとらえることについて学ぶ。

1 種類と大きさの見きわめ —— 社会集団の多様性と重層性をとらえるために

● **看護学生2人の祖父の生活環境**　ミキさんのクラスメイト，マユさんとケイスケさんのおじいさんの話から，ここでとらえておきたい社会集団の種類や大きさを考えてみよう。この章の最初で説明したように，社会集団とは，地域・学校・クラス・サークル・職場などある目的をもった人々の集まりをいう。

事例❷ 江戸っ子のマユさん・道産子のケイスケさんのおじいさんの話

マユさんは，東京生まれの東京育ち。実家は，代々材木商を営む生粋(きっすい)の江戸っ子。自宅では，腰を痛めた67歳になるおじいさんが療養している。おじいさんは，お囃子(はやし)の音が聞こえるとじっとしていられない。もう一度神輿(みこし)をかつぎたいと，毎日なじみのクリニックに通ってリハビリテーションに励んでいる。「今日もリハビリ行くぞ」が毎朝のあいさつ。マユさんもおじいさんを応援しようと，近所のクリニックまで車椅子を押して送り迎えをしている。医療機関は近くにあってあたり前で，誰にとっても身近な存在だと思っていた。しかし，ケイスケさんの話を聞いて，自分の常識はほかの地域では常識でないことを知った。

ケイスケさんは，北海道の道東で生まれ育った道産子である。実家は4代前から北海道で農場を営む。70歳になるおじいさんは，牛舎にいる100頭の乳牛たちを自分の子どものように大切に育てている。「牛のためにも家族のためにも自分が医者にかかるわけにはいかない」が，おじいさんの口癖である。一番近い総合病院は車で4時間ほどの場所にあり，一番近いクリニックでも車で1時間はかかる。ケイスケさんの家族にとって，医療機関を受診するのは特別のことだった。よっぽどのことでなければ，受診しようと思わないし，冬季の雪に閉ざされる時期は受診できない。

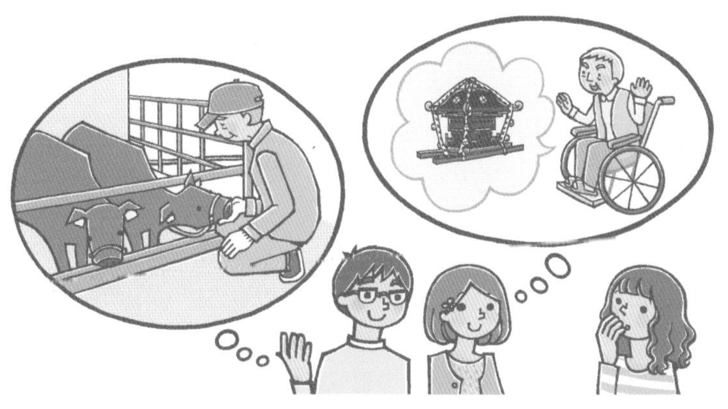

2人のおじいさんの話を聞き，ミキさんは，医療機関にかかることも，地域によってこんなに意識も違えば，受診するという行動も違うことに気づいた。人々の生活や健康は，その地域のどのような要因によって影響を受けているのかを調べてみたくなった。近い将来，自分が看護師として病院やクリニックに勤めるようになったら，まずは，その地域の人々の暮らし方を知ることが大事だと思った。地域の現状を理解しないと，みんなの健康をまもる役割を担えないと実感している。

● **所属する社会集団の違いから見えるもの**　マユさんとケイスケさんのおじいさんの話からみえてくる社会集団の種類は，それぞれが生まれ育った地域である。東京都A区と北海道B郡という自治体のサイズで社会集団をとらえ，歴史・文化・地理・気候・産業・交通・医療などの情報を集めると，それぞれのおじいさんの生活信条や健康観も理解できる。このように，患者の健康に対する考え方や，生活と人生において大切にしていることを理解できれば，その地域の人々のケアや支援を具体的に進めていくことができる。さらに，その地域の特性から，今後おこりうる健康問題を予測し，その地域に合った対応策を知ることもできる。

2 環境要因と生活・健康を見る3つの眼鏡 ── 社会集団を多角的にとらえるために

個人と社会集団の生活と健康に影響を与えているさまざまな要因を見つけるためには，「3つの眼鏡」を持つ必要がある。

1 広角眼鏡 ── 環境をみるマクロの視点

1つめは「広角眼鏡」である。広い角度が見渡せる広角レンズの眼鏡をかけて，自分の健康に関係する社会集団の環境についてながめてみよう。このような見方を**マクロの視点**という。この眼鏡によって，気象的環境，地質的環境，生態的環境，政策的環境，経済的環境など，社会集団の生活と健康に影響を与えているさまざまな環境要因が見えてくる。

病院で患者のケアをするときに，この「広角眼鏡」をかけて対話をすると，その人のまわりの様子がつぎつぎと見えてくる。

どのような家でどんな暮らしをしているのか。家は一戸建てなのかマンションなのかアパートなのか。一戸建てだったら庭はあるのか，家の中はどのようになっているか。マンションやアパートだったら何階か，エレベーターはあるのか。最寄りの駅はどこか。駅から近いのか，バスを使うのか，自転車を使うのか。

そこに誰と暮らしているのか。家族は何人か，子どもはいるのか，家族との関係はどうか。ご近所さんとの関係はどうか。近所には友だちはいるのか。食料品や生活用品はどこで買っているのか。買い物をする場合は家から近いのか，移動手段はなにか。どんな地域に住んでいるのか。その地域の保健や福祉，医療事情はどうなっているのか。

このように，患者を取り囲む生活と健康の関係に影響を及ぼす要因が，より広範囲に見えてくるだろう。

2 時間眼鏡 —— 変遷と未来をみる時間軸の視座

2つめは「時間眼鏡」である。時間の流れのなかで，その社会集団が環境要因や周囲の社会集団の影響を受けながらどのように変化してきたか，これからどのように変化するのかをのぞいてみることができる。このような見方は**時間軸の視座**という。

この眼鏡によって，広角レンズで見えたさまざまな環境と社会集団の生活・健康とが互いに影響し合ってきたこと，そして長い時間をかけてその歴史や風土，生活様式や習慣がつちかわれてきたことがわかる。「広角眼鏡」と「時間眼鏡」をかければ，環境と時間が，その社会集団の生活様式や生活信条，価値観といった暮らしの文化を形成していることも見えてくる。

病院で患者のケアをするとき，この「時間眼鏡」をかけて対話をすれば，その人の人生がつぎつぎと見えてくる。その人はどんな時代に，どこで，どのような家族のもとに生まれ，どのように幼少期を過ごし，学生生活を送り，どのような仕事をしてきたか。これまでなにを大切にがんばってきたか。いま大切にしていることはなにか。これからなにを生きがいにしていきたいか。

その人らしさをつくってきた人生と，生活と健康の関係がより深く見えてくるだろう。

3 焦点眼鏡 —— 個をみるミクロの視点

3つめは「焦点眼鏡」である。「広角眼鏡」と「時間眼鏡」をかけて環境や時間の流れにそって社会集団を見たあとに，「焦点眼鏡」で個々の構成員の健康状態に焦点をあてていく。すると，個人や家族の家屋や部屋の周囲，その中の様子，その人の身体をおおう表皮の外側(環境)と内側(体内)の関係も見えてくる。このような見方を**ミクロの視点**という。

病院で患者のケアをするとき，「広角眼鏡」「時間眼鏡」を順にかけたあと，最後にこの「焦点眼鏡」をかけて対話をすれば，その人の身体と心の反応や状態がつぎつぎと見えてくる。患者の体内でおこっている細胞や組織，各器官レベルの病像，生理的反応や精神活動と生活・健康の関係が見えてくると，その人の皮膚の清潔ケアや，衣服や寝具の調整，ベッドサイドや病室内の環境整備，家族間の調整，社会資源[1]の活用などを行った場合に，表皮の内側と外側との相互作用によってどのような変化が生じるかを観察することができるだろう。そして，同じ地域の同じ年代の人々，または同じ境遇にある人々などの，「みんな」の健康について検討することもできる。

4 3つの眼鏡から得られるもの

この「3つの眼鏡」は，「B 看護職の公的責任と活動対象」で学んだ，活動対象である「みんな」を詳細に理解し，生活と健康について考えるための

NOTE

❶社会資源

人々が日常生活においてかかえているさまざまな問題の解決および軽減のために利用できる，保健・医療・社会福祉サービスを含めた各種の法制度・施設，サポート源になる各種の機関・団体，人々の知識や技術などの総称であり，物質的・人的なものすべてを含む。

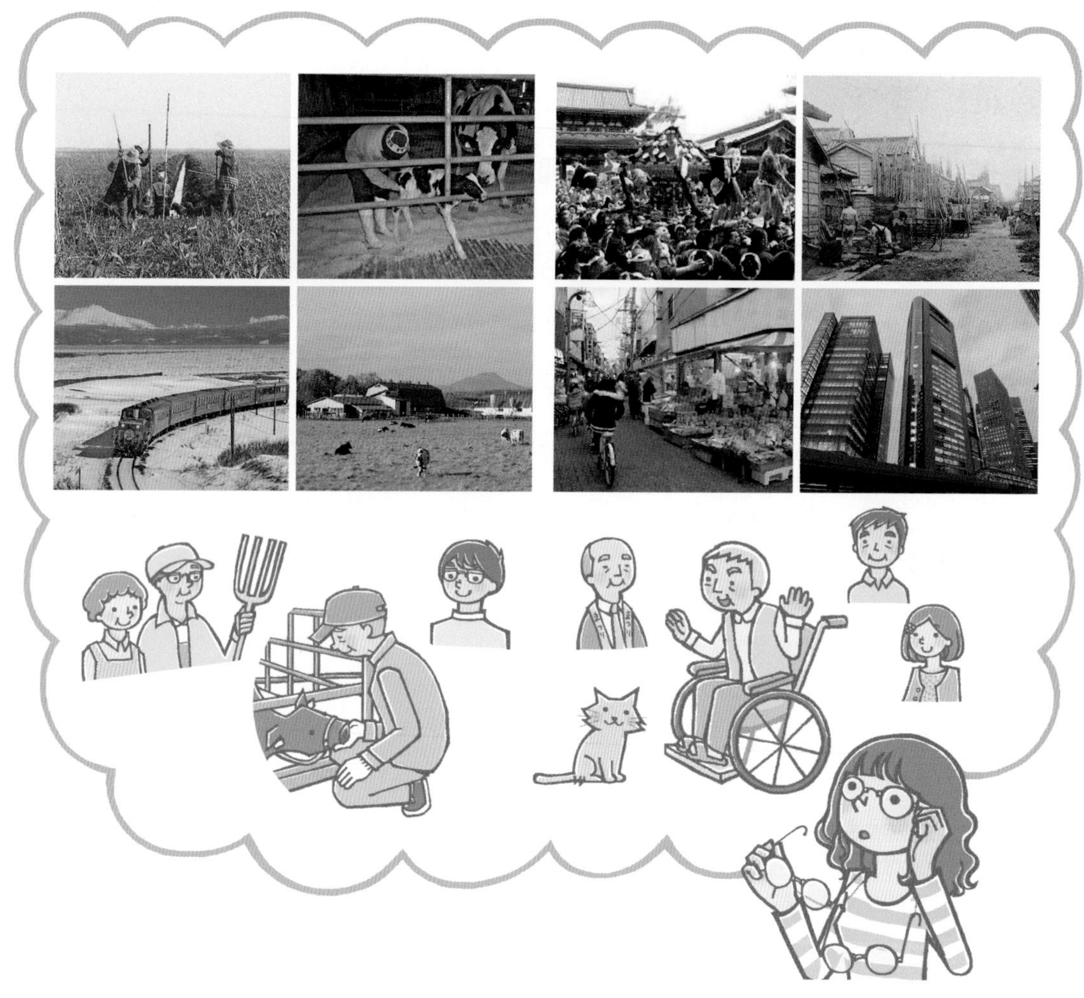

図 2-2 「3 つの眼鏡」で見えるもの

必携アイテムである(図 2-2)。「守護神」の「望遠鏡」とともに，いつもピカピカにみがいて携帯しておこう。患者のケアにあたるとき，その人が属する地域・職場・学校などの社会集団をいくつか想定し，その人らしさはどこからくるか，その人の活力のみなもとはどこにあるか，さらには，今日の健康状態のわけを知ることもできる。外来患者の状況からは，いまのこの地域の健康状態はどうか，すぐに対処しなければならない健康問題(インフルエンザや食中毒などの急性的な問題)はなにか，その原因はどこにあるのかなどを検討することもできる。

3 車輪に見たてたアセスメント ── 社会集団の全体像を系統的にとらえるために

1 コミュニティアズパートナーモデルを用いた情報収集

社会集団を多角的にとらえたら，全体像を系統的にとらえてアセスメント

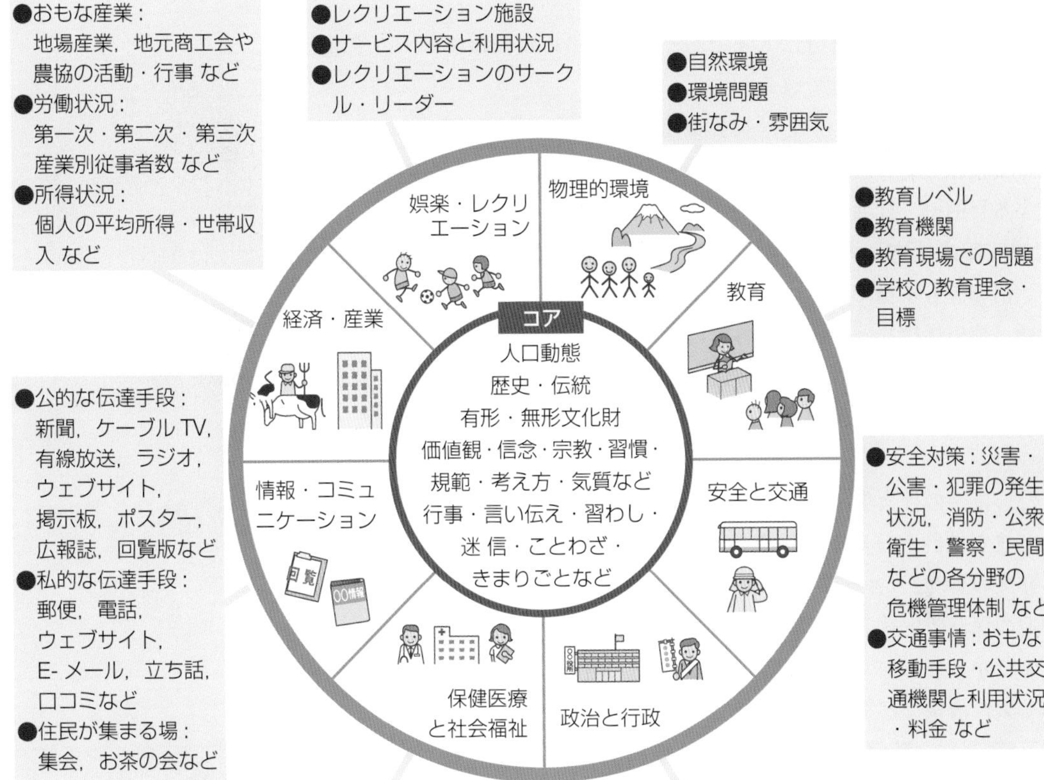

図 2-3 社会集団の全体像をとらえるためのアセスメントの車輪と各セグメントの理解に役だつ情報

する必要がある。社会集団について情報収集するときに活用できる枠組みとして**コミュニティアズパートナーモデル** community as partner model❶の「アセスメントの車輪」を紹介する(図 2-3)。このモデルは，社会集団を車輪と見たてる。そして，車輪中央の核部分(コア)に人々を位置づけ，そのコアを取り囲むように8つの構成要素(セグメント)が配置されている。

8つのセグメントとは，①物理的環境，②教育，③安全と交通，④政治と行政，⑤保健医療と社会福祉，⑥情報・コミュニケーション，⑦経済・産業，⑧娯楽・レクリエーションである。

● このモデルでなにができるか このモデルを取り上げる理由は，次の3点である。

(1) 社会集団の全体を網羅して情報を収集できる。

(2) 車輪という比喩(ひゆ)を用いることで，社会集団を構成する要素間の相互作用

> **NOTE**
> ❶**コミュニティアズパートナーモデル**
> アンダーソン E.T. Anderson とマクファーレイン J. McFarlane が，プライマリヘルスケアの理念を基盤として開発した公衆衛生看護活動についてのモデルである。

をイメージできる。

(3)車輪モデルの中核部分は人々であるため，集めた情報を人々の生活と健康に結びつけて整理できる。

このモデルの特長をいかし，社会集団を理解するために活用するには，どのような情報を集めればよいだろうか。収集すべき情報は，その社会集団を理解する目的や，社会集団の種類やサイズによって異なる。

● **情報収集の仕方**　人々の生活や健康は，多くの要素からなりたっているため，情報源も多様である。また，情報収集の方法も多様である。人口動態の指標，健康指標などを示す資料をはじめ，市区町村勢要覧，年次保健事業報告書，保健医療福祉計画，各種白書・調査報告書，市町村史誌，毎月発行される広報，最新情報が掲載されたウェブサイト，民間のタウン誌なども役にたつ。

また，ほかの社会集団と比較するために，標準となる情報も必要である。さまざまな統計データや関係資料を収載した『国民衛生の動向』『国民の福祉と介護の動向』(ともに一般財団法人厚生労働統計協会発行)や，国勢調査その他の保健衛生統計も有用である。

このほか，ロードマップのような地図や白地図，人工衛星から撮影された地形や気候情報などを見ることができるウェブサイトも役にたつ。また，自分の五感(視覚・聴覚・嗅覚・味覚・触覚)を十二分に使って，実際に街歩きをすることで得られるものも多い。ぜひ学校や病院の外にも目を向け，周囲を散策してみよう。

2　コミュニティアズパートナーモデルを用いて集めた情報の活用

車輪を形成しているセグメントには，それぞれにコアを支える重要な役割がある。8つのセグメントはコアからの影響も受けながら相互に影響し合い，コアにも影響を与えている。アセスメントにあたっては，セグメント間とコアの動的な関係としての相互作用を考えながら，集めた情報を整理すると新しい発見があるだろう。

また，その集団の人口動態や疾患の発生状況，衛生状態，既存の制度や施設，その活用状況などと，実際の人々の暮らしとの関係をさぐるために，経時的な数値データを表やグラフにしたり，地図の上に写真などの画像情報をはりつけたり，情報を加工したりすると，これまで見えなかったことが見えてくる。

関係するこれらの情報を集めるために，情報源を調べ，情報量や情報の内容を整理するプロセスを通じて，コアの「みんな」のことをより深く理解することができる。「みんな」の過去と現在を知ることで，未来予測もできる。社会集団のこれから表面に出てくる問題が予測できれば，予防策をたてられるようになる。

4 宝さがし —— 社会集団の「望み」を見いだして「弱み」を「強み」に変換するために

1 集団の「弱み」と「望み」

社会集団について情報を集め，調べていくと，現状の問題や将来的な問題が見えてくる。その問題は，集団の弱みでもある。しかし単純に弱い部分だから専門家が補うという発想では，「みんなの健康をみんなでまもる」ことはできない。その問題を集団の構成員の共通認識とすることができれば，弱みを強みに変換できる可能性がある。

その問題について，実際になにに困っているか，困っているいまの状態についてどのように感じ考えているか，人々がその「弱み」をどのようにとらえているか，じっくり耳を傾けてみる。そこには「望み」が見いだせる。「もっとこうなったらいいな」「こんな生活ができたらいいな」「将来はあんな暮らしがしたいな」という望みがあるからこそ，そうはいかないとなった場合に，人々は困った状況に陥る。「弱み」を共有することは，みんなに共通の「望み」を見いだし，それを掲げる好機にもなる。

2 「強み」の発掘と資源マップ

●**「望み」の実現のために「強み」をいかす**　自分たちの集団の「強み」を発掘して活用すれば，「望み」に向かってともに未来をつくり出すこともできる。「強み」は，長所や可能性のことであり，底力ともいってもよい。困っている集団ほど，よりよい方向へかわる可能性をもっているととらえることができる。集団として危機状態にあるときこそ，その構成員にも危機意識や連帯感が高まり，問題解決力がつちかわれる。

そのための取り組みの1つとして，地域の白地図に「強み」の存在をしるしていく**資源マップ**づくりがある。これは，社会集団の「弱み」を「強み」に変換するために有用である。

社会集団は，多様な力をもった人々で構成されている。人々は，そのときどきでみずからの力を発揮できることもあれば，病気や障害によって他者の力を借りることもある。いまは他者の力を借りている場合でも，のちにその経験をいかして，身近な人を支える強さを身につけ，「みんなの健康をみんなでまもる」資源になる可能性もある。地域の資源について，住民個人の才能，住民による自主組織，地もとの公的機関の3つのレベルで整理すると，長所や可能性が地図上で立体的に見えてくる(▶表2-1)。

●**資源の大切さ**　これらの資源は，地域の宝物である。「みんな」で自分の住む地域の資源を見つけ出す「宝さがし」のプロセスも，その地域のかけがえのない未来に輝く宝物となる。どんな時代も，どんな場所でも，どんな状況でも，社会集団の「弱み」を「強み」に変換することは，公衆衛生の極意である。

表 2-1　地域の資源

資源の種類	内容
住民個人の才能	地域に住んでいる人々のそれぞれの才能・技術・能力・手腕
市民の自主組織	問題解決や共通目的の活動をする住民の自主組織(町内会やクラブなど)
地元の公的機関	公的な機関，病院，学校，企業，公園，図書館，公民館など

(Kretzmann, J. P. and McKnight, J. L.: *Building Communities from the Inside Out: A Path Toward Finding and Mobilizing a Community's Assets.* pp. 6-8, ACTA Publications, 1993 を参考に著者作成)

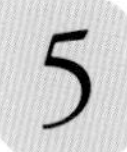

5 ハイリスクとポピュレーション ── 社会集団の健やかな生活を保障するために

社会集団の QOL の向上を志向するためには，構成員全員に一律平等に支援をするだけでは意味がない。社会集団の健康や生活をまもり支援するためのアプローチには，ハイリスクアプローチ，ポピュレーションアプローチという 2 つの方法がある。

ハイリスクアプローチは，健康問題をかかえやすい人々や，病気や障害が重篤化しやすい人々など，健やかな暮らしを営むうえでより手厚い支援を必要とする特定の集団(**ハイリスク集団**)を見いだし，それぞれに必要に応じた支援を行うことをいう。一方，**ポピュレーションアプローチ**は，社会集団の全体のリスクを引き下げることをいう(◎図 2-4)。

社会的な公平性を重んじ，必要な人に必要な支援を行いながら，集団全体としての悪化を防ぐこと，問題を未然に防ぐこと，環境を整えることを同時に行うためには，ハイリスク集団とポピュレーション(母集団)を同時に見る複眼が必要である。

特定の健康問題について，ハイリスク集団を見いだし，ハイリスクアプローチとポピュレーションアプローチを組み合わせれば，それぞれに合った効果的な支援方法によって，集団全体をよりよい方向へ導くことができる。社会集団全体の健やかな暮らしを保障することができる。

D 社会集団のなかにある特定集団

最後に，**特定集団**という言葉を紹介する。公衆衛生の活動対象として注目すべき集団のことを特定集団という。◎表 2-2 に特定集団の種類をあげる。看護職としてとくに注目しておきたい特定集団の健康をまもるしくみについては，第 8 章以降で紹介する(◎194 ページ)。

社会集団には，妊娠中の人や乳幼児期の子どもとその家族，自宅で療養している人や介護をしている家族など，直接的な支援を必要とする状況にある人たちが含まれている。また，いまは支援を必要としないが，状況の変化に

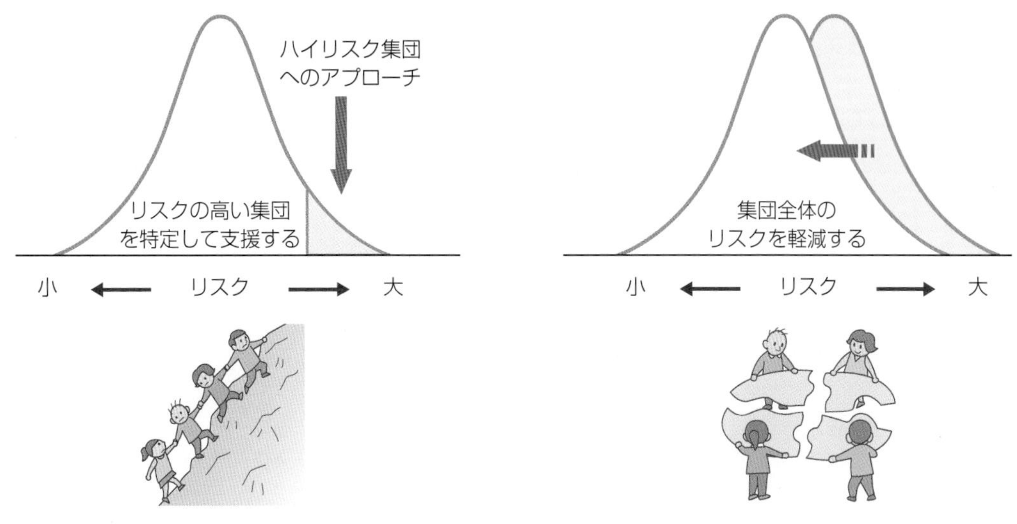

a. ハイリスクアプローチ　　b. ポピュレーションアプローチ

図 2-4　ハイリスクアプローチとポピュレーションアプローチ
社会集団のすこやかな生活をまもるためには，ハイリスクとポピュレーションの複眼が必要である。

表 2-2　注目しておきたい特定集団の種類

特定集団の種類	特定集団を構成する人々の例
同じ発達期あるいはライフステージにある人たち	新生児，乳幼児，園児・児童・生徒，思春期にある子どもたち，妊娠中の女性とパートナー，乳幼児をもつ家庭，小中学生の両親，高齢者など
同じ健康問題をかかえている人たち	発達障害が疑われる乳幼児，不登校の児童・生徒，精神疾患など同じ疾患をもつ人々，幼児虐待の疑いがある家庭，パートナーから暴力を受けている人々，要介護状態にある高齢者，虚弱な高齢者，結核の集団感染が疑われる人々など
同じ境遇にある人たち	認知症の家族を介護している人々，障害をもつ子どもの親たち，都会の息子夫婦の家によびよせられて転入してきた高齢者など
社会的要因によって負の影響を受ける人たち	安定した収入を得られず住む家をもてない人々，なんらかの事情で健康に関する情報あるいは制度・サービスにアクセスできない人々，縦割り行政のはざまにあって制度・サービスを受けられない人々，利用可能な制度・サービスがないために健康をそこなう不安をかかえている人々など
災害などの危機において支援が必要となる人たち	施設入所者，入院中の患者，在宅療養中の人々，慢性疾患のある人々，妊産婦，乳幼児，学童，なんらかの理由で近隣との接点がない人々，高齢者，住民対応を担う人々（被災地の専門職・行政職を含む）など

よって支援の対象となりうる可能性をもった，さまざまな年代や境遇にある人たちもいる。社会集団の構成員である「みんな」の健康レベルをよりよい状態に保つために，状況や年代，境遇に応じた健康増進を支える活動が必要である。

看護職も社会集団の一構成員である。健康増進を担う私たちが活動対象をどのようにとらえるかによって，「みんな」の健康をまもるしくみがかわり，「みんな」の健康レベルがかわる。看護職の公的責任としてこのことを意識して，公衆衛生の学習を進めていこう。

work 復習と課題

❶ 地域，学校，クラス，サークル，職場など，ある目的をもった人々の集まりを〔　ア　〕という。

❷ あなたが所属している〔ア〕を 10 個あげ，下のイ～サに書き出しなさい。

イ：＿＿＿＿＿＿＿＿　ウ：＿＿＿＿＿＿＿＿
エ：＿＿＿＿＿＿＿＿　オ：＿＿＿＿＿＿＿＿
カ：＿＿＿＿＿＿＿＿　キ：＿＿＿＿＿＿＿＿
ク：＿＿＿＿＿＿＿＿　ケ：＿＿＿＿＿＿＿＿
コ：＿＿＿＿＿＿＿＿　サ：＿＿＿＿＿＿＿＿

❸ 社会集団について情報収集するときに活用できる，社会集団を車輪に見たてた枠組みとは〔　シ　〕である。

❹ 社会集団のなかからより手厚い支援を必要とする特定の集団を見いだし，その特定の集団に必要に応じた支援を行うことを〔　ス　〕，社会集団全体のリスクを引き下げる活動を行うことを〔　セ　〕という。

❺〔　ソ　〕とは，公衆衛生の活動対象としてとくに注目すべき集団のことである。

参考文献

1. Anderson, E. T. and McFarlane, J.: *Community as Partner- Theory and Practice in Nursing, 6 th ed.* pp. 170-214, Lippincott Williams & Wilkins, 2011.
2. Earp, J. L. et. al.: *Patient Advocacy for Health Care Quality-Strategies for Achieving Patient-Centered Care.* pp. 14-22, Jones and Bartlett Publishers, 2008.
3. Kretzmann, J. P. and McKnight, J. L.: *Building Communities from the Inside Out: A Path Toward Finding and Mobilizing a Community's Assets.* pp. 1-11, ACTA Publications, 1993.

第 3 章

公衆衛生のしくみ

本章の目標

- □ 公衆衛生の国レベル・地方レベル・住民レベルのさまざまなしくみと，それらが相互に機能しながら国民全体の健康がまもられていることを学ぶ。
- □ 住民の健康をまもる目的でつくられた，さまざまな法律と政策・事業・計画などの枠組みを知る。
- □ 住民の健康をまもるための枠組みのなかで，看護職がどのような活動をしているかを理解する。
- □ 住民の健康をまもるための活動における，住民と専門職の協働の大切さを理解する。

A みんなの健康をみんなでまもるしくみ

私たちは，毎日活動している。朝起きて水道の蛇口から水を出し，顔を洗う。とくに意識しなくても，信号が青になれば横断歩道を渡るし，飲食店に入れば飲み物や料理を注文して食べている。これら日常の生活において，私たちは特段，不安をいだくことはないだろう。しかし，これらあたり前のことが安全に行われるのは，それをまもる「しくみ」があるからだ。ふだんは意識しないだろうが，私たちの健康や暮らしは，法律や政策などの「しくみ」でまもられている。

ふだんの生活だけではない。長い人生には子どもの誕生，親の介護，自分や家族のけがや病気など，さまざまなできごとがおこる。ときには，自分や家族の力だけではとうていのりきれないこともある。そのとき，健康や暮らしをまもる「しくみ」があり，それを活用することができれば，自分や家族の力だけでは対応できない難局面をのりこえ，地域で生活を続けていく方法を知ることができる。

事例❶ エマさんのマタニティーブルー

看護学生のノゾミさんには，4歳上の姉エマさんがいる。エマさんは遠距離恋愛をしていたヒロキさんと半年ほど前に授かり婚をして，ヒロキさんの会社の近くにマンションを借りて暮らしている。ノゾミさんは最近，エマさんにメールしても返事がないのを少し心配していた。お母さんからも「エマが電話にも出ないの。臨月も近いのに……。心配だから様子を見てきてくれない？」と言われ，ますます心配になった。

休日に姉のマンションをたずねてみると，姉はとても暗い表情でドアを開けた。ノゾミさんは「もしかしてマタニティーブルー！？」と思って話を聞いてみると，姉は「知らない土地での出産が不安。近くに知り合いもいない。ヒロキさんも忙しくて帰宅が遅い」と言う。ノゾミさんは，エマさんの不安を聞いて「家族でできることがあれば協力するから安心して」と言って帰った。

エマさんの不安そうな様子を母に報告すると，「赤ちゃんが生まれたら休みをとって手伝いに行くようにするけど，ノゾミは看護学生だからエマちゃんのたすけになるようなサービスとか，なにか教わってるんじゃないの？」と聞かれた。

そこで，ノゾミさんは学校のテキストで調べてみた。すると，妊娠・出産・育児に関するさまざまな行政サービスがあり，住まいのある地方自治体が担い手になっていることがわかった。早速エマさんの住んでいる地方自治体の代表番号に電話をかけてみると「妊娠・出産・子育てに関する情報は，保健センターが担当です」と案内され，担当者につないでくれた。

担当者は，「妊婦さんが子育て中のママと交流する会があります。赤ちゃんとも触れ合えるし，先輩ママからいろいろお話を聞けますよ。出産後も，助産師や保健師が家庭訪問させていただいたり，新米ママの育児をお手伝いするヘルパー制度もあります。また去年から短時間お子さんを預かる保育サービスもできました。近くに親戚の方がいらっしゃらないご家族も増えていますから利用される方も多いんですよ」と教えてくれた。

ノゾミさんは早速エマさんに電話して，「お姉ちゃんの住んでいる自治体，いろいろな子育て支援をしているよ。たとえばね……」と調べたことを伝えた。エマさんは「ノゾミ，ありがとう。いろいろなサービスがあるんだね。全然知らなかったよ。自分でも聞いてみたいことがあるから今度交流会に行ってみようかな」と明るい声で答えてくれた。

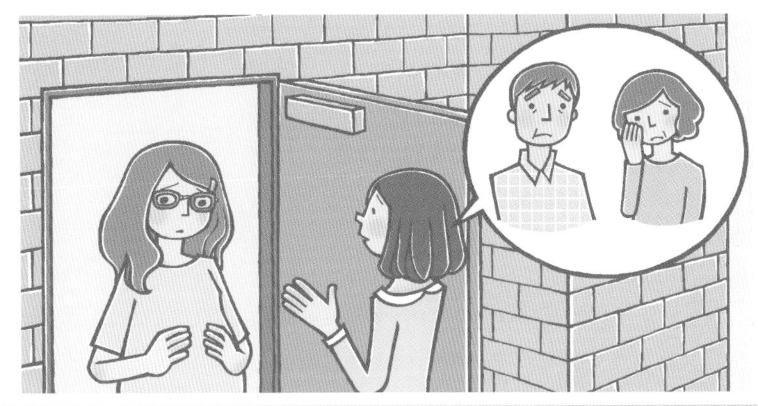

この事例は，見知らぬ土地ではじめての出産をすることになった女性が，家族のはたらきで地域の行政サービスとつながった一例である。これから彼女は，妊娠・出産・育児に関するさまざまな制度・支援・行政サービスを知ることだろう。またそれによって，たとえば仕事への復帰などの選択肢が広がるかもしれない。

この章では，「公衆衛生のしくみ」は「みんなの健康をみんなでまもるしくみ」である一例として，法律と政策・施策・事業・計画などの枠組みについて説明する。次に，この枠組みを動かすシステムとして，国と地方自治体の役割について述べ，最後に専門職や住民が力を合わせて健康をまもるためにはたらいていることを説明する。

B 政策展開

1 法律と政策・施策・事業の位置づけ

1 全体の構造

● **法律**　公衆衛生活動の基本となるのは**法律**である。法律は，憲法の理念を具現化するためにその分野における国の方針を明文化したり，具体的な制度をかたちづくったり，政策・施策・事業に裏づけを与えたりするものである。日本では，法律を制定するためには国会での可決が必要となる。

● **政策・施策・事業**　**政策**は，法律を具現化するものとして，国や自治体の取り組みによって解決すべき問題や方針を明確に示したものである。

たとえば，日本では1990年代に顕在した少子化に歯どめをかけるために，少子化対策の基本法として2003(平成15)年に考え方や方針を定めた「少子化社会対策基本法」という法律が制定されている。それを根拠として現在では2020(令和2)年に閣議決定された「少子化社会対策大綱」という政策がつくられ，この政策を具体化した施策として「新子育て安心プラン」が2021(令和3)年度から開始されている。さらにこの施策を具現化するために「利用者支援事業(保育コンシェルジュなど)」「広域的保育所等利用事業」「保育士・保育所支援センター設置運営事業」「企業主導型ベビーシッター利用者支援事業」などの**事業**が提供されている。

● **関係性**　これら「**政策**」「**施策**」「**事業**」の関係は，政策を頂点としたピラミッド構造になる(▶図3-1)。つまり，私たちが住民として受けたり，専門職として提供したりするサービスは事業であり，その背景により包括的な政策や施策があり，その裏づけとして法律がある。このため自分がサービス

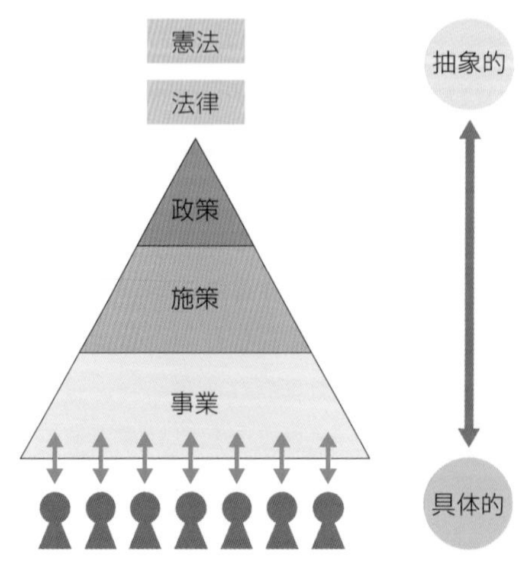

▶**図3-1　政策・施策・事業の関係**

の提供者になるとき，自分のいま行っている仕事はどの法律や政策を根拠に行っているのかをつねに意識することが大切である。

2 地域保健法と政策・施策・事業

公衆衛生活動の基本となる法律は，「**地域保健法**」である。ここで，この法律を例に，法律・政策・施策・事業の関係性についてもう少し具体的に説明しよう。「地域保健法」は，地域における保健をまもる核となる法律である。母子保健に代表される**対人保健**（人間を対象とする保健活動）と，食品衛生に代表される**対物保健**（環境をまもるための保健活動）をつなぐ役割を担っている（▶図 3-2）。

「地域保健法」は，急激な少子高齢化の進展や疾病構造の変化，住民ニーズの多様化などの変化に対応するため，従来の「保健所法」を 1994（平成 6）年に改正したものであり，1997 年から全面施行された。同法の第 1 条に次のようにうたわれているとおり，この法改正により母子保健サービスの実施主体が都道府県から住民に身近な市町村に移行されたことが，重要なポイン

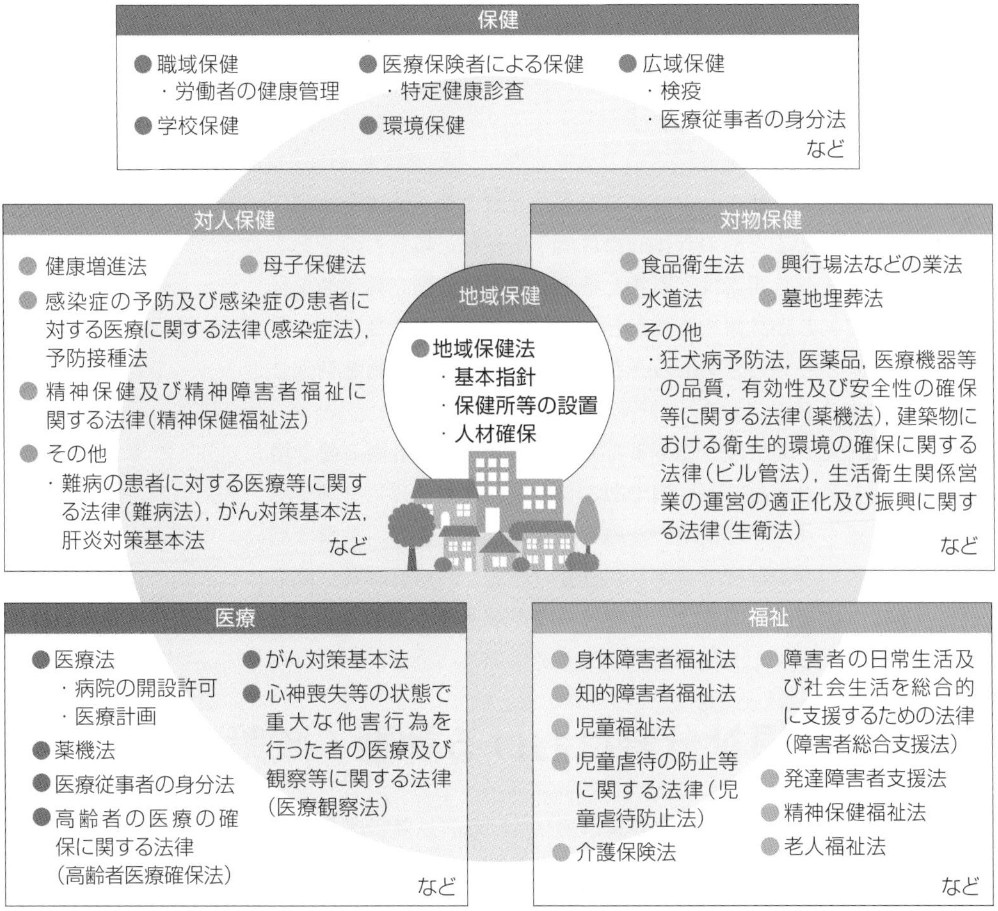

保健
- 職域保健
  - ・労働者の健康管理
- 学校保健
- 医療保険者による保健
  - ・特定健康診査
- 環境保健
- 広域保健
  - ・検疫
  - ・医療従事者の身分法

など

対人保健
- 健康増進法
- 母子保健法
- 感染症の予防及び感染症の患者に対する医療に関する法律（感染症法），予防接種法
- 精神保健及び精神障害者福祉に関する法律（精神保健福祉法）
- その他
  - ・難病の患者に対する医療等に関する法律（難病法），がん対策基本法，肝炎対策基本法

など

地域保健
- 地域保健法
  - ・基本指針
  - ・保健所等の設置
  - ・人材確保

対物保健
- 食品衛生法
- 興行場法などの業法
- 水道法
- 墓地埋葬法
- その他
  - ・狂犬病予防法，医薬品，医療機器等の品質，有効性及び安全性の確保等に関する法律（薬機法），建築物における衛生的環境の確保に関する法律（ビル管法），生活衛生関係営業の運営の適正化及び振興に関する法律（生衛法）

など

医療
- 医療法
  - ・病院の開設許可
  - ・医療計画
- 薬機法
- 医療従事者の身分法
- 高齢者の医療の確保に関する法律（高齢者医療確保法）
- がん対策基本法
- 心神喪失等の状態で重大な他害行為を行った者の医療及び観察等に関する法律（医療観察法）

など

福祉
- 身体障害者福祉法
- 知的障害者福祉法
- 児童福祉法
- 児童虐待の防止等に関する法律（児童虐待防止法）
- 介護保険法
- 障害者の日常生活及び社会生活を総合的に支援するための法律（障害者総合支援法）
- 発達障害者支援法
- 精神保健福祉法
- 老人福祉法

など

▶図 3-2　地域保健の領域

（厚生労働省「地域保健に関連する様々な施策」．＜https://www.mhlw.go.jp/stf/seisakunitsuite/bunya/tiiki/index.html＞＜参照 2023-9-20＞を参考に作成）

トの１つである。

> この法律は，地域保健対策の推進に関する基本指針，保健所の設置その他地域保健対策の推進に関し基本となる事項を定めることにより，母子保健法(昭和 40 年法律第 141 号)その他の地域保健対策に関する法律による対策が地域において総合的に推進されることを確保し，もつて地域住民の健康の保持及び増進に寄与することを目的とする。

法律はその運用に先だち，国が目ざす方向性(つまり政策)として示されることも多い。「地域保健法」の場合は第４条に「厚生労働大臣は，地域保健対策の円滑な実施及び総合的な推進を図るため，地域保健対策の推進に関する基本的な指針(以下，基本指針)を定めなければならない」とあり，同法の施行に合わせて「**地域保健対策の推進に関する基本的な指針**」が示された(1994〔平成 6〕年厚生省告示，最終改正 2023〔令和 5〕年３月)。この指針には市町村・都道府県・国などが取り組むべき方向が具体的に示されている。

法律や政策は時代の潮流や社会的な課題をふまえ，改正を繰り返しながら時代に応じた「しくみ」をかたちづくっていくものである。「地域保健対策の推進に関する基本的な指針」も，健康危機管理や非感染性疾患の拡大など，健康を取り巻く社会情勢の変化に合わせてたびたび改正されている(▶表 3-1)。

3 計画

計画も政策とならんでよく使われる言葉である。計画とは，法律や政策に基づいて，それらを実現するための具体的な目標や工程を定めたものである。計画に共通して盛り込まれる要素は，現状と将来の状況の予測，具体的な行動の提案，評価などであるが計画をたてたときの予測と実際の社会に違いが生じ，計画どおりにいかないこともある。このため，定期的に計画を見直し，現状に合ったものにする必要がある。

保健医療福祉に関する計画にはさまざまなものがあり，医療計画，健康増進計画，次世代育成行動計画などが一例である。いずれもある政策を具体的に実行するために計画され，それに基づき施策が実行されている。計画は都道府県で策定されるものと市町村で策定されるものがあり，都道府県が策定する計画のほうがより広域的な内容に，市町村のほうが地域の実情にそった具体的な内容になっている。

2 保健医療福祉分野における計画・政策の例

保健医療福祉分野における政策・計画の具体例をあげる。以降で取り上げる政策・計画のほんの一例であり，実際にはさまざまな政策・計画が相互に関係し合いながら進行中である。国の政策・計画に基づく範囲で地方自治体でも多種多様な計画・政策が立案・実施されている。

表 3-1 「地域保健対策の推進に関する基本的な指針」のこれまでのおもな改正

改正時期	改正のきっかけとなったできごと	改正のポイント
2000(平成 12)年 3月31日	• 阪神・淡路大震災など地域住民の生命・健康の安全に影響を及ぼす健康危機事態の頻発 • 介護保険制度の施行	①地域における健康危機管理体制の確保 ②介護保険制度の円滑な運用のために，地域保健対策として取り組みを強化 ③ノーマライゼーションの推進 ④21 世紀における国民健康づくり運動(健康日本 21)の推進 ⑤保健所と市町村保健センターの整備 ⑥地域保健対策に係る人材の確保と資質の向上
2003(平成 15)年 5月1日	•「健康増進法」の施行,「次世代育成支援対策推進法」の制定 • 第 3 次対がん 10 か年総合戦略の策定，保健活動指針の一部改正(最終) • 精神障害者対策などによる基本指針の策定，児童虐待防止，生活衛生対策などの社会状況の変化	①国民の健康づくりの推進 ②次世代育成支援対策の総合的かつ計画的な推進 ③高齢者対策と介護保険制度の円滑な実施のための取り組み ④精神障害者施策の総合的な取り組み ⑤児童虐待防止対策に関する取り組み ⑥生活衛生対策 ⑦食品衛生対策 ⑧地域保健と産業保健の連携
2003(平成 15)年 12月26日	• 地域保健従事者の資質の向上に関する検討会の開催および報告書の公表	○現任教育の内容の明確化など所要の改正
2007(平成 19)年 7月20日	• 医療制度改革(2008〔平成 20〕年)：医療計画(4 疾病 5 事業) • 特定健診・保健指導の導入	○健康増進事業，特定健診・保健指導の追加
2012(平成 24)年 7月31日	• 少子高齢化のさらなる進展 • 共働き世帯や単身世帯の増加などの国民の生活スタイルの変化 • 国民の健康課題としての非感染性疾患(NCD)対策の重要性の増大 • 食中毒事案の広域化 • 東日本大震災の発生 • 地域保健対策検討会	①ソーシャルキャピタルを活用した自助および共助の支援の推進 ②地域の特性をいかした保健と福祉の健康なまちづくりの推進 ③医療・介護・福祉などの関連施策との連携強化 ④地域における健康危機管理体制の確保 ⑤学校保健との連携 ⑥科学的根拠に基づいた地域保健の推進 ⑦保健所の運営および人材確保 ⑧地方衛生研究所の機能強化 ⑨快適で安心できる生活環境の確保 ⑩国民の健康づくりおよびがん対策などの推進
2015(平成 27)年 3月27日	•「地方自治法」の改正(指定都市制度見直し，中核市制度と特例市制度の統合)	①指定都市制度の見直しに伴う改正 ②指定都市都道府県調整会議の設置に関する改正 ③中核市制度と特例市制度の統合に関する事項
2022(令和 4)年 2月1日	• 新型コロナウイルス感染症のパンデミック	○保健所の体制強化(暫定的)
2023(令和 5)年 3月27日	• 新型コロナウイルス感染症の感染拡大で明らかになった地域保健体制の課題への対応 • 健康危機の変化 • 地域保健の役割の高度化・多様化 • 地域包括ケアシステムの構築	①地域における健康危機管理の拠点としての保健所の体制・機能の強化 ②保健所・市町村保健センター・地方衛生研究所等の連携強化 ③医療・介護・福祉等にかかる関係機関との連携 ④ソーシャルキャピタル活用による住民との協働の推進

表 3-2　医療計画の根拠法・主体・内容・期間

根拠法	都道府県	市町村	内容	1期の期間
医療法	医療計画	—	• 保健医療圏や基準病床数の設定 • ①がん，②脳卒中，③心筋梗塞などの心血管疾患，④糖尿病，⑤精神疾患の5疾病 ①救急医療，②災害時における医療，③へき地の医療，④周産期医療，⑤小児医療(小児救急医療を含む)，⑥新興感染症等の6事業および在宅医療に関する事項 • 地域医療構想 • 医師の確保に関する事項 • 外来医療に係る医療提供体制の確保に関する事項	6年

1 医療計画

医療計画は，「医療法」に基づき国(厚生労働大臣)が策定する「医療提供体制の確保に関する基本方針」にそって地域の医療提供体制の確保をはかる目的で都道府県が策定する計画である(表3-2)。都道府県は，保健医療圏(plus「保健医療圏」)や基準病床数❶の設定，疾病・事業ごとの医療提供体制を医療計画で示す。なお，名称は都道府県によって違いがあり**地域医療計画**とよばれたり，保健・福祉部門にまたがる施策を盛り込んだ場合には**地域保健医療福祉計画**とよばれたりする。

都道府県が医療計画を策定すべきことは「**医療法**」に規定されている。「医療法」は，1948(昭和23)年に制定された，日本の医療の水準と提供体制を確保するうえで基盤となる法律である。「医療法」は，人口構成や社会情勢などの変化を受けてこれまで5回改正されており，医療の効率的な提供体制の整備から医療従事者の資質の向上や地域を中心とした医療提供体制の整備に関する内容へ変遷している。

NOTE

❶基準病床数

保健医療圏内で医療ニーズに基づいて設定された病床(病院などの入院定員)数。偏在の是正と過剰病床数の削減という両面の意味をもつ。

2 健康日本21

◆ 第三次までの経緯

● **国民健康づくり対策**　厚生労働省は，1978(昭和53)年の「第1次国民健康づくり対策」を皮切りに，約10年ごとに新たな対策を打ち出している。「国民健康づくり対策」は，当初の保健センターの整備や健康づくりに関する知識の普及・啓発から，しだいに健康寿命の延伸や生活習慣病の予防に焦点があてられるようになった(表3-3)。

● **健康日本21の開始**　2000(平成12)年から2012(平成24)年を計画期間とした「第3次国民健康づくり対策」から**健康日本21**という名称が使われるようになった。健康日本21となって以降，生活習慣病およびその原因となる生活習慣などの課題を，①栄養・食生活，②身体活動・運動，③休養，④飲酒，⑤喫煙，⑥歯・口腔の健康などの分野ごとに具体的な目標を設定し，その達成のために社会環境の整備などの取り組みを進めるかたちがとられた。

各都道府県は「健康日本21地方計画」，市町村は「市町村計画」を作成し，地域の実情に応じた取り組みを推進する体制となった。

● **健康日本21の結果**　健康日本21は2011（平成23）年に最終評価が発表され，全59項目のうち目標値を達成した項目は10項目（16.9％），達成できなかったが改善傾向にある項目が25項目（42.4％）という結果になった。高

plus **保健医療圏**

地域の医療ニーズに応じて包括的に医療を提供し，また病院・診療所といった医療機関などの医療資源の偏在がおこらないように設定された地域単位をいう。地域単位は一次医療圏から三次医療圏までの3段階に分かれる。一次医療圏はおおむね市町村で，住民に最も身近な地域単位である。二次医療圏は，病院や診療所における一般的な入院医療を提供する地域単位（保健所の管轄する広域市町村圏とほぼ一致する）で，一般病床や療養病床の基準病床数が設定される。三次医療圏は，高度な医療を提供する地域の単位で，原則として都道府県単位である。

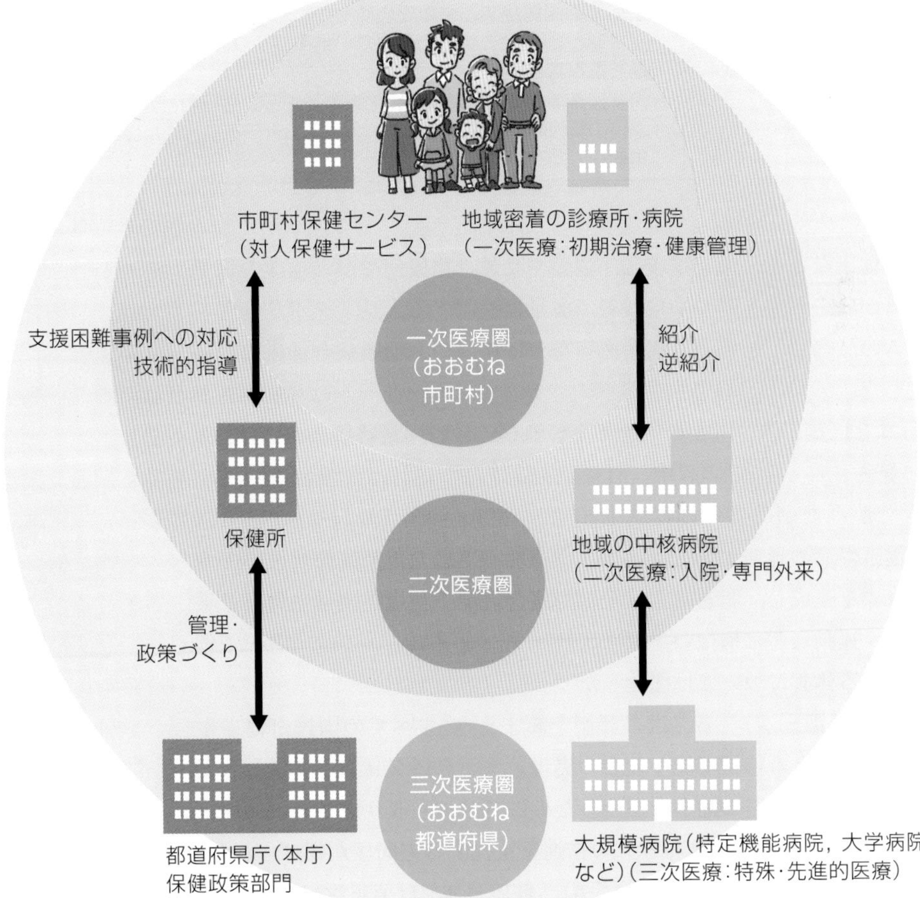

▶図　保健医療圏と地域における医療・公衆衛生のシステム

表3-3　国民健康づくり対策の流れ

名称	概要
第1次国民健康づくり対策 開始：1978年(昭和53)年	• 国民1人ひとりが「自分の健康は自分でまもる」という自覚をもつことが基本とし，行政は国民の健康づくりを支援するため，地域に密着した保健サービスを提供する体制を整備していくと位置づける。 • ①生涯を通じる健康づくりの推進，②健康づくりの基盤整備，③健康づくりの普及啓発の3点を柱とした取り組みを推進。
第2次国民健康づくり対策(アクティブ80ヘルスプラン) 開始：1988(昭和63)年	• 第1次の評価をふまえて施策を拡充。 • 運動習慣の普及に重点をおき，栄養・運動・休養のすべての面で均衡のとれた健康的な生活習慣の確立を目ざす。
第3次国民健康づくり対策(21世紀における国民健康づくり運動〔健康日本21〕) 開始：2000(平成12)年	• 壮年期死亡の減少，健康寿命の延伸および生活の質の向上の実現を目的とする。 • 生活習慣病やその原因となる生活習慣などの国民の保健医療対策上重要となる課題について10年後を目途とした目標を設定。 • 一次予防の重要性を啓蒙。
第4次国民健康づくり対策(健康日本21〔第二次〕) 開始：2013(平成25)年	• 生活習慣病の予防(NCDの予防)，社会生活を営むために必要な機能の維持および向上により健康寿命を延伸し，あらゆる世代のすこやかな暮らしを支える良好な社会環境を構築する。 • 健康格差の縮小を実現する。
第5次国民健康づくり対策(健康日本21〔第三次〕) 開始：2024(令和6)年予定	• すべての国民がすこやかで心ゆたかに生活できる持続可能な社会の実現をビジョンとし，「誰一人取り残さない健康づくり」「より実効性をもつ取組」の推進を重視する。 • ①健康寿命の延伸・健康格差の縮小，②個人の行動と健康状態の改善，③社会環境の質の向上，④ライフコースアプローチをふまえた健康づくりの4つを基本的な方向とする。

齢者の歯の健康などで目標を達成し，運動や禁煙，糖尿病やがん検診の促進などで改善がみられたものの，自殺者，多量に飲酒する人，メタボリックシンドロームの該当者・予備軍，高脂血症などは横ばい，糖尿病合併症については悪化した。

● **健康日本21(第二次)の結果**　健康日本21(第二次)の最終評価は2022(令和4)年に発表され，全53項目中，目標値を達成した項目は8項目(15.1%)，達成できなかったが改善傾向にある項目が20項目(37.7%)という結果になった。健康寿命の延伸，脳血管疾患・虚血性心疾患の年齢調整死亡率の減少などで目標を達成し，脂質異常症や糖尿病合併症，食塩摂取量や野菜と果物の摂取量，運動などは横ばい，メタボリックシンドロームの該当者・予備軍，睡眠による休養については悪化した。

● **健康日本21(第三次)**　第二次の評価をふまえ，「すべての国民が健やかで心豊かに生活できる持続可能な社会の実現」というビジョンを実現し，健康寿命の延伸と健康格差の縮小を進めるために「誰一人取り残さない健康づくり」「より実効性をもつ取り組み」の推進を重視する方向性が掲げられた。また，新たな目標が加えられた(▶表3-4)。健康日本21(第三次)は2024(令和6)年4月から開始する予定であり，別途に自治体などで行う具体的な取り組みの方策を示すアクションプランも策定される(2023年12月時点)。

◎表 3-4 健康日本 21(第三次)で追加されるおもな目標

目標	指標	目標値
睡眠時間が十分に確保できている者の増加	睡眠時間が 6~9 時間(60 歳以上については 6~8 時間)の者の割合	60%
COPD(慢性閉塞性肺疾患)の死亡率の減少	人口 10 万人あたりの死亡率	10.0
健康経営の推進	保険者とともに健康経営に取り組む企業数	10 万社
骨粗鬆症検診受診率の向上	骨粗鬆症検診受診率	15%

◎表 3-5 健康増進計画の根拠法・主体・内容・期間

根拠法	都道府県	市町村	内容	1 期の期間
健康増進法	都道府県健康増進計画	市町村健康増進計画	• 住民の健康増進に関する施策についての基本的な計画 ※医療費適正化計画などとの調和に配慮して策定する	5 年

◆ スマート-ライフ-プロジェクト

厚生労働省は，健康日本 21 の取り組みと並行して，**スマート-ライフ-プロジェクト**と称した健康寿命の延伸を目標とする国民運動を展開している。これは運動・食生活・禁煙の 3 分野と健診・検診の受診を中心的テーマとしたものであり，企業・団体・自治体と協働しながら具体的な実践行動の展開を進めている。

◆ 健康増進法

健康日本 21 を主軸とする国民の健康づくり・疾病予防をより一層前進させるため，2002(平成 14)年に「**健康増進法**」が制定された。これにより，従前まで行われていた国民栄養調査を**国民健康・栄養調査**にあらため，2003(平成 15)年から，国民の身体の状況，栄養素等摂取量，生活習慣の状況などに関する調査が行われている。この調査結果を参考に，2008(平成 20)年から「高齢者の医療の確保に関する法律」(高齢者医療確保法)および「国民健康保険法」に基づく**特定健康診査・特定保健指導**が開始され，メタボリックシンドローム❶の該当者や予備軍を減らすことに取り組んでいる。

また，同法に基づき，住民の健康づくりを推進するために都道府県と市町村において健康増進計画が作成・展開されている(◎表 3-5)。

「健康増進法」の基本方針と概要を◎表 3-6 にまとめた。

> **NOTE**
> ❶**メタボリックシンドローム**
> 内臓脂肪症候群のこと。内臓脂肪型肥満を共通の要因として，高血糖，脂質異常，高血圧が引きおこされる状態。

3 健やか親子 21

母子の健康水準を向上させるさまざまな取り組みを関係者や関係機関・団体が一体となって推進するための国民運動計画である。少子化対策としての意義のほか，健康日本 21 の一翼を担う意義ももつ。翌 2001(平成 13)年から 2010(平成 22)年までを計画期間とし，21 世紀に向けて取り組むべき主要な

表 3-6 健康増進法の基本方針と概要

基本方針（第7条）	・国民の健康の増進の推進に関する基本的な方向 ・国民の健康の増進の目標に関する事項 ・都道府県健康増進計画および市町村健康増進計画の策定に関する基本的な事項 ・国民健康・栄養調査その他の健康の増進に関する調査および研究に関する基本的な事項 ・健康増進事業実施者間における連携および協力に関する基本的な事項 ・食生活，運動，休養，飲酒，喫煙，歯の健康の保持その他の生活習慣に関する正しい知識の普及に関する事項 ・その他国民の健康の増進の推進に関する重要事項
都道府県健康増進計画など（第8条）	・都道府県は，基本方針を勘案して，都道府県健康増進計画を定める。 ・市町村は，市町村健康増進計画を定めるよう努める。 ・国は，予算の範囲内において，当該事業に要する費用の一部を補助することができる。
国民健康・栄養調査，食事摂取基準など（第10条～16条の2）	・厚生労働大臣は，国民の健康の増進の総合的な推進をはかるための基礎資料として，国民健康・栄養調査を行う。 ・国および地方公共団体は，国民の健康の増進の総合的な推進をはかるための基礎資料として，生活習慣病の発生の状況の把握に努めなければならない。 ・厚生労働大臣は，生涯にわたる国民の栄養摂取の改善に向けた自主的な努力を促進するため，国民健康・栄養調査そのほかの健康の保持増進に関する調査・研究の成果を分析し，食事による栄養摂取量の基準（食事摂取基準）を定める。
保健指導など（第17条～18条）	・市町村は，栄養の改善その他の生活習慣の改善に関する相談および必要な栄養指導，保健指導を行う。 ・都道府県は，とくに専門的な知識および技術を必要とするものを行う。また，特定かつ多数の者に対して継続的に食事を供給する施設に対し，栄養管理の実施について必要な指導および助言を行う。
受動喫煙の防止（第25条～42条）	・望まない受動喫煙の防止をはかるため，多数の者が利用する施設等における喫煙を，一定の場所（喫煙専用室）を除き禁止する。 ・施設等の管理権原者に喫煙が禁止された場所に灰皿などを設置してはならない。
特別用途表示など（第43条～67条）	・乳児用，幼児用，妊産婦用，病者用その他内閣府令で定める特別用途表示をしようとする者は，内閣総理大臣の許可を受けなければならない。 ・特別用途食品は，内閣府令で定める事項を内閣府令で定めるところにより表示しなければならない。

4つの課題として，①思春期の保健対策の強化と健康教育の推進，②妊娠・出産に関する安全性と快適さの確保と不妊への支援，③小児保健医療水準を維持・向上させるための環境整備，④子どもの心の安らかな発達の促進と育児不安の軽減が掲げられた。なお，2003（平成15）年に「少子化社会対策基本法」「次世代育成支援対策法」が制定された影響で，計画期間は2014（平成26）年まで延長され，全74項目のうち60項目が目標達成あるいは改善して終了した。

● **健やか親子21（第2次）** 2015（平成27）年からは2024年（令和6）年までを計画期間とする**健やか親子21（第2次）**が展開された。「すべての子どもが健やかに育つ社会の実現」を目ざし，達成すべき3つの基盤課題「切れ目ない妊産婦・乳幼児への保健対策」「学童期・思春期から成人期に向けた保健対策」「子どもの健やかな成長を見守り育む地域づくり」と，2つの重点課題「育てにくさを感じる親に寄り添う支援」と「妊娠期からの児童虐待防

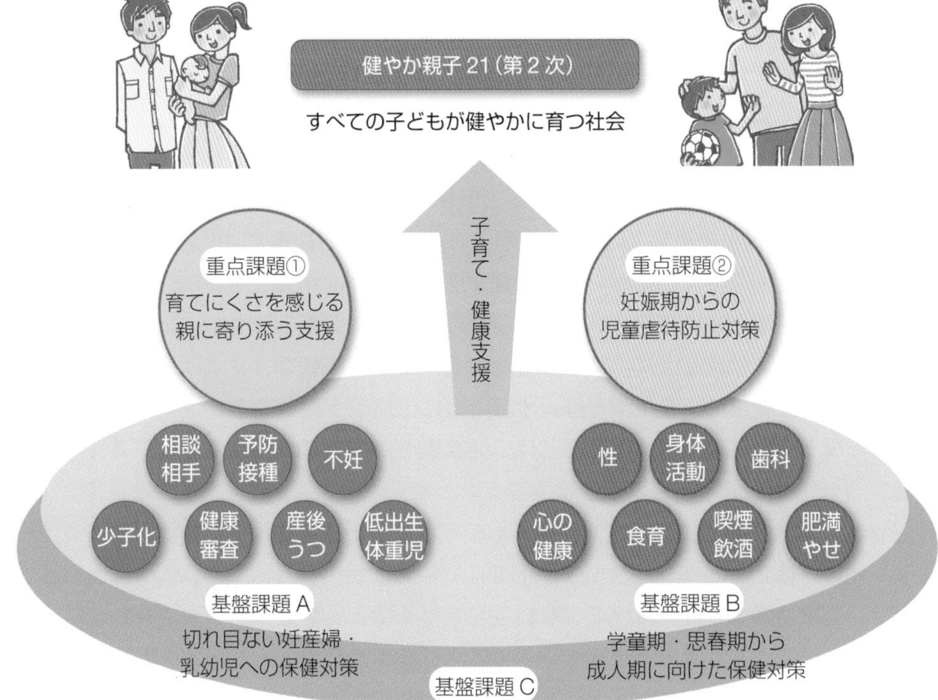

◎図 3-3 「健やか親子 21(第 2 次)」の全体的なイメージ
(厚生労働省・健やか親子 21 推進協議会：健やか親子 21(第 2 次)パンフレット. 2015 による)

◎表 3-7 次世代育成支援行動計画の根拠法・主体・内容・期間

根拠法	都道府県	市町村	内容	1 期の期間
次世代育成支援対策推進法	都道府県行動計画	市町村行動計画	(市町村) ・達成目標 ・実施しようとする次世代育成支援対策の内容およびその実施時期 (都道府県) ・達成目標 ・実施しようとする次世代育成支援対策の内容およびその実施時期 ・次世代育成支援対策を実施する市町村を支援するための措置の内容およびその実施時期	5 年

止対策」を掲げて推進されている(◎図 3-3)。

2019(令和元)年の中間報告では，妊娠・出産に満足している者の割合，積極的に育児している父親の割合などが目標達成，乳幼児健康診査の受診率が改善など，約 65% の項目が目標達成あるいは改善となったが，10 代の自殺死亡率は横ばい，子どもの朝食欠食率は悪化という状況になっている。健やか親子 21(第 2 次)の詳細は第 8 章 B「母子保健」で解説する(◎198 ページ)。

健やか親子 21 は，次世代育成支援行動計画(◎表 3-7)など，ほかの母子保健関連の計画と連携しながら推進されている。

4 健康都市 healthy city

国内の法律や政策に基づくだけでなく，国の政策と矛盾がないようにしながら海外の政策を取り入れ，新たな健康づくりに役だてようとする市町村が出てきている。そのさきがけは，2004(平成16)年に健康都市を宣言した千葉県市川市である。

健康都市 healthy city とは世界保健機関(WHO)が提唱した考え方で，住民の健康を支える物理的・社会的環境を整備し，住民どうしのたすけ合いも求めながら，都市住民全体の健康と生活の質を向上させるために地域の資源を発展させていく都市政策である。たとえば，楽しく安全にウォーキングができるように歩道を整備する，健康的な食生活を推進するために住民どうしが情報交換できるような場として料理教室を開くなどは，健康都市の考え方に基づく政策である。

先進国や新興国では，経済の発展によって工業化が進み，都市部での人口の集中，大気汚染，住民の社会的孤立などさまざまな問題が発生している。そのなかでWHOは，健康は個人の責任だけでまもれるものではなく，環境や都市そのものの基盤整備により健康を実現していく必要性があると考え，ヘルスプロモーションの視点を取り入れた健康都市政策を打ち出した。

また，すべての政策に保健の視点を盛り込むヘルスインオール-ポリシーズ(すべての政策で健康を)の取り組みも進められている。地方自治体が一次予防として健康づくりを支援する環境整備や政策立案は，健康寿命をのばすまちづくりとして，今後さらなる発展が期待される。

C 国と地方自治体の役割

一般的に「国」という言葉は，日本という国家だけでなく，政府や各省庁のことをさすことがある。公衆衛生分野で「国」というときは，厚生労働省を意味することが多い。ここでは，政策・施策・事業・計画の実施主体である「行政機関としての国」と「地方自治体」を取り上げる。

1 国レベル

● **国の役割**　「地方自治法」では，国が重点的に担う役割として，おもに次の3つをあげている。

(1)国家としての存立にかかわること
(2)全国的に統一して定めることが望ましい国民の活動や地方自治に関すること
(3)全国規模で行わなければならない施策および事業の実施

● **厚生労働省の組織**　これらに対応するために，厚生労働省は各局が専門

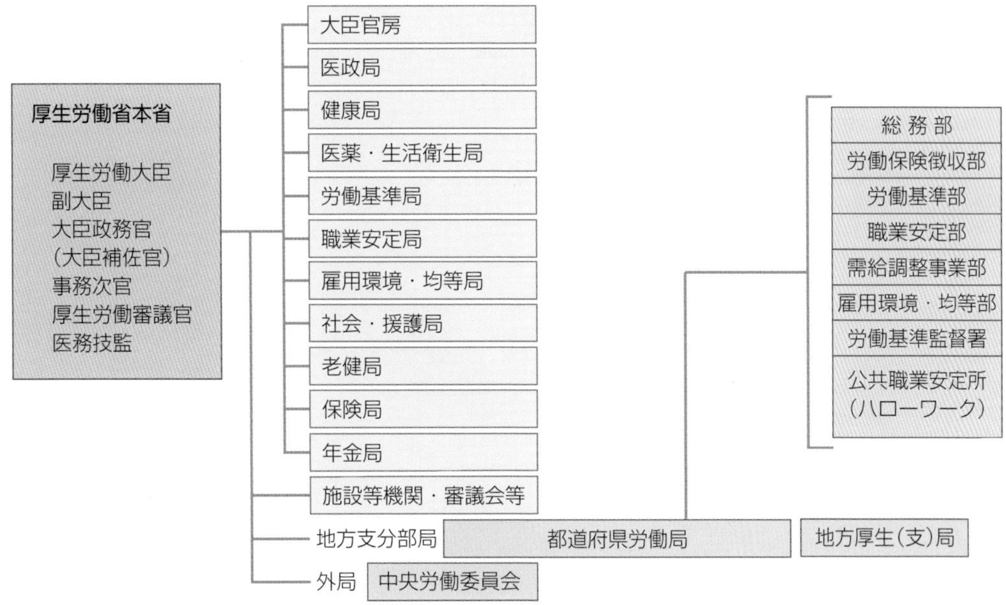

◎図 3-4 厚生労働省の組織

的に担当する事務をもっている(◎図 3-4)。本省のほかにさまざまな審議会も設置しているほか，次のような施設等機関がある。

(1)**検疫所**：国際海港と国際空港で対人検疫と輸入食品監視を行う。

(2)**国立保健医療科学院**：保健，医療，福祉に関係する職員などの教育訓練や，それらに関連する調査および研究を行う。

(3)**試験研究機関**(国立感染症研究所，国立社会保障・人口問題研究所，国立医薬品食品衛生研究所)：公衆衛生に関するさまざまな研究を行うなど。

(4)**国立障害者リハビリテーションセンター**：障害者の医療・訓練・研究・研修を実施する。

(5)**国立ハンセン病療養所**：ハンセン病の元患者が暮らす施設

(6)**地方支分部局**：地方厚生(支)局，都道府県労働局，労働基準監督署，公共職業安定所(ハローワーク)

● **地域間格差の抑制**　国は，地域間で格差が生まれないように調整する機能も果たす。全国一律の公的医療保険システムが代表例である。また，地方自治体で先駆的な取り組みがあれば，全国に紹介したり国で制度化したりして国全体の健康づくり政策の底上げをはかる役割も担う。たとえば現在全国で行われている介護予防教室は，もとはある自治体で先進的に行われていたものだったが，効果がみとめられて新たな政策として位置づけられ，現在では全国で行われている。

● **国の予算**　国は毎年度，政策を実行するための**予算**をまとめる(◎図 3-5)[1)]。

1) 財務省：令和 5 年度予算のポイント.(https://www.mof.go.jp/policy/budget/budger_workflow/budget/fy2023/seifuan2023/index.html)(参照 2023-11-20)

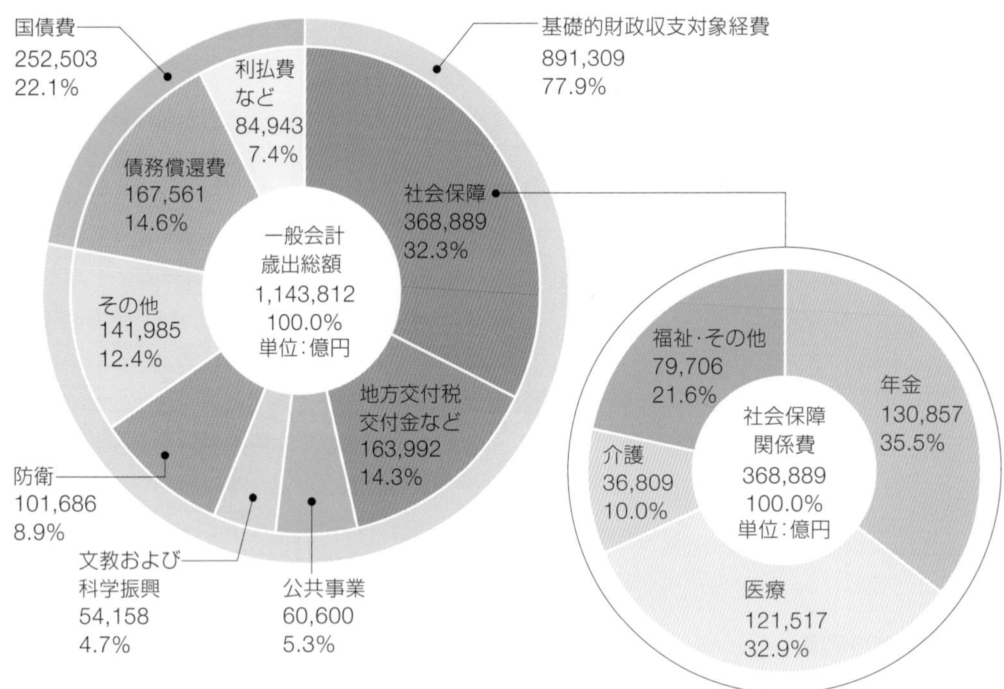

a. 一般会計歳出総額と社会保障関係費（2023年度）

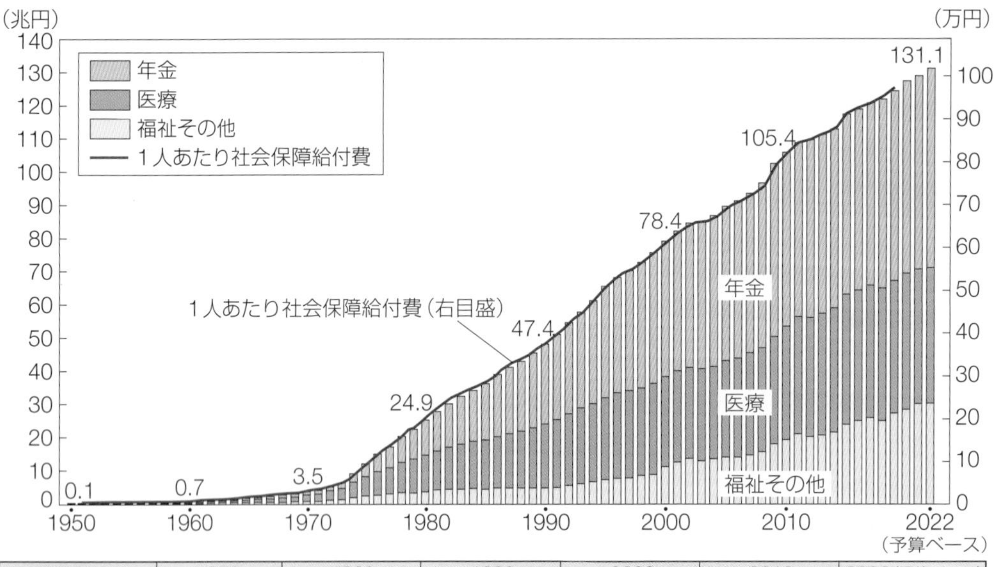

	1970	1980	1990	2000	2010	2022（予算ベース）
国内総生産（兆円）	75.3	248.4	451.7	537.6	504.9	564.6
給付額総額（兆円）	3.5（100.0%）	24.9（100.0%）	47.4（100.0%）	78.4（100.0%）	105.4（100.0%）	131.1（100.0%）
（内訳）年金	0.9（24.3%）	10.3（41.5%）	23.8（50.1%）	40.5（51.7%）	52.2（49.6%）	58.9（44.9%）
医療	2.1（58.9%）	10.8（43.2%）	18.6（39.3%）	26.6（33.9%）	33.6（31.9%）	40.8（31.1%）
福祉その他	0.6（16.8%）	3.8（15.3%）	5.0（10.6%）	11.3（14.4%）	19.5（18.5%）	31.5（23.2%）

b. 社会保障給付費の推移

図 3-5　国の予算と社会保障関係費（当初予算，通常分と臨時・特別の措置）

（厚生労働省：令和5年版　厚生労働白書による，一部改変）

各省庁が政策の実行や制度・公共サービスの展開に必要な全額を算出して出した予算案を財務省が集約して国会に提出し，国会の審議・議決を経て執行される。たとえば，2023(令和5)年度の国の当初予算における社会保障関係費は，36兆8889億円であり，一般会計予算の32.3%を占めている(▶図3-5-a)。1990(平成2)年から2022(令和4)年にかけて国内総生産(GDP)の増加は2割程度だが，高齢化の進展などに伴い社会保障給付費の予算額は増大しつづけている(▶図3-5-b)。

社会保障関係費は，国民の健康や暮らしをまもる，医療・年金・福祉・介護などに使われる予算である。これらの予算の執行は，世代間格差や所得格差を調整し，憲法第25条が保障する国民の生存権をまもるための政策に基づいて行われている。

2 地方自治体レベル

● **地方自治体の役割**　地方自治体(地方公共団体)は「地方自治法」により，住民の福祉の増進をはかることを基本とし，住民にとって身近な行政を担当している。国と同じように，地方自治体にも予算があり，各部局が予算案を財政部門に提出する。財政部門の査定に基づき，必要に応じて予算案を修正する。予算は，議会の審議・議決を経て執行され，たとえば「小学生の放課後の遊びの場づくり」や「障害児の親子療育プログラム」のように，予算に基づくさまざまな事業が住民に提供される。

● **都道府県と市町村の関係性**　地方自治体は，**都道府県**と**市町村**からなりたっている。都道府県は，広域自治体として政策や制度が円滑に実施されるよう，市町村への助言や市町村間の調整などを行う。広域的な対応が必要な事業の一例として周産期救急医療システム(都道府県により名称は異なる)などがあげられる。都道府県が主体となり，救急外来への受診が必要な妊婦の受け入れ先を市町村の枠をこえて確保するしくみである。

一方，市町村は政策を具現化した事業をつくり，住民に直接的な行政サービスを提供する。一例として，すこやか赤ちゃん訪問事業などがあげられる。これは子育て支援政策を具体化した事業であり，出産後に退院した産婦を保健師・助産師などが訪問し，新生児の発育状態を確認したり育児に関する助言を行ったりする行政サービスである。

このように，住民にとって都道府県よりも身近な市町村が行政サービス提供の中心的な役割を担う。

◆ 中央集権型から地方分権型へ

これまで述べてきたように，政策は国→都道府県→市町村→住民という流れで具現化されることが多い。日本は1990年代から国の権限を地方に移譲する地方分権化を進めている。

2000(平成12)年に，中央集権型システムを地方分権型へと転換することを目的として，「地方分権の推進を図るための関係法律の整備等に関する法

表3-8　政令指定都市・中核市・特例市・特別区の類似点・相違点(2023年4月1日より)

	政令指定都市	中核市	施行時特例市	特別区
人口要件	50万人以上	20万人以上	20万人以上	なし
指定されている都市数	20市	62市	23市	23区
区の設置	○ (人口200万人以上に限定)	×	×	—
地方交付税の算定上所要の措置	○	○	○	—
保健所の設置	○	○	×	○

※1：(—)は，該当しないことを意味する。
※2：特例市制度は2015(平成27)年に廃止されたが，経過措置がとられ，「施行時特例市」としてそれまでの権限を保持できることとなっている。

律」(**地方分権一括法**)が施行された。この法は，国・都道府県・市町村の関係を対等・協力の関係とし，住民主導・地方自治型の行政システムづくりを目ざすものである。また，行政の効率化を進めるため，ときを同じくして「平成の大合併」とよばれる市町村合併が行われた。その結果，市町村数は2000年1月現在の3,252から2023年9月現在で1,724へと減少した。

● **政令指定都市・中核市・特別区**　市町村のうち，市は人口規模によっては**政令指定都市**(政令市，指定都市)・**中核市**の指定を受けることができる(▶表3-8)。これらの市には大きな権限が与えられ，特色のある政策を実行しやすくなっている。このほか特殊な地方自治体として，東京都の区がある。この区は**特別区**とよばれ，市に準じる扱いを受けている。

公衆衛生の関係でいえば，政令指定都市・中核市・特別区は，保健所を設置することが可能という点が重要である。その設置数は自治体によって異なり，特別区や中核市では1か所が多い。一方，行政区を設置している政令指定都市は，各行政区に保健所を設置するところもあれば，市全体で1か所設置するところもありさまざまである。

3　保健所と市町村保健センター

保健所と市町村保健センターは地域住民の健康をまもることを専門とする行政機関であり，「地域保健の中核機関」などとも表現される。

1　保健所

● **設置**　保健所は都道府県・政令指定都市・中核市・特別区などが設置主体となっている。その管轄区域は，医療法の定める二次医療圏(平均的な人口規模は約30万人)との整合性を考慮して設定されるようになったため，近年，保健所の統廃合が進み，20年以上前までは全国850か所程度あったのが468か所(2023〔令和5〕年度)まで減少している。

● **保健所長**　保健所長は原則として医師に限定されているが，医師の確保が困難な場合の例外的措置として，①厚生労働大臣が医師と同等以上の知識

保健所の基本業務（「地域保健法」第6条）

保健所は，次に掲げる事項につき，企画，調整，指導及びこれらに必要な事業を行う。

1. 地域保健に関する思想の普及及び向上に関する事項
2. 人口動態統計その他地域保健に係る統計に関する事項
3. 栄養の改善及び食品衛生に関する事項
4. 住宅，水道，下水道，廃棄物の処理，清掃その他の環境の衛生に関する事項
5. 医事及び薬事に関する事項
6. 保健師に関する事項
7. 公共医療事業の向上及び増進に関する事項
8. 母性及び乳幼児並びに老人の保健に関する事項
9. 歯科保健に関する事項
10. 精神保健に関する事項
11. 治療方法が確立していない疾病その他の特殊の疾病により長期に療養を必要とする者の保健に関する事項
12. エイズ，結核，性病，伝染病その他の疾病の予防に関する事項
13. 衛生上の試験及び検査に関する事項
14. その他地域住民の健康の保持及び増進に関する事項

保健所の任意業務（「地域保健法」第7条）

保健所は，前条に定めるもののほか，地域住民の健康の保持及び増進を図るため必要があるときは，次に掲げる事業を行うことができる。

1. 所管区域に係る地域保健に関する情報を収集し，整理し，及び活用すること。
2. 所管区域に係る地域保健に関する調査及び研究を行うこと。
3. 歯科疾患その他厚生労働大臣の指定する疾病の治療を行うこと。
4. 試験及び検査を行い，並びに医師，歯科医師，薬剤師その他の者に試験及び検査に関する施設を利用させること。

図 3-6　地域保健法における保健所の基本業務と任意業務

を有すると認め，②5年以上の公衆衛生の実務経験があり，③養成訓練課程を経た者であれば，原則として2年以内に限り保健所長にすることができる。

● **業務**　保健所の業務には，全国共通で実施される**基本業務**（「地域保健法」第6条）と，所管する地域の特性を考慮して実施できる**任意業務**（「地域保健法」第7条）がある（図3-6）。図に示したように，保健所は，たとえば営業許可や食品に関する指導などを行う食品衛生，犬の登録などの獣医衛生，ネズミや害虫対策，大気汚染対策や水質管理などの環境衛生，医療機関の登録や監視などに関する薬事衛生など，**生活衛生**に関する業務も担当している。このような役割をもつ保健所には，地域のさまざまなニーズを把握・分析し，その改善に資するような保健事業を企画・調整する力が必要である。この情報管理と調査研究は，改正地域保健法において保健所の重要な機能として新たに位置づけられたものである。また，都道府県型保健所は市町村支援を行うことが「地域保健法」第8条に規定されている。

● **専門職**　保健所の業務に携わる専門職には，医師・歯科医師・歯科衛生士・栄養士・診療放射線技師・衛生検査技師・食品衛生監視員・環境衛生監視員などがいる。私たちが安心してふだんの生活を送るために，これらさまざまな職種が力を合わせて働いている。

表 3-9　保健所と保健センターの相違点

	保健所	保健センター
設置根拠法	「地域保健法」第5条	「地域保健法」第18条
設置主体	都道府県，特別区，政令市(政令指定都市，中核市，その他政令で定める市)	市区町村
管轄区域	「医療法」のさだめる二次医療圏との整合性を考慮して設定	市区町村が設定
所長の資格	原則として医師。 医師の確保が著しく困難な場合は，2年以内の期間を限り，(1)厚生労働大臣が公衆衛生行政に必要な医学に関する専門的知識に関し医師と同等以上の知識を有すると認め，(2)5年以上公衆衛生の実務経験があり，(3)養成訓練課程を経た者を保健所長にあてることができる。	規定なし。
職員	医師，歯科医師，獣医師，薬剤師，保健師，(管理)栄養士，精神保健福祉士，歯科衛生士，診療放射線技師，衛生検査技師，食品衛生監視員，環境衛生監視員など	保健師，(管理)栄養士，歯科衛生士など
おもな業務	専門的・技術的所掌事務(同法第6条) 情報管理・調査研究(同法第7条) 市町村への技術支援や研修等(同法第8条)	母子保健事業，健康増進事業，精神保健福祉事業，予防接種，歯科保健など，地域住民に密着した総合的な対人保健サービスを実施

2 市町村保健センター

● **業務**　市町村に設置される**市町村保健センター**は，「地域保健法」第18条第2項によって「住民に対し，健康相談，保健指導及び健康診査その他地域保健に関し必要な事業を行うことを目的とする施設」と定められており，おもに対人保健サービスを提供している。たとえば，新生児の家庭訪問や，乳児健康診査や1歳6か月児健康診査などの健康診査(健診)を通して，子どもの成長・発達を保護者と一緒に確認したり，医療費助成の申請や相談を受けたりしている。なお，保健センター長の資格要件はとくに規定されておらず，市町村によって事務職や保健師などさまざまである。

● **保健所との違い**　表3-9に保健所と市町村保健センターの相違点をまとめた。市町村保健センターはおもに対人保健サービスを担い，保健所は保健センターでは対応がむずかしい事例の支援や技術的な指導，調査・研究や健康危機管理を担うという役割分担である。

事例❷ 市町村保健センターの矢野さんと保健所の木戸さん

A市の市町村保健センターに勤務する矢野さんの担当地域には，1歳の女の子(コトネちゃん)を育てている，再生不良性貧血[1]と診断された母親(ルミさん・23歳)が住んでいる。病気をかかえながら家事と育児の両立はたいへんだが，身近に頼れる親族はいない。矢野さんは，ルミさんに地域で使える育児支援ホームヘルプサービスの利用を熱心にすすめていた。ところが，

NOTE

❶再生不良性貧血

赤血球・白血球・血小板などの血球を産生する造血幹細胞が減少しておこる貧血である。原因はさまざまであり，難病に指定されている。

ルミさんからは「サービスは使いません。もう家には来ないでください」と電話がきた。困った矢野さんは上司とも話し合い，保健所の保健師である木戸さんに今後どのように支援したらよいのか，相談することにした。木戸さんはこれまでの支援の経過を聞き，矢野さんと「一緒に訪問してみよう」と提案した。当初，ルミさんは家庭訪問を拒否していたが，ねばり強く２人で訪問を重ねたことで，やっとドアを開けてくれた。ルミさんは，「病気で働けないので経済的に苦しい。サービスを使いたくても支払いがむずかしい」と訴えた。木戸さんは，難病医療費を助成する制度について案内し，経済的な不安を軽減する話を中心にした。ルミさんはこの話を聞いて態度を軟化させ，「どの程度なら支払えるか，夫と相談してみる」と答えた。後日，「週１回なら払えそうです」とルミさんから電話があった。保健センターと保健所が連携することで，支援の必要な母親にサービスを利用してもらえることになったケースである。

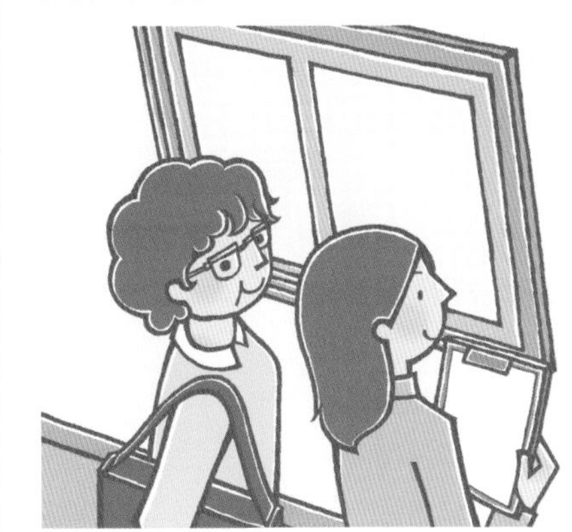

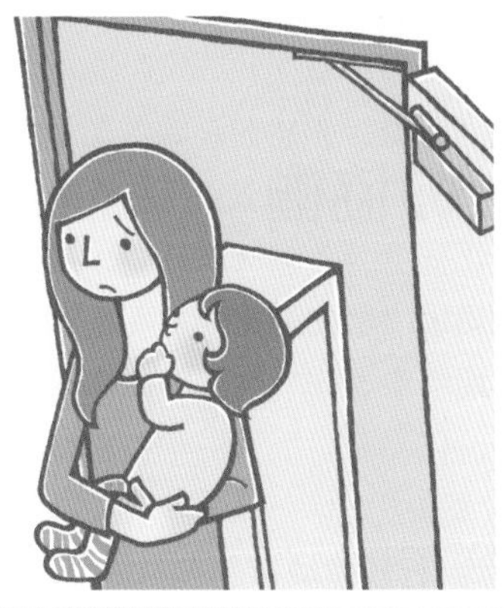

D　専門職のはたらき

1　公衆衛生における看護職のはたらき

公衆衛生にかかわる看護職は，看護師，保健師，助産師，養護教諭と多岐にわたっている。近年，看護職には「切れ目なく」患者や住民の支援を行うことが求められている。このため，看護職は，働く場の違いはあっても，本人や家族の了解を得たうえで連絡をとり合い，さまざまな関係職種と情報を共有しながらたすけ合って支援している。

◆ 保健師とその役割

● **保健師とは**　**保健師**は，公衆衛生を専門とする看護職である。「保健師助産師看護師法」で「厚生労働大臣の免許を受けて，保健師の名称を用いて，保健指導に従事することを業とする者」と定められている。

● **保健師の働く場所**　保健師の働く場所は，病院，健診センター，行政機関，学校，企業など多彩である。働く場所の違いはあっても，保健師は個人・家族の健康や生活上の相談にのり，直接的に支援するほか，担当する地域や現場に不足している制度を生み出す仕事に取り組んでいる。

● **保健師の活動指針**　地域で働く保健師は，保健活動を行う際にどのようなことに留意すればよいのか。それについて，2013(平成25)年に厚生労働省から「**地域における保健師の保健活動に関する指針**」という指針が示されている[1)]。保健師にとっては非常に重要な活動指針であり，とくに保健師を志向する者は確認してほしい。同指針では，保健師には **PDCA サイクル** plan-do-check-act cycle に基づいて，住民とともに彼らの生活や健康レベルを維持・改善していく支援を科学的な手法を用いて展開することが求められている。PDCA サイクルとは計画(plan)→実行(do)→評価(check)→改善(act)という流れをまわすことによって活動の継続的な改善を進めるプロセスであり，1940年代にアメリカで提唱された生産管理・品質管理の手法がもとになっている。

2 関連職種との協働

ここでは，行政領域，産業領域，学校領域の3領域を取り上げ，看護職と関係職種との協働について説明する。

1 行政領域

● **働く場**　保健師の約7割は，行政領域に勤務している(都道府県2.6%，保健所15.3%，市区町村54.8%)[2)]。これまで保健師は，保健所や保健センターに配置されることが多かったが，近年，福祉事務所❶や児童相談所❷，介護保険分野，国民健康保険分野などさまざまな部署に分散配置されている。また，行政領域に勤務する看護師も少なくない。たとえば，保育園や療育センター❸などに勤務し，病気をもちながら生活する子どもたちの支援などを担っている。

● **役割**　行政で働く保健師には，大きく分けて2つの役割がある。第一は，行政職として，法律や政策を理解し，それに基づく適切なサービスを住民に提供すること。第二は，看護職として，個人や家族への支援を通して健康問題を把握し，その支援体制を整えることである。これらには，同じような問題をもつ人の広がりや深刻さを判断し，必要に応じて新たな支援策を立ち上げたり政策に反映したりしていく活動も含まれる。

行政で働く保健師は，この2つの役割を車の両輪のように組み合わせながら，住民の生活に密着した保健活動を展開することが求められている。

● **他部署との連携**　地方自治体は，たとえば都市計画課や課税課など，専

NOTE

❶福祉事務所
「社会福祉法」第14条に規定されている「福祉に関する事務所」をいい，地方公共団体が設置する。都道府県，指定都市，市および特別区には設置義務がある。町村は任意設置。

❷児童相談所
「児童福祉法」第12条に基づく児童福祉の専門機関。都道府県と指定都市に設置義務がある。

❸療育センター
心身の発達障害のある，またはその疑いのある児や，その家族を対象に，診断・治療，相談・指導，教育などを総合的に行う施設。

1）厚生労働省健康局長通知(健発0419第1号，平成25年4月19日)：「地域における保健師の保健活動について」(http://www.nacphn.jp/topics/pdf/2013_shishin.pdf)(参照2023-9-20)
2）厚生労働省：令和2年度衛生行政報告例の概況．2022．(https://www.mhlw.go.jp/toukei/saikin/hw/eisei/20/)(参照2022-12-09)

門ごとに担当部署が分かれている。ライフサイクル別にも部署が分かれており，高齢者支援課，子育て支援課などが設けられている。このうち子育て支援課は，公立保育園の入所の相談を担当している。ほかにも保健所や保健センターと協力して，児童館での新米ママの育児支援事業を企画したり，子育て支援施策を推進したりしている。さらに，警察署や消防署など，さまざまな部門と協力して，住民の健康や安全・安心な生活をまもっている。

● **他機関・団体との連携**　地域には医療機関，訪問看護ステーション，社会福祉施設など，さまざまな機関が存在し，人々の健康や生活を支えている。このほか，医師会，歯科医師会，看護協会といった**職能団体**も，健康づくりに協力している。

職能団体とは，専門職の資格をもつ者が加入する団体で，みずからの職種の専門性の維持・向上に努め，社会貢献を行っている。たとえば，職能団体の協力を得て，災害時の対策を検討し，支援の必要な高齢者を避難させるシステムをつくったり，健康に関する最新の知識を住民に普及・啓発したりすることがある。

2 産業領域

働く人の職場における健康と安全をまもるために，**産業保健**という保健活動の領域があり，厚生労働省の労働基準局と安全衛生部が中心的な役割を担っている。

看護職は，職場の保健室や健康管理センター，地域産業保健センター❶などに勤務し，産業医❷や衛生管理者❸などとともに，企業や労働者の健康づくりを支援している。健康診断で尿酸値の高かった従業員を集めて，尿酸値を下げる方法についての健康教室を開き，食事のとり方などについて学ぶ場を提供するなどの活動がその一例である。また，労働者の過労死や自殺を予防するために，企業の方針にメンタルヘルス対策を位置づけ，残業を減らす取り組みを人事担当者とともに考え，実行している。

NOTE

❶**地域産業保健センター**

保健室や健康管理センターをもたない小規模な事業所の事業者や労働者に産業保健を提供する施設。独立行政法人労働者健康安全機構が各地に設置している。

❷**産業医**

企業などで産業保健活動を行う医師。

❸**衛生管理者**

企業が選任する産業保健管理活動に従事する従業員。

3 教育領域

● **学校保健とは**　教育領域における保健活動は，おもに**学校保健**とよばれる。幼稚園・小学校・中学校・高等学校・高等専門学校・大学・特別支援学校・各種学校・専修学校などに通う生徒や教職員を対象とする保健活動である。

関連する主要な法律は，「教育基本法」「学校教育法」「学校保健安全法」「学校給食法」である。おもな担当省庁は，文部科学省であり，都道府県と市町村の教育委員会・学校保健主管部局もその一翼を担っている。

● **学校保健の分類**　学校保健は，①学校体育，②学校給食，③学校保健(狭義)，④学校安全に分けられる。③の学校保健(狭義)は，保健管理とよばれる健康相談や健康診断，感染症の予防などを含む。また，保健教育として保健学習や健康に関する保健指導を行っている。学校安全には，学校における安全に関する知識・教育に関する安全教育と，事故や不審者侵入，自然災害などへの対策を講じる安全管理が含まれている。

● **養護教諭**　各学校には**養護教諭**がおり，学校医やスクールカウンセラー，栄養士などと協力して生徒の健康や安全をまもっている。養護教諭は「学校教育法」にその設置が定められている，児童・生徒の心身の健康の管理などの学校保健に従事する専任職員である。看護職の免許をもつ者も多い。

● **保健師の活動**　保健師も学校保健主管部局に配属され，熱中症対策や，手洗いの励行によるインフルエンザの予防活動などを学校とともに取り組んでいる。

E　多職種との協働

1　医師

保健所長の要件が原則的に医師となっていることからもわかるように，医師は公衆衛生行政において重要な役割を担っている。また公衆衛生分野で働く医師(公衆衛生医師ともよぶ)の業務は多岐にわたっており，結核などの患者管理や感染症審査会への参加，乳幼児健診の精度管理なども行う。とくに保健所長の場合は，政策や計画の立案や策定のみならず，健康に関する条例の制定，地方議会での答弁などさまざまな役割を担う。

感染症や災害などの健康危機がひとたび発生すると，感染症や生活不活発病の予防や実態調査の実施，通常業務の再開の時期など医学的な判断を必要とする場面がつぎつぎと発生するため，日常的な公衆衛生活動だけでなく健康危機管理分野においても医師に期待される役割は大きい。

2　歯科医師

歯科医師は，医師とならび公衆衛生行政において中心的役割を担っている。ところが行政で勤務している歯科医師は 2020(令和 2)年の「医師・歯科医師・薬剤師統計」によると 322 人であり，歯科医師全体のわずか 0.3% にすぎない。1 歳 6 か月児健診や 3 歳児健診で乳幼児の歯科健診を担当できる者の人数が限られているため，歯科医師会や地元の開業歯科医などに歯科医師の派遣協力を依頼している地方自治体が少なくない。

3　薬剤師

薬剤師は，薬局・薬品店や薬品製造業者への立入検査や指導を行う薬事監視や，病院や診療所での医療監視において，医薬品の安全管理や品質の維持・向上のために重要な役割を担っている。2020(令和 2)年の「医師・歯科医師・薬剤師統計」によると衛生行政機関または保健衛生施設で従事している者は6,776人(薬剤師全体の2.1%)となっており，近年増加傾向である。

4 栄養士・管理栄養士

栄養士(都道府県知事が栄養士養成課程修了者に対して免許交付)や管理栄養士(厚生労働大臣が国家試験合格者に対して免許交付)は，保健所や保健センターで栄養指導を行うだけでなく，特定給食施設❶への指導・助言も行っている。2018(平成30)年度の統計によると，行政で健康増進にかかわる栄養士・管理栄養士は6,610人であり，増加傾向である。また自治体によっては所管する保育園・幼稚園・学校等における給食の献立の確認や食育計画の策定，住民と一緒になって食生活の習慣を改善していく活動などを担っており，幅広い分野で活躍している。

NOTE

❶特定給食施設

「健康増進法」で継続的に1回100食以上または1日250食以上の食事を供給する施設と規定されている。

5 歯科衛生士

歯科医師を雇用していない自治体でも，歯科衛生士を雇用しているところは少なくない。2020(令和2)年の衛生行政報告例(就業医療関係者)によると市区町村で勤務する者は2,060人(1.4%)，保健所で勤務する者は671人(0.5%)となっている。また2011(平成23)年に「歯科口腔保健の推進に関する法律」(歯科口腔保健法)が制定されたことを皮切りに，齲(う)歯や歯周病の予防教室開催，乳幼児に対するフッ素塗布，中高年に対する歯周疾患健診，高齢者に対する誤嚥性肺炎の予防に関する健康教育，障害者への口腔ケアの実施や施設職員への指導などさまざまな業務を担っている。

6 精神保健福祉士

精神保健福祉士は以前から保健所に配置されていた。「精神保健及び精神障害者福祉に関する法律」(精神保健福祉法)の改正に伴い，2002(平成14)年に都道府県(および指定都市)において精神保健福祉センターが必置機関となったことや，精神障害者に関する相談・支援の窓口が保健所から市町村に移管されたことを受け，活動の場を広げている。また民間の社会福祉法人や障害者支援施設でも活躍している。

F 住民との協働

1 住民組織・自助グループ・サポートグループ

● **住民第一主義** 健康をまもるために働いているのは，専門職だけでない。その地域に住んでいる，住民自身の力も大きい。住民の健康づくりを行う際には，**住民第一主義** people first という考え方が重要である。日本では，「地方分権の推進を図るための関係法律の整備等に関する法律」(地方分権一括法)の施行により，国と地方自治体の関係が横ならびに変化した。このことと合わせて，かつてはサービスの受け手として位置づけられていた住民の力をいかし，公衆衛生を推進するパートナーとして位置づける動きが強まった。

● **ソーシャルキャピタル**　2011(平成23)年の東日本大震災以降，住民どうしのつながりがお互いの健康をまもるうえで有効なことが確認され，これを**ソーシャルキャピタル**として活用・支援することが重視されている。ソーシャルキャピタルとは，社会関係資本と訳され，その共同体や社会のもつ，物質的な資本ではなく人々の間のきずなや信頼関係・規範・ネットワークなどのことをいう。

● **住民組織**　住民組織としては，ライフサイクルによる縁で生まれた「育児仲間のグループ」や，特定の健康問題をもつ家族や当事者がメンバーとなる「男性介護者の会」のような自助(セルフヘルプ)グループ❶がある。また，専門職が当事者と一緒にかかわるグループは，サポートグループとよばれている。

グループのメンバーは，グループダイナミクス❷を活用し，対話や共感を通して学び合い，ときに癒(いや)し合う。グループは，新たなメンバーを加えながら発展し，地域の社会資源となる場合があるが，メンバーの成長に伴い発展的に解消される場合もある。

NOTE

❶自助(セルフヘルプ)グループ
同じ体験や悩みをもつ当事者どうしが相互援助を行うグループのこと。

❷グループダイナミクス
集団力学と訳される。集団のもつ力のこと。

<住民との協働の例>

A市では，介護予防事業の1つとして，住民が互いに認知症高齢者の見まもりを行うしくみをつくることにした。これが「おたっしゃサポーター」制度である。住民は，高齢者の特徴や心配な状態などについて講座で学び，修了証を受け取る。「おたっしゃサポーター」となった住民は，民生委員と協力し，地域で困っている高齢者を発見したり，地域包括支援センターの看護職へのつなぎ役を担う。地域包括支援センターの看護職員も，「おたっしゃサポーター」と協力して，認知症高齢者の日ごろの様子をさりげなく把握することが可能になった。

column　自助・互助・共助・公助

近年，高齢者や障害をもつ人が，住みなれた地域で本人らしい生活ができるための支援や，さまざまな地域課題の解決のために，自助・互助・共助・公助の4つの「助」の視点が注目されている。

・自助：自分のことを自分ですること(自分の健康は自分でまもる)
・互助：住民組織やボランティア活動のように住民どうしが互いに支え合う
・共助：医療保険や介護保険など，制度化された相互扶助のこと
・公助：自助・互助・共助では対応できない場合に行う必要な社会保障

2 NPO・民間セクター

特定非営利活動法人 nonprofit organization(**NPO**)は，1998(平成 10)年に施行された「特定非営利活動促進法」に基づいて法人格を得た法人のことで，社会貢献活動を行い，団体の構成員に対する収益の分配を目的としない団体の総称である。保健・医療・福祉のみならず，近年では震災復興に関するNPO も，全国で相ついで誕生している。

また，**民間セクター**とよばれる営利目的産業も，保健・医療・福祉システムの一翼を担っている。たとえば，高齢者の生活援助や支援を行う「介護保険法」のサービス提供事業所がこれに相当する。

行政には，これらの NPO や民間セクターとも協力しながら，住民の暮らしを支えるシステムを構築していくことが求められている。

3 民生委員・母子保健推進員・健康推進員

民生委員や**母子保健推進員**，**健康推進員**は，法律や国の通知に基づく制度化された住民ボランティアであり，行政のパートナーとして重要な役割を果たしている。たとえば，民生委員は，住民の生活状態を把握し，援助を必要とする者へ助言や情報提供を行っている。一方，母子保健推進員や健康推進員は，子育てや健康づくりに関する助言や活動を行っている。

子育てや健康づくりを住民どうしでたすけ合う動きは，人とのつながりが希薄になっている現代社会において，非常に貴重である。また，住民のもっている力をいかし，さまざまな課題をみんなで解決していこうとする**参加型ガバナンス**❶の一翼を担う存在としても重要である。

◆ 第 3 章のまとめ

第 3 章では，みんなの健康をみんなでまもるしくみとして，法律と政策・施策・事業・計画などの枠組みと，この枠組みを動かす国と地方自治体というシステムが必要であること，専門職や住民が力を合わせて健康をまもる活動をしていることを紹介してきた。

地域で生活していると，個人や家族だけでは対応しきれない問題に直面することがある。そのようなときに，さまざまなしくみを活用し，関係する専門職や住民の手だすけを必要なときに得られれば，その人らしい生活を地域で継続することが可能になる。看護職は，その一翼を担っていると，心にとめおいてほしい。

NOTE

❶参加型ガバナンス

ガバナンスは「統治」と訳される。これまで，統治は行政から住民への一方通行的なものとして認識されてきた。しかし近年，住民が行政にさまざまなかたちで参画し，協働するガバナンスのかたちが重視されている。これが参加型ガバナンスである。

work 復習と課題

❶「〔 ア 〕」は，保健所や市町村保健センターの設置や事業について規定している，公衆衛生分野において重要な法律である。

❷「〔ア〕」に基づき，市町村・都道府県・国などが取り組むべき方向性を定める指針として，「〔 イ 〕」が策定されている。〔イ〕は，健康危機管理や非感染性疾患の拡大などの社会情勢の変化に合わせてたびたび改正されている。

❸ 1948(昭和 23)年に制定された「〔 ウ 〕」は，日本の医療の水準と提供体制を確保するうえで，基盤となる法律である。

❹「〔ウ〕」に基づいて厚生労働大臣が策定する「医療提供体制の確保に関する基本方針」にそって，都道府県は域内の保健医療圏や基準病床数の設定，疾病・事業ごとの医療提供体制を示す「〔 エ 〕」を策定する。

❺ 保健医療圏の地域単位のうち，保健所の管轄する広域市町村圏とほぼ一致するのは〔 オ 〕医療圏である。

❻ 2000(平成 12)年に第 3 次〔 カ 〕として，生活習慣病対策に重点をおいた 10 年計画である「〔 キ 〕」が策定され，2013(平成 25)年からはその後継である「〔 ク 〕」が開始されている。

❼ 2002(平成 14)年に，国民の健康の増進の推進に関する基本方針，都道府県や市町村による健康増進計画の策定，受動喫煙の防止などを定める「〔 ケ 〕」が制定された。

❽ 2000(平成 12)年に，21 世紀の母子保健の取り組みの方向性を示した〔 コ 〕が策定された。計画期間は当初 2010 年までだったが，2014 年まで延長された。2015 年からは第 2 次が開始されている。

❾〔 サ 〕は，「地域保健法」に規定された地域保健の中核となる行政機関で，公衆衛生・地域保健活動の企画・調整，市町村への技術指導を行う。〔 シ 〕・〔 ス 〕・〔 セ 〕その他政令で定める市または特別区が設置する。

❿〔 ソ 〕は，「地域保健法」によって「住民に対し，健康相談，保健指導および健康診査その他，地域保健に関する必要な事業を行うことを目的とする施設」と定められている。

⓫〔サ〕と〔ソ〕のうち，おもに対人保健サービスを提供するのは〔 タ 〕である。

⓬ 保健師は，「保健師助産師看護師法」第 2 条で「保健師の名称を用いて，〔 チ 〕に従事することを業とする者」と定められている。資格をもたない者は保健師と名のることができない名称独占はあるが，医師なども〔チ〕を行うことから，〔 ツ 〕はない。

⓭ 計画→実行→評価→改善という流れをまわすことによって活動の継続的な改善を進めるプロセスを〔 テ 〕という。2013(平成 25)年の指針により，保健師の保健活動に導入することが求められた。

⓮ 保健所長になることができる職種は，基本的に〔 ト 〕である。

⓯ その共同体や社会のもつ，人々の間のきずなや信頼関係，協力関係，規範，ネットワークなどの資本を〔 ナ 〕という。

⓰ 社会貢献活動を行い，団体の構成員に対して収益の分配を目的とせず，「特定非営利活動促進法」に基づいて法人格を得た法人を〔 ニ 〕という。

第 4 章

集団の健康をとらえるための手法——疫学・保健統計

本章の目標

- □ 疫学とはなにか，なぜ必要なのかを理解する。
- □ 集団の健康状態をとらえるために指標が必要であることを理解し，さまざまな健康指標について知る。
- □ 集団の健康状態に影響する要因をさがし，見つけ出す方法を知る。
- □ 集団の健康にわるい影響を与える要因(危険因子)への対策を知る。
- □ エビデンスとはなにか，エビデンスを使い・つくることの大切さを理解する。

公衆衛生の役割は，人々の健康を向上することである。そして，健康に支障をきたした場合には，その支障をできるだけ取り除き，最大限健康でいられるようにすることである。

医療や看護サービスを患者に提供する際には，1人ひとりの人を見て，その人の必要としているものを提供するだろう。そのようなサービスを個別に提供していくことは，とても重要である。

一方で，人間を集団としてとらえることによって，より効果的に人々の健康の向上に役だつ活動が行えることもある。1本1本の木だけ見ていても見えなかったものが，森を見ることで見え，全体をもっとよくすることができる。

公衆衛生とは，このような1人ひとりが集まった集団を対象とし，その健康をまもり，健康の改善やQOL向上のための活動を実践することでもある。

この章では，集団の健康をまもり，人々のQOLを向上させるためには，どのような視点をもち，どのようなことを確認するとよいかを学習する。

A　集団としての人々の健康をまもる

● **集団の健康をまもるとは**　集団の健康をまもる，人々の健康をまもるとはどういうことだろうか。

以下の事例は，日本で実際にあった疾患(日本住血吸虫症)の原因発見から終息までの経過である[1)]。

事例❶　日本住血吸虫症の原因発見と流行の終息まで

いつごろから存在するのかは定かではないが，特定の地域で不治(ふじ)の病(やまい)として恐れられている病気があった。この病気になると，皮膚炎をおこし，成長が阻害され，手足がやせ細る。下痢や下血，吐血もみられ，腹水により腹部が大きくふくらんで亡くなる人もいた。

この病気がいったいなんなのか，なぜおこるのかはわかっていなかった。ある地方に多くみられる病気ではあるが，標高の低い地域で暮らしている人にこの病気にかかる人が多く，標高の高い村ではこの病気がおきていない。

1）宮入慶之助記念誌編纂委員会編：住血吸虫症と宮入慶之助——ミヤイリガイ発見から90年．九州大学出版会，2005.

また，年長者でも小児でも，男性でも女性でも発病していた。

明治の中ごろ，この病気に関心をもった地域在住の医師がいた。この医師が患者の分布を地図にしたところ，川の支流の水路に沿って患者が発生していることがわかった。また，病気のある地域では，「ホタルをとると腹がふくれて死んでしまう」といった戒めが残っており，この病気は河川，あるいは水と関係しているであろうと確信した。

患者の糞便検査や死体解剖が行われ，この病気がのちに日本住血吸虫と命名される寄生虫によって生じる病気であることがわかった（1902年）。しかし，寄生虫が関係していることはわかったものの，この寄生虫がどのように人体に入るのかはわからなかった。当初は経口感染が疑われ，その対策が行われたが，新たな感染者は減らなかった。

そこで，イヌ・ネコやウシを用いた実験が複数の地域で行われた（1909年）。すべて煮沸した飲食物を与えて経口感染をできないようにした群と，小屋に隔離したり，防水グッズでおおって経皮感染をできないようにした群を比較する実験である。その結果，日本住血吸虫は皮膚から感染することが明らかになった。

その後，日本住血吸虫はミヤイリガイとよばれる巻き貝に寄生して成長したのちに，哺乳類に感染することが明らかになった（1913年）。この発見により，この病気（日本住血吸虫症）は，ミヤイリガイの生息する河川や水路などで直接水に触れることによって感染することがわかった。

以後，水田に入る際の防護など住民への感染防止のための対策がとられるようになった。また，ミヤイリガイ駆除のための殺貝や環境改変などさまざまな対策が地道に継続して試みられ，新規感染は減少していった。そして，1978年以降，新たな感染者の発生は確認されていない。

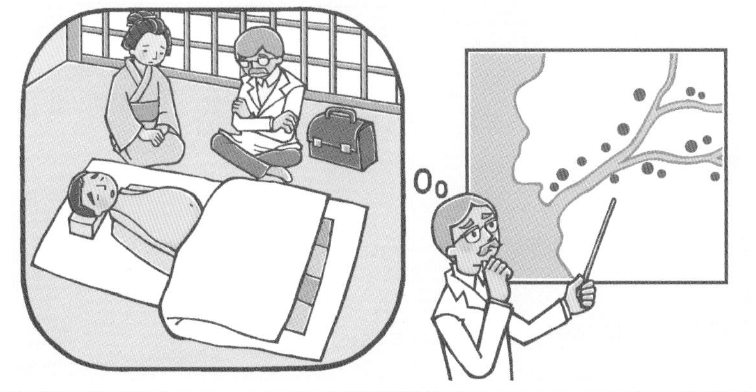

● 集団の健康をとらえる必要性　いまでは日本住血吸虫症とよばれるこの疾患は，明治時代までは原因がわからず，治療法もない疾患であった。このような原因不明の疾患にかかっている人がいることがわかったときに，私たち看護職はどうしたらよいだろうか。

その疾患にかかった患者1人ひとりの苦痛を少しでも減らし，その患者のQOLを高めるための看護ケアを提供することは，もちろん重要である。しかし，患者が発生するたびにその場その場で個別に対応しているだけでは，人々の健康をまもるのに十分とはいえない。いまいる患者の苦痛を減らし，それ以上状態が悪化しないように努力し，それと同時に，どのようなことが集団のなかでおきているのかを把握したうえで，次の患者を発生させないための対策を実行していくことも必要である。

公衆衛生では，誰になるかわからない「次の患者」の発生を予防することを主眼にしている。つまり，人々を集団としてとらえ，集団の健康を向上させようとするのである。

1　公衆衛生活動を進めるうえでたどる段階

公衆衛生活動を進めるうえでは，①現状を把握する，②原因を分析する，③対策を計画して実行する，④対策の評価を行う，という段階がある(▶図4-1)。

たとえば，先にあげた日本住血吸虫症の例では，まずこの疾患がどのようなところでどれくらい生じているか，患者はどのような人々であるのかが把握された(**①現状の把握**)。ついで原因を追究することによって，水が関係していること，寄生虫が関与していること，経皮感染であること，貝が関係していることが明らかにされた(**②原因の分析**)。そして，感染防止のための啓発活動，ミヤイリガイの駆除などの対策が実施され(**③対策の計画・実行**)，最終的には新たな感染が発生しなくなり(**④対策の評価**)，終息宣言が出されたのであった。

経口感染が疑われていた時期には，飲料水の煮沸(しゃふつ)という対策が実施されていた(②→③)。しかし，新規感染が減らなかったことで原因が再考され，原因特定につながった(④→①→②)。また，ミヤイリガイの駆除方法については，試行錯誤を経てより効果的なものに改良されていく(④↔③ の繰り返し)，という過程もあった。

公衆衛生活動における，①現状の把握，②原因の分析，③対策の計画・実施，④対策の評価の必要・重要性がわかっただろうか。

2　エビデンス

現状の把握や，原因の分析はどのように行うのだろうか。対策にはどのよ

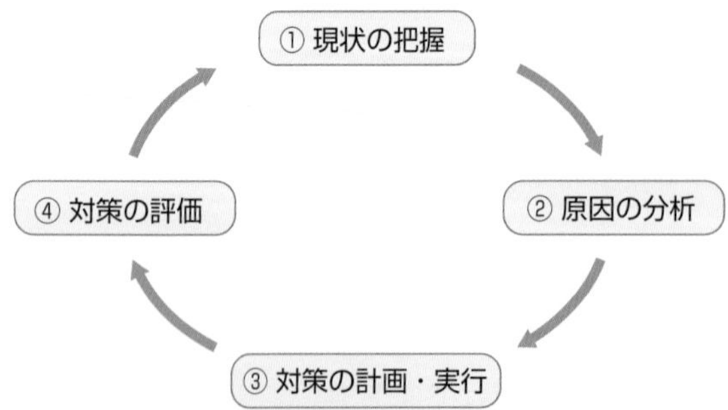

▶図4-1　公衆衛生活動の進め方

うなものを選んだらよいのだろう？

ここでキーワードとなるのが**エビデンス** evidence である。エビデンスとは「科学的根拠」や「科学的な証拠」のことをさし，冒頭の事例でいえば「皮膚から感染すること」がエビデンスの１つとなる。さまざまな情報や研究結果が蓄積されてきた現代では，状態(状況)をよく観察したうえでエビデンス，つまりこれまでに明らかにされてきた医療に関する情報や研究結果に基づいて診断し，対策を吟味(ぎんみ)し，実施することが求められる。「水田での農作業時の防護装備の着用」などがそのエビデンスに基づく対策となる。

個々の患者にケアを提供するときと同様に，集団を対象とした公衆衛生活動を行うときにも，その時点で集めうる最良のエビデンスを検討したうえで，どのような対策を行うのかを決め，実施しなければならない。

言いかえれば，エビデンスに基づく医療 evidence based medicine(**EBM**)や，エビデンスに基づく看護 evidence based nursing(**EBN**)を提供することが必須である。

看護や医療に携わる者は，エビデンスを最大限に活用すべきである。つまり，エビデンスを集め，情報を吟味(ぎんみ)したり判断したりする道具として，つねに使うべきである。そして，エビデンスをつくり発信していくことも，今後の看護や医療の発展と人々の健康向上のためには必要なことである。

医療や看護に用いられるエビデンスを使ったりつくったりするときに用いられるのが，疫学である。

3 疫学とは

疫学とは，「人間集団における健康状態とそれに関連する要因の分布を明らかにする学問」[1)]である。つまり，健康に関する指標を用いて人々の健康あるいは異常の発生状況をとらえ，疾患とその要因となるものの関係を調べて，健康増進や疾患の予防に役だてるものである(▶column「疫学の『疫』」)。

疫学は，公衆衛生に役だてるための学問であり，手法である。私たちは疫学によって，集団の健康状況を把握し記述できる。疾患の要因となるものを推測し，疾患との関連を検討することもできる。さらに，健康増進や疾患の

column　疫学の「疫」

疫学の疫は，疫病の疫であり，はやり病(やまい)，つまりは伝染病をさしていた。伝染病とは，コレラや赤痢，結核などの病原性や伝播性の強い感染症のことである。現在ほど医療が発達していなかった時代，人の生命をおびやかすものは感染症であり，疫学は感染症対策に関する調査・研究に重点がおかれていた。現代は疫学といっても感染症だけでなく，慢性疾患や健康な状態も含め，人間の生活や生命に関連するすべてのことを扱っている。

1）中村好一：基礎から学ぶ楽しい疫学，第４版．医学書院，2020.

予防のための対策が，どれくらい効果があるかを調べることも可能である。また，疫学は，狭い意味での看護や医療だけでなく，人々の健康や QOL をよりよいものにしていくためにも用いられる。

B　公衆衛生の場での疫学——集団をとらえる

誰かの「健康」をとらえるとしたら，皆さんはなにを指標に用いるだろうか。顔色？　身体の動き？　食べる量？　栄養摂取量？　身長・体重？　体温・血圧・脈拍・呼吸数？　検査データ？　いろいろあるだろう。

それでは，集団としての人々の「健康」をとらえるとしたらどうだろうか。この問いに正解があるわけではない。なにを健康ととらえるか，なんのために健康をとらえるのかによって，あるいは，見たいと思うデータを簡単に入手できるかどうかによっても用いる指標は違ってくる（▶column「人間を集団としてとらえる」）。

ただし，公衆衛生活動のために集団の健康をとらえるのであれば，その指標は，変化を測定したり，別の地域のデータ，あるいは別の集団と比較したりできるものでなければならない。たとえば，10 年前の 10 月 1 日と今年の同日などの時点による変化が測定でき，40～49 歳と 70～79 歳などの違う年齢層が比較できるものでなければならない。また，その集団のなかで取り組むべき優先度の高い問題を特定したり，実行した対策の評価を行ったりすることにも指標は用いられる。

そのような観点で考えると，指標としては，客観的に観察ができ，誰が測定しても同じように数値化できるものが望ましいということがわかる。

1　疾患の発生状況を把握する

ある集団に，解決したい，あるいは減少させたい疾患（あるいは健康問題）がある場合，まず，その疾患がどれくらい発生しているのか，その発生にどのような特徴があるのかを知ることが必要である。冒頭に示した，日本住血

column　人間を集団としてとらえる

疫学は，「人間」を対象とする。ただし通常は，1 人ひとりの体内，あるいは細胞レベルでなにがおきているかをみるのではなく，「集団」として人をみる。したがって，生理学や病理学とは異なる視点から健康や疾患をみている。

意識をしていなくても，疫学により得られた知識をもとに現代の生活はなりたっている。たとえば私たちは当然のようにケアの前後に手を洗い，風邪をひいたときにはマスクを着用している。これらの日常的行為も，疫学から得られた結果から，その効果や必要性が明らかにされたため，実行されていることなのである。

吸虫症への対策の始まりは，この疾患にかかる者とかからない者がいる，ある地区では全戸に患者がいるのに，別の地区では少ない，というような観察と把握からであった。

ある集団のなかに，どの程度その疾患が発生しているのかをみる指標として用いられているものに，有病率と罹患率がある（▶column「『率』と『割合』」）。

1 有病率

● **有病率とは**　**有病率**とは，ある時点において，集団内でその疾患にかかっている人の割合である。

$$\text{有病率} = \frac{\text{ある時点における，その集団のなかでその疾患にかかっている人の人数}}{\text{その集団の人数}}$$

有病率は，百分率（%），または人口千人あたりで表現される。

たとえば，100 人が暮らしている地区で日本住血吸虫症をもつ人が 30 人いるとすると，その地区におけるこの疾患の有病率は 30%（あるいは人口千人あたり 300）となる。

● **有病率からなにがわかるか**　有病率は，ある時点の，集団におけるその疾患の蔓延（まんえん）度をあらわしている。有病率が高いということは，その時点で患者数が多いことを意味する（▶98 ページ，plus「標本調査と母集団」）。

しかしながら，疾患が発生しても，かかっている期間（有病期間）が短い疾患では，短期間のうちに有病率が変化することもある。たとえば，ある感染症の 2024 年 4 月 1 日の有病率が 40% だったとする。しかしこの感染症は致死性が高く，感染後すぐに死亡してしまうものだったとすれば，たとえば 2024 年 4 月 10 日の有病率は 10% に下がっているかもしれない（すぐに治る場合も同様である）。

また，ある疾患の発生数が変化していなくても，その疾患が慢性的なものであり，たとえば 1 年，あるいはそれ以上罹患が続いている場合や，死亡する人が減った場合には，結果として有病率は増加する可能性もある。

column　**「率」と「割合」**

「割合 proportion」と「率 rate」の違いを知ろう。

割合は，全体に対する特定部分が占める大きさをいう。分子が分母に含まれている分数ということができる。たとえば，100 人のなかで喫煙者が 20 人いたら，20÷100＝0.2 となり，% であらわすと 20% となる。喫煙率などといわれたりするが，本来は割合である。このように，一般には「割合」と「率」が混同されて，区別なく用いられていることが多い。野球の打率なども，本来は割合である。

一方，率とは本来，時間が単位となるものである。一定の時間のなかである変化がおこる頻度ともいえる。たとえば，ある 5 人を 10 年間観察したところ，2 人が死亡したとする。2÷5＝0.4 で，100 人換算で 40 人が 10 年間に死亡すると考えられる。1 年に換算すると，100 人中 4 人が死亡することになる。これが率である。

有病率も，割合をあらわしているものである。そのため，本来であれば「有病割合」と表現するべきであろうが，有病率とよばれることが多い。

2 罹患率

● **罹患率とは**　**罹患率**は，ある集団におけるその疾患の発生率である。罹患率は，疾患の発生状況をみるものであり，すでに患者になっていた人の数は含まれない。したがって，罹患率を算出するには，ある疾患にかかる可能性のある人たちのなかで，ある一定の観察時間の間に新たにその疾患にかかった患者数をあらわす(▶plus「健康被害と母集団」)。

$$罹患率=\frac{ある一定期間における，その集団のなかでの，その疾患の新規発生数}{その集団のなかでその疾患に罹患する可能性のある人口ののべ観察時間合計}$$

● **実際の算出方法**　ここでいう，「その疾患に罹患する可能性のある人口」とは，その集団の人口から，その疾患にすでに罹患している患者(有病者)など，その疾患に新たに罹患することのない人数を差し引いた数のことをさす。しかしながら，国の統計などの大規模なデータでは，いちいち有病者数を確認して人口から差し引くといったことは現実的ではない。そのため，その集団の人口を分母の推定値として代用することが一般的である。

また，ここでいう「ある一定期間」は，通常1年間で計算することが多い。厚生労働省の統計では，1年間にその疾患に新たにかかった人(新規患者)の報告数を，その年の人口で割って算出している。

したがって，よく用いられる罹患率の式は下記のようになる。

$$罹患率=\frac{ある一定期間における，その集団のなかでの，その疾患の患者の新規発生数}{その集団の人数(人口)}$$

罹患率は，人口1,000人あたり年間10人とか，あるいは人口10万人あたり年間500人などと表現される。

3 受療率

有病率，罹患率は疾患の発生状況をみていたが，疾患などでどのくらいの人が医療を受けたかを把握する指標に受療率がある。

受療率とは，人口における受療者(＝患者)の数である。よく用いられるの

plus　標本調査と母集団

とても小さな地域のなかにおける有病率を調べるのであれば，その地域に住む全員を調査して(全数調査)，その疾患をもつ人を数えることも可能である。しかし，たとえば，都道府県別の有病率や日本全体での有病率の場合，簡単に全数を調べることはできない。

そこで通常は，実際に調査を行う集団(標本)を，対象として考えている集団(母集団)から抜き出し，標本調査の結果から母集団の状況を推測する，という方法がとられている。

は人口 10 万対の受療率であり，日本の場合，患者調査による推計患者数と推計人口から計算し，その式は次のようになる。

$$\text{受療率(人口 10 万対)} = \frac{\text{推計患者数}}{\text{推計人口}} \times 100{,}000$$

日本の受療率(人口 10 万対)は，直近の「令和 2(2020)年患者調査」によると「入院」960，「外来」5,658 である。つまり，なんらかの疾患で医療を受けている人は，人口 10 万人あたり入院が 960 人，外来が 5,658 人と推計されるということである。年齢階級別にみると，入院，外来ともに 65 歳以上の受療率が最も高く，傷病分類別にみると，入院では「精神及び行動の障害」が，外来では「消化器系の疾患」が最も高い(▶表 4-1)。

受療率は，性や年齢階級別，傷病分類別の受療率などが患者調査から算出され，厚生労働省より 3 年に一度，発表されている。

4 総患者数

ある傷病の患者数がどれくらいかを知る指標として，受療率の計算に用いる推計患者数もあるが，これは患者調査の調査日当日に病院や診療所を受療した患者の推計数であり，調査日に受療しなかった患者は含まれない。そこで，ある傷病の日本における患者数をはかる指標として用いられるのが**総患者数**である。これは調査日には受療していなかったが継続的に医療を受けている者も含む推計である。

循環器系の疾患の総患者数が最も多く約 2000 万人，ついで消化器系の疾患が約 1800 万人となっている(▶101 ページ，表 4-2)。

5 公的統計に使用される疾病分類

有病率や罹患率，受療率，総患者数は，ある状態像(疾患など)にすでにある人や，新規にその状態になったということを特定できるときに用いられる指標である。つまり，同じ状態にある患者をほかの人がみても，あるいは違う地域であっても，同じ疾患であると診断できなければ，その指標を比較に用いることはむずかしい(▶101 ページ，plus「時(いつ)・場所(どこで)・人(どのような人)」)。

plus 健康被害と母集団

たとえば，ある食品による健康被害が疑われているとしよう。健康被害の状況を把握して分析するためには，その食品を食べた人の集団を母集団と考える。そして，母集団のうち，健康被害の症状が発生している人が何人いるかを把握することが重要である。

有病率や罹患率を算出する際，あるいは比較する際には，母集団がどのような集団であるのかをつねに押さえておく必要がある。

表 4-1　傷病分類別にみた受療率(人口 10 万対)

傷病分類		入院			外来		
		総数	男	女	総数	男	女
総数		960	910	1,007	5,658	4,971	6,308
感染症及び寄生虫症		13	13	13	103	96	110
結核	(再掲)	2	2	1	1	1	1
ウイルス性肝炎	(再掲)	0	0	0	7	7	8
新生物<腫瘍>		100	115	87	196	178	212
悪性新生物<腫瘍>	(再掲)	89	106	74	144	148	141
胃の悪性新生物<腫瘍>	(再掲)	8	11	5	13	17	9
結腸及び直腸の悪性新生物<腫瘍>	(再掲)	14	16	12	21	24	19
肝及び肝内胆管の悪性新生物<腫瘍>	(再掲)	4	5	2	3	5	2
気管，気管支及び肺の悪性新生物<腫瘍>	(再掲)	13	17	8	15	19	11
乳房の悪性新生物<腫瘍>	(再掲)	4	0	8	28	1	53
血液及び造血器の疾患並びに免疫機構の障害		4	4	5	14	8	20
内分泌，栄養及び代謝疾患		24	21	26	343	312	373
糖尿病	(再掲)	12	12	12	170	199	143
脂質異常症	(再掲)	0	0	0	122	76	165
精神及び行動の障害		188	185	190	211	198	224
血管性及び詳細不明の認知症	(再掲)	20	17	23	11	6	15
統合失調症，統合失調症型障害及び妄想性障害	(再掲)	113	112	114	40	42	38
気分[感情]障害(躁うつ病を含む)	(再掲)	22	16	28	72	61	83
神経系の疾患		100	88	111	131	115	147
アルツハイマー病	(再掲)	40	28	51	36	18	53
眼及び付属器の疾患		8	7	9	237	192	279
耳及び乳様突起の疾患		2	1	2	76	68	83
循環器系の疾患		157	151	163	652	609	693
高血圧性疾患	(再掲)	4	2	5	471	418	522
心疾患(高血圧性のものを除く)	(再掲)	46	44	48	103	112	94
脳血管疾患	(再掲)	98	94	101	59	61	57
呼吸器系の疾患		59	69	50	371	363	379
肺炎	(再掲)	19	21	17	3	4	3
慢性閉塞性肺疾患	(再掲)	5	7	3	12	18	7
喘息	(再掲)	1	1	2	71	67	75
消化器系の疾患		48	53	43	1,007	870	1,137
う蝕	(再掲)	0	0	0	231	208	252
歯肉炎及び歯周疾患	(再掲)	0	0	0	401	319	478
肝疾患	(再掲)	5	6	4	20	22	18
皮膚及び皮下組織の疾患		9	9	10	247	225	268
筋骨格系及び結合組織の疾患		59	46	71	718	556	872
腎尿路生殖器系の疾患		41	40	41	241	232	250
慢性腎臓病	(再掲)	18	21	16	99	134	65
妊娠，分娩及び産じょく		11	—	22	10	—	20
周産期に発生した病態		5	6	4	3	3	2
先天奇形，変形及び染色体異常		4	5	4	11	10	11
症状，徴候及び異常臨床所見・異常検査所見で他に分類されないもの		10	8	12	59	48	69
損傷，中毒及びその他の外因の影響		107	80	132	229	233	225
健康状態に影響を及ぼす要因及び保健サービスの利用		8	6	10	794	650	930
特殊目的用コード		2	3	2	3	4	3

(厚生労働省：令和 2〔2020〕年患者調査の概況による)

表 4-2　傷病大分類別にみた総患者数(単位：千人)

傷病分類	総数	男	女
感染症及び寄生虫症	1,801	841	959
新生物<腫瘍>	4,656	2,086	2,572
血液及び造血器の疾患並びに免疫機構の障害	346	105	241
内分泌，栄養及び代謝疾患	11,479	5,287	6,192
精神及び行動の障害	5,025	2,242	2,782
神経系の疾患	3,667	1,721	1,948
眼及び付属器の疾患	7,974	3,019	4,960
耳及び乳様突起の疾患	964	396	569
循環器系の疾患	20,411	9,825	10,587
呼吸器系の疾患	5,666	2,769	2,897
消化器系の疾患	17,619	7,387	10,232
皮膚及び皮下組織の疾患	5,519	2,486	3,033
筋骨格系及び結合組織の疾患	9,945	3,234	6,711
腎尿路生殖器系の疾患	4,061	1,914	2,150
妊娠，分娩及び産じょく	150	—	150
周産期に発生した病態	68	38	30
先天奇形，変形及び染色体異常	280	138	143
症状，徴候及び異常臨床所見・異常検査所見で他に分類されないもの	940	372	568
損傷，中毒及びその他の外因の影響	2,061	907	1,155
健康状態に影響を及ぼす要因及び保健サービスの利用	9,151	3,373	5,777
特殊目的用コード	19	11	7

(厚生労働省：令和 2〔2020〕年患者調査の概況による)

plus　時(いつ)・場所(どこで)・人(どのような人)

公衆衛生では，疾患の予防や寿命の延長，人々の QOL の向上が重要な目的となる。ある集団における疾患のことを知り，その疾患を予防するには，「どこ」(場所や範囲)で「どのような人」(年齢や性別など)がその疾患にかかっているのかを知る必要がある。また，季節による変化やさまざまな環境の変化との関係を調べるためには，「いつ」という情報も必要である。ここでは有病率や罹患率をあげたが，これは，どのような情報や指標にもあてはまることである。

なんらかの情報や指標を把握や比較に用いる場合，あるいは自分で算出して示す場合には，いつの時点で，どの地域の，どのような人からの値なのかを，確認・明記することが必須である。

そのため，疾病や傷害の発生や患者数，死因を集計したり比較分析したりするにあたっては，共通の疾病や傷害の分類が必要である(▶表4-1，表4-2における「傷病分類」)。この分類として，**疾病及び関連保健問題の国際統計分類(国際疾病分類)**International Statistical Classification of Diseases and Related Health Problems(**ICD**)という，国際比較のために世界保健機関(WHO)が作成した分類が世界的に用いられている。日本ではICDに準拠した「疾病，傷害及び死因の統計分類」が作成されており，「統計法」に基づく統計調査に使用されるほか，医学的分類として医療機関における診療録の管理などに活用されている。

国際疾病分類は改訂が重ねられており，現在の最新版は，2018年6月に公表された改訂11版(ICD-11)であるが，2023年12月現在，日本語訳の作成中であるため，日本ではまだ前の版のICD-10が使われている。

2 健康状態や医療水準を把握する

地域により，衛生環境・栄養状態・気候・人種・年齢構成・社会情勢などさまざまな違いがあり，かかる疾患の種類や頻度は大きく異なる。現在，世界各地に暮らす人々の健康状態や医療水準を把握する指標として広く用いられているものには，平均寿命と死亡率，そしてそれらの基礎資料ともなる人口がある。

ここからは，日本国内および国際的に共通して用いられる，健康状態を把握するための指標(健康指標)を紹介する。それぞれの指標を用いて，日本の現在の健康状況を把握してほしい。

1 平均余命，平均寿命，健康寿命

平均余命とは，ある年齢の人が平均してあと何年生きられるかという期待値をいう。平均寿命は0歳における平均余命をさしている。

平均寿命とは，生まれたばかりの子(0歳児)が平均してあと何年生きられるかを予測したものである。その国に暮らす人々の健康やその国の医療水準と関連し，その国の健康状態を示す指標であるともいわれている❶。日本の平均寿命は世界で最高水準であり，2022(令和4)年では女性が87.09年，男性が81.05年で，世界有数の長寿国である[1)]。

これに加え，健康上の問題で日常生活が制限されることなく生活できる期間として，**健康寿命**という考え方が示されている。健康寿命は，人生のなかで日常生活に制限のない期間をいい，平均寿命と健康寿命の差は，「不健康な期間」を意味する。単に平均寿命をのばすのではなく不健康な期間をできるだけ少なくして寿命をのばすこと，つまり健康寿命をのばすことが重要な課題となっている。健康寿命の延伸は健康日本21(▶70ページ)における主要な具体的目標の1つに位置づけられている。

NOTE

❶平均寿命の指標としての有用性

どの国に暮らす人も，それぞれの人はいつか死ぬということは共通である。そして，生きているか死亡しているか，何年生きているかというのは，どの国でもほぼ同じものさしで判断される。またどの国でもある程度の記録がなされている。

1）厚生労働省：令和4年簡易生命表の概況，2022.

2 死亡率

死亡率とは **死亡率**とは，ある一定期間に死亡した人の数をその集団の人数(人口)で割ったものである。

$$死亡率=\frac{ある一定期間における，その集団のなかでの死亡数}{その集団の人数(人口)}$$

死亡率は，通常は1年間を観察期間としている。そのため，単に「死亡率」という場合は「年間死亡率」をさしているととらえてよい。死亡率は，人口千人あたりで示す場合と，人口10万人あたりで示す場合とがある。

$$人口千人あたりの死亡率=\frac{年間の死亡数}{人口}\times 1{,}000$$

$$人口10万人あたりの死亡率=\frac{年間の死亡数}{人口}\times 100{,}000$$

死亡率からなにがわかるか 死亡は，疾患などのもたらす最終的な影響をあらわすものである。死亡率は集団の健康状態や社会・経済状態を反映している(▶column「ナイチンゲールと死亡率」)。

死亡のなかでも，とくに乳児死亡や周産期死亡は出生前後の医療レベルや生活環境を反映するものである。そのため，乳児死亡率と周産期死亡率は国際比較によく用いられる。このほか，出生や死亡に関連する指標としてよく用いられるものを一覧にした(▶表4-3)。

日本の乳児死亡率は2022(令和4)年に1.8であり[1)]，いまや世界有数の低率国である❶。1960(昭和35)年まで，日本の乳児死亡率は30以上と高かったが，医療や衛生環境の向上に伴い低下しつづけている。

NOTE

❶世界の乳児死亡率

国連の調査によれば，2015〜2020年の乳児死亡率の推計は，世界全体では1,000人出生あたり29.3で，最も高い値はアフリカのシエラレオネ共和国での116.7である。

column ナイチンゲールと死亡率

現在使われているかたちでの死亡率をはじめて使ったのは，ナイチンゲールといわれている*1。彼女はクリミア戦争(1853〜1856)で看護活動をしているときに，当時の陸軍病院での衛生統計が死者の数が不正確であり，死亡率の計算方法がまったく統一されておらず，相互に比較ができないなど，あまりにずさんであることに驚いた。ナイチンゲールは，調査時間(観察時間)と観察対象人数(入院患者数など，観察をする対象となる集団の設定)を統一し，死亡統計を含む医療統計を整理した。そのうえで死亡率の比較分析をしてイギリス陸軍の医療体制の改革，とくに衛生対策にあたった。

*1 多尾清子：統計学者としてのナイチンゲール．医学書院，1991.

1）厚生労働省：令和4年人口動態統計(確定数)，2023.

◯表 4-3　健康や医療の状態をあらわす指標としてよく用いられるもの

	指標	算出方法	備考
一般人口全体を対象にするもの	出生率	$\frac{\text{年間の出生数}}{\text{人口}}\times 1{,}000$	
	死亡率	$\frac{\text{年間の死亡数}}{\text{人口}}\times 1{,}000$	
	合計特殊出生率(TFR)	15 歳〜49 歳までの各年齢の $\left\{\frac{\text{年間の出生数}}{\text{女性の人口}}\right\}$ の合計	「1 人の女性が一生の間に産む子どもの数」の指標として使われている。
妊娠・出産に関連するもの	妊産婦死亡率(MMR)	$\frac{\text{妊産婦死亡数}}{\text{出産数(出生数＋死産数)}}\times 100{,}000$	国際比較を行う場合は，分母を出生数(死産数は含めない)とする。
	死産率	$\frac{\text{死産数}}{\text{出産(出生＋死産)数}}\times 1{,}000$	死産とは妊娠満 12 週以後の死児の出産をいう。
	乳児死亡率	$\frac{\text{乳児死亡数}}{\text{出生数}}\times 1{,}000$	乳児死亡とは生後 1 年未満の死亡をいう。
	新生児死亡率	$\frac{\text{新生児死亡数}}{\text{出生数}}\times 1{,}000$	新生児死亡とは生後 4 週(28 日)未満の死亡をいう。
	早期新生児死亡率	$\frac{\text{早期新生児死亡数}}{\text{出生数}}\times 1{,}000$	早期新生児死亡とは生後 1 週(7 日)未満の死亡をいう。
	周産期死亡率	$\frac{\text{妊娠満 22 週以後の死産数＋早期新生児死亡数}}{\text{出産(出生＋妊娠満 22 週以後の死産)数}}\times 1{,}000$	

3 死因

● **死因とは**　**死因**とは，疾患などの，人の命の失われた要因のことである。ある集団における死因の順位で上位にあるものがどのようなものであるかにより，その国の医療の状況，衛生状況や経済状況などが推測できる。また，ある集団の死因の上位にあるものは，その集団に対する公衆衛生活動を行ううえで優先順位が高い課題である。

● **日本のおもな死因**　日本人は，なにで亡くなることが多いのだろう？現在，日本人全体の死因の第 1 位は，悪性新生物(がん)❶であり，ついで心疾患(心臓病)となっている。

日本の死因別死亡率の推移を◯図 4-2 に示す。悪性新生物が昔から日本の死因の第 1 位であったわけではない。1950 年代までは結核が第 1 位，1970 年代は脳卒中が第 1 位であった。このような死因の変化には，医療の発展や栄養状態の変化を含めたライフスタイルの変化が関係していると考えられる。

年齢によっても死因の傾向は異なる。◯106 ページ表 4-4 は，2022(令和 4)年における年齢階級別の死因の上位 3 位について，死亡数・死亡率を表にしたものである。なお，性別によっても死因の傾向は異なっている。

前述のように日本人全体では，悪性新生物による死亡が死因の第 1 位である。しかし 0 歳と 1〜4 歳では「先天奇形，変形及び染色体異常」が死因の 1 位である。また，10〜39 歳では「自殺」が最も多い死因だということがわかる。ただし，死亡する人数は高年齢になるほど増えるため，死亡数と死亡

NOTE

❶悪性新生物(がん)

悪性新生物は悪性腫瘍をさし，肉腫を含むので，がんと同義ではない。ただし，悪性新生物による死亡数のほとんどは，がんによる。

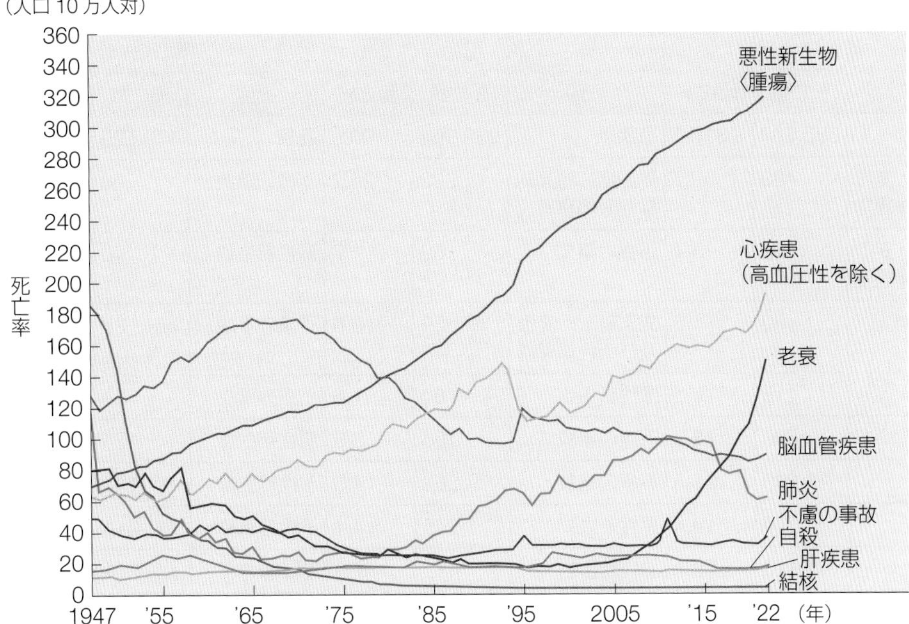

図4-2　日本のおもな死因別死亡率（人口10万対）の年次推移
1994（平成6）年から翌年の心疾患の急減と脳血管疾患の上昇，2017（平成29）年の肺炎の低下は診断ルールの変更の要因が大きい。
（「人口動態統計」による）

率が大きく違うことにも注意が必要である。

4　有訴者率・通院者率

● **有訴者率**　健康状態を把握するためには本人の主観も大切である。受療率や総患者数はあくまで医療機関側から得たデータであり，本人の主観的な健康状態を知るには**有訴者率**を用いる。有訴者とは病気やけがなどで自覚症状がある者をいい，有訴者率は人口千人に対する有訴者数である。厚生労働省が無作為抽出した全国の世帯および世帯員を対象に行う「国民生活基礎調査」から知ることができる。3年に1度の大規模調査の項目である。

2022（令和2）年の結果をみると，有訴者率は276.5となっている。性別でみると男性246.7，女性304.2と女性が高い。また，年齢階級が高くなるにしたがって上昇する傾向があり，80歳以上では492.7となる。男女とも最も訴えが多い症状は腰痛，ついで肩こりである。

● **通院者率**　**通院者率**も健康状態を把握する指標となる。外来の受療率とは異なり，病気やけがで病院・診療所・あんま・はり・きゅう・柔道整復師に通っている者（人口千人対）をいう。2022（令和2）年の通院者率は417.2で，男女別では女性がやや高い。年齢階級が高くなるほど上昇し，80歳以上では727.6となる。男女とも高血圧症での通院者率が最も高く，ついで男性では糖尿病，女性では脂質異常症（高コレステロール血症など）となる。

表4-4　年齢階級別の死因順位と死亡数，死亡率(2022年)

年齢階級	第1位			第2位			第3位		
	死因	死亡数	死亡率	死因	死亡数	死亡率	死因	死亡数	死亡率
総数	悪性新生物	385,797	316.1	心疾患	232,964	190.9	老衰	179,529	147.1
0歳	先天奇形，変形及び染色体異常	483	62.7	周産期に特異的な呼吸障害等	202	26.2	不慮の事故	60	7.8
1～4	先天奇形，変形及び染色体異常	114	3.4	不慮の事故	59	1.7	悪性新生物	46	1.4
5～9	悪性新生物	89	1.8	先天奇形，変形及び染色体異常	29	0.6	不慮の事故	28	0.6
10～14	自殺	119	2.3	悪性新生物	84	1.6	不慮の事故	34	0.6
15～19	自殺	663	12.2	不慮の事故	196	3.6	悪性新生物	124	2.3
20～24	自殺	1,243	21.3	不慮の事故	262	4.5	悪性新生物	144	2.5
25～29	自殺	1,154	19.4	悪性新生物	245	4.1	不慮の事故	211	3.6
30～34	自殺	1,115	18.4	悪性新生物	482	7.9	心疾患	211	3.5
35～39	自殺	1,350	19.5	悪性新生物	977	14.1	心疾患	386	5.6
40～44	悪性新生物	1,957	25.4	自殺	1,583	20.5	心疾患	747	9.7
45～49	悪性新生物	4,374	47.2	自殺	1,991	21.5	心疾患	1,680	18.1
50～54	悪性新生物	7,631	82.4	心疾患	2,840	30.7	自殺	2,162	23.4
55～59	悪性新生物	11,185	141.0	心疾患	3,777	47.6	脳血管疾患	2,066	26.0
60～64	悪性新生物	17,799	242.2	心疾患	5,502	74.9	脳血管疾患	2,835	38.6
65～69	悪性新生物	30,175	404.3	心疾患	8,422	112.8	脳血管疾患	4,342	58.2
70～74	悪性新生物	58,964	635.1	心疾患	17,639	190.0	脳血管疾患	9,224	99.4
75～79	悪性新生物	61,357	877.3	心疾患	21,891	313.0	脳血管疾患	11,961	171.0
80～	悪性新生物	190,138	1546.8	老衰	173,275	1409.6	心疾患	169,502	1378.9

※死亡率は人口10万対(人口10万人あたり)である。
(「令和4年　人口動態統計」による)

3　健康指標の基礎資料──人口を把握する

◆ 人口とは

人口とは，ある時点に，その集団内に存在している人全員の数である。人口は，これまでに述べた各種健康指標の基礎資料となるものであり，出生数と死亡数および移動により決まる❶。人口はつねに流動しているため，たえず変化している。そこで，ある時点でその集団に存在していた人の数と，その時点からの出生と死亡の自然増減および転入・転出の社会増減により算出される。

ある時点でそこに存在していた人の数，つまり，特定の時点の人口をとらえたものを，**人口静態**という。日本国内の人口静態は，5年に一度行われる

NOTE

❶人口の移動

日本で一般的に人口とよばれる数字は，国勢調査(▶109ページ)によるものである。国勢調査は，調査時点での日本在住の外国人も含むため，出国や入国も増減の要因である。また，都道府県や市町村の人口では，転入や転出も増減の要因となる。

国勢調査により把握される。国勢調査は，国民全員を対象とした全数調査である。調査年の10月1日時点の全世帯の構成員について，性別・年齢・配偶関係などの基本的属性と，産業・職業などの経済的属性を調査する。総務省統計局により企画・実施・公表されている。

人口静態に対し，人口を増減させる要因を**人口動態**という。日本では出生❶・死亡❷・死産，婚姻・離婚の全数を人口動態としている。これらは市区町村を通じて把握され，人口動態統計として毎年公表されている(▶plus「人口と人口静態・人口動態」)。

NOTE
❶出生の届出
出生の日から14日以内に市区町村役場へ届け出る。
❷死亡の届出
死亡の事実を知った日から7日以内に市区町村役場へ届け出る。

◆ 人口ピラミッド

● **人口ピラミッドとは** これまでに，日本の寿命が長いこと，乳児死亡率が低いことを述べてきた。そのような特徴や，その社会の健康状態や医療水準を含めた環境を読み取れるものに**人口ピラミッド**がある。人口ピラミッドとは，男女別に年齢別の人口を低年齢から順に積み重ねた図のことである。

● **人口ピラミッドの比較** ▶図4-3のaおよびbは，日本の1950(昭和25)年当時の人口ピラミッドと，2015(平成27)年のそれを並べたものである。1950年から2015年にはどのような変化がみられるだろうか。

1950年の日本は人口およそ8400万人，2015年の日本の人口はおよそ1億2700万人である。人口の増加とともにピラミッドが三角形から壺(つぼ)型に変化し，年少人口❸が減少し，老年人口❹が増加していることがわかるだろう。

▶図4-3のcとdは，日本と同様に1億人以上の人口を有するロシアとパキスタンの2015年の人口ピラミッドである。国によっても人口構成は異なることがわかる。

では，この違いはなぜ生じるのだろうか。

人口ピラミッドなどであらわされる年齢別人口構成は，その集団内で生ま

NOTE
❸年少人口
0〜14歳の人口である。
❹老年人口
65歳以上の人口である。高齢者人口とよばれるべきかもしれないが，人口統計上はこの用語が使われている。

plus **人口と人口静態・人口動態**

人口の算出：たとえばA町の人口がある日の時点で5,000人だったとする。その翌日に町内で赤ちゃんが2人生まれれば，A町の人口は5,002人になり，さらに町内で1人死亡するとA町の人口は5,001人になる。さらにその日に5人の転入届があれば，5,006人となる。

人口静態：A町のある日の時点での人口は5,000人であった。これは人口静態である。人口静態は通常，域内のすべての世帯の人の数を調査する全数調査によって把握される。

人口動態：A町では，調査日である「ある日」の翌日，町内で赤ちゃんが2人生まれている(出生)。また続いて，1人死亡し，5人が他の市町村から転入してきた。これらは人口を増減させる要因であり，人口動態である。

推計人口：全数調査で判明した人口5,000人に，これらの増減を加えて割り出した人口は，推計人口とよばれる。日本では毎月1日現在の推計人口が計算されている。

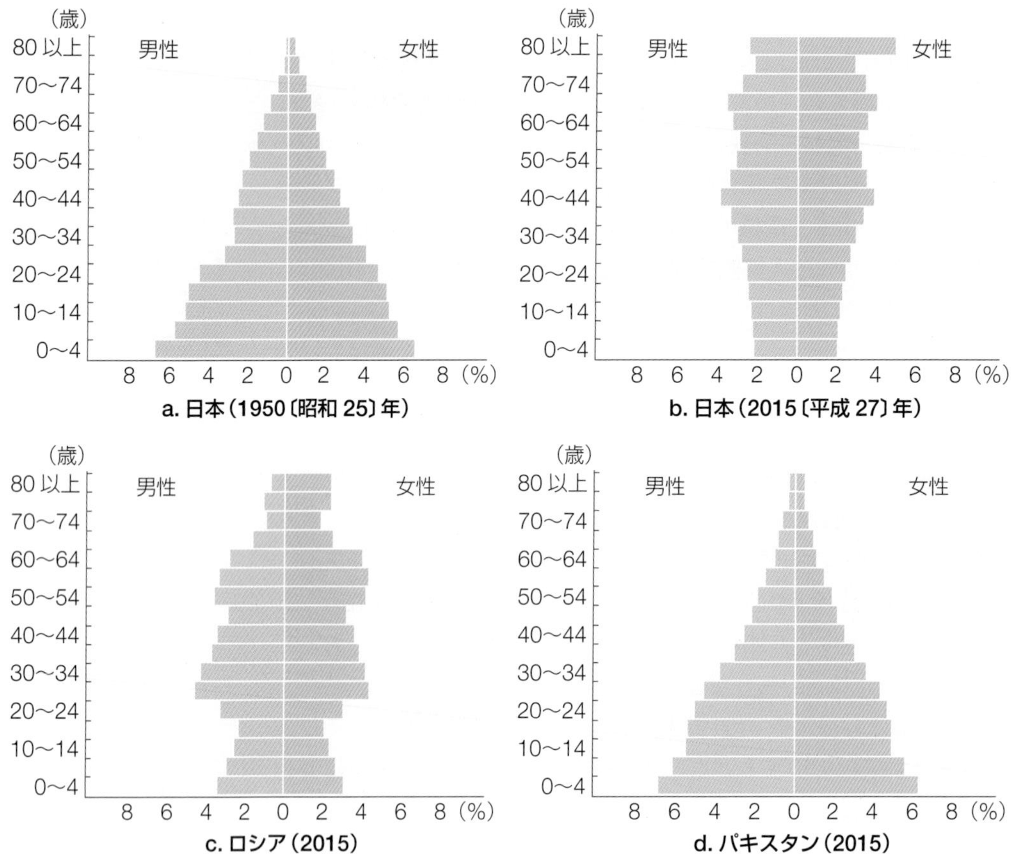

図4-3　人口ピラミッドの比較(年齢階級別人口割合)
(UN：World Population Prospects, The 2017 Revision)

れる子どもの数(出生数)と年齢別の死亡数によりかわる。たとえば，1950年の日本と2015年の日本を比較すると，2015年の日本では，老年人口が増えている。これは，栄養状態の改善や医療の発展などにより，高齢で存命の人が増えたことによるだろう。また，年少人口が1950年と比較すると少ないのは，出生数の減少が影響している。パキスタンは独立以来，人口増加が著しいため，ピラミッド型になっている。ロシアは1950年代から1980年代に人口が増加し，1990年代から2000年代初頭まで人口減少が続いた。平均寿命が日本よりも低いため，図のような形となっている。

このように，国・地域の出生や死亡の特徴，医療の発展の度合いなどにより，年齢別人口構成は異なる。また，同じ国のなかでも，過疎化や都市化によって異なる。そのため，日本でも都道府県や市町村によって人口ピラミッドの形は異なっている。

4　集団の健康をとらえるための統計資料

健康に関する統計を**保健統計**といい，すでに紹介した人口動態統計(人口統計でもある)や患者調査のほかにも，その目的に応じて，さまざまな対象に調査が実施されている。このほか，医療施設や医療経済に関する統計も，日本の保健・医療の現状を知るための重要な資料である。これらの多くは政府によって行われ，調査結果が刊行物やインターネットにおいて公開されている。そのうち代表的なものを▶表4-5にあげる。

日本の資料だけでなく，WHOや国連，OECDも多くの健康に関する統計資料を作成・公開している。これら政府や国際機関，その他の公的組織による統計資料はインターネットを通じてダウンロードできるものが多い。

▶表4-5 日本人集団の健康をとらえるための代表的な統計資料

国勢調査	国勢調査は，国内の人口・世帯の実態を把握し，各種行政施策その他の基礎資料を得ることを目的として5年ごとに実施される。調査対象は，調査時において，日本国内に常住している者全員である。日本の総人口や家族構成などの世帯の実態は国勢調査によって把握される。
人口推計	国勢調査によって明らかになった人口を基に推計されるものである。毎月1日現在の人口(全国，総人口および日本人人口)を算出している。
人口動態調査	出生や死亡などの人口の動態の状況を把握し，人口および厚生労働行政施策の基礎資料を得ることを目的として実施されている。調査は「戸籍法」および「死産の届出に関する規程」により届け出られた出生，死亡，婚姻，離婚および死産の全数を対象とした全数調査である。
生命表	ある期間における死亡状況(年齢別死亡率)が今後変化しないと仮定したときに，各年齢の者が1年以内に死亡する確率や平均してあと何年生きられるかという期待値などを死亡率や平均余命などの指標(生命関数)によってあらわしたものである。とくに，0歳の平均余命である平均寿命は，保健福祉水準を総合的に示す指標として広く活用されている。国勢調査に基づく「完全生命表」と，人口推計に基づく「簡易生命表」の2種類が作成・公表されている。
国民生活基礎調査	保健・医療・福祉・年金・所得など，国民生活の基礎的事項を調査し，国政労働行政の企画および運営に必要な基礎資料を得ることを目的として実施される。調査は全国から無作為に抽出された地区で，世帯および世帯員を対象として行われる。調査内容は，①世帯に関するもの，②健康に関するもの，③介護状況や介護が必要な者に関するもの，④所得に関するもの，⑤貯蓄に関するものがある。①〜⑤のすべてを調査する大規模調査と，①のみを調査する小規模調査があり，大規模調査は3年に一度，その間の2年は小規模調査を実施している。世帯数や世帯構造，65歳以上の者のいる世帯の状況，要介護者のいる世帯，おもな介護者などの資料は，この調査結果から得られる。
患者調査	病院および診療所(以下，医療施設)を利用する患者について，その傷病の状況などの実態を明らかにし，医療行政の基礎資料を得るために実施される。対象は，全国から無作為に抽出された医療施設を，調査日に利用した患者である。調査事項は，入院・外来の種別，受療の状況などである。疾患ごとの患者数，入院や外来別の患者数などの資料は，この調査結果から得られる。調査は3年に1回の実施である。
受療行動調査	全国の医療施設を利用する患者について，受療の状況や受けた医療に対する満足度等を調査することにより，患者の医療に対する認識や行動を明らかにし，今後の医療行政の基礎資料を得るために実施される。調査は，全国の一般病院を利用する患者(外来・入院)を対象とし，患者調査の調査対象となる病院から無作為に抽出して行う。調査は3年ごとに，患者調査と同一の日に行われる。
医療施設調査	病院および診療所(以下，医療施設)の分布および整備の実態を明らかにするとともに，医療施設の診療機能を把握し，医療行政の基礎資料を得るために実施される。静態調査と動態調査があり，静態調査は3年ごとの10月1日時点で開設しているすべての医療施設が対象である。動態調査は毎月，医療施設の開設・廃止などの申請・届出について集計・公表される。病院や診療所の数，医療従事者の数などはこの調査結果から得られる。
国民健康・栄養調査	国民の身体の状況，栄養素等摂取量，生活習慣の状況を明らかにし，国民の健康の増進の総合的な推進をはかるための基礎資料を得ることを目的として，「健康増進法」に基づき実施される。調査は毎年11月に実施されており，対象は無作為に抽出した世帯および世帯員である。調査は身体状況調査票(身長，体重，腹囲，血圧測定，血液検査など)，栄養摂取状況調査票(食品摂取量，栄養素等摂取量，食事状況)，生活習慣調査票(食生活，身体活動・運動，休養〔睡眠〕，飲酒，喫煙，歯の健康など)からなる。

表4-5 （続き）

食中毒統計調査	食中毒患者および食中毒による死者の発生状況を的確に把握し，発生状況を解明するため，系統的な調査を行い，とくに食品衛生対策のための基礎資料を得ることを目的として実施される。調査の対象となるのは，食中毒と食中毒患者もしくはその疑いがある者または食中毒による死者である。
全国がん登録	2016（平成28）年1月から開始された，全国でがんと診断されたすべて患者のデータを国でまとめて集計・分析・管理する制度である。がんと診断されると医療機関，都道府県を通じて「全国がん登録データベース」に登録される。登録されたデータの分析によって得られた最新の統計情報は，国立がん研究センターから公表されている。
病院報告	病院報告は，全国の病院，療養病床を有する診療所における患者の利用状況を把握し，医療行政の基礎資料を得ることを目的に実施される。調査の対象は全国の病院，療養病床を有する診療所すべてであり，在院患者数・新入院患者数・退院患者数・外来患者数などについて毎月調査されている。
衛生行政報告例	各都道府県，指定都市および中核市における衛生行政の実態を把握し，衛生行政運営の基礎資料を得ることを目的としている。調査対象は都道府県，指定都市および中核市であり，調査事項は精神保健福祉関係，栄養関係，衛生検査関係，生活衛生関係，食品衛生関係，乳肉衛生関係，医療関係，薬事関係，母体保護関係，特定医療（指定難病）・特定疾患関係，狂犬病予防関係である。
国民医療費	年度内の医療機関等における保険診療の対象となりえる傷病の治療に要した費用を推計したものであり，国民に必要な医療を確保していくための基礎資料として，医療保険制度・医療経済における重要な指標となっている。この費用には，医科診療や歯科診療にかかる診療費，薬局調剤医療費，入院時食事・生活医療費，訪問看護医療費，療養費などが含まれる。
学校保健統計調査	学校における幼児，児童および生徒の発育・健康の状態を明らかにすることを目的として実施される。調査内容は，発育状態（身長・体重）と健康状態（栄養状態，脊柱・胸郭・四肢の状態など）である。調査は学校および児童を抽出して行われる。

C 公衆衛生の場での疫学——原因を分析する

● **原因を知ることの重要性**　これまでは，現状（集団の健康状況）を把握するための指標をみてきた。公衆衛生活動においては，現状を把握したらターゲットをしぼり，取り組みたいと思っている問題の原因を分析することが必要になる。たとえば，ある疾患を予防したいと考えたとする。その場合，その疾患の原因がわかれば，その原因にはたらきかけることによって疾患を予防できる。このように，原因の分析はとても重要である。

ここでは「疾患」を例にしたが，公衆衛生や疫学は，いわゆる疾病の原因や対策だけに取り組むわけではない。「介護が必要な状態」や「元気でいきいきと暮らしている状態」など，疾病に限らない健康状態（健康事象）に関連する要因にも注目する。そして，望まない状態になることを予防する，あるいは望ましい状態になる可能性を高めることも公衆衛生である。本章では複雑さを避けるために疾患と表現しているが，実際にはさまざまな健康事象が含まれていることに留意してほしい。

● **原因の特定**　たとえば，ある疾患の罹患率が高いことが明らかになり，その疾患の罹患を予防したいとしたら，どのように原因をさぐるだろうか？原因をさぐる方法には，体内でなにがおきているのかを，細胞や組織，器官でとらえるなど，さまざまなレベルにおけるさぐり方がある。しかし疫学では，このような生物学的なメカニズムの解明とは異なるさぐり方をする。どのような生活や環境が疾患の発生に影響を与えているか，どのような条件や要因にさらされていることが疾患の発生に影響を与えるか，という視点で原因を特定していく。

1 曝露

● **曝露とは** 疫学では，疾患の発生以前に存在する条件や要因，原因のことを**曝露**（ばくろ）とよぶ。曝露とは「その状態にさらされている」という意味であり，疾患に関係し，疾患発生より以前に存在しているものすべてをさす。たとえば，「喫煙への曝露」「長時間労働への曝露」などという言い方がなされる。

人の健康にかかわる要因にはさまざまなものがあるが，大きく分けると個体としての人間側の要因（**宿主要因**（しゅくしゅ））と，人を取り巻くすべての**環境要因**の2つに分けられる❶。あらゆる宿主要因と環境要因が曝露になる。たとえばその人の生活習慣や性・年齢・受けた教育，暮らしている土地の文化・地理・気象なども，疫学では曝露である。

● **危険因子とは** 曝露のなかでも，疾患の発生の危険を高めるものは**危険因子**とよばれる。この危険因子をさがすことが，疫学の重要な課題である。疾患の危険因子がわかることで，曝露を変化させて疾患の発生の確率を下げる，つまり予防につなげることができる。一方，疾患発生の確率を下げるものは**予防因子**とよばれる。

NOTE

❶曝露の分類

曝露は，①宿主要因（遺伝的・身体的・精神的要因など），②社会・文化・経済的環境要因（社会生活状況・生活習慣・職業・経済状況・社会環境など），③自然環境要因（気象・地理など）に分類することもある。

1 過去のエビデンスを活用した曝露と結果の関連性の調査

疫学において，曝露がある疾患の危険因子となっているか，つまり因果関係を知るためには，曝露と疾患（結果）との間に関連があるかどうかをまず調べる必要がある（▶plus「バイアス（かたより）」）。

先にも述べたように，曝露とは「人を取り巻くすべてのもの」であるともいえる。だからといって，人を取り巻くすべてのものと疾患の発生の関連を

plus バイアス（かたより）

関連や因果関係をさぐるための観察で忘れてはならないのは，バイアス（かたより）が存在する可能性である。バイアスとは，真の姿と観察結果に違い（誤差）があり，その誤差が，一定の方向に生じているものである。たとえば，観察対象と思っていた集団のなかから非常にかたよった人々だけを観察してしまった場合や，疾患を有する人と有さない人では曝露への認識や記憶が異なっていた場合などである。前者の例として，ある疾患と生活習慣との関連をみるのに観察集団が看護学生だけ（年齢，性，活動のかたよった集団）だったり，後者の例として，疾患を有する人は原因をさがそうとするなどで疾患を有さない人よりも曝露を思い出しやすくなる，といったことがあげられる。バイアスがあると研究結果に大きな影響を与える。研究する際には，これらバイアスについて計画時点で考え，対策をたてる必要がある。

調べることは現実的ではない。ある程度，影響を与えている可能性の高いもの，この場合は疾患の発生との関連が疑われるものを調べていくことになる。

そのような，疾患の発生との関連がありそうな曝露を見つけるにはどうしたらよいだろうか。まずは，これまでのその疾患に関する情報や研究結果を調べる。すでに研究がなされ，結果が出ているのであれば，その知見を利用する。これがエビデンスを活用するということでもある。

2 自分自身で行う曝露と結果の関連性の調査・分析

では，そういった情報や過去の研究結果もない場合はどうするか。曝露と疾患の関連を分析するときにたどる一般的な順序は，①臨床的観察，②利用できるデータを用いての分析や確認，③発症した人(ケース)と発症してない人(コントロール)の比較❶，④曝露した人と曝露してない人の比較，である。

1 臨床的観察　病棟でたくさんの患者と接するなど，ある疾患をもつ人たちに会う機会がたくさんあれば，その患者を観察しながら，その疾患を有する患者になにか共通の特徴，つまり曝露があることに気づくかもしれない。この，個々の例の観察が，関連を見いだす出発点である。

2 利用できるデータを用いての分析や確認　その疾患を有する患者に共通してみられた曝露が，その疾患にかかることとなにか関連がありそうか，実際に記録して集計をするなどして整理する。そして，その関連がほかのデータからも妥当といえるかどうかを検証する。過去にそのことに関する研究結果が発表されていないか，入手できる統計資料などからその関連を分析してみることができないかなどを確認する。

3 ケースとコントロールの比較　その疾患を有しない人では曝露が少なかったり曝露状況が異なったりするのかを検証する。疾患を有する人(症例群)と有しない人(対照群)を設定し，危険因子と思われるものへの曝露状況を比較することを**症例対照研究**(あるいはケースコントロール研究)という。

4 曝露した人と曝露してない人の比較　続いて，危険因子と思われるものに曝露した人(曝露群)と曝露していない人(非曝露群)ではその疾患のかかりやすさが異なるかを調べる。その疾患にかかっていない人を追跡調査し，曝露群と非曝露群でその疾患の罹患率が異なるかを比較することを**コホート研究**という。

本章の冒頭の日本住血吸虫症の対策をふり返ってみよう。まず，患者はどの地区のどのような場所に多いかを調べ，ついで，患者が低地に多く川や水路に沿って発生していることが確認された。そして最後に，水とこの疾患が関連しているということがわかっていったのである。

> **NOTE**
>
> **❶ケースとコントロール**
> ケースとは，原因と分析した疾患にすでにかかっている人々など，調査したい状況にある集団をいう。コントロールとは，ケースと比較の対象とする集団のことで，ケースと人数・年齢構成・地域などが似ているが，その状況にはない(その疾患は発症していない)集団のことである。

2 疫学的因果関係

● **因果関係があるか**　曝露と疾患に関連があることがわかったら，次に因果関係があるかを調べる。ある曝露と疾患に因果関係があるといえるためには，曝露が結果の前におきている，つまり，時間的関係性があることが必須

表 4-6　関連が因果関係かどうかを判定するための視点

時間的関係	曝露が結果よりも時間的に前に生じている必要がある(曝露の時間的先行)。因果関係が成立するために必須の項目である。
関連の強固性	曝露した集団のなかで疾患にかかる人の割合が，曝露していない集団のなかで疾患にかかる人の割合と比べて高いほど，関連が強い。
量-反応関係	曝露の増加(量・時間)につれて疾患の頻度が増える。
関連の一致性	ある集団にみられた曝露と疾患の発生の関連が，ほかの集団にもみられる。時間・人・場所が異なってもその関連がみられる。
関連の整合性	観察された関連が，疫学以外の科学的知見と矛盾しない。
関連の特異性	曝露と疾患の関係が特異的であることが必要である。 • 曝露した人にしか疾患が発生しないとすれば，その曝露はその疾患の必要条件である。 • 曝露した人は必ず発病する。しかし曝露していない人にも発病する人はいるのであれば，その曝露はその疾患の十分条件である。 • 曝露と発病が 1 対 1 の関係であれば，その曝露はその疾患の必要十分条件である。

である。

曝露と結果の間にある関連が因果関係であるのかどうかを判定するための視点には，時間的関係，関連の強固性，量-反応関係，関連の一致性，関連の整合性，関連の特異性がある(表 4-6)。これらは因果関係を検討する際の判断の材料となる。ただし，時間的関係以外は，条件ではない。つまり，これを満たさなくても因果関係が否定されるわけではない。

因果関係が明らかになれば，疾患あるいは健康で望ましい状態がどのように生じるかを説明することができる。たとえば疾患の予防のための対策をたてることができるようになる。

● **検証のむずかしさ**　しかしながら，因果関係を推測するところまではできても，因果関係を検証することはむずかしい。因果関係を実証するためには，**介入研究**とよばれる曝露状況を変化させて比較するような研究を行う必要がある。また，疾患の発生において，因果関係がみられたとしても，その因果関係が 1 対 1 で対応していることはほぼない。因果関係が 1 対 1 で対応しているとは，1 つの要因が 1 つの結果を引きおこし，例外はないことを意味する。言いかえれば，要因が結果の必要十分条件であることをいう。現実的には，多数の要因が疾患の発生に関係している。

D　公衆衛生の場での疫学――対策を計画・実施する

1　因果関係に基づく対策の計画

● **対策の立案**　因果関係の一部でも明らかになったら，それに対する対策をたてることができる。公衆衛生活動における予防は，危険因子への曝露を減らすことにより，疾患が発生する確率を下げることが基本となる。

●**計画の実際**　どの疾患のどの要因にはたらきかけるためかを特定し，対策を計画する。対策を計画する際には，どのような対策が効果的であるのか，すでに得られている知識や最新の情報を最大限に収集し，対策を選択する。得られる効果はどのようなものか，かかる費用はどれくらいかを見積もることも重要である。対象とする集団の人々が実施する気になる対策であるか，受け入れられやすい対策であるかということも重要な視点である。

たとえば交通外傷による死傷者を減らすことを検討するとしよう。そのためには，交通安全教育，飲酒運転禁止，標識の整備などの交通外傷の発生する機会を減らすための取り組みに加え，シートベルトやチャイルドシートの装着，ヘルメット着用などの交通外傷の負傷の程度を減らす取り組み，救命処置技術を広めるなどの外傷を受けた人の生命をまもる取り組みがある。

これらのどの対策を選ぶか，どのように取り組むかを検討する。また対策は，1つだけでなく，同時に複数でもよい。

2　対策の効果の見積もり

対策の立案と計画にあたっては，対策の効果がどのようなかたちであらわれると期待しているのか，その効果をいつ，誰を対象としてどのような方法で評価するのかも計画しておく。ただし，対策の効果は，すぐに目に見えるかたちであらわれるものばかりでもないことに留意する。

また，ある疾患のある要因にはたらきかけるための対策が，ほかの疾患の予防や健康向上につながることもある。たとえば，インフルエンザの予防のための手洗い励行(れいこう)のよびかけは，食中毒やその他の感染症の予防としても有効な対策である。対策を選択する際，あるいは効果を見積もる際には，ほかにどのようなメリットがありそうかを考慮することも重要な視点となる。

現代の生活で問題となっている慢性疾患や生活習慣病などは，さまざまな要因が疾患に関連していることが多い。また，1つの要因がさまざまな健康事象につながっていることも多い。このため，特定の疾患の予防のために危険因子を減らすようはたらきかけるよりも，危険因子を有する集団，あるいはその要因をもつ可能性のある集団全体にはたらきかけて，さまざまな疾患の予防や健康向上をはかることが多い。

たとえば，喫煙は，肺がんだけでなく，ほかのがんや循環器疾患，胎児への影響などさまざまな健康事象の危険因子である。そのため，小中学生や妊婦向けの喫煙防止教育，喫煙者への禁煙サポートなどのタバコ対策は，肺がんの予防だけを目的にするのではなく，「健康づくり」として行うことが多い。健康向上のために看護職が行っている取り組みは数多くある。具体的な取り組みは第8章以降で紹介する。

E エビデンスを使う，つくる

1 疫学を利用する

看護職は，患者やその家族へさまざまな医学的知識を伝え，看護ケアや公衆衛生活動を行う。その際には，行おうとしている活動がどのような知見に基づいているものなのか，それによりどのようなことが期待されるのかを理解して提供しなければならない。

学生のときはもちろん，看護職として活動するようになったあとも，あるいは看護という職業から離れたとしても，さまざまな統計情報や，研究結果をぜひ利用してほしい。現在はインターネットを通じて，公的機関の発行する統計資料や，研究結果を入手できることも多い(plus「研究の検索」)。

また，私たちが参照する看護や医学の知見・知識は，これまでの多くの患者から得られたデータに基づいたものである。たとえば，その疾患がどのような経過をたどるのか，どのような治療や看護ケアが有効なのか，などの知見は，すべて多くの患者のデータに基づいたものである。こうしたデータが疫学的手法によって集められ，積み重ねられてきたものであるということを覚えていてほしい。

2 エビデンスをつくる

看護ケアを行っているときは，1人ひとりの人を見つめてケアを実践する。しかし，たった1人だけを看護しつづけることはない。1つの場面では1人と向き合っていたとしても，1日で何人もの人に会う。何週間，何か月，何年とその仕事を続けていけば，その間に会う人の数は膨大なものになる。

plus 研究の検索

研究結果(学術情報)は，インターネットを通じて誰でも利用できる日本語のデータベースとして，国立情報学研究所(NII)が運営している CiNii(NII 論文情報ナビゲータ〔サイニィ〕)や，国立研究開発法人科学技術振興機構(JST)が構築した J-STAGE(科学技術情報発信・流通総合システム〔ジェイ・ステージ〕)がある。

このほか，海外のものでは，アメリカ国立医学図書館(NLM)の国立生物科学情報センター(NCBI)が作成しているデータベース PubMed(パブメド)がある。PubMed は，世界の主要医学系雑誌などに掲載された文献を検索することができ，自動翻訳ではあるが，日本語でも利用可能である。

また，有料ではあるが，国内の日本語の医学・看護学・薬学・歯学および関連領域の文献抄録と書誌情報を集めた特定非営利活動法人医学中央雑誌刊行会の医中誌(いちゅうし) Web は，多くの医療関係者に利用されている。看護の文献をさがす際は，CINAHL Information System 社が作成している看護系論文の抄録データベース CINAHL(シナール)も有用である。

これら以外にも，インターネット上で公開される学術論文はますます増えている。図書館とともに積極的に利用してほしい。

そのような臨床場面での観察のなかで，曝露と疾患との間に関連が見えてくることがある。観察したことが本当にそうなのか，それらを比較検証し，その結果を疾患の予防や対策に役だてる，それが疫学的視点である❶。実際に比較検証するための研究方法や，それを発信するための方法は，またさらに詳しい勉強が必要になる。しかし，まずは，疫学的な視点を理解し，自分の実践がどのようなエビデンスに基づいているかを知ることから始めよう。

現在の看護や医療は，疫学から得られた知識の積み重ねの上になりたっている。今後の積み重ねの上に将来の看護も医療もつくり上げられていくということを忘れずにいてほしい。

NOTE

❶臨床疫学

疫学のなかでも，臨床場面（病院だけでなく，患者に関連する場面すべてを含む）で得られる情報や臨床場面で適用するもの，臨床場面に応用されるものを「臨床疫学」と称する場合もある。

work　復習と課題

❶ ある時点に，集団内でその疾患にかかっている人の割合を〔　ア　〕という。

❷ ある集団における，その疾患の発生率を〔　イ　〕という。

❸ ある集団内で，どのくらいの人が疾患などで医療を受けたかを把握する指標に〔　ウ　〕がある。

❹ ある年齢の人が平均してあと何年生きられるかという期待値を〔　エ　〕という。

❺ 生まれたばかりの子（0歳児）が平均してあと何年生きられるかを予測したものが〔　オ　〕である。つまり，〔オ〕は0歳における〔エ〕である。

❻ 健康上の問題で日常生活が制限されることなく生活できる期間を〔　カ　〕とよぶ。つまり，〔オ〕と〔カ〕の差は「不健康な期間」を意味する。

❼ ある一定期間内に死亡した人の数を，その集団の人数（人口）で割ったものを，〔　キ　〕とよぶ。

❽ ある時点でそこに存在していた人の数，つまり，特定の時点の人口を〔　ク　〕という。

❾ 日本国内の〔ク〕は，〔　ケ　〕年に一度行われる〔　コ　〕によって把握される。

❿ 〔ク〕に対して，出生・死亡・死産・婚姻・離婚などの人口を増減させる要因を〔　サ　〕という。

⓫ 危険因子に曝露した人と曝露していない人では，その疾患へのかかりやすさが違うかどうかを調べるために，その疾患にかかっていない人を追跡調査し，罹患率を比較する研究を〔　シ　〕とよぶ。

第 5 章

環境と健康

本章の目標

- □ 環境と健康，生活とのつながりを知り，環境保全の大切さを理解する。
- □ 地球規模の環境問題とその対策，健康への影響について理解する。
- □ 私たちの身近な取り組みが地球環境の保全につながることを理解する。
- □ 私たちの日常生活に直結する，身のまわりの環境問題とその対策，健康への影響について理解する。
- □ 日本の環境行政の概要を理解する。

A　環境と健康

● **環境とは**　**環境**とは，私たち人間や生物を取り巻くすべてのもののことである。環境は，大きく自然環境と社会的環境に分類できる。

自然環境は，**物理環境**(気温・湿度・気流・音・光・放射線など)，**化学環境**(化学物質)，**生物環境**(人間を含む動物・植物・微生物など)に分けられる。これら3つの環境は，実際には1つのシステム(系)として，互いにかかわり合いながら1つのまとまりとして存在している。この状態を**生態系**という。生態学では，生物を取り巻く環境を地圏，水圏，気圏の3つに区分して取り扱う。私たち人間やほかの生物の住む場所である**生物圏**は，これら3つの接点にある。

社会的環境とは，人間がつくり出す，人間の生活に影響を与える条件のことである。たとえば政治や制度，産業や経済，文化や習慣，組織や集団，戦争や紛争，人口分布などを要因とした，さまざまなものがある。

● **環境と生物**　環境は不変のものではなく，生物の生命活動によって変化する。たとえば人間は生きていくために，動植物を食べなければならない。動物もまた生きていくためにほかの動物や植物が必要であり，植物は成長するために，土壌・水・日光・空気が必要である。このように，生物は環境から必要なもの(資源)を取り出して利用することで生命活動を行う。また，生物は不要なもの(排出物)を放出することで環境の組成に影響を与える。このように生物は，生命活動の維持のために環境を改変している。そのなかでも人間は，ほかの生物に比べて環境を改変する能力および程度が大きいという特徴がある。

人類は約700万年前に誕生して以来，さまざまな環境条件およびその変化に適応して繁栄をとげ，農業の開始以降は，周囲の環境を人間の生活に適するかたちに大きく改変するようになった。そして，文明の誕生と科学技術の発展により，非常に大きな環境改変能力をもつにいたっている。

● **環境と健康**　環境の変化は，私たち人間の健康に大きな影響を与える。環境が著しく悪化した場合，たとえば日本の四大公害病(▶144ページ)のように，広い範囲の多くの人々の健康が害される。現在は，これが地球規模でおこっている。公衆衛生，つまり「みんなの健康」を考えるとき，環境への視点は欠かせない。

この章では，環境と健康とのかかわりについて，地球規模の環境問題と身のまわりの環境問題という2つの視点からみていき，最後に日本の環境行政について概説する。

B 地球規模の環境と健康

● **地球環境問題** 20世紀後半，世界では人口増加と産業活動の活発化により，エネルギー消費量が増加し，世界各地で大規模かつ急激な環境の変化がもたらされ，さまざまな環境問題が引きおこされるようになった。これらの環境問題は，しだいに地域・国という単位での対策で解決できる性質のものではなくなり，国境をこえた地球規模の問題に発展している。

● **疾病負荷** 疾病により失われた生命や生活の質の総合計を**疾病負荷**といい，健康問題の指標とされている。WHOは，世界の疾病負荷の22%，および死亡の23%が，なんらかの環境要因により引きおこされており，なかでも5歳未満の子どもの全死亡のうち，約1/4は環境要因によると推計している[1)]。環境の悪化は，貧困層や，子ども・女性といった人々に対して，より大きな影響をもたらす。現代社会において，私たちの健康を保つためには，国際協調による環境の整備が急務となっている。

● **人間環境宣言** 地球規模となった環境問題に対して，1972年，環境保全に関する初の国際会議である国連人間環境会議(ストックホルム会議)が開催された。会議では，人間環境の保全と向上に関し，世界の人々を励まし，導くため共通の見解・原則として，**人間環境宣言(ストックホルム宣言)**が採択され，これ以降，地球環境問題に対する世界的な取り組みがなされている(▶123ページ，表5-1)。

1 地球温暖化

1970年代に地球温暖化の問題が指摘されて以降，さまざまな国際的検証が重ねられ，懐疑的な意見もあるなかで温室効果ガス(後述)の排出削減の国際的な取り組みが進められてきた。しかし近年ますます異常気象は進行し，世界各地で記録的猛暑や熱波，豪雨災害，海面上昇，大規模な干ばつや山火事，農作物の不作，漁業の不漁などのニュースを目にする機会が増え，自身の体験も伴って地球温暖化を差し迫った危機として認識されるようになってきた。では実際に地球温暖化はどの程度進んでいるかみてみよう。

世界規模で気温の観測が行われ始めた1850〜1900年の平均気温を工業化が進む以前の基準値としてみると，2011〜2020年現在までに世界平均気温

1) A Prüss-Ustün, A. et al: *Preventing disease through healthy environments: a global assessment of the burden of disease from environmental risks*. WHO, 2016.

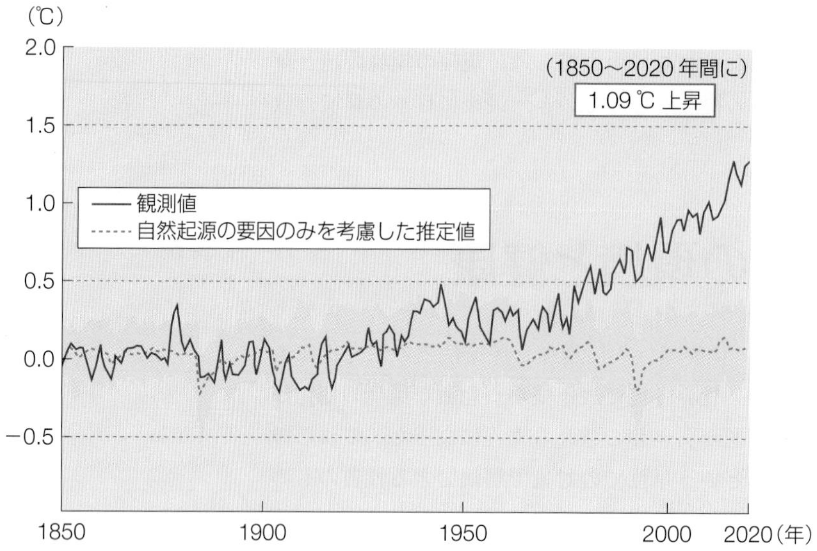

図 5-1　世界平均気温の変化
(「IPCC 第6次評価報告書」による，一部改変)

は1.09℃上昇したと報告されている(図5-1)。いまのままのペースで気温上昇が続くと2030〜2052年には1.5℃以上の上昇になり，さらなる気候変動，生物多様性と生態系への影響が生じると見込まれている。

1 地球温暖化の原因

● **温室効果ガスと温暖化**　地球温暖化の原因はなんだろうか。大気中に含まれる**二酸化炭素**(CO_2)やメタンなどの気体(ガス)には，地表から宇宙空間に放射される熱を吸収して蓄積し，再び地表に放射する性質がある。この作用を**温室効果**とよび，温室効果に寄与する気体を**温室効果ガス**という(図5-2)。この温室効果ガスにより地球全体の平均気温は約14℃程度に保たれている。これらのガスがなければ，地球の平均気温は−19℃になるという。

18世紀半ばの産業革命の開始以降，石油や石炭などの化石燃料が大量に使用されるようになり，これにより大気中の温室効果ガスの濃度が急激に上昇して温室効果が強くなり，地球の平均気温が上昇したと考えられる。

● **SSPシナリオ**　温暖化が進むと，将来的には地球の気温はどうなるのだろうか。気候変動に関する政府間パネル(IPCC，122ページ)が2021年に公表した「第6次評価報告書」では，共有社会経済経路(SSP)シナリオとよばれる5つの予測が示されている。最もよいシナリオは21世紀半ばにCO_2排出を正味ゼロにするもので(SSP 1-1.9)，このシナリオを進むと一度1850〜1900年の基準値より1.5℃以上の上昇を経験するものの，21世紀末には1.5℃を下回り気温が下降傾向に入る可能性が高い。最もわるいシナリオは現在のまま化石燃料に依存した経済発展を続けるもので(SSP 5-8.5)，21世紀末に気温上昇は4.4℃前後に達する(最大5.7℃の可能性あり)。中間は世界各国が国別のCO_2排出量上限はまもるというもので(SSP 2-4.5)，これでも21世紀末に気温上昇が2.7℃前後に達する。これら複数のシナリオが提示さ

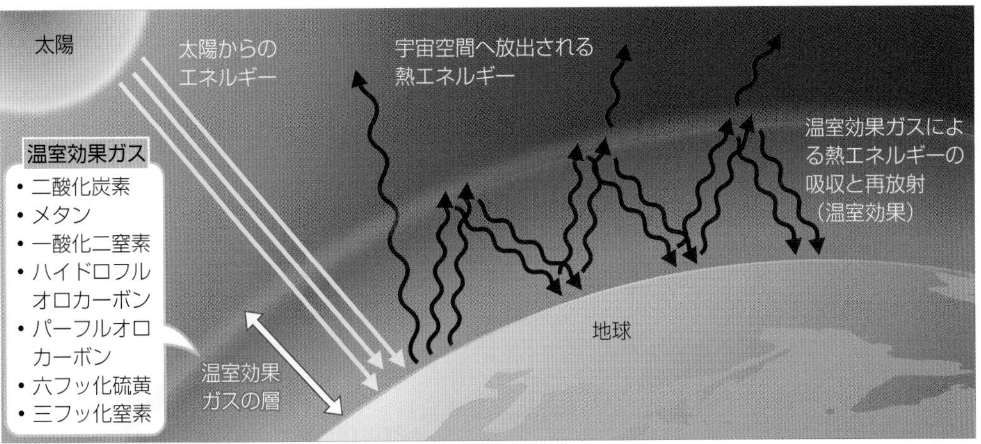

図 5-2 温室効果ガスと地球温暖化
温室効果ガス濃度の上昇により，温室効果(熱エネルギーの吸収と再放射)が強くなり，地表面の温度が上昇して，地球温暖化がもたらされる。

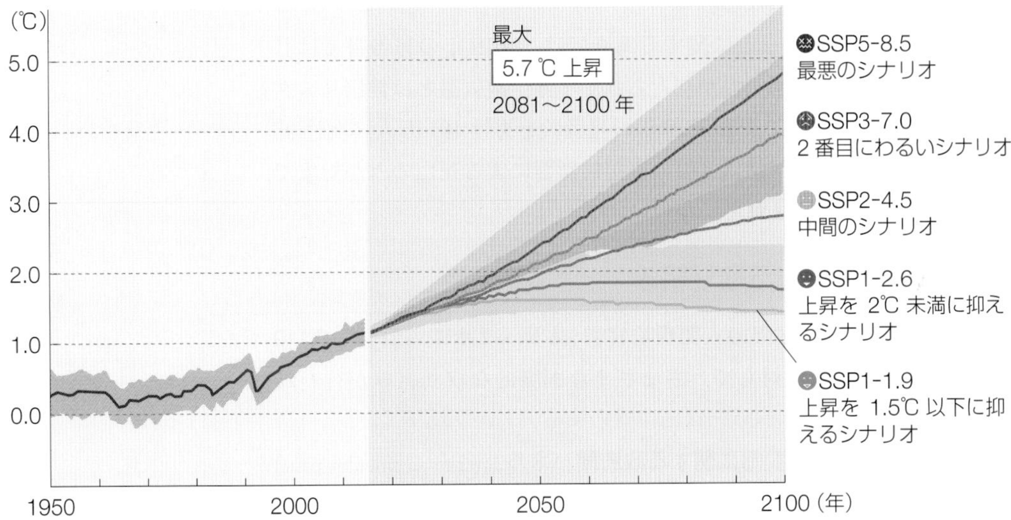

図 5-3 2100 年までの世界平均気温の変化予測
1850～1900 年を基準とした 2100 年までの世界平均気温の変化予測
(「IPCC 第 6 次評価報告書」による，一部改変)

れていることからもわかるように，私たちと社会の取り組みしだいで，将来の温暖化の進行度合いはかわりうる(図 5-3)。

2 地球温暖化による健康影響

地球温暖化により，私たちの健康にはどのような影響が生じるのだろうか。

直接的影響 直接的影響としては，高気温や熱波による熱中症などの熱関連死亡[1]，洪水や暴風雨による溺死や外傷などがある。

このうち，熱中症は，私たち誰もが経験しうるものである。高気温により大量に汗をかくことで身体から水分やナトリウムイオンなどが失われて体液

NOTE

[1] **熱関連死亡**
高気温(暑さ)が原因の死亡を統計学的に推計したもの。熱中症のほか，高気温による慢性疾患の悪化による死亡などを含む。

の電解質バランスがくずれ，脱水状態になると筋肉のこむら返りや失神がおこる。これに体内の熱産生と熱放散のバランスのくずれが加わると，体温が急激に上昇して熱中症になり，重症時は意識障害や多臓器不全をおこして生命に危機をもたらす。

● **間接的影響**　間接的影響は多彩である。水および食物由来の感染症(下痢症など)の増加，光化学オキシダント(▶130ページ)濃度の上昇による呼吸器疾患の増加，病原体を媒介する生物(カ〔蚊〕やマダニなど)の生息域の拡大による媒介動物由来の感染症(マラリア，デング熱など)の流行域の拡大，食料や生活用水不足による栄養性疾患や感染症の増加，暑さや自然災害による精神保健的諸問題の増加などが予測されている。

● **温暖化による超過死亡予測**　WHOは2014年，地球温暖化が現状のまま進行した場合，温暖化が進行しなかったと仮定した場合と比べて，こうした疾患による死者が2030年代に年間で約25万人多くなるとの推計を公表した。小児の低栄養が9万5000人，マラリアが6万人，下痢症が4万8000人，高齢者の熱関連死亡が3万8000人などである。日本を含む先進国ではおもに高齢者の熱関連死亡が問題になる。

世界の疾病負荷(▶119ページ)に関する調査では，2019年の報告書ではじめて環境要因の1つに非至適気温が加えられた。非至適気温とは健康リスクが生じる気温をいい，これによる2019年の死者数を男性101万人，女性95万人と見積もった。この推計値は気温の直接的影響による死亡のみが対象で，間接的影響による死亡は含まれていない。

3　地球温暖化に対する取り組み

● **国際的な取り組み**　1972年の人間環境宣言(ストックホルム宣言，▶119ページ)以降，地球温暖化に対して，さまざまな国際的な取り組みが行われてきた(▶表5-1)。

1988年に設立された**気候変動に関する政府間パネル** intergovernmental panel on climate change(**IPCC**)は，人間の活動による気候変化とその影響，それに対する方策などについて，科学的・技術的・社会経済学的な見地から包括的な評価を行うことを目的とした，専門家による政府間機構である(2023年現在195の国と地域が参加)。5〜6年ごとに最新の知見についての評価報告書を作成している。この報告書は，各国の環境政策にも大きな影響を与えている(▶120ページ)。2023年時点の最新版はIPCC第6次評価報告書で，温室効果ガスの排出量を2035年までに60%削減することが必要(2019年比)と明示された。

また，1992年の**国連環境開発会議(地球サミット)**では，「気候変動に関する国連枠組条約 united nations framework convention on climate change」(**気候変動枠組条約，UNFCCC**)が採択された。締約国は198か国である。この条約に基づき，**気候変動枠組条約締約国会議** conference of the parties(**COP**)が，1995年以降，毎年開催されることとなった。

● **日本の温暖化対策**　日本は，1997(平成9)年のCOP3での**京都議定書**(▶

表 5-1 おもな国際的な取り組み

開催年と開催都市(国)	会議の名称	宣言・条約	内容
1972 ストックホルム(スウェーデン)	国連人間環境会議(ストックホルム会議)	人間環境宣言(ストックホルム宣言)	• 環境の保護・改善は人間の義務であり，環境問題は国際的に取り組む課題であるとされ，国の責務も明確に表現された。
1992 リオデジャネイロ(ブラジル)	国連環境開発会議(地球サミット)	気候変動に関する国連枠組条約(気候変動枠組条約，UNFCCC)	• 温室効果ガスの排出・吸収の目録を作成し，国ごとに温暖化対策の計画を策定することなどが締結国の義務とされた。 • 生物多様性条約への署名が行われた。 • 1995 年から「気候変動枠組条約締約国会議」(COP)を毎年開催することが決められた。
1997 京都(日本)	COP3(第 3 回気候変動枠組条約締約国会議，京都会議)	京都議定書	• 2008〜2012 年の先進国の温室効果ガス排出量について，各国ごとに数値目標が設定された。 • 国際的に協力して目標を達成するためのしくみ(排出量取引，クリーン開発メカニズム，共同実施など)が導入された。
2012 ドーハ(カタール)	COP18(第 18 回気候変動枠組条約締約国会議)	ドーハ合意	• 京都議定書の 8 年間延長などの取り決めがなされた。
2015 パリ(フランス)	COP21(第 21 回気候変動枠組条約締約国会議)	パリ協定	• 京都議定書にかわる 2020 年以降の新たな国際的枠組み。 • 主要排出国を含むすべての国が自主的に削減目標を策定し，国内対策を実施することを義務づけた。 • 世界共通の長期目標として，産業革命前からの気温上昇を 2℃ 未満に抑制することを規定し，気温上昇を 1.5℃ までとするよう，努力を継続することとされた。

表 5-1)の採択を受け，第一約束期間(2008〜2012 年)に温室効果ガスの排出量を 1990 年より 6% 削減することを国際社会に公約した。1998(平成 10)年には「地球温暖化対策の推進に関する法律」(地球温暖化対策推進法)が制定され，日本国内の温室効果ガス排出削減策の基礎的な枠組みが定められた。また「エネルギーの使用の合理化等に関する法律」(省エネ法)の改正など，各種の国内対策が進められた。その後，COP21 でのパリ協定の採択を受けて，日本政府は 2021(令和 3)年 4 月，2030 年度の温室効果ガスの排出量を 2013 年度比で 46% 削減することを目標に掲げている。

● **緩和策と適応策** これまでの地球温暖化の対策は，原因となる温室効果ガスの排出を削減する**緩和策**を中心に進められてきた。しかし近年は，世界が早急に緩和策に取り組んだとしても，地球温暖化の進行を完全に制御することはできないと考えられている。そこで，温暖化の影響と考えられる事象が世界各地でおこるなか，その影響を最小限に抑える**適応策**が重視されてきている。私たちの生活・行動様式の変容，温暖化の影響を軽減・抑制する技術の研究開発，防災への投資など，自然や社会のあり方を調節することで，温暖化による悪影響を軽減する対策である(◐図 5-4)。

たとえば，環境省は熱中症予防情報サイトを設けて，日々の生活における

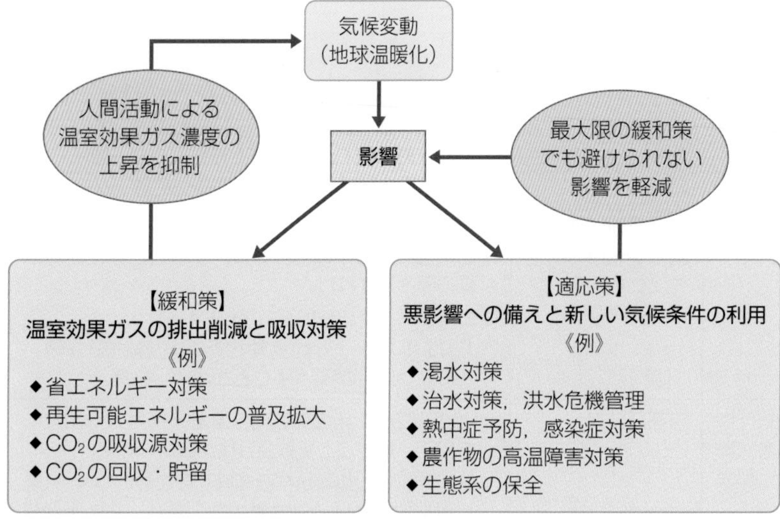

図 5-4　地球温暖化と緩和策・適応策の関係
（文部科学省・気象庁・環境省：気候変動の観測・予測及び影響評価統合レポート「日本の気候変動とその影響〔2012 年度版〕」による）

注意点や，家や街中で熱中症を予防するためのさまざまな工夫や取り組みを紹介している[1)]。さらに，保健活動にかかわる者に向けて「熱中症環境保健マニュアル」を公開しており，これもまた適応策の一環である。

日本は 2015(平成 27)年に地球温暖化の影響への適応計画を閣議決定し，2018(平成 30)年「気候変動適応法」を制定した。これにより国や地方公共団体，事業者，国民が連携・協力して適応策を推進するための法的なしくみが整備された。緩和策と適応策は地球温暖化対策の車の両輪の関係であり，同時に進めていくことが不可欠である。

2　オゾン層の破壊

イギリスの南極調査チームが，南極上空のオゾン層にある巨大な穴(**オゾンホール**)を発見し公表したのは 1985 年である。その後，すみやかにオゾン層破壊物質の生産・消費を全廃する世界的な合意が得られ，各国が対策を進めた結果，オゾンホールの拡大が抑制された。このオゾン層破壊への対策は，地球環境問題に対する世界的な取り組みの最大の成功例とされる。

1　オゾン層のはたらき

● **オゾン層**　**オゾン**(O_3)は，酸素原子 3 個からできた分子である。地上約 10〜50 km の成層圏には，大気中のオゾンの約 90% が集中して存在しており，**オゾン層**とよばれている。オゾン層には，太陽光に含まれる紫外線を吸収するはたらきがあり，われわれ人間を含めた生物を，その影響から保護し

1）環境省：熱中症予防サイト．〈http://www.wbgt.env.go.jp/〉(参照 2023-8-30)．

ている。

● **紫外線**　**紫外線** ultraviolet（**UV**）は，波長が可視光線よりも短く X 線よりも長い（約 10〜400 nm）電磁波である。紫外線には細胞傷害性があり，皮膚がんや白内障を誘発することが知られている。とくに，中波紫外線（UV-B）❶が問題となりやすい。

世界平均のオゾン全量は，1980 年から 1990 年代半ばまで減少が進んだことが判明している。1990 年以降の日本における紫外線量は，1970 年代と比べて最大 8% 増加したと分析されている。

2 オゾン層の破壊の原因

オゾン層破壊の最大の原因となったのは，1928 年に開発され，冷房・冷蔵器具の冷媒や半導体の洗浄剤などとして使用された，**フロン**❷である。狭義には塩素（Cl）・フッ素（F）・炭素（C）からなる**クロロフルオロカーボン**（**CFC**）をさすが，水素（H）をもつ HCFC や HFC も含まれることがあり，その場合は**フロン類**と総称する。

大気中に放出されたフロンは，成層圏に達し，紫外線によって分解されると，塩素原子を放出する。この塩素原子がオゾンを連鎖的に分解する。

3 オゾン層破壊防止のための取り組み

● **国際的な取り組み**　オゾン層の破壊は，その原因も影響も全世界的なものであった。そのため，国連が中心となって国際会議が開催され，オゾンホールが発見された 1985 年には「**オゾン層の保護のためのウィーン条約**」が，1987 年には「**オゾン層を破壊する物質に関するモントリオール議定書**」が採択された。同議定書によって，フロンなどのオゾン層を破壊する特定の物質が指定され，段階的にその生産・使用の削減・廃止が進められた。

● **日本の取り組み**　日本では，1988（昭和 63）年に「特定物質の規制等によるオゾン層の保護に関する法律」（オゾン層保護法）が成立し，同法に基づき 1995（平成 7）年末までにフロンの生産が全廃された。さらに 1998（平成 10）年成立の「特定家庭用機器再商品化法」（家電リサイクル法），2001（平成 13）年成立の「特定製品に係るフロン類の回収及び破壊の実施の確保等に関する法律」（フロン回収・破壊法）に基づき，過去に生産されたフロンの回収・破壊も行われた。

4 オゾン層の回復と新たな課題

世界的な取り組みの結果，オゾン層破壊の進行はほぼ終息し，2000 年代以降は回復基調にある。しかし日本の国内の紫外線量は，1990 年以降増加傾向にある。これは，オゾン層破壊とは別の理由（大気中エアロゾルの減少など）によるものと考えられている。環境省は 2003（平成 15）年に「紫外線環境保健マニュアル」を発行し，以後，紫外線曝露予防の啓発を行っている。

一方で，過度に日光への曝露を避けると，骨の生成に必要なビタミン D が不足する。日本では近年，乳幼児のビタミン D 欠乏症が増加しており，

NOTE

❶中波紫外線（UV-B）
紫外線は波長 400〜315 nm の長波紫外線（UV-A），315〜280 nm の中波紫外線（UV-B），280 nm 未満の短波紫外線（UV-C）に分けられる。UV-C が最も細胞傷害性が高いが，通常は大気中ですべて吸収されるため，UV-B が問題になりやすい。

❷フロン
モントリオール議定書でとくにオゾン層破壊係数が高いものとして指定された CFC を特定フロンとよび，HCFC や HFC を代替フロンとして移行が進められた時期もあるが，現在では代替フロンも地球温暖化防止の観点から制限されている。

妊婦がビタミンD欠乏状態であることや生後の日光浴不足が要因とされる。紫外線曝露予防とともに，適度な日光浴の必要性を啓発することもまた必要である。

3 生物多様性の損失

地球上には約870万種の生物が存在すると推定されている。私たちの日々の暮らしの基盤となるきれいな空気や水，食料，安定した気候などは，これらの生物がつくり出す生態系の微妙なバランスの上になりたっている。

1 生物多様性とその損失

● **生物多様性**　**生物多様性** biodiversity とは，文字どおり生物の多様さをあらわす言葉である。後述の「生物多様性条約」においては「すべての生物の間の変異性をいうものとし，種内の多様性，種間の多様性および生態系の多様性を含む」と定義されている。

● **生物の絶滅**　地球では，これまでに5回の生物の**大量絶滅**(**大絶滅**)があったとされる。現代は過去の大絶滅と比べても種の絶滅速度が速く，「第6の大量絶滅期」ともいわれる。そのおもな原因は，人間の活動である。

国際自然保護連合(IUCN)の，絶滅のおそれのある野生生物の種のリスト(**レッドリスト**)には，150,300種以上があげられている(2022年12月時点)。また，環境省でも日本に生息する野生生物についてレッドリストをまとめており，「環境省レッドリスト2020」において3,716種があげられている。

2 生物多様性の損失の影響

生物多様性の減少は，生態系の微妙なバランスを不安定にし，私たちの健康や福利に悪影響を及ぼす。たとえば，病原体の拡大を防ぐ緩衝的役割を果たしていた種が減少あるいは絶滅すると，ヒトの感染症が増加することが知られている。

また，生物多様性の損失の大きな原因の1つは，人間の土地利用の拡大である。これまで未開であった土地に人間が入った結果，未知の病原体に接触し，新たな感染症が発生する事例も多い(エボラ出血熱など)。これを防止するためには，病原体の媒介生物の自然生息地を保全することが最良の方法とされる。生態系のバランスを保つためにも，自然保護区の設定などによる野生生物の生息・生育空間の確保，人間の土地利用の制限が必要である。

生物多様性と私たちの健康は複雑にかかわり合っている。社会のさまざまな部門が連携し，学際的なアプローチで生物多様性の保護をはかっていかなくてはならない。

3 生物多様性をまもるための取り組み

● **国際的な取り組み**　従来から行われてきた国際的な取り組みとしては，1973年に採択された「**ワシントン条約**」(CITES)に基づく，絶滅のおそれ

表 5-2　昆明・モントリオール生物多様性枠組のおもな内容

目標など	内容
2050 年ビジョン	「自然と共生する世界」（愛知目標と同じ）
2030 年ミッション	生物多様性を保全し，持続可能に利用し，遺伝資源の利用から生ずる利益の公正かつ衡平な配分を確保しつつ，必要な実施手段を提供することにより，生物多様性の損失をとめ，反転させ，回復軌道に乗せるための緊急な行動をとる
おもな 2030 年ターゲット	• (ターゲット 3) 2030 年までに陸と海のそれぞれ 30% 以上を保護・保全する(30by30) • (ターゲット 6) 2030 年までに侵略的外来種の導入率・定着率を半減する • (ターゲット 8) 自然を活用した解決策などを通じて気候変動の生物多様性への影響を最小化する • (ターゲット 15) ビジネスによる影響評価・情報公開を促進する

（外務省：生物多様性条約第 15 回締約国会議第二部等の結果概要．2022 による＜https://www.mofa.go.jp/mofaj/ic/ge/page22_003988.html＞＜参照 2023-08-29＞）

のある野生動植物の国際取引制限や，1971 年に採択され 1975 年に発効した「**ラムサール条約**」に基づく，水鳥の生息地として重要な湿地の保全などがある。

これらに加え，①生物の多様性の保全，②その構成要素の持続可能な利用，③遺伝資源の利用から生ずる利益の公正かつ衡平な配分という 3 つの目的を掲げる「**生物多様性条約**」(CBD)が，1992 年に締約された(2023 年現在 194 か国が締結)。CBD の締約国会議(COP)は定期的に開催されており，2010 (平成 22) 年に愛知県で開催された COP10 では，2011 年以降の世界目標である「生物多様性戦略計画 2011-2020」が採択された。その達成のための 20 の個別目標は，**愛知目標**とよばれている。

コロナ禍による中断ののち 2022 年にカナダのモントリオールで開催された COP15 において，愛知目標にかわる新たな世界目標として**昆明・モントリオール生物多様性枠組**が採択された。この枠組では，主要な目標の 1 つとして，生物多様性の観点から 2030 年までに陸と海の 30% 以上を保全する「30by30 目標」が定められた(▶表 5-2)。

● **日本における取り組み**　日本では，2008 (平成 20) 年に「**生物多様性基本法**」が成立し，同法と「生物多様性条約」に基づいて，「**生物多様性国家戦略**」がたてられている。また，地域における保全活動を促進するため，「地域における多様な主体の連携による生物の多様性の保全のための活動の促進等に関する法律」(生物多様性地域連携促進法)が制定された(2010〔平成 22〕年)。

4　水質汚濁

私たちの生活は，汚染されていない安全な水があることによって支えられている。もし，飲料・調理・洗濯・入浴・トイレなどに用いる身のまわりの水が汚染されてしまうと，私たちの健康はそこなわれ，生存もおびやかされることとなる。

1 水環境の汚染

● **水環境を汚染する物質**　河川・湖・海洋・地下水などの水環境を汚染する物質は多種多様であり，その多くは人間の生活や産業活動によるものである(▶146ページ)。汚染物質は有機化合物と無機化合物に大きく分けられる。有機化合物としては除草剤や殺虫剤，生活排水中の合成洗剤，下水道や畜産業などからの微生物，ガソリンや軽油などがあり，無機化合物としては産業廃棄物から生じる化学物質・重金属類・酸性物質などがある。

● **水環境の汚染による公害**　水環境の汚染は，さまざまな公害を引きおこす。日本でも19世紀末から20世紀にかけて，排煙や鉱毒ガス，重金属による足尾銅山鉱毒，有機水銀化合物による水俣病と第二水俣病，カドミウムによるイタイイタイ病など，水質汚濁にかかわる公害病が大きな社会問題となった。

● **プラスチックによる海洋汚染**　近年，世界的な問題となっているのが，プラスチックによる海洋汚染である。海洋ごみの70% をプラスチックが占めている。レジ袋やペットボトルなど，プラスチック製品の多くが使い捨てされており，最終的に多くのプラスチック廃棄物が海に流入し，海洋汚染を引きおこしている。

プラスチック廃棄物のうち，大きさが5 mm 以下のものをマイクロプラスチックという❶。海洋の食物連鎖に取り込まれて生態系に影響を及ぼすことが懸念されており，使用の制限やマイクロ化する前の廃棄物管理・リサイクルの推進・回収などの対応がよびかけられている。

すでに使い捨てプラスチックの規制を進めている国や地域も多く，たとえばアメリカのカリフォルニア州は，2014年に食料品店などでの使い捨てのレジ袋の提供を，2018年には一部の飲食店での使い捨てのプラスチック製ストローの使用を禁止している。わが国では2019(令和元)年，「容器包装リサイクル法」関係省令が改正され，翌年7月からプラスチック製買物袋の有料化が始まった。

> **NOTE**
>
> **❶マイクロプラスチックの種類**
>
> 洗顔料や歯みがき粉などの材料として製造された微小なプラスチックを一次的マイクロプラスチック，大きなプラスチックごみが自然環境下で破砕・細分化されたものを二次的マイクロプラスチックという。

2 水道の水質管理

● **水道**　町をつくり大規模な集団生活を営むためには，安全な水を持続的に確保することが必要となる。このために布設されるのが**水道**である。水道には，飲用に適した水を供給する上水道と，排水や汚水を集約する下水道がある。単に水道といった場合は上水道をさすことが多い。

水道の起源は紀元前2000年ごろに築造されたインダス文明の古代都市モヘンジョダロにあるとされ，紀元前3世紀ごろからは古代ローマにおいて大規模な水道が築造された。日本では1887(明治16)年に近代的な水道が横浜につくられ，その後も主要都市へつぎつぎに整備されていった。2021(令和3)年における日本の水道普及率は，98.2% である。

● **水道の水質基準** 水道によって供給される水の安全性を確保するため，日本では「水道法」(1957〔昭和 32〕年)が定められている。「水道法」第 4 条に基づいて，「水質基準に関する省令」により 51 項目からなる「**水道水質基準**」が定められている。水道水はこの基準に適合するものでなければならず，水道を扱う事業体などには検査が義務づけられている。また，水質基準以外にも，水質管理上留意すべき項目を水質管理目標設定項目，毒性評価が定まらない物質や水道水中での検出実態が明らかではない項目を要検討項目とし，情報収集が行われ，最新の知見をもとにつねに見直しが行われている。

● **水道水の塩素消毒** 水道水を微生物の繁殖からまもるため，多くの国において**塩素**による消毒を行っている。日本では，残留塩素濃度が「水道法」で定められている 0.1 mg/L 以上，水質管理目標設定項目の目標値である 1 mg/L 以下となるよう管理されている。しかし，塩素消毒が十分にきかない病原体もあり，日本でも 1996(平成 8)年に埼玉県で町営水道水を汚染源とするクリプトスポリジウムの集団感染が発生し，約 8,800 人が被害を受けた。

3 施設における水系感染症

病院などの施設においては，患者や医療者が病原微生物に汚染された水を摂取することで感染症を引きおこすことがあり，これを**水系感染症**という。

汚染された入浴設備や加湿器からレジオネラ属に感染する事例が多く，肺炎や発熱，呼吸困難などがみられ，重症の場合は死にいたることもある。施設におけるレジオネラ症を予防するためには，循環式浴槽を水の交換や洗浄によって清浄に保つこと，低温あるいは高温に温度管理すること，エアロゾルの発生を抑制すること，エアロゾルの発生が推測される場合には殺菌剤などで処理を行うことなどが有効である。細胞性免疫機能が低下している高齢者や新生児，重喫煙者，透析患者，糖尿病患者などでは，肺炎をおこす危険性が通常より高いため，こうした患者が多い施設ではとくに注意しなければならない。

5 大気汚染

1 大気汚染の原因物質と健康影響

● **大気汚染とは** 大気中に特定の微粒子や気体の量が増え，人々の生活環境や健康に悪影響を及ぼすことを**大気汚染**という。人間の活動によって発生する大気汚染の原因物質の多くは，石油や石炭などの化石燃料の燃焼によって生じ，発生源には廃棄物焼却炉やボイラーなどの固定発生源と自動車などの移動発生源がある。化石燃料を燃やすと浮遊粒子状物質・微小粒子状物質・窒素酸化物・硫黄酸化物などの大気汚染物質を発生する。

● **浮遊粒子状物質** **浮遊粒子状物質(SPM)**とは，大気中に浮遊する粒子状物質のうち，大きさが 10 μm 以下のものをいう。おもに工場などから排出される煤塵(ばいえん)や粉塵，ディーゼル車の排出ガスに含まれるが，風で舞い上がった土壌粒子など自然発生源によるものもある。大気中に長時間浮遊し，気管や肺に沈着して喘息（ぜんそく）や肺がんなどの原因となる。

● **微小粒子状物質**　大気中に浮遊している2.5 μm以下の小さな粒子を**微小粒子状物質（PM2.5）**という。浮遊粒子状物質よりも小さな粒子である。PM2.5は髪の毛の太さの1/30程度と非常に小さいため，気道の奥深くにある肺胞にまで到達し，喘息や肺がんなど呼吸器系疾患に加えて循環器系へも影響を及ぼす。

PM2.5は，2種類の方法で発生する。1つは，物の燃焼などによって，直接排出される場合である。もう1つは，窒素酸化物や硫黄酸化物，揮発性有機化合物（VOC）などのガス状大気汚染物質が，大気中で化学反応をおこして粒子化する場合である。PM2.5のおもな発生源は，人為的なもの（ボイラー，焼却炉などの煤煙を発生する施設，鉱物の堆積（たいせき）場などの粉塵を発生する施設，自動車，船舶，航空機など）と，自然に由来するもの（土壌，海洋，火山など）がある。

● **窒素酸化物と硫黄酸化物**　**窒素酸化物（NOx）**はおもに自動車の排出ガス，**硫黄酸化物（SOx）**はおもに工場や発電所の排出ガスに含まれる。いずれも眼や鼻・咽頭など呼吸器を刺激して咳や痰の原因となり，喘息を引きおこすことがある。また窒素酸化物と硫黄酸化物は大気中の水分と反応して**酸性雨**の原因にもなる。酸性雨は森林や農作物が枯れたりするなどの被害をおこし，人間の健康を間接的におびやかしている。

さらに窒素酸化物は太陽の紫外線を受けると化学反応をおこしてオゾンなど酸化力の強い物質に変化する。これらの酸化性物質を総称して**光化学オキシダント**という。光化学オキシダントの濃度が高まり，空に白いもやがかかったようになる現象を光化学スモッグという。発生すると目やのどの痛み，頭痛やめまいといった健康影響がある。

● **その他**　このほかの大気汚染物質としては，廃棄物の焼却炉などから排出されるダイオキシン，工場や家屋の建材などから発生する揮発性有機化合物（VOC），建築物の解体に由来する石綿（アスベスト）などがある。ダイオキシンには発がん性があり，石綿は塵肺（じんぱい）を引きおこす。

▶表5-3におもな大気汚染物質である12物質をあげる。環境省は，各都道府県の測定局などから集めた大気汚染常時監視データをインターネットで情報提供する大気汚染物質広域監視システム（そらまめ君）を開設・運営している[1]。

2　大気汚染防止対策

● **大気汚染防止法と規制対象物質**　日本では高度経済成長期の1960年代に，石油コンビナートが排出した硫黄酸化物などによって住民が喘息を発症した四日市喘息をはじめ，1970年代には全国の都市部で光化学スモッグが多発し，大気汚染が大きな社会問題となった。このため，1968（昭和43）年

1）環境省大気汚染物質広域監視システム（そらまめ君）．（https://soramame.env.go.jp）（参照2023-08-18）

▶表 5-3 おもな大気汚染物質

物質名	略称	各物質の説明
二酸化硫黄	SO_2	四日市喘息などのいわゆる公害病の原因物質である。石油・石炭などを燃焼したときに含有される硫黄(S)が酸化されて発生するもので，高濃度で呼吸器に影響を及ぼすほか，森林や湖沼などに影響を与える酸性雨の原因物質になるといわれている。
一酸化窒素	NO	窒素酸化物は，物の燃焼や化学反応によって生じる窒素と酸素の化合物で，主として一酸化窒素と二酸化窒素の形で大気中に存在する。発生源は，工場・事業場・自動車・家庭など多種多様である。発生源からは，大部分が一酸化窒素として排出されるが，大気中で酸化されて二酸化窒素になる。 二酸化窒素は，高濃度で呼吸器に影響を及ぼすほか，酸性雨および光化学オキシダントの原因物質になるといわれている。
二酸化窒素	NO_2	
窒素酸化物	NO_X	
一酸化炭素	CO	炭素化合物の不完全燃焼などにより発生し，血液中のヘモグロビンと結合して，酸素を運搬する機能を阻害するなどの影響を及ぼすほか，温室効果ガスである大気中のメタンの寿命を長くすることが知られている。
光化学オキシダント	Ox	大気中の窒素酸化物や炭化水素が太陽の紫外線を受けて化学反応をおこし発生する汚染物質である。光化学スモッグの原因となり，高濃度では，粘膜を刺激し，呼吸器への影響を及ぼすほか，農作物など植物への影響も観察されている。
非メタン炭化水素	NMHC	炭化水素は，炭素と水素が結合した有機物の総称である。大気中の炭化水素濃度の評価には，光化学反応に関与する非メタン炭化水素が用いられる。
メタン	CH_4	
全炭化水素	THC	
浮遊粒子状物質	SPM	浮遊粉塵のうち，10 μm 以下の粒子状物質のことをいい，ボイラーや自動車の排出ガス等から発生するもので，大気中に長時間滞留し，高濃度で肺や気管などに沈着して呼吸器に影響を及ぼす。
微小粒子状物質	PM2.5	大気中に浮遊する粒子状物質であって，その粒径が 2.5 μm の粒子を 50% の割合で分離できる分粒装置を用いて，より粒径の大きい粒子を除去したあとに採取される粒子をいう。疫学および毒性学の数多くの科学的知見から，呼吸器疾患，循環器疾患および肺がんの疾患に関して総体として人々の健康に一定の影響を与えていることが示されている。
浮遊粉塵	SP	大気中に長時間浮遊している煤塵，粉塵などをいう。煤塵とは，ものの燃焼によって生じたすすなどの固体粒子を総称したものをいう。

に「**大気汚染防止法**」が制定され，工場や事業場の排出規制，指定地域での総量規制，自動車排出ガスの許容限度の設定などによって大気汚染の防止をはかっている。規制の対象物質は，①煤煙(硫黄酸化物，煤塵，有害物質 5 種)，②粉塵(ふんじん)(一般粉塵，特定粉塵)，③自動車排出ガス，④特定物質，⑤有害大気汚染物質，⑥揮発性有機化合物である。

このうち**有害大気汚染物質**は，1996(平成 8)年の「大気汚染防止法」改正で指定および対策が制度化されたものである。「継続的に摂取される場合には人の健康をそこなうおそれがある物質で大気の汚染の原因となるもの」と定義され，2023(令和 5)年現在で優先取組物質 23 物質，該当する可能性がある物質 248 物質が指定されている。なお，従来からの「大気汚染防止法」の規制対象物質(SO_2 などの硫黄酸化物，NO_2 などの窒素酸化物など)や農薬に使われる物質などは除かれている。また，ダイオキシン類は，1999(平成 11)年の「ダイオキシン類対策特別措置法」制定に伴い除外された。

● **環境基準**　大気汚染物質については，環境基準(環境上の上限を定めるも

表 5-4 大気の汚染に係る環境基準

大気汚染物質	環境基準
二酸化硫黄(SO_2)	1時間値の1日平均値が0.04 ppm以下であり，かつ，1時間値が0.1 ppm以下であること。(昭和48年5月16日告示)
一酸化炭素(CO)	1時間値の1日平均値が10 ppm以下であり，かつ，1時間値の8時間平均値が20 ppm以下であること。(昭和48年5月8日告示)
浮遊粒子状物質(SPM)	1時間値の1日平均値が0.10 mg/m^{3}以下であり，かつ，1時間値が0.20 mg/m^{3}以下であること。(昭和48年5月8日告示)
二酸化窒素(NO_2)	1時間値の1日平均値が0.04 ppmから0.06 ppmまでのゾーン内又はそれ以下であること。(昭和53年7月11日告示)
光化学オキシダント(Ox)	1時間値が0.06 ppm以下であること。(昭和48年5月8日告示)
微小粒子状物質(PM2.5)	1年平均値が15 μg/m^{3}以下であり，かつ，1日平均値が35 μg/m^{3}以下であること。(平成21年9月9日告示)

の)や指針が定められている。「環境基本法」第16条第1項に基づく「**大気の汚染に係る環境基準**」(◎表5-4)が定められているのは，二酸化硫黄・一酸化炭素・浮遊粒子状物質・二酸化窒素・光化学オキシダントである。このほか，ベンゼン・トリクロロエチレン・テトラクロロエチレン・ジクロロメタンの4物質については，別に「**有害大気汚染物質(ベンゼン等)に係る環境基準**」があり，ダイオキシンと微小粒子状物質はそれぞれ個別の「**ダイオキシン類による大気の汚染，水質の汚濁(水底の底質の汚染を含む。)及び土壌の汚染に係る環境基準**」「**微小粒子状物質による大気の汚染に係る環境基準**」が定められている。また，光化学オキシダントについては，「**光化学オキシダントの生成防止のための大気中炭化水素濃度の指針**」がある。

● **大気汚染常時監視** 全国の都道府県には，大気汚染防止対策のための資料を得ることなどを目的に測定局が設置されている(全国約1,800か所)。環境省は全国の測定局などから大気汚染常時監視データを収集・分析している。これらの取り組みにより，大気汚染物資の環境基準の多くは達成されており，環境省の「令和3年度 大気汚染の状況」によると，PM2.5，SO_2，COはほとんど測定局が環境基準を達成し，達成率約100%である。一方で，Oxの達成率はきわめて低く約0%である。

6 土壌汚染

● **土壌汚染の影響** 土壌が有害物質に汚染されると，地下水が汚染されたり，農作物に有害物質が蓄積したりする。収穫された農作物は，直接私たちの口に入るほか，家畜の飼料にもなるため，有害物質は食肉にも蓄積される。こうして土壌汚染は，私たちが口にする多くの食料の汚染につながり，私たちの健康を害する可能性を生む。また土壌は，透明な大気や水と比べ，有害物質が含まれていても目に見えにくい。有害物質の移動性も低く，拡散・希积されにくい特徴がある。そのため，土壌汚染が発生すると，私たちの健康は長期にわたり影響を受ける可能性が高くなる。

● **公害と農用地の土壌汚染防止** 日本では，工業化が急激に進んだ19世紀後半から20世紀半ばにかけて，カドミウム・銅・亜鉛・ヒ素などの重金属が，鉱山や精錬所からの産業排水中に排出され，周辺地域の土壌汚染が公害問題となった。最初に土壌汚染が大きく取り上げられたのは，明治時代初期に栃木県と群馬県の渡良瀬川流域で発生した**足尾銅山鉱毒**であるが，国による包括的な土壌汚染対策には結びつかなかった。

神通川下流域の富山県では，1910年代から1970年代前半にかけて，全身の痛みを伴う病態が多発した。この病態は戦後，**イタイイタイ病**と名づけられ，原因究明の結果，神通川上流にある神岡鉱山(岐阜県)の廃水に含まれていたカドミウムが下流の水田土壌に流入・堆積し，そこで育った米を食べた人々の体内にカドミウムが蓄積して発生したと推定された。カドミウムが体内に蓄積すると，腎臓が障害され，骨がもろくなる骨軟化症などが引きおこされる。その結果，簡単に骨折がおこるようになって，全身の痛みが生じる。

イタイイタイ病をきっかけとして，1970(昭和45)年に「**農用地の土壌の汚染防止等に関する法律**」(土染法)が制定された。この法律は，農用地の土壌汚染により人の健康をそこなうおそれがある農畜産物が生産されたり，農作物などの生育が阻害されたりすることを防ぐことを目的としている。この法律は日本における土壌汚染防止対策の端緒となったが，対象は農用地だけに限られていた。

● **土壌汚染に関する基準の制定** その後，工場の跡地から，不法に投棄されたり，管理がわるくもれ出したりした重金属・化学物質(鉛，水銀，ヒ素，六価クロム，カドミウム，ポリ塩化ビフェニル〔PCB〕，揮発性有機化合物〔VOC〕など)がつぎつぎと検出され，社会問題となった。そこで，1991(平成3)年には「公害対策基本法」(現在は「環境基本法」に統合)に基づく「**土壌の汚染に係る環境基準**」(土壌環境基準)が示され，また2002(平成14)年には土壌汚染状況の把握と土壌汚染による健康被害の防止のため，「**土壌汚染対策法**」(土対法)が制定された。

「土壌汚染対策法」は，①地下水などを経由した摂取リスクの観点から，すべての特定有害物質について**土壌溶出量基準**を，②直接摂取リスクの観点から，特定有害物質のうち9物質について**土壌含有量基準**を設定している。また，有害物質を使用していた施設が廃止された場合などにおいて，都道府県知事の責任で土壌汚染状況調査を行うことを定めており，公園などの公共施設もしくは学校，卸売市場などの公益的施設についても調査の努力義務を課している。

土壌汚染状況調査の結果，基準に適合しなかった場合は，要措置区域に指定・公示され，土壌の入れかえや，地下水汚染の拡大防止などの対策がとられる。最近では，東京都中央卸売市場の移転に際して，予定地から環境基準をこえる汚染物質が検出されたことが話題となった。

7 放射性物質

私たちは，宇宙からの放射線，地中や大気中の放射性同位体からの放射線，医療におけるX線撮影などからの放射線など，つねに放射線を浴びて生活する存在である。2011(平成23)年におきた東日本大震災による福島第一原子力発電所事故のように，災害や事故で大量の放射性物質が放出された場合に，周辺住民の健康や環境に対する影響が大きな問題となる。

1 放射線とは

● **放射線と放射能**　ウランなどの原子核は不安定であり，より安定した原子核にかわろうとする。このとき放出される高エネルギーの物質粒子または電磁波が**放射線**である。ウラン，プルトニウムなどの放射線を出す物質を**放射性物質**といい，放射線を出す能力を**放射能**という。放射線は物質を通り抜け，物質を構成する原子や電子を電離させる。物質を通り抜ける力(透過力)は，放射線の種類によって異なる。放射線が透過する際，電離などにより細胞を損傷することがある。

● **被曝**　また，人体が放射線にさらされることを**被曝**という。放射線の被曝は，身体外部から放射線を浴びる外部被曝と，放射性物質を体内に取り込むことによって生じる内部被曝に分けられる。

● **放射線の種類**　放射線には粒子放射線と電磁放射線があり，粒子放射線には α 線・β 線・陽子線・中性子線・重粒子線など，電磁放射線には γ 線・X線などがある。放射線が物質を通り抜ける力はそれぞれで異なり，粒子放射線である α 線はうすい紙1枚を通り抜けることができないが，電磁放射線である γ 線を遮蔽(しゃへい)するには厚さ50 cmのコンクリートや厚さ10 cmの鉛の壁が必要となる。

● **半減期**　放射性物質は，1つひとつの原子核がこわれて放射線を出し，ほかの元素にかわっていくことで安定した原子核になる。その過程で，もとの原子核の個数は時間の経過とともに一定の割合で減少していく。**半減期**とは，ある時点からもとの原子核が半分になるまでの時間をいう。半減期の長さは，原子核の種類によって決まる。

2 放射線の人体への影響と防護方法

● **確定的影響と確率的影響**　放射線の人体への影響は，確定的影響と確率的影響に分けられる。

確定的影響とは，一定量の放射線を受けると，必ず影響があらわれる現象である。脱毛・白内障・皮膚障害などがこれにあたり，受けた放射線量が多いほど，その影響や障害も大きくなる。多数の人が同じ線量を被曝したとき，全体の1%の人に症状があらわれる線量を閾値(いきち)としている。

確率的影響とは，放射線を受ける量が多くなるほど，影響があらわれる確率が高くなる現象である。がん・白血病・遺伝的な影響などがこれにあたる。

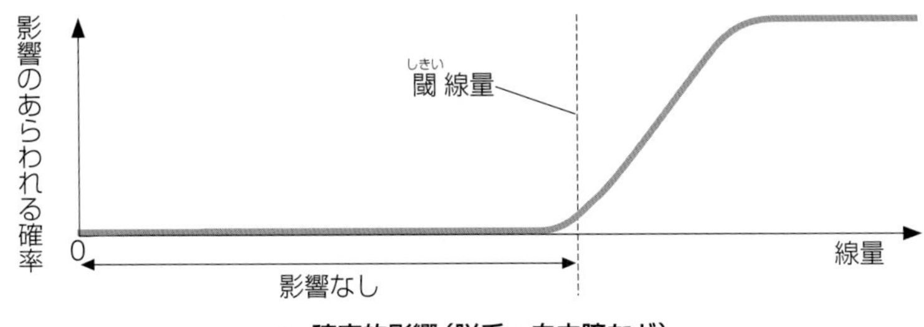

a. 確定的影響(脱毛・白内障など)

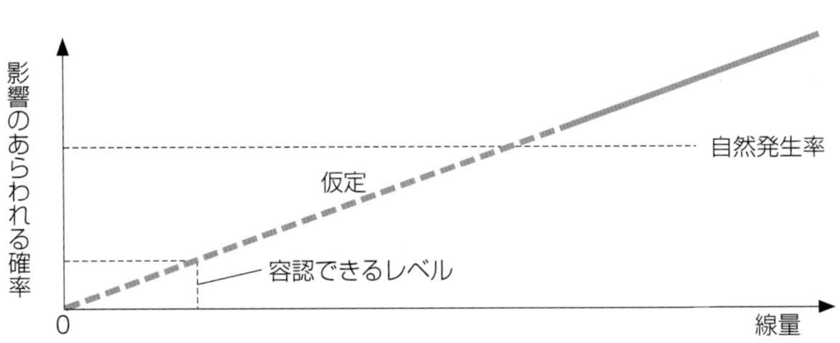

b. 確率的影響(がん,白血病など)

確定的影響には,線量を閾線量以内に抑えることで影響が出ないように対処する。一方,確率的影響には,閾線量はないと仮定して,「影響のあらわれる確率」が容認できるレベル以下になるように線量を抑えて対処する。

図 5-5 放射線防護の考え方

放射線防護の考え方 放射線の影響から人体をまもるためには,こうした影響の違いを考慮する必要がある。確定的影響から人体をまもるためには,その影響の閾値以下に放射線量を抑えることが必要である(図 5-5-a)。一方,確率的影響については,閾値がないと仮定し,影響があらわれる確率が十分に低く,容認できるレベル以下に線量を管理することが必要である(図 5-5-b)。

放射線防護の 3 原則 放射線防護のためには,①時間:放射線を受ける時間を短くすること,②距離:放射線源から距離をとること,③遮蔽:適切な遮蔽物を設置すること,の 3 つが重要である。

C 身のまわりの環境と健康

室内環境や食品・家庭用品の安全,ごみ・廃棄物処理といった身のまわりの環境は,私たちの健康に大きな影響を与える。身近な環境について理解し,環境問題の現状とそれが健康に及ぼす影響について知ることは,私たちの健康をまもり,向上させることにつながる。

1 室内環境の安全確保

室内環境 私たちが日常生活を送る空間として,住宅や学校,病院,店舗などの家屋内で過ごす時間は長い。そのため，そこで生活する人々の健康を保つためには，適切な**室内環境**(居住環境)を維持することが重要となる。

私たちの健康に影響を及ぼす室内環境の因子には，さまざまなものがある。その因子は，通風，温度・湿度，採光・照明，騒音・振動といった物理的因子，カビやダニ，細菌やウイルスなどの生物的因子，室内空気中の化学物質などの化学的因子に分けられる。

● **室内空気汚染** 室内の空気に含まれる物質で，私たちの健康に影響を及ぼすものには，炊事や暖房器具の使用などで発生する二酸化炭素・水蒸気・一酸化炭素，タバコの煙など日常生活に伴い発生するものがある。とくにタバコの煙には発がん物質をはじめ毒性の高い物質が数多く含まれており，大きな汚染源となりうる。

さらに，住宅用建材や家具，カーテンやカーペット，化粧品，芳香剤，防虫剤，洗剤，ドライクリーニング後の衣類などから，原料や製造過程の化学物質が揮発し，室内空気を汚染することがある。なかでも，揮発性の有機化合物は揮発性有機化合物(VOC)とよばれ，健康被害の原因物質とされている。

現代の家屋は気密性が高く，湿度の上昇により結露が生じ，カビやダニなどが増殖しやすい。また，家財などから発生した化学物質も室内に滞留しやすくなる。これにより，私たちの健康がおびやかされる。とくに乳幼児や高齢者，疾病をもつ人などは，室内環境の影響を受けやすいため，適切な室内環境を整えることが重要となる。

1 シックハウス症候群

● **シックハウス症候群とは** 住宅の高気密化や化学物質を放散する建材・内装材の使用などにより室内空気が汚染され，新築・改築後の住宅やビルにおいて居住者にさまざまな健康被害をもたらす事例が数多く報告されている。これらは総称して**シックハウス症候群**とよばれている。その症状は，眼やのどの痛み，湿疹，吐きけ，喘息，集中困難，頭痛，疲労感など，人によってさまざまである。ただし，シックハウス症候群の症状と，原因とされる物質との因果関係は，いまだ不明な点も多いとされる。

● **原因物質** 厚生労働省の，シックハウス(室内空気汚染)問題に関する検討会によると，シックハウス症候群の原因物質として，ホルムアルデヒドを含む13種類の化学物質があげられており，それぞれ室内濃度の指針が設定されている。

● **国内での取り組み** シックハウス症候群の発症には，さまざまな要因が複雑に関係している。関係省庁が連携してシックハウス対策に取り組むため，2000(平成12)年にシックハウス対策関係省庁連絡会議が設置された。これにより，建築基準法の改正や学校の環境基準の設定といった法制度の整備や，原因物質の指定と室内濃度指針の策定などが行われてきた。

2 化学物質過敏症 multiple chemical sensitivity (MCS)

化学物質過敏症(MCS)は，ある程度の量の化学物質に曝露されるか，あるいは低濃度の化学物質に長期間繰り返し曝露されることにより，まずは一度過敏状態になり，その後きわめて微量の同系統の異なる化学物質に対しても過敏症状がもたらされる病態のことである。**本態性環境不耐症**ともよぶ。シックハウス症候群は室内環境に由来する健康障害であり，原因を除去できれば回復や予防が可能である。化学物質過敏症は，特定の化学物質への曝露がなくなっても症状が継続したり，まったく異なる化学物質に対しても多彩な症状があらわれたりするのが特徴である。症状と化学物質との因果関係や発生機序については未解明な部分が多く，さまざまな要因が関係して発症するとされる。

2 食品の安全確保

私たちが日々口にする食品は，農地・漁場・工場などで生産され，その多くは食品工場などで製造・加工されてから，さまざまな経路で流通している。保存技術や流通手段の発達によって，国内にとどまらず，海外からも多くの食品が運ばれ，食卓に並ぶ。

この生産から流通の過程で病原体や有害物質が混入したり，包装容器に有害物質が含まれていたりすると，私たちは大きな健康被害を受けることになる。たとえば，食中毒の原因物質の混入は，生産，製造・加工，保存・流通のあらゆる過程でおこる可能性がある。実際に，**森永ヒ素ミルク中毒事件**❶や**カネミ油症事件**❷などの毒劇物の混入，**腸管出血性大腸菌 O157** による大規模な食中毒，残留農薬や食品添加物の問題など，食の安全をおびやかし，国民の信頼を揺るがすような問題はたびたびおきている。

しかし，この複雑な流通経路を，私たち消費者個人がすべて確認したうえで口にすることは困難である。そこで，以下に述べるような法律に基づき，国や自治体を中心とした食品の安全性の確保が取り組まれている。

1 食品衛生法

食品の衛生管理を行ううえで基本となる法律は，1947(昭和 22)年に制定された「**食品衛生法**」である。同法は，飲食に起因する衛生上の危害の発生防止を目的としており，食品等事業者の営業施設基準，食品・添加物・器具・容器包装などの規格基準および取り扱いの原則，検疫や食中毒をはじめとした食品衛生に関する監督指導などを規定している。

同法は 2018(平成 30)年に大幅に改正され，次の内容が盛り込まれた。①広域に及ぶ食中毒対策の強化，②HACCP(▶138 ページ)にそった衛生管理の制度化，③特定の食品による健康被害情報の届出の義務化，④食品用器具・容器包装へのポジティブリスト制度❸の導入，⑤食品事業者の営業届出・許可制度の変更，⑥食品のリコール(自主回収)情報報告の義務化，⑦輸出入食

NOTE

❶森永ヒ素ミルク中毒事件
1955(昭和 30)年におきた事件。ヒ素を含む化学合成物が添加された粉ミルクを飲用した乳幼児に，1万3千人以上の中毒者と130人以上の死者が発生した。

❷カネミ油症事件
1968(昭和 43)年におきた事件。食用油の製造過程で PCB などのダイオキシン類が混入し，それを摂取した人々やその胎児に，皮膚症状や臓器障害などが多発した。

❸ポジティブリスト制度
農薬や添加物などを対象に，一律に残留基準を設定し，登録された化学物質に関しては例外の基準を設定する制度。反対に，登録された事項のみを規制対象とする制度をネガティブリスト制度という。

品の安全証明の充実などである。

2 食品安全基本法

2001(平成13)年から翌年にかけて相ついでおきた牛海綿状脳症(BSE)❶問題や食肉偽装表示問題をきっかけとして，2003(平成15)年に「**食品安全基本法**」が制定された。同法は，国民の健康の保護を最も重要と位置づけ，さまざまな安全性確保の措置を講じることを定めたものである。内閣府のもとに関係行政機関から独立した**食品安全委員会**をおくこと，同委員会は安全性が懸念される食品について，科学的な知見に基づき，中立公正に食品健康影響評価(リスク評価)を行うこと，それを施策に反映することなどが規定されている。

> NOTE
> **❶牛海綿状脳症(BSE)**
> 異常構造をもつ感染性タンパク質(異常プリオン)の感染によるウシのプリオン病。異常プリオンは，経口摂取によってヒトにも感染するという説が有力であり，クロイツフェルト-ヤコブ病の原因と考えられている。

食品健康影響評価では，リスク分析(▶147ページ)の考え方が導入されている。これはすべての対象にリスクが存在するという前提のもとでリスクを科学的に評価し，適切な管理を行うことでリスクを最小限にしようとする考え方である。

3 食品安全確保対策

◆ 食品汚染の監視

国連食糧農業機関(FAO)とWHOの合同食品規格委員会は，1993(平成5)年に**危害分析重要管理点** hazard analysis critical control point(**HACCP**〔ハサップ〕)❷とよばれる，食品製造・加工工程における衛生管理手法のガイドラインを発表し，現在では食品衛生管理の世界標準となっている。日本では中小規模の食品事業者で導入がのび悩んでいたが，2018(平成30)年の「食品衛生法」改正により，原則としてすべての食品事業者がHACCPにそった衛生管理を行うことが制度化された。

> NOTE
> **❷HACCP**
> 原材料の受け入れから最終製品までの工程ごとに，微生物による汚染，金属の混入などの危害要因を分析したうえで，危害の防止につながるとくに重要な工程(加熱工程における温度，時間など)を継続的に監視・記録する工程管理システム。

そのほかにも，食品衛生管理制度の一環として，都道府県などによる食品衛生監視体制が敷かれている。たとえば，各自治体には**食品衛生監視員**がおかれ，食品の検査や食中毒の調査，食品製造業や飲食店の監視，指導および教育を行っている。

◆ 食品添加物の規制

食品の原材料のうち，素材と水以外に製造・加工過程で使用されるものを**食品添加物**という。目的に応じて，保存料・甘味料・着色料・香料などに分けられる。

日本では，森永ヒ素ミルク中毒事件などをきっかけに，指定添加物以外の化学的合成品を食品に添加することが禁止されるようになった。その後，厚生労働省や食品安全委員会によって安全性確保の基準の指針が示され，評価に適合した添加物のみが使用などを許可されている。

また市場においても，食品添加物の摂取量調査が実施されている。市場で流通している食品中の添加物の種類と量を検査し，**許容1日摂取量**(**ADI**)❸

> NOTE
> **❸許容1日摂取量**
> 人が毎日一生涯摂取しつづけても，健康への悪影響がないと推定される1日あたりの摂取量。1日摂取許容量ともいう。

の範囲内にあるかどうかを確認している。

◆ 残留農薬等の規制

農薬の規格や製造・販売・使用は「**農薬取締法**」(1948〔昭和 23〕年制定)により厳しく規制されている。農作物に残留する農薬の量については，「食品衛生法」に基づいた**残留農薬基準**が設けられている。当初は基準が設けられている農薬のみを規制対象とするネガティブリスト制度であったが，2006(平成 18)年からは基準が設けられている農薬しか使用できないポジティブリスト制度に移行された。

食品中に残留するすべての農薬，飼料添加物および動物用医薬品については，一律基準 0.01 ppm をこえて残留する食品の販売が禁止されるが，残留基準が設定され，それに適合したものは販売することができる。

健康への影響の評価については ADI のほか，短期間に通常より多く摂取した場合の影響を評価する急性参照用量(ARfD)も導入されている。

◆ 食品中の放射性物質対策

食品衛生法に基づき，2012(平成 24)年から，食品群ごとに放射性セシウムの上限が定められた。基準値は，食べつづけたときに，その食品に含まれる放射性物質から生涯に受ける影響が，十分小さく安全なレベル(年間 1 mSv 以下)になるように定められている。たとえば，放射性セシウムの基準値(食品 1 kg あたり)は，一般食品は 100 Bq，乳児用食品や牛乳は 50 Bq，飲料水では 10 Bq である。食品の検査は，地方自治体がガイドラインに基づいて実施している。

◆ 食品表示

2015(平成 27)年から「**食品表示法**」による食品情報の表示が義務づけられている。この制度は，食品の安全性や選択機会の確保，必要な情報の提供など，消費者の権利を尊重する目的でつくられた。表示内容は，食品の名称，アレルゲン，保存方法，期限，原材料，添加物，栄養成分の量および熱量，原産地，その他食品関連事業者などである。アレルゲンについては原材料と別に表示されるが，遺伝子組換え食品の情報は原材料欄に記載される。食品添加物は，原材料に占める重量の割合が多い順に，すべての添加物が記載されている。

4 輸入食品の安全管理

日本で消費される小麦の 8 割以上，砂糖や豆類，牛肉，果実などの 6 割以上は輸入された食品である。したがって，輸入食品の安全確保は，私たちの健康をまもるために必須といえる。厚生労働省は，「食品衛生法」に基づき，**輸入食品監視指導計画**を毎年度策定している。

輸出国の政府に対しては，日本の規制に適合した生産・製造・加工，輸出前の検査などを求めている。輸入時の対策は検疫所が担っており，病原体や農薬・添加物などのモニタリング検査が行われている。違反が確認されると，検査の頻度を高めたり，違反の可能性の高い食品に対しては，輸入のつど，検査を行ったりすることになる。国内では前述の食品衛生監視員による監視指導が行われており，食品輸入事業者に対しては自主管理体制の構築などが強く要請されている。

3 家庭用品の安全確保

環境汚染や人体への悪影響といった理由から，特定の化学物質の製造・輸入においては，事業者に届出が義務づけられており，また新たな化学物質が流通する際は，その安全性などが審査されることになっている。

私たちが日常生活で使っている洗剤や衣料品なども，よごれを落としたり，適切な性状を維持したりする目的で，さまざまな化学物質を含んでおり，場合によっては健康被害を引きおこすおそれがある。そこで1973(昭和48)年，このような健康被害を防止するために，保健衛生の観点から必要な規制を行う「**有害物質を含有する家庭用品の規制に関する法律**」(家庭用品規制法)が定められた。2023(令和5)年現在，衣料品や寝具などの繊維・革製品に含まれるアゾ化合物，家庭用エアロゾル製品に含まれる塩化ビニルやトリクロロエチレン，家庭用の液体洗剤に含まれる塩化水素や水酸化ナトリウムなど，21物質群が規制されており，安全基準に適合しない家庭用品は販売などが禁止されている。

また，化学物質に関連する健康被害については1973(昭和48)年制定の「消費者生活用製品安全法」による重大事故情報の報告・公表制度の対象となっており，化学物質規制などの必要な措置が迅速にとれるようになっている。

4 ごみ・廃棄物問題

1 一般廃棄物と産業廃棄物

● **廃棄物処理法と廃棄物の定義**　日本が1950年代後半から高度経済成長期に入り，大量消費・大量廃棄型の社会となるにつれて，ごみ(廃棄物)問題が社会問題化した。そこで，廃棄物の排出を抑え，適正に処理することで生活環境を保全し，公衆衛生の向上をはかるという目的から，1970(昭和45)年に「**廃棄物の処理及び清掃に関する法律**」(**廃棄物処理法**あるいは**廃掃法**)が制定された。これは，日本の廃棄物に関する基本的な法律となっている。

一般に**廃棄物**とは，さまざまな「ごみ」をさす言葉である。日本では「廃棄物処理法」第2条において，廃棄物を「ごみ，粗大ごみ，燃え殻，汚泥，ふん尿，廃油，廃酸，廃アルカリ，動物の死体その他の汚物又は不要物であつて，固形状又は液状のもの(放射性物質及びこれによつて汚染された物を除く。)」と定義されている。

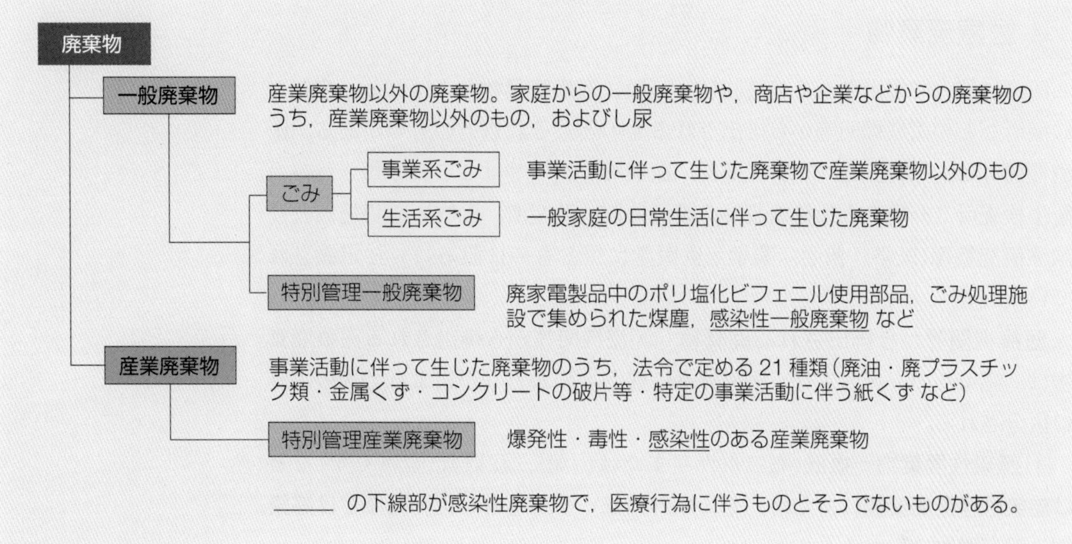

▶図 5-6　廃棄物の分類

● **一般廃棄物と産業廃棄物**　「廃棄物処理法」において，廃棄物は一般廃棄物と産業廃棄物に区分されている(▶図5-6)。

1 **一般廃棄物**　後述する産業廃棄物以外の廃棄物をさす。家庭あるいは事業者から排出される一般廃棄物があるが，自治体によっては前者を家庭系一般廃棄物(家庭ごみ)，後者を事業系一般廃棄物とよぶこともある。市町村が処理責任をもち，自治体などにある一般廃棄物用の処理施設で処理・処分される。

2 **産業廃棄物**　「事業活動に伴つて生じた廃棄物のうち，燃え殻，汚泥，廃油，廃酸，廃アルカリ，廃プラスチック類その他政令で定める廃棄物」および「輸入された廃棄物❶」をさす。排出事業者が処理責任をもち，排出事業者は，産業廃棄物の処理・処分について，許可を受けた事業者(**産業廃棄物処理事業者**)に委託しなければならない。

● **特別管理廃棄物**　「爆発性，毒性，感染性その他の人の健康又は生活環境に係る被害を生ずるおそれがある性状を有するもの」を**特別管理廃棄物**という。これは**特別管理産業廃棄物**および**特別管理一般廃棄物**に分けられる。

特別管理廃棄物のうち，「医療行為等により廃棄物となった脱脂綿，ガーゼ，包帯，ギブス，紙おむつ，注射針，注射筒，輸液点滴セット，体温計，試験管等の検査器具，有機溶剤，血液，臓器・組織等のうち，人が感染し，若しくは感染するおそれのある病原体が含まれ，若しくは付着し，又はこれらのおそれのあるもの」は**感染性廃棄物**として位置づけられており，さらに**感染性産業廃棄物**と**感染性一般廃棄物**に区分される[1)]。

NOTE

❶輸入された廃棄物

廃棄物として輸入されたもの。ただし，船舶や飛行機の航行に伴い生じる廃棄物(航行廃棄物)ならびに，日本へ入国する者が携帯する廃棄物(携帯廃棄物)を除く。

1）環境省環境再生・資源循環局：廃棄物処理法に基づく感染性廃棄物処理マニュアル．p. 2，2018による。

2 医療廃棄物

医療に伴って排出される廃棄物は，一般に**医療廃棄物**とよばれる。病院や診療所などの医療機関等から排出されるものと，それ以外のものがある。医療機関等は，「病院，診療所(保健所，血液センター等はここに分類される。)，衛生検査所，介護老人保健施設，介護医療院，助産所，動物の診療施設及び試験研究機関(医学，歯学，薬学，獣医学に係るものに限る。)」と定義されている[1]。

● **医療機関等から排出される廃棄物**　医療機関等から排出される医療廃棄物は，感染性の有無および，医療行為に伴うものかどうかによって次のように区分される。

1 **感染性廃棄物**　血液(廃アルカリまたは汚泥)，注射針(金属くず)などは**感染性産業廃棄物**にあたり，それ以外の紙くず，包帯，脱脂綿などは**感染性一般廃棄物**にあたる。

2 **非感染性廃棄物(医療行為に伴うもの)**　通常の一般廃棄物，産業廃棄物として処理される。ただし，鋭利なものは感染性廃棄物と同等に取り扱わなければならない。

3 **非感染性廃棄物(医療行為以外の事業活動に伴うもの)**　通常の一般廃棄物，産業廃棄物として処理される。

● **在宅医療廃棄物**　在宅医療に伴う廃棄物(**在宅医療廃棄物**)も医療廃棄物の一種であり，医療機関等と同様に，感染性のある廃棄物と，非感染性の廃棄物が排出されうる。在宅医療廃棄物は家庭から排出されるため，法律上は一般廃棄物に分類される。したがって，感染性のある廃棄物は感染性廃棄物に準じて処理する必要があるものの，それ以外の非感染性の廃棄物は，(家庭系)一般廃棄物として位置づけられ，原則として市町村に処理責任がある。

しかし，実際には，在宅医療廃棄物を(家庭系)一般廃棄物として排出すると，市町村が収集をこばむ場合もあり，近年の在宅医療件数の増加に伴って問題となっている。

3 生活排水処理

● **産業排水と生活排水**　人はさまざまな活動において水を使用し，使用したあとの水は**排水**となる。排水には，農地や工場などから排出される**産業排水**と家庭から排出される**生活排水**がある。

1 **産業排水**　農林水産業(第1次産業)や鉱工業(第2次産業)によって生じる。かつて，日本では水俣病に代表されるような産業排水による公害が相つぎ，大きな問題となっていた。しかしその後，「水質汚濁防止法」「下水道法」などによって，有害物質を除去する設備の設置の義務づけや，河川や公共下水道などへの排出規制など，産業排水に対する規制が進められている。

2 **生活排水**　飲料水や炊事，入浴，洗濯，トイレなど，日常生活のため

1）環境省環境再生・資源循環局：廃棄物処理法に基づく感染性廃棄物処理マニュアル．p.1，2018による．

に1人が1日あたりおよそ250 Lの水を使用し，排出する。この生活排水は，側溝や下水道を経由し，汚水処理施設がある自治体であれば処理を受けたのち，河川や海に放出される。1人1日あたりの生活排水250 L中の**生物化学的酸素要求量(BOD)**❶負荷量はおよそ43 gであり，そのうち30%(13 g)はし尿によるものである。一方，70%(30 g)はし尿以外の生活排水(生活雑排水)によるものであり，内訳をみると台所からの排水が40%(17 g)，風呂からの排水が20%(9 g)，洗濯からの排水その他が10%(4 g)，となっている[1)]。

● **生活排水対策**　都市部の水質汚濁のおよそ8割は生活排水によるものであり，その対策が課題となっている。生活排水への対策は，以下に示す「水質汚濁防止法」「下水道法」「浄化槽法」などにのっとって行われている。

1 水質汚濁防止法　生活排水対策の推進として，国および地方公共団体の責務として，生活排水処理施設の整備や，生活排水対策の啓発に携わる指導員の育成，公共用水域の水質の汚濁に関する知識の普及などが定められている。

2 下水道法　「都市の健全な発達及び公衆衛生の向上に寄与し，あわせて公共用水域の水質の保全に資すること」を目的に，下水道整備総合計画の策定，下水道設置・管理の基準などが定められている。日本の2022(令和4)年度末における下水道処理人口普及率❷は80.6%である。下水道・農業集落排水施設・浄化槽(単独処理浄化槽を除く)などの汚水処理施設を利用できる人口率を示す汚水処理人口普及率は92.9%である。ただし，いずれの普及率も自治体により大きく異なっており，中小の市町村における整備が課題となっている。

3 浄化槽法　「生活環境の保全及び公衆衛生の向上に寄与すること」を目的に，浄化槽によってし尿および雑排水の適正な処理をはかることが記載されている。当初，浄化槽とは，し尿のみを処理するもの(単独処理浄化槽)をさしていた。しかし2001(平成13)年の法改正によって，し尿に加えて，雑排水を処理できるもの(合併処理浄化槽)に定義が改められた。そのため，2001年以降に新設された浄化槽は生活排水全般を処理できるようになっている。

> **NOTE**
>
> **❶生物化学的酸素要求量(BOD)**
> 生物化学的酸素要求量 biochemical oxygen demand (BOD)は，水中にある有機物が分解される際に，微生物が必要とする酸素量を，水1 Lあたり(mg/L)であらわしたもので，数値が大きいほどよごれていることを示す。
> 日本では，BODを生活排水が最終的に放出される河川の環境基準の1つとして用いている。たとえば，コイやフナなどが生育できる環境(水産3級)におけるBODの基準値は5 mg/L以下である。
>
> **❷下水道処理人口普及率**
> 下水道へ生活排水を処理できる人口率のこと。

5 バリアフリー対策

これまで述べてきた環境とは意味合いが異なるが，障害の有無にかかわらず誰もが平等の生活を送れるように社会的環境をかえていくというノーマライゼーションの考えにたち，居住・生活環境をはじめとしたさまざまな分野においてバリアフリー化が進められている。

● **バリアフリーとは**　**バリアフリー**とは，なんらかの困難をかかえた人が生活をするうえで支障となるあらゆる障壁(バリア)を取り除くことをいう。日本では，高齢者や身体障害者が生活を送るうえで支障となる物理的な障壁

1）環境省：生活排水読本．(https://www.env.go.jp/water/seikatsu/)(参照 2023-8-29)

を取り除くことと考えられやすい。しかし本来のバリアフリーとは，対象を高齢者や身体障害者に限らない。精神障害や知的障害などを有する人，妊婦や小さな子どもづれの人など，困難をかかえた人すべてが対象である。取り除く障壁も，物理的なものだけでない。偏見をなくすといった精神的な障壁や，就学や就業，国家試験の受験での制限を取り除くことなど，制度的な障壁を取り除くことも含まれる。

● **バリアフリーに関する施策**　社会のバリアフリー化を目的として，国や自治体はさまざまな取り組みを行ってきた。まず1994(平成6)年に「高齢者，身体障害者等が円滑に利用できる特定建築物の建築の促進に関する法律」(**ハートビル法**)，2000(平成12)年には「高齢者，身体障害者等の公共交通機関を利用した移動の円滑化の促進に関する法律」(**交通バリアフリー法**)が制定された。これらの法律により役所や駅，病院，大規模商業施設，鉄道やバスなどで，段差の解消やエレベータの設置によって車椅子が利用しやすくなった。点字ブロックや障害者用トイレの設置も促進されてきている。

2006(平成18)年には，上記の2法(旧2法)が「高齢者，障害者等の移動等の円滑化の促進に関する法律」(**バリアフリー新法**)として統合され，以下の点が強化された。

- 従来，対象からもれていた，公共性の高い場所(道路や路外駐車場，都市公園など)もバリアフリー化の対象となった。
- 従来，大きな駅を中心とした地区に限られていた面的なバリアフリー化の要件が，高齢者・障害者が利用する施設が集中する地区や施設をつなぐ経路などにも拡大された。
- 旧2法で「高齢者，身体障害者など」となっていた対象者が，「高齢者，障害者等」となり，高齢者と身体障害者だけでなく，知的障害者・精神障害者・発達障害者など，すべての障害者が含まれるようになった。
- 物理的なバリアフリーだけでなく，バリアフリー化促進への国民の理解・協力を求める**心のバリアフリー**が，国(地方自治体)や国民の責務として定められるなど，ソフト面の施策の充実がはかられてきている。

D　日本の環境行政

これまでは個別の環境問題や生活環境の安全確保などについて述べ，そのなかで，日本の個別の環境対策について説明してきた。本章の最後に日本の環境行政の全体像について概説する。

日本では，1960年代前後の高度経済成長期に重化学工業の増大に伴い，多くの公害がおこり，社会問題化した。被害の大きかった水俣病・新潟水俣病・イタイイタイ病・四日市喘息は**四大公害病**といわれ，1967(昭和42)年の「公害対策基本法」の制定のきっかけとなった。この法律は，①大気汚染，②水質汚濁，③土壌汚染，④騒音，⑤振動，⑥地盤沈下，⑦悪臭の7つを公害と規定した。そして，公害を防止するための事業者，国，地方公共団体の責任と義務を明確にして，住民の健康を保つとともに，生活環境をまもることを目的とした。

1971(昭和46)年には，公害の防止や自然保護などの環境問題全般に対応するため，**環境省**の前身である環境庁が設置された。その後，地球温暖化やオゾン層の破壊など環境問題が地球規模化し，国際社会で重要問題としてとらえられるようになり，日本でも環境行政のあり方が検討された。こうして，それまでの「公害対策基本法」にかわり，1993(平成5)年に「環境基本法」が制定された。

1 環境基本法

● **概要**　「環境基本法」は，日本の環境政策の基本的な考え方を定める法律であり，以下の3つの基本的な考え方からなりたっている。

(1) 健全で恵みゆたかな環境を維持することが人間の健康で文化的な生活に欠くことのできないものであり，将来の世代にも引き継がなければならないということ。
(2) 社会経済の発展は重要であるものの，環境破壊を伴わない健全で持続的な発展であるべきということ。
(3) 今日の環境問題が地球規模の広がりを見せることから，人類共通の課題として国際社会で日本の能力をいかして環境保全に取り組まなくてはいけないということ。

● **環境基本計画**　政府は「環境基本法」に基づき，環境保全に関する基本的な計画「**環境基本計画**」を策定している。2018(平成30)年に策定された「第五次環境基本計画」では，目ざすべき持続可能な社会をつくるために低炭素社会・循環型社会・自然共生型社会の各分野を統合的に達成することに加え，安全の確保がそれらの基盤となると位置づけている。

2 環境基準

環境基準は，①大気，②水，③土壌，④騒音にかかる環境上の条件について，人の健康を保ち，生活環境を保全していくうえで維持されることが望ましい基準を定めたものである。「環境基本法」第16条第1項に基づき，設けられている。

環境基準は，人の健康を維持するための最低限度のものではなく，より積極的に維持するためのものであり，汚染の発生源を対象に規制を行う「排出基準」とは別のものである。

3 環境影響評価法

道路，空港，ダムや発電所をつくることは人がゆたかな暮らしをするためには必要であるが，環境に悪影響を与える開発事業を進めることは，「環境基本法」の考え方に反する。開発事業が大気・水・土・生き物などにどのような影響を及ぼすかについて，計画の早い段階で調査，予測して評価することを**環境影響評価**(**環境アセスメント**)という。

1997(平成 9)年に施行された「環境影響評価法」により，環境に大きな影響を及ぼすおそれのある開発事業を進めようとする事業者は，環境に及ぼす影響を調査して自治体に報告し，自治体では住民からの意見を取り入れて，環境をまもりながらよりよい事業計画をつくり上げていくこととなった。環境影響評価の対象は道路，ダム，鉄道，埋め立て，発電所等，大規模公共事業など 13 種類の事業である。

4　循環型社会形成推進基本法

日々の暮らしから発生するごみの量は，地域全体・国全体でみると膨大であり，ごみの最終処分場の確保は年々困難になっている。不法投棄の増大などの問題もあり，ごみ問題は年々複雑化している。

政府は，このようなごみ問題の解決のため，大量生産・大量消費・大量廃棄社会を環境への負荷が少ない資源循環型の社会にかえようとしている。そして，国の基本的な考え方と，国・事業者・国民の責務などを定めた「循環型社会形成推進基本法」を 2000(平成 12)年に制定した。この法律では，①ごみの発生抑制(リデュース)，②不要になったものを再使用する(リユース)，③不要となったものを資源として再生利用する(リサイクル)，④熱回収，⑤適正処分という処理の優先順位を明確にし，ごみとして捨てられるもののうち有用なものを循環資源とした。また，事業者は製品の使用後まで再利用や処理の責任を負うという「拡大生産者責任」の原則を定めた。

このように循環型社会を推進することは，環境への負荷を減らし，私たちが健康に暮らすことにつながる。

5　環境リスクと環境行政

私たち人間の生命および健康に望ましくない結果(死亡，病気，傷害など)をもたらす可能性がある状態を**リスク** risk とよび，なかでも環境要因によるものをとくに**環境リスク**とよぶ。環境をリスクで評価して安全対策などの政策にいかすという環境リスクの考え方は，日本を含めた先進諸国における環境行政の基盤となっている。

◆ 環境リスクの評価

● **リスク評価**　環境中のさまざまなリスクに対処するためには，**リスク評価**(**リスクアセスメント**)を行う必要がある。リスク評価の方法はさまざまあるが，定量的に測定できる化学物質を用いた方法が広く行われている。

この場合のリスクは，ハザードと曝露量(摂取量)によって評価される。ハザードとは，化学物質などがもつ固有の有害性をいう。たとえば，タバコは発がん性があり，有害性(ハザード)がある。しかしタバコを吸わず受動喫煙による曝露もなければ，リスクはないと考える。

● **リスク管理**　リスク評価の結果に基づいて，リスクを低減するための具体的な対策や規制を行う作業を**リスク管理**(**リスクマネジメント**)という。

● **リスクコミュニケーション** リスク評価，リスク管理の過程において，消費者，事業者，行政担当者などの関係者の間で情報を共有し，意思疎通をはかって対策を進め，リスクの低減に取り組むことを**リスクコミュニケーション**という。有害性やおこる確率がどの程度ならば受け入れ可能で，そのレベルまでリスクを下げるためにどうすればよいかについて関係者の理解を深めようというものである。

● **リスク分析** これらリスク評価，リスク管理およびリスクコミュニケーションの3つの過程をあわせて**リスク分析**という。

◆ 日本での導入

日本では，環境中の化学物質によるリスク低減や食品の安全性の確保のため，リスク評価の手法が導入されている。

● **リスク管理の導入** 環境中の化学物質については，大気汚染の項で述べたように，有害物質の指定が行われ，その大気中の濃度が全国各地で監視され，新たな規制や対策などのリスク管理が行われている。水質汚濁，土壌汚染なども同様である。

食品の安全性の確保においては，「食品安全基本法」にリスク分析の手法が導入されている。

● **食品安全におけるリスク分析** 食品の安全性の確保におけるリスク分析は，①食品健康影響評価(**リスク評価**)，②評価に基づいた施策を行うこと(**リスク管理**)，③情報提供や関係者間の意見交換を促進すること(**リスクコミュニケーション**)，の3つの要素からなりたっている。

①を担当するのは食品安全委員会である。食品に含まれるヒ素や病原微生物，異常プリオン，添加物，農薬などの危害要因が健康に与える影響について，科学的知見に基づいたリスク評価が行われている。

②を担当するのは厚生労働省，農林水産省，消費者庁などのリスク管理機関である。食品安全委員会の勧告をもとに農薬の使用・残留基準や輸入基準を定めたり，反対に食品安全委員会に対して評価要請を行ったりすることで，食品の安全性の向上をはかっている。

③については，①と②の担当機関に加えて，消費者や自治体，食品事業者などの関係者が，お互いに情報や意見を交換する機会が設けられている。

● **今後の展開** このような環境リスクの手法が環境行政に導入されることで，科学的知見に基づいた政策立案や政策判断が可能となる。環境基本計画においても，「環境リスクをできる限り定量的に評価し，環境リスクを総体として低減させることを目指し，各般の施策を実施する」としており，今後もさまざまなリスク分析が進んでいくと予想される。

work　復習と課題

❶ 1972年に地球の環境保全に関する初の国際会議，〔　ア　〕会議が開催され，〔ア〕宣言が採択された。

❷ 地球温暖化は，大気圏における二酸化炭素(CO_2)やメタンなどの〔　イ　〕の濃度が上昇し，熱を吸収・蓄積するためにおこる。

❸ 1992年に国連で〔　ウ　〕が開催され，〔　エ　〕条約が採択された。同条約に基づき，1995年から毎年〔エ〕条約締結国会議(COP)が開催されている。

❹ 1997年には日本で第3回〔エ〕条約締結国会議(COP3)が開催され，先進国ごとの排出量削減の数値目標を設定した〔　オ　〕が採択された。

❺ 成層圏にある〔　カ　〕には，太陽光に含まれる有害な電磁波である〔　キ　〕を吸収するはたらきがある。〔キ〕は皮膚がんや白内障を誘発する。

❻ 〔カ〕破壊の最大の原因は，冷房・冷蔵庫や半導体の洗浄剤などに使用されてきた人工化合物〔　ク　〕類である。

❼ 1973年に採択された絶滅のおそれのある野生動植物の国際取引制限に関する国際条約は〔　ケ　〕条約，1971年に採択されて1975年に発効した水鳥の生息地である湿地の保全などの内容を含む国際条約は〔　コ　〕条約である。

❽ 2010(平成22)年，生物の多様性の保全などを目的とする国際条約である〔　サ　〕の第10回締約国会議が日本の〔　シ　〕で開催され，2020年までの世界共通の目標である〔シ〕目標が採択された。その後，2022年には2030年までの新たな世界目標である〔　ス　〕が採択された。

❾ 近年，レジ袋やペットボトル，ストローなどの〔　セ　〕による海洋汚染が問題になり，〔セ〕の規制が世界的に進められている。わが国でもレジ袋の有料化が始まった。

❿ 大気中に浮遊する粒子状物質のうち，大きさが10 μm以下のものを〔　ソ　〕という。このうち，2.5 μm以下を〔　タ　〕という。

⓫ おもに自動車の排出ガスに含まれる〔　チ　〕は，太陽の紫外線を受けると化学反応をおこし，より酸化力の強い〔　ツ　〕に変化する。

⓬ 「〔　テ　〕法」における規制対象物質は，煤煙，粉塵，自動車排出ガス，特定物質，〔　ト　〕，揮発性有機化合物である。〔ト〕には2023(令和5)年現在，トルエン，ベンゼン，六価クロム化合物，ダイオキシン類など248物質が指定されている。

⓭ 二酸化硫黄・一酸化炭素・二酸化窒素(NO_2)・〔ソ〕・〔ツ〕・〔タ〕については，「〔　ナ　〕法」に基づき，環境上の上限を定める「〔　ニ　〕」が定められている。

⓮ 国連食糧農業機関(FAO)とWHOの合同委員会が定めた食品製造・加工工程における衛生管理手法を〔　ヌ　〕という。

⓯ 1970(昭和45)年，日本の廃棄物に関する基本的な法律である「〔　ネ　〕」が制定された。この法律により廃棄物は排出事業者が処理責任をもつ〔　ノ　〕と，それ以外の〔　ハ　〕に分類される。

⓰ 廃棄物のうち，「爆発性，毒性，感染性その他の人の健康又は生活環境に係る被害を生じるおそれがある」ものを〔　ヒ　〕といい，「このうち人が感染し，若しくは感染するおそれのある病原体が含まれ，若しくは付着し，又はこれらのおそれのあるもの」は〔　フ　〕に位置づけられている。

⓱ 1993(平成5)年，環境問題の国際社会における重要性の高まりを背景に，これまでの「公害対策基本法」にかわり「〔　ヘ　〕法」が制定された。この法律に基づき，政府は環境保全に関する基本的な計画である「〔　ホ　〕」を策定している。

第 6 章

感染症とその予防対策

本章の目標

- □ 感染が成立する要件と感染経路を知り，それを遮断することが感染予防の基本であることを理解する。
- □ わが国の感染症予防体制の概要を知る。とくに「感染症法」に基づく感染症類型とそれに基づくさまざまな対策，および予防接種の制度とその重要性を学ぶ。
- □ 医療職を目ざす者として，みずからが感染の媒介とならないことの重要性を認識する。
- □ わが国の公衆衛生上，重要な感染症とその対策について理解する。

A　感染症の流行をみんなで防ぐ

1　感染症対策の重要性

私たちは母親の胎内にいるときから，感染症対策によってまもられ，ここまで成長してきた。母子健康手帳には，乳児期から多くの予防接種のスタンプが押されている。その後の学校生活では，インフルエンザや麻疹，風疹などの流行時に「うつらない」「うつさない」対策を体験してきただろう。

また，2019年に始まり2023年現在も続く新型コロナウイルス感染症(COVID-19)の世界的流行(パンデミック▶154ページ)では，感染症がもたらす社会・経済・生活への多大な影響をまのあたりにし，行動制限や近しい人の感染などを通じて，感染症の「おそろしさ」も実感してきただろう。

感染症対策は社会全体，つまり，みんなで行ってこそ意味がある。2023(令和5)年5月よりCOVID-19は，法令上の分類において，特別の厳しい対策を必要とする感染症から，一般のインフルエンザと同等の五類感染症(▶159ページ)に移行した。次の事例①は2009(平成21)年に世界的に流行し，新型インフルエンザパニックを引きおこしたインフルエンザ(H1N1)2009❶がわが国で流行した際の実話をもとにしており，感染症の流行を「みんなで防ぐ」ことの重要性をあらわしている。

NOTE

❶インフルエンザ(H1N1)2009

ブタ由来のインフルエンザウイルス。2009年3月にアメリカ・カリフォルニア州で最初のヒトへの感染例がみられたあと，世界規模の流行(パンデミック)を引きおこした。幸い毒性は強くなく，現在では季節性インフルエンザとして扱われている。

事例❶　自宅待機の指示に従わなかったリョウ君

高校生のリョウ君は，両親と姉，祖母の5人家族である。看護師の姉ミキさんは，結婚して家を出ていたが，出産を間近に控えて里帰り中である。

あと2か月もすれば3年生になろうかというころ，リョウ君の高校では，インフルエンザで欠席する生徒が増えてきた。そしてついに，3日間の学級閉鎖になり，先生からは「自宅で待機するように」との指示が出た。

しかしリョウ君も，仲のよい友だちも症状はない。「みんなでカラオケに行こう」という話になった。リョウ君と友だちは，狭い部屋のなかで数時間を歌って過ごした。

翌朝，一緒にカラオケに行った友だちの1人が，インフルエンザになったとの連絡が来た。それから1日おいて，リョウ君もぐあいがわるくなり，熱が出て全身の倦怠感や関節痛が生じた。一緒に行ったほかの友だちも，ほぼ同時期にインフルエンザになった。最初にインフルエンザにかかった友だちはあの日，症状が出ていなかっただけですでにインフルエンザに感染していて，それがカラオケボックスの中でみんなに感染したようだ。

その後，なおわるいことに，妊娠中の姉のミキさんと祖母にも，インフルエンザの症状が出てしまった。ミキさんは「妊婦は重症になりやすい」「いま，生まれてしまうと早産になる」と，とても不安そうである。祖母は，肺炎になってしまい，入院することになってしまった。

なぜ，カラオケになんか行ってしまったんだろう？　リョウ君は，いまさらながら，学校の指示に従わなかったことを，激しく後悔した。

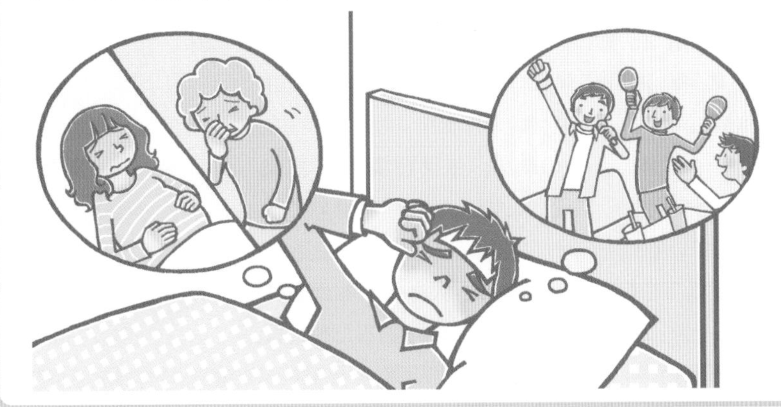

●インフルエンザ(H1N1)2009 感染拡大の教訓　感染症の流行時に学級閉鎖や休校になり，症状が出ていない人でも外出の自粛を求められるのは感染の蔓延（まんえん）を防ぐためである。外出の自粛は要請であって強制力はなく，事例のリョウ君たちは友人とカラオケに行って感染を広げてしまった。インフルエンザは，1～3日程度の潜伏期間後に発症する。そのため，症状が出ていない児童生徒も自宅待機が原則になる。リョウ君たち以外にも多くの学生が繁華街やカラオケボックスなどに殺到し，感染を拡大させてしまったのである。

●「みんなで防ぐ」ことの重要性　2023年現在もパンデミックの最中であるCOVID-19の潜伏期間は2～3日程度，長くて7日間とされる。しかし流行当初はそれもわからず，感染経路(▶153ページ)すら不明であった。そのため，政府や自治体によって一律かつ長期間に及ぶ「不要不急の外出」「都道府県間の移動」などの自粛要請がなされたが，総理大臣による緊急事態宣言が発せられても罰則を伴わない自粛要請にとどまり，諸外国で行われたような強制的な都市封鎖や外出禁止は行われなかった。これはわが国が個人の権利を制限する私権制限に慎重だったという理由のほか，強制力を伴わずに個々人の自発的な感染症対策への参加で「みんなで防ぐ」ことを重視したためでもある。

今後，COVID-19以上に致死率の高い感染症のパンデミックも予想されるなかで，感染症対策にみんなが参加し，感染症の流行とその拡大を社会全体で防ぐことがさらに重要になるだろう。公衆衛生は「みんなが」「みんなで」「みんなの」健康をまもるための支援を行う専門領域である。

2 感染症とのたたかいと公衆衛生

感染症対策は，序章にも書かれているように，公衆衛生の重要な分野である。人類の歴史は，長い間，感染症とのたたかいであった。ようやく有効な対策がとられるようになったのは，細菌学・微生物学が発展した19世紀後半からのことである。それから100年あまりしかたっていない。

たとえば，第二次世界大戦から間もない時期の日本では，**細菌性赤痢**(せきり)による患者が年間10万人をこえており，そのうち2万人近くが亡くなる重大な感染症だった。しかし公衆衛生の地道な活動により，衛生的な環境の整備や人々の衛生意識の向上が進んだ結果，1960年代には患者数が激減し，現在は毎年1,000人前後で推移している。

戦後，わが国の平均寿命は著しく延伸し，その結果，**生活習慣病**(非感染性疾患，▶232ページ)を中心とした疾病構造に変化した。しかし，世界ではつぎつぎと新しい感染症が発生している。

感染症の予防や治療は，医療技術の進歩によるところも大きい。しかし，多くの人々を感染症からまもり，それによる死亡率を低く維持するためには，従来どおりの地道な公衆衛生の技術が不可欠である。

ここでは，公衆衛生における感染症の予防と対策について学ぶ。

B 感染症とその予防の基礎知識

1 感染とその発症

感染 infection とは，細菌・ウイルス・真菌・原虫などの微生物が感受性のある宿主 host(ヒトまたは動物)の体内に侵入し，増殖した状態をいう。発症とは，感染の結果，宿主に自覚的あるいは他覚的になんらかの病的状態をおこした場合をさす。感染のみにとどまって発症しない場合は，**不顕性感染**とよぶ。

2 感染の成立の3大要因

感染が成立するには，①**感染源**(**病原体**)，②**感染経路**，③**宿主の感受性**の3つの要因(3大要因)すべてが必要である。つまり，このうち1つでも成立が阻止できれば感染は阻止され，感染症の伝播を防ぐことができる。**感染症** infection disease とは，感染によって引きおこされる疾病である。

1 感染源(病原体)　病原体とは，疾病の原因となる微生物(病原微生物)

表 6-1 おもな感染経路

水平感染	接触感染	感染者や感染生物，物品や環境表面と接触することで感染する場合	ノロウイルス感染症，性感染症，マラリアなどの媒介動物との接触による感染症 など
	飛沫感染	感染者の咳やくしゃみによる飛沫(しぶき)を直接吸い込むことで感染する場合	インフルエンザ，百日咳 など
	空気感染(飛沫核感染)	感染者の咳やくしゃみなどの飛沫の水分が蒸発し，病原体が空気中をただよい，同じ空間を共有した人に感染する場合	麻疹，結核 など
	経口感染	汚染された食物や水などを摂取することで感染する場合	ノロウイルス感染症，腸管出血性大腸菌(O157 など)感染症，コレラ など
	血液感染	血液や体液などに接触することで感染する場合(注射針などの医療器材，輸血，血液製剤などによる感染を含む)	B 型肝炎，C 型肝炎，HIV 感染症
垂直感染	胎内感染(経胎盤感染)	妊娠中に胎盤を通じて感染する場合	風疹，サイトメガロウイルス感染症，梅毒 など
	経産道感染	分娩時に産道の病原体が感染する場合と，母親が出血した母体血液を通じて感染する場合とがある	淋病，HIV 感染症，B 型肝炎 など
	母乳感染	母乳を通じて感染する場合	ヒト T リンパ球向性ウイルス 1 型(HTLV-1)感染症 など

※空気感染するものは当然，飛沫感染し，接触感染と血液感染は明確に区別できないなど，重なる部分を含んだ区分である。たとえば新型コロナウイルス感染症(COVID-19)は接触感染，飛沫感染を引きおこす。そのほか，HIV 感染症も複数の感染経路がある。このような感染症が多いことにも留意が必要である。

および寄生虫をいう。感染源とは，病原体を保有する生物(宿主)・非生物(土壌・有機物など)のことであり，ヒト以外を病原巣とよぶこともある。

2 感染経路 ヒトからヒトに感染する水平感染と，母体から児に病原体が移行して感染する垂直感染(母子感染)がある(表 6-1)。

①水平感染 接触感染，飛沫感染，空気感染(飛沫核感染)，経口感染，血液感染などがある。

②垂直感染(母子感染) 胎内感染(経胎盤感染)，経産道感染，母乳感染などがある。また，感染症の伝播(でんぱ)の形式として，直接の接触による伝播を**直接伝播**，なんらかの媒介物を介した伝播を**間接伝播**とよぶ。

3 宿主の感受性 免疫には自然免疫と獲得免疫がある。自然免疫は，好中球やマクロファージ，ナチュラルキラー(NK)細胞などによる生来の免疫である。獲得免疫は，病原体への曝露や感染によって生体が生後に獲得した免疫であり，ヒトがワクチン接種によって獲得する免疫を含む。

3 感染症の予防

感染症を予防するためには，感染成立の 3 大要因ごとに対策することが必要である(図 6-1)。たとえば麻疹(ましん)(はしか)は，咳やくしゃみなどによって患者から放出された麻疹ウイルスが空気中をただよい，それを吸い込んだ人が感染する空気感染である。そのため，麻疹患者が医療機関を受診した場合

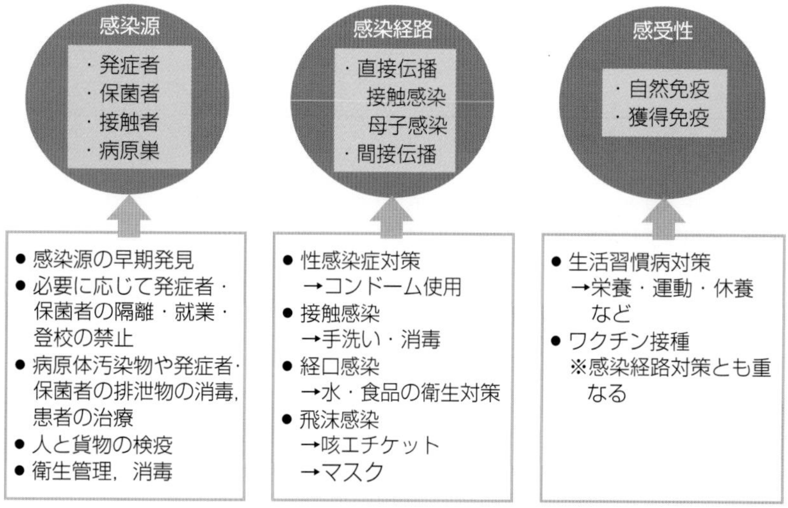

図 6-1　感染成立の要因別のおもな対策

はすぐに個室で対応するなど，患者の早期発見と必要に応じた隔離を行い，早期に治療することが必要である(**感染源対策**)。そして，医療従事者は微粒子マスク(N95 マスク)を着用することなどによって自身が媒介になるのを防ぐほか(**感染経路の遮断対策**)，流行に備えて医療従事者や入院患者にワクチン接種をすすめておく(**宿主の感受性対策**)などの対策が必要である。このような3大要因を意識した対策をとることで，感染の拡大を防ぐことができる。

4　感染症の流行

感染症の流行については，流行の状態や範囲によって，アウトブレイク outbreak，エピデミック epidemic，エンデミック endemic，パンデミック pandemic などの用語が使われる。

1 **アウトブレイク**　一般に「発生・勃発」を意味するが，近年は感染症患者が通常より増加している状況に用いられることが多い。公衆衛生分野では，健康に対する危機として対策や管理が必要な事態を，アウトブレイクとしてとらえる。たとえば，通常はわが国では発生のない一類感染症の場合，1 例でも発生すれば，わが国ではアウトブレイクとなる。

2 **エピデミック**　「流行」を意味する。限られた地域や集団において，特定の疾患が一定期間に異常に高い頻度で発症することをいう。

3 **エンデミック**　「地域流行」を意味する。集団発生が一部の地域でおさまっている状態(風土病ともよばれる)をいう。

4 **パンデミック**　「汎流行」を意味する。世界的な大流行をいう。

C わが国の感染症予防対策

1 感染症の予防及び感染症の患者に対する医療に関する法律(感染症法)とその予防対策

1 感染症法の制定と改正

● **感染症法制定の背景**　感染症に関する状況は，20世紀末ごろから大きく変化してきた。まずは，HIV感染症や重症急性呼吸器症候群(SARS)，エボラ出血熱，新型インフルエンザ(H1N1)，中東呼吸器感染症(MERS)，新型コロナウイルス感染症(COVID-19)などの新しい感染症(**新興感染症**)が登場した。ついで，マラリアや結核，デング熱，ウエストナイル熱など，人類がすでに克服したと考えられていた感染症も再流行し，人類の脅威になっている(**再興感染症**)。航空機による往来が活発になり，国際化が進んだことも，状況を大きくかえた。遠く離れた国で発生した感染症であっても，短期間で国内に侵入する可能性が高くなった。感染症対策は，地球規模で取り組むべき問題である。

一方，医学や医療の発展，下水道の整備などの公衆衛生水準の向上によって，わが国の感染症対策も進歩してきた。従来は患者・保菌者の隔離収容に主眼がおかれていたのに対し，たとえばハンセン病のように，病原体によっては患者を隔離収容しなくとも，人権に配慮しながら感染症の蔓延(まんえん)を防止できることがわかってきたのである。

● **感染症法の成立**　これらの状況をふまえ，1998(平成10)年に制定されたのが「**感染症の予防及び感染症の患者に対する医療に関する法律**」(**感染症法**，1999〔平成11〕年施行)である。これをもって1897(明治30)年以来，日本における感染症対策の基本となる法律であった「伝染病予防法」は廃止された。同時に「性病予防法」「後天性免疫不全症候群の予防に関する法律」も廃止された。

従来の法制度では感染症が発生した際の対応に力点がおかれていた。それが「感染症法」では，感染症の発生を常時監視する体制(**感染症サーベイランス**)をつくり，発生とその動向を把握し，拡大を未然に防ぐことに力点がおかれた。また，感染症を感染力や重篤性などから分類し，それぞれの監視体制や対応を定めたことも重要な点である。

● **その後の改正**　その後，「感染症法」は，感染症の動向や新しい知見をふまえ，たびたび改正されてきた。2003(平成15)年には，SARSの世界的流行から得られた教訓などをふまえ，感染症の類型の見直しなどが行われた。2007(平成19)年には，バイオテロや事故による感染症の発生・蔓延防止のため，病原体の管理体制の確立や分類が見直され，また結核を「感染症法」に位置づけて総合的な対策を実施するなどの法改正が行われた。これに伴い，

「結核予防法」は廃止された。2008(平成20)年には，新型インフルエンザ対策を強化するため，鳥インフルエンザ(H5N1)を指定感染症から二類感染症に位置づけ(2015〔平成27〕年にはH7N9も追加)，入院措置などの法的根拠を整備し，発生後すぐに対応ができるよう，新たに「新型インフルエンザ等感染症」類型を設けた。COVID-19は2023(令和5)年5月までこの類型に位置づけられて外出自粛要請や就業制限などの厳しい措置がとられた。

● **2022年改正**　COVID-19のパンデミックで浮き彫りになったわが国の感染症対策の問題点に対応するため，①感染症発生・蔓延時における医療提供体制の整備，②自宅・宿泊療養患者への医療や支援の確保，③パンデミック時に医療人材が不足した地域に他地域から医療人材を派遣するしくみの整備，④保健所の体制強化，⑤医薬品・マスク・防護具などの物資の確保などを柱とした改正が行われた(2022年12月成立)。都道府県は感染症の予防計画を策定し，地域の中核になる医療機関と事前に協定を結んで病床では外来医療を確保することが義務づけられたほか，公立・公的医療機関に感染症への対応を義務づけた。当初は感染者の入院拒否などに罰則を科すことが検討されたが見送られることになった。

2　感染症法に基づく感染症の予防対策

現行の「感染症法」による感染症対策の要点は，以下のとおりである。

1 事前対応型行政の構築　現在，多くの感染症は予防が可能になってきている現状をふまえ，感染症の発生後にはじめて対応するのではなく，平時から感染症の発生および蔓延の防止に重点をおいた取り組みを行う事前対応型行政の構築がなされている。新型インフルエンザ対策などが，その代表例である。

2 感染症類型の設定　対象とする感染症をその感染力や罹患した場合の症状の重篤性などに基づき，一類～五類感染症の**5類型**に分類している。また，新興感染症・再興感染症の出現に対応するため，別に「**新型インフルエンザ等感染症**」「**指定感染症**」「**新感染症**」という類型，そして，原因不明の重症の感染症を把握するため，**疑似症**の届出制度を設けている(▶表6-2)。

3 感染症医療体制の構築　厚生労働大臣が指定し，新感染症および一～二類感染症の医療を担当する**特定感染症指定医療機関**(2023年4月現在，全国4か所)，都道府県知事が指定する**第一種感染症指定医療機関**(一～二類感染症の医療を担当，各都道府県に原則1か所)，**第二種感染症指定医療機関**(二類感染症の医療を担当)を定めている(▶158ページ，図6-2)。三～五類感染症については一般の医療機関が対応する。

4 患者等の人権に配慮した入院手続きの整備　患者が十分な説明と同意に基づく入院を行うため，**入院勧告制度**がつくられている。都道府県知事による入院勧告に応じない患者に対しては入院措置が行われる。また，72時間に限って入院勧告を行う応急入院制度が導入されており，それ以上の入院の必要性や，さらに10日ごとに延長が必要な場合には，保健所に設置されている「**感染症の診査に関する協議会**」の意見を聞いたうえで行わなければ

表 6-2 「感染症法」が対象とする疾患(2023〔令和 5〕年 11 月 15 日現在)

類型		感染症名	特徴	対応・措置	届出
一類感染症 (7 疾患)		・エボラ出血熱　・痘瘡 ・クリミア-コンゴ出血熱 ・南米出血熱　・ペスト ・マールブルグ病　・ラッサ熱	感染力，重篤性などの総合的な観点から，きわめて危険性が高い感染症。	原則入院	全数 診断後 ただちに
二類感染症 (7 疾患)		・急性灰白髄炎(ポリオ) ・結核　・ジフテリア ・重症急性呼吸器症候群(SARS) ・鳥インフルエンザ(H5N1) ・鳥インフルエンザ(H7N9) ・中東呼吸器症候群(MERS)	感染力，重篤性などの総合的な観点から，危険性が高い感染症。	状況に応じて入院	
三類感染症 (5 疾患)		・コレラ　・細菌性赤痢 ・腸管出血性大腸菌感染症 ・腸チフス　・パラチフス	特定の職業への就業によって集団発生を引きおこしうる感染症。	就業制限などの措置	
四類感染症 (44 疾患)		・E 型肝炎　・狂犬病 ・A 型肝炎　・炭疽 ・黄熱　・ボツリヌス症 ・Q 熱　・マラリア ・鳥インフルエンザ(H5N1，H7N9 を除く)　・野兎病 ・その他の感染症(政令で規定)	動物，飲食物などを介して人に感染し，国民の健康に影響を与えるおそれのある感染症(ヒトからヒトの感染はない)。	媒介動物などへの対応 消毒などの対物措置	
五類感染症	全数把握 (24 疾患)	・侵襲性髄膜炎菌感染症 ・麻疹　・風疹	国が発生動向調査を行い，その結果に基づいて必要な情報を一般国民や医療関係者に提供，公開していくことで発症，拡大を防ぐ感染症。	発生動向調査のみ	
		・後天性免疫不全症候群　・梅毒 ・ウイルス性肝炎(E 型・A 型除く)　など			全数 診断後 7 日以内
	定点把握 (26 疾患)	・RS ウイルス感染症 ・インフルエンザ(鳥インフルエンザおよび新型インフルエンザ等感染症を除く) ・新型コロナウイルス感染症 ・性器クラミジア感染症 ・MRSA　など			定点医療機関のみ
新型インフルエンザ等感染症		・新型インフルエンザ ・再興型インフルエンザ ・再興型コロナウイルス感染症	新たにヒトからヒトに伝染する能力を有することとなったウイルスを病原体とするインフルエンザ。 かつて，世界規模で流行したインフルエンザであって，その後流行することなく長期間が経過しているものが再興したもの。その他。	原則入院	全数 診断後 ただちに
指定感染症		政令で 1 年間に限定して指定される感染症	一～三類，新型インフルエンザ等感染症に分類されない感染症で，一～三類に準じた対応が必要な感染症。	一～三類感染症に準じた措置	
新感染症		[当初]都道府県知事が厚生労働大臣の技術的指導・助言を得て，個別に応急対応する感染症	ヒトからヒトに伝染すると認められる疾病であって，既知の感染症と症状などが明らかに異なり，その伝染力，罹患した場合の重篤度から判断した危険性のきわめて高い感染症。	都道府県知事が厚生労働大臣の技術的指導・助言を得て，個別に応急対応	
		[要件指定後]政令で症状等の要件指定をしたのちに，一類感染症と同様の扱いをする感染症		政令で症状などの要件指定をしたあとに一類感染症と同様の扱い	
疑似症		[特徴]感染症を疑わせる症状があり，集中治療その他，これに準ずるものが必要であり，かつただちに特定の感染症と診断することができないもの		[届出]基準に合致することが判明した段階で，保健所にただちに報告する	

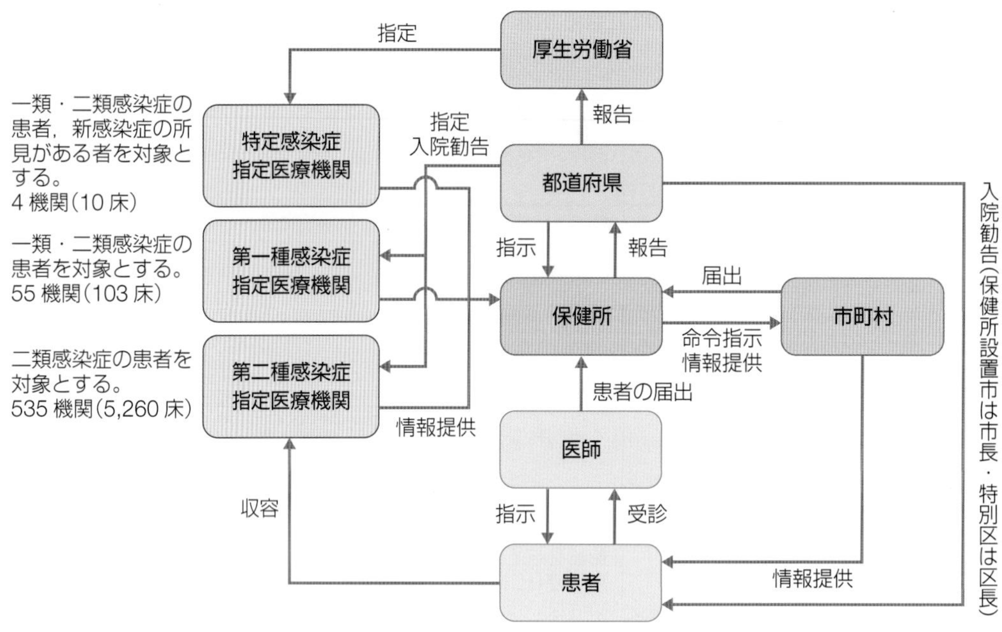

図6-2　感染症医療体制

ならないなどの配慮がなされている。

5 特定病原体等の管理規制　生物テロに使用されるおそれがあり，かつ国民の生命および健康に影響を与えるおそれがある感染症の病原体などの管理を強化するため，特定病原体等を設定し，その所持や輸入の禁止・許可・届出などの管理規制を設けている。

6 感染症サーベイランス　感染症の発生状況の情報を集め，分析・集計することにより，感染症の蔓延と予防に役だてるシステムのことを感染症サーベイランスという。わが国では，1981(昭和56)年に「**感染症発生動向調査事業**」が開始され，全国的な患者発生情報の収集・解析・公表が行われている。1987(昭和62)年からは厚生労働省，都道府県・指定都市，全国の保健所のコンピュータをオンラインで結び，迅速な情報の収集や利用を行えるようになっている。感染症発生情報は，感染症週報(IDWR)として一般に公開・提供されており，厚生労働省と国立感染症研究所のサイトから入手することができる。また，2022(令和4)年からは疑似症サーベイランスが強化され，この情報に基づいて積極的疫学調査[1]を早期に実施できる体制がつくられた。

7 感染症の発生・蔓延時における保健・医療の確保　都道府県と保健所を設置する市・区は，感染症の発生と蔓延を予防し，パンデミック時の対応を円滑に進めるための予防計画を定めている。また都道府県は，保健所を設置する市・区，感染症指定医療機関，消防機関などの関係機関などからなる都道府県連絡協議会を設置して連携強化をはかるほか，医療機関と病床・発熱外来・自宅療養者などへの医療提供に関する協定を結び，緊急時の医療を

NOTE

❶積極的疫学調査
感染の拡大を防ぐため，感染症の発生状況，感染者や疑似症患者，濃厚接触者の感染の症状や行動歴などを調べる疫学調査をいう。

確保する。入院医療を担当する医療機関を第一種協定指定医療機関，外来医療・在宅医療を担当する医療機関を第二種協定指定医療機関とよぶ。そのほか，パンデミックに備えた，医療人材の派遣，保健所の体制・機能の強化，医薬品・医療機器・マスクや防護具などの確保といったしくみも設けられている。

2 検疫

● **検疫とは** **検疫**は，国内に常在しない病原体や，有害な物品(生態系に害を及ぼす動植物を含む)の侵入を防ぐために港湾や空港などで行われる検査のことである。必要に応じて隔離・消毒・廃棄・返送などの措置がとられる。

わが国の検疫は現在，「**検疫法**」と，国際的な取り決めである「**国際保健規則** International Health Regulation(**IHR**)」に基づいて行われている。検疫所は 2023(令和 5)年 10 月現在，全国 13 か所に設置され，全国の主要な港湾・空港に支所や出張所を展開して，人や貨物に対する検疫業務を行っている。

● **検疫感染症** 検疫感染症としては 15 疾患が指定されており，「感染症法」の分類にそって分けると，次のようになる。

(1)「感染症法」の一類感染症のすべて(7 疾患)

(2)「感染症法」の二類感染症のうち 3 疾患(鳥インフルエンザ(H5N1)，鳥インフルエンザ(H7N9)，中東呼吸器症候群)

(3)「感染症法」の四類感染症のうち 4 疾患(デング熱，チクングニア熱，マラリア，ジカウイルス感染症)

(4)「感染症法」の新型インフルエンザ等感染症

検疫の実施後，検疫感染症の感染者については感染症指定医療機関への隔離と治療，感染者との濃厚接触者には宿泊施設・船舶などで病原体を保有していないことが確認されるまで停留(経過観察)，そのほかの者は自宅にて健康監視などの必要な措置がとられる。なお，新型コロナウイルス感染症(COVID-19)の感染拡大の教訓から，2022(令和 4)年の改正により，入国者が正当な理由なく協力に応じない場合は待機の指示が可能になり，従わない場合は懲役や罰金刑が科せられるなど，水際対策が強化された。

3 予防接種

1 予防接種の意義

● **予防接種とは** **予防接種**とは，弱毒化させた病原体などを人体に投与することで，各種の病原体に対する免疫を獲得させる，あるいは免疫を増強させる方法である。近代的な予防接種は，**ジェンナー** E. Jenner(1749〜1823)の種痘(しゅとう)(天然痘の予防接種)の開発が最初とされる。以来，予防接種は，痘瘡(とうそう)(天然痘)の根絶をはじめ，さまざまな感染症の流行防止に大きな成果をあげてきた。2007(平成 19)年以降の若年者への麻疹の流行，2011(平成 23)年以降の成人男性を中心とした風疹の流行にみられるように，免疫機能が低下すれば流行はおこる。適切な予防接種の実施が感染症の流行を抑制していることを忘れてはならない。

事例❷　自分が感染の媒介にならないために

看護学生のリョウさんは，臨地実習が始まる前に自動車の運転免許をとろうと，夏休みを利用して合宿免許に参加した。合宿が終わった次の日の朝，保健所から「同じ合宿の参加者に麻疹の患者がいました。症状は出ていませんか？」と電話があった。保健所の人からは，ワクチンの接種歴などをたずねられ，「不要不急の外出を控えること」「潜伏期間中に毎日の健康観察をすること」「医療機関を受診する際には必ず事前に連絡し受診方法を相談すること」などの依頼があった。

明日から学校が始まり，3日後には病院での臨地実習がある。リョウさんは「実習に行けないのか……？」と不安に思い，学校に電話してこのことを報告・相談した。すると，入学時に母子健康手帳で小児期の予防接種を2回していることが確認済であること，抗体検査で抗体も確認できていることから，毎日の健康観察は必要ながらも，実習に参加できることになった。リョウさんは，ほっと胸をなでおろした。

その後，リョウさんは先生から，合宿で一緒になった麻疹の感染者は海外旅行で感染し，それを知らずに帰国してすぐ合宿に参加したこと，発熱で地域の病院を受診したが一部の医療スタッフが感染して院内感染があやうく広がるところだったことなどを聞いた。医療に携わる人間は自分が媒介にならないよう注意しなければならないのだと実感したできごとだった。

● **2007年の麻疹流行**　2007(平成19)年，関東地方の若者の間で麻疹が流行した。自然感染が少ない状況下では従来の1回の接種では免疫が強くならず，10代から20代の若者が感染しやすい状態になっていたためである。麻疹・風疹の混合ワクチン(MRワクチン)の2回接種は，2006(平成18)年6月から開始されているが，流行の中心となった10代・20代は幼少期に1回しか接種の機会がなかったため，2008年から中学1年生と高校3年生を対象に，MRワクチンの追加接種が5年間実施された。その結果，麻疹の予防接種を2回行った人の数が大きく増加し，麻疹発生数の減少や集団発生の消失などがみとめられた。

その後，2015(平成27)年に日本はWHOから西太平洋地域における「麻しん排除国」に認定されたが，近年，海外で感染した患者からのアウトブレイクが全国で散発している。2018(平成30)年には沖縄県で1人の外国人観光客から100人以上が感染し，発症がみとめられた。

これらの事例は，海外に旅行する日本人や訪日外国人が増加するなかで，定期の予防接種を確実に行うことや，保健所の感染源・感染経路・接触者調査などが重要であることを示している。

● **2020年の新型コロナウイルス感染症のパンデミック**　2020(令和2)年以降の新型コロナウイルス感染症(COVID-19)の全国的な感染拡大を受け，2021年(令和3)年から全住民を対象とするワクチンの複数回にわたる予防接種が開始された。このような事態を想定した法的規定がなかったため，「予防接種法」を一部改正し，第9条の「予防接種を受ける努力義務」を根拠とし，全額国庫負担で接種が行われた。コロナ特例による特別臨時接種とよばれるもので，COVID-19の五類感染症移行を受けて全額国庫負担は2023(令和5)年度末で終了予定である。

今後の新たなパンデミックに備え，2022(令和4)年の「予防接種法」の一部改正で臨時接種が見直され，疾病の蔓延防止上緊急の必要がある場合，厚生労働大臣が都道府県知事または市町村長に指示して行う類型が設けられた(第6条)。COVID-19を2024(令和6)年度の定期接種に加えるかどうかは2023年11月時点で未定である。

2 予防接種法とその概要

「**予防接種法**」は，1948(昭和23)年の制定以来，いくたびか法改正がされている。予防接種をめぐる医学的・社会的状況などの変化をふまえ，またワクチンの副反応❶・有害事象❷に影響を受けてのことである。

2013(平成25)年には，これまで指摘されてきた他の先進諸外国と比較して日本で公的接種となっているワクチンの種類が少ないという**ワクチンギャップ**の解消や，これまでの制度見直しに関する検討結果をふまえた改正が行われた。おもな改正内容には，5年間に一度見直しを検討する予防接種基本計画の策定，定期接種の対象疾患の追加と分類名の変更(一類・二類からA類・B類へ)，副反応報告制度の法定化などがある。2022(令和4)年の一部改正では，前述のとおり臨時接種が見直された。

2023(令和5)年10月時点の定期接種の対象疾患は▶表6-3のとおりである。わが国では，1994(平成6)年の改正で定期接種が義務から努力義務に変更されて以降，特例を除いて以前のような学校単位での予防接種は行われなくなり，集団接種の機会は少なくなっている。個々の現場や1人ひとりの取り組みが，感染の拡大を防ぐ重要なカギになる。

NOTE

❶副反応
予防接種後，一定の期間内にさまざまな身体反応や症状がみられることをいう。

❷有害事象
予防接種によって生じた有害な事象をいう。

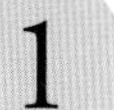

D 院内感染とその予防

1 院内感染とは

院内感染とは，病院などの医療機関の中(院内)で，患者が新たに感染症に罹患する，あるいは医療従事者が新たに感染症に罹患することをいう。近年は在宅ケアなどを含む医療関連感染という言葉も使われている。また，高齢者施設や乳児院など施設内で発生した場合は，別に施設内感染とよぶ。

患者や自分自身を感染からまもるために，院内感染とその予防策を知ることは重要である。また，院内感染対策は公衆衛生上も重要であり，近年は医療機関の院内感染対策部署と連携して地域の感染症対策を進めることも保健

表6-3　予防接種法に基づく定期接種（2023年10月1日現在）

区分	対象疾患	ワクチンの種類	接種時期（標準的な接種時期）	回数	備考
A類疾病	ジフテリア（D） 百日咳（P） 破傷風（T） 急性灰白髄炎	トキソイド 成分 トキソイド 不活化（IPV）	1期初回：生後3〜90月未満（3〜12月未満）	3	1期は原則DTP-IPV混合。1期初回は20日以上の間隔をおく。2期は原則DT混合。
			1期追加：1期初回後6月以上（12〜18月）の間隔をおく	1	
			2期：11〜13歳未満（11〜12歳未満）	1	
	麻疹（M） 風疹（R）	生	1期：生後12〜24月未満	1	原則MR混合。
			2期：小学校就学前1年間	1	
	日本脳炎	不活化	1期初回：生後6〜90月未満（3歳）	2	1期初回は6日以上の間隔をおく。
			1期追加：1期初回後6月以上の間隔をおく（4歳）	1	
			2期：9〜13歳未満（9歳）	1	
	結核	生（BCG）	1歳未満（生後5〜8月未満）	1	
	Hib感染症	成分 （莢膜多糖体）	初回：生後2〜60月未満　①生後2〜7月未満（標準）	3	27日以上の間隔をおく。
			②生後7〜12月未満	2	
			③生後12〜60月未満	1	
			追加：初回後7月以上の間隔をおく	1	①②の場合に行う。
	肺炎球菌感染症（小児）	成分（莢膜多糖体，13価）	初回：生後2〜60月未満　①生後2〜7月未満（標準）	3	27日以上の間隔をおく。
			②生後7〜12月未満	2	
			③生後12〜24月未満	2	60日以上の間隔をおく。
			④生後24〜60月未満	1	
			追加：初回後60日以上の間隔をおき，1歳以降（12〜15月）	1	①②の場合に行う。
	ヒトパピローマウイルス感染症*	成分（2価）	12歳となる年度〜16歳となる年度の女子	3	1月以上，2月半以上かつ1回目から5月以上の間隔をおく。
		成分（4価）			1月以上，3月以上の間隔をおく。
	水痘	生	生後12〜36月未満	2	3月以上の間隔をおく。
	B型肝炎	成分	1歳未満	3	1回目から27日以上，139日以上の間隔をおく。
	ロタウイルス感染症	生（1価）	生後6〜24週	2	27日以上の間隔をおく。
		生（5価）	生後6〜32週	3	
B類疾病	インフルエンザ	成分（4価）	65歳以上，および特定の心・腎・呼吸器・免疫機能障害を有する60歳以上	年1	
	肺炎球菌感染症（高齢者）	成分（莢膜多糖体，23価）	65歳以上，および特定の心・腎・呼吸器・免疫機能障害を有する60〜65歳未満	1	

＊2023年度より9価ワクチンも加わった。

所の役割の1つとなっている。

院内感染は，医療機関の中という特殊な環境で発生するものである。病院には，手術後や長期のカテーテル留置，基礎疾患などで免疫機能が低下している患者が多くいるため，感染が成立する条件が整いやすく，しばしば感染の急速な拡大や重症化がおこる。少子高齢社会を迎えて高齢患者が増加しているなかで，院内感染対策はますます重要視されている。

2 注意すべき院内感染

● **交差感染と針刺し事故**　まず防がなければならないのは，院内における**交差感染**❶である。患者や保菌者から別の患者あるいは医療従事者に，接触感染・飛沫感染・空気感染・血液感染などの経路で感染する。医療従事者の手や口・鼻，医療器具，給食，汚染された空気などを介して感染が生じることも多い。

> **NOTE**
> **❶交差感染**
> 一般に医療施設内におけるヒトからヒトへの感染を総称して用いられる用語である。

医療従事者が感染患者の血液の付着した注射針で誤って自身を傷つけてしまう**針刺し事故**によっても交差感染は生じ，予防対策が重要である。注射針を含む医療器具による外傷によりB型肝炎ウイルス・C型肝炎ウイルス・HIVなどに感染した例もある。

● **日和見感染**　宿主の免疫機能が著しく弱くなると，生体が元来もつ菌(常在菌)や，生活環境にたくさん存在しているが健康な状態ならば感染の生じない弱毒菌によって感染が生じる場合があり，これを**日和見感染**(ひよりみ)という。がんや糖尿病などの疾患や薬物療法によって免疫不全状態となった患者に生じやすく，注意が必要である。

● **術後感染**　手術後に合併症として生じる感染を**術後感染**という。手術部位や対象臓器に生じる場合だけでなく，ドレーンやカテーテルなどの手術補助療法による感染もある。また，手術による免疫機能の低下で生じる日和見感染も含む。

● **薬剤耐性菌による感染症**　細菌が特定の抗菌薬に抵抗力を獲得して，その抗菌薬がききにくくなる，またはきかなくなることを**薬剤耐性**(**AMR**)といい，薬剤耐性を獲得した細菌を**薬剤耐性菌**(**耐性菌**)とよぶ。薬の服用量が多すぎたり服用期間が長すぎたり服用量や回数が一定でなかったりなどの抗菌薬の不適切な使用によって生じる。耐性菌のうち，多くの抗菌薬に耐性を獲得した細菌を**多剤耐性菌**とよぶ。多剤耐性菌は抗菌薬がききにくく，感染すると患者が重症化しやすい。ほとんどの抗菌薬がきかない超多剤耐性菌も登場しており，わが国だけでなく世界の医療現場の脅威となっている。

なお，抗菌薬を多剤併用したとき，感受性の高い常在菌あるいは感染症の起炎菌が激減し，それにかわって耐性菌が異常に増殖してしまうことがある。これを**菌交代現象**といい，抗菌薬の治療中は注意が必要である。菌交代現象によって生じる感染症は菌交代症という。

● **ノロウイルス感染症**　**ノロウイルス**は，11月から2月のおもに冬季に流行し，胃腸炎や食中毒をおこすウイルスである。有効なワクチンや抗ウイルス薬はなく，細菌に比べて少量のウイルス(10～100個)でも感染にいたるため，院内感染の危険があれば早急な対応が必要である。潜伏期間は24～48時間と短く，感染経路が多様なことも特徴である。感染者が嘔吐(おうと)する際にウイルスを含んだ微粒子(エアロゾル)が周囲に拡散して感染を引きおこしたり，手に付着したウイルスが口に入っても感染するため，手指衛生が不十分な手から手を介して感染が広がったりする。次亜塩素酸ナトリウムによる環境や物品の消毒や，流水での手指衛生やアルコール製剤による手指消毒を十分に行う必要がある。

3 院内感染対策

院内感染対策の基本は，①**手洗いの励行**，②**院内の環境整備**，③**正しい知識の普及**である。新たな感染者を院内で発生させない，針刺し事故など器材による感染をおこさないために，組織的な感染対策が必要である。院内感染対策では，標準予防策と感染経路別予防策の実施が重要である。

[1] 標準予防策　標準予防策(スタンダードプリコーション)はアメリカ疾病管理予防センター(CDC)が作成した感染予防対策で，すべての患者につねに実施するものである。手洗いの励行，手袋・マスク・フェイスシールドなど防護用品の着用，器具消毒，環境清掃，環境に配慮した患者配置などについて標準の方法が示され，それを総合的に行えば多くの感染を制御できる。

[2] 感染経路別予防策　感染経路別予防策は，▶153ページ表6-1に示した感染経路ごとの予防策である。このうち接触感染対策，空気感染対策について，簡潔に示す。

①接触感染対策　できる限り個室管理とするが，それができない場合は，同じ病原微生物の感染者を同室に集めて収容する。器具を感染者専用とし，ほかの患者と共有しない。医療行為を行う際はガウンや手袋を着用する。

②空気感染対策　麻疹や結核など空気感染する病原微生物の感染者が対象である。病原微生物が外部にもれないよう，感染源となる患者は気圧を低くした陰圧個室に収容する。医療従事者が入室する際は，微生物を通さないN95マスクを着用する。

医療従事者はもちろん，実習学生も，自分が感染源となって院内感染を引きおこすことは絶対に避けなければならない。

E 公衆衛生上の重要な感染症とその対策

1 新型インフルエンザ

● **新型インフルエンザとは**　**新型インフルエンザ**とは，「新たに人から人に伝染する能力を有することとなったウイルスを病原体とするインフルエンザであって，一般に国民が当該感染症に対する免疫を獲得していないことから，当該感染症の全国的かつ急速なまん延により国民の生命及び健康に重大な影響を与えるおそれがあると認められるもの」(「感染症法」第6条第7項一号)と定義されている。鳥インフルエンザと混同されることもあるが，鳥インフルエンザは鳥の感染症であり，ヒトの感染症である新型インフルエンザではない。

● **新型インフルエンザ対策**　新型インフルエンザの発生・流行時には，「**新型インフルエンザ対策行動計画**」に基づく対応がとられる。2005(平成17)年に策定され，本節の最初で述べた2009(平成21)年の新型インフルエンザの国内発生において，はじめて運用された。このときの原因ウイルスであるインフルエンザ(H1N1)2009は，強い感染力をもつものの毒性は強くなかったが，この行動計画は強毒性❶の鳥インフルエンザ(H5N1)の新型インフルエンザ化(ヒトからヒトへの感染の発生)を想定して策定されたものであったため，さまざまな齟齬(そご)が生じることになった。行動計画に基づいた過剰な隔離や移動・就業の制限が行われたほか，報道の過熱などによって「インフルエンザパニック」とよばれるような不安の高まりによる社会的混乱状態が生じるなど，国民生活や国民経済に大きな損害をもたらす事態となった。その経験と反省をふまえ，毒性に応じた対策を講じることにした改定版行動計画が2011(平成23)年9月に公表された。

NOTE
❶強毒性
感染して発症すると重症化する危険性が高く，致死性もあることをいう。

また，今後，毒性の強い新型インフルエンザが発生した場合に，国民の生命と健康を保護し，かつ国民生活および国民経済に及ぼす影響を最小限にする目的で「**新型インフルエンザ等対策特別措置法**」(2012〔平成24〕年成立，翌年施行)および，同法に基づく「新型インフルエンザ等対策政府行動計画」(2013〔平成25〕年閣議決定)がつくられた。

2 新型コロナウイルス感染症

● **コロナウイルス**　**ヒトコロナウイルス**の大部分は，咳やくしゃみ，会話などの際に生じる飛沫を介して感染する。コウモリに由来するウイルスで，別の動物に感染する能力を獲得したのち，ヒトに感染するようになったと考えられている。ヒトコロナウイルスは2002年の重症急性呼吸器症候群(SARS)，2012年の中東呼吸器症候群(MERS)など，たびたびパンデミックを引きおこしている。

● **新型コロナウイルス感染症とは**　新型コロナウイルス感染症(COVID-19)の原因ウイルスであるSARSコロナウイルス2(SARS-CoV-2)は2019年末に発見され，またたく間に世界中に広がりパンデミックを引きおこした。全世界で約8億人が感染し，約700万人が死亡する大災禍(コロナ禍)となり，わが国でも約3000万人が感染し，6万人以上が死亡する事態となった。感染力が強く，変異しやすいのが特徴である。

感染経路は，①空中に浮遊するウイルスを含むエアロゾルを吸い込むエアロゾル感染，②ウイルスを含む飛沫が口・鼻・目などの露出した粘膜に付着する飛沫感染，③ウイルスを含む飛沫を直接触ったか，ウイルスが付着した物の表面を触った手指で露出した粘膜を触る接触感染の3つと考えられている。ただし，実際に感染するかは感染者から放出されるウイルス量や環境によって異なり，次の「3つの密」の状態が感染のおこりやすい環境条件とされている。

①**密閉**　換気のわるい閉じられた環境
②**密集**　狭い空間に多くの人が集まっている環境
③**密接**　お互いの距離が近く，とくに会話をしている環境

そのため，部屋の換気やマスク，互いに距離をとるなどの対策がとられる。

なお，エアロゾル感染は空気感染とは区別される。浮遊する粒子が小さく乾燥し，空気中を長く漂うのが空気感染，一方，エアロゾル感染は空気感染の粒子よりも大きく湿潤しており，比較的早く沈降する。ただし厳密な定義はまだない現状である。

● **対策**　COVID-19の対応は「新型インフルエンザ等対策特別措置法」によって行われてきたが，2023(令和5)年に「感染症法」による五類感染症になってからは同法に基づく対応への移行が進められている。また，「新型インフルエンザ等対策特別措置法」に基づく対策本部や対策推進会議は廃止され，2023年に内閣官房に設置された**内閣感染症危機管理統括庁**が対応・対策を統括することとなった。

3 結核

● **結核とは**　結核は**結核菌**による感染症である。多くは感染者の飛沫を吸入することで感染する。肺結核が大部分を占めるが，腎・尿路系や骨・関節系，消化器系などに結核病巣が形成される肺外結核もある。

1 結核の動向と現状

● **患者数・罹患率の推移**　結核は，1950(昭和25)年までの長い間，わが国の死因の第1位を占める国民病であった。ペニシリンが発見され，治療薬が開発されるまでは有効な治療法はなく，ずっと「不治の病」とおそれられていた。しかし戦後，ペニシリンがわが国でも普及してから死亡率は減少し，1951(昭和26)年に「**結核予防法**」が制定されてからは患者数も順調に減少していき，しだいに「過去の病気」と考えられるようになっていった。

ところが1980年代に新規患者数が横ばいとなり，1997(平成9)年には新規患者数・罹患率が一時的に上昇し，1999(平成11)年には厚生大臣(当時)による「**結核緊急事態宣言**」が出される事態となった。以降は新規患者数・罹患率とも減少傾向にあるが，2022(令和4)年の新規患者数(新登録結核患者数)は10,235人，罹患率(人口10万対)は8.2であり[1)]，引きつづき注意が必要である。わが国の罹患率は先進諸国のなかでは高く，たとえば2015年

1）厚生労働省：2022年　結核登録者情報調査年報集計結果による。

の罹患率(人口 10 万対)はアメリカ 2.8, オランダ 5.0, ドイツ 7.0, フランス 7.0, イギリス 9.0 である。

● **再燃患者の問題**　わが国の新規患者数や罹患率が多い原因の 1 つには, 次の事例にあげるような再燃患者の存在がある。実際に新規患者の半数以上は 70 歳以上である。

事例❸ ギンジおじいちゃんの結核

看護学生のマユさんには, 今年 71 歳になる祖父, ギンジさんがいる。ギンジさんは現在, 特別養護老人ホームに入所している。1 か月ほど前から微熱や咳(せき)が続き, なかなかおさまらず, マユさんは気がかりだった。

あまりに症状が長いため, 施設の嘱託医が胸部 X 線検査を行い, その結果, 肺結核と診断された。聞くと, ギンジさんは 20 代のころ「肋膜炎」と診断され, 半年ほど療養していたことがあったという。「そのとき肺結核に罹患していて, それが再発したのでは?」と嘱託医から説明を受けた。

嘱託医は, 「感染症法」に従って保健所に届け出た。その翌日, 保健所の保健師が施設を訪れ, ギンジさんへの聞きとりと生活指導を行った。マユさんのもとにも保健師から連絡があり, 接触者健康診断を受けることになった。マユさんがそのことをギンジさんに伝えると, 申し訳なさそうな声で「すまねえな。こんなことになって……。うちに結核患者がいるなんて, 誰にも言うんじゃねえぞ」と言った。ギンジさんがなぜそんなことを言うのか, マユさんにはわからなかったが, その真剣な声が印象的だった。

接触者健診の結果, いまのところは心配はなさそうとのことで, マユさんは安心した。結果が出るまではとても不安だった。

その後, ギンジさんは, 結核病床のある病院に入院して抗結核薬の治療を受けた。薬を飲むときは必ず, 看護師が見まもっていた。2 か月後, 喀痰(かくたん)検査で結核菌がみとめられないことが確認され, ギンジさんは退院することができ, もとの施設に再入所した。いまは施設職員の見まもりのもとで, 抗結核薬の内服を続けている。

マユさんは, 学校の図書館で結核についていろいろ調べた。結核は昔, 死病とよばれたこと, 患者の隔離と差別の歴史も学んだ。ギンジさんがなぜ誰にも言うなと言ったのか, 少しわかったような気がした。3 年生で行う看護研究では, 結核をテーマにしようと考えている。

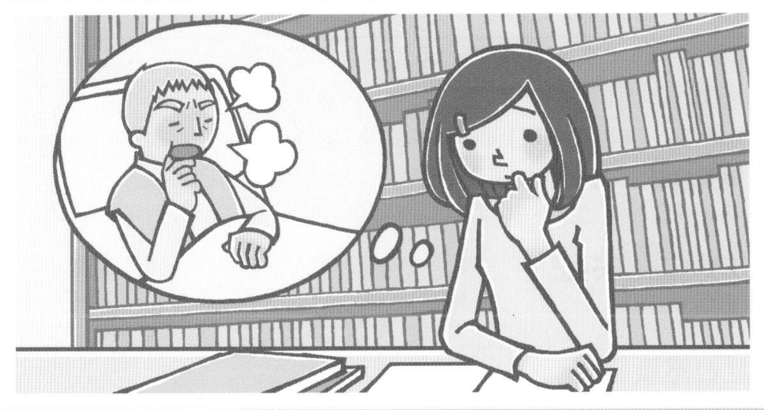

2 感染症法に基づく結核対策

わが国の結核患者数は減少傾向にあるものの，近年，多剤耐性結核(MDR-TB)❶の出現と拡大や学校・医療機関・高齢者関係施設などにおける結核集団感染の多発，高齢者における結核患者の増加，日本在住の外国人における結核患者の問題など，公衆衛生上，緊急対応を要する重要な課題があらわれてきており，引きつづき予断をゆるさない状況である。

結核は「感染症法」に基づく二類感染症に位置づけられており，予防接種・健康診断・患者管理・結核医療を柱として一貫した対策が行われている。結核は6～9か月間，確実に服薬すれば完治する感染症である。しかし，服薬を中断してしまったり適切に服用しないと，多剤耐性結核が生じて治癒がむずかしくなり再発もしやすくなる。結核を完治させ，多剤耐性結核の出現を抑制するため，WHOは1994年に，医療従事者などが直接，患者の服薬を確認する**直接服薬確認** directly observed treatment short-course(**DOTS**)を治療戦略として打ち出した。DOTSには，入院中に看護師など医療スタッフが服薬を確認する**院内DOTS**のほか，退院後に調剤薬局の薬剤師や訪問看護師，施設職員など，患者の身近な場所で服薬支援協力者が見まもる**地域DOTS**がある。院内DOTSから地域DOTSへの円滑な移行が重要であり，保健所や保健センターの役割が期待されている。

結核患者の医療については「感染症法」に基づいた公費負担制度が設けられている。患者は家族や周囲の人への感染を防ぎ，適切な医療を受け，正しい生活指導を受けて早期に社会に復帰することが重要である。保健所には**結核登録票**が備えられており，管轄区域内の患者および回復者が登録されている。そして保健師による家庭訪問指導や管理検診の実施などにより，地域の患者の管理が行われている。

● **予防接種・健康診断**　結核を抑制するためには，定期の予防接種と健康診断が重要である。結核予防の基本は，**BCGワクチン**の接種である。以前行われていた小・中学校でのBCG接種は，2002(平成14)年度で廃止になった。現在では2014年の「予防接種法」改正により，接種時期は**生後1年未満**(生後5か月以降8か月未満を推奨)になっている。

早期発見のために健康診断が行われており，①患者接触者ではないが高齢者などのハイリスク者，②発病すると周囲に感染を広げるおそれのある職業の従事者(医療従事者や教育関係者)，③高校生以上の学校入学者(**定期健康診断**)，④患者接触者(**接触者健康診断**)が対象である。

> **NOTE**
> **❶多剤耐性結核**
> 重要な抗結核薬であるイソニアジド(INH)とリファンピシン(RFP)を含む，少なくとも2剤以上の抗結核薬に耐性を示す結核菌による結核をさすことが多い。

4 エイズ，HIV感染症

1 エイズ，HIV感染症と感染経路

● **エイズとは**　エイズ(**後天性免疫不全症候群** acquired immunodeficiency syndrome〔**AIDS**〕)は，1980年代に新たに登場した感染症である。**ヒト免疫不全**

ウイルス *human immunodeficiency virus*(**HIV**)感染により，おもに白血球やリンパ球が主体となる免疫(細胞性免疫)が機能不全をおこす疾患である。HIVに感染すると，感染後6～8週間で抗HIV抗体が陽性になる。その後，数年間，無症候性キャリア(持続感染者)の状態を経過し，発熱や寝汗，リンパ節の腫脹，下痢，体重減少などが生じる❶。HIVが増殖して免疫不全状態が進むと，ニューモシスチス肺炎・カンジダ症・カポジ肉腫などの特徴的な疾患❷が出現する。指標となるこれらの疾患が1つでもみとめられた場合，エイズ発症と診断される。

現在では，抗HIV薬による治療でエイズの発症を抑え，長期間にわたり健常時とかわらない日常生活を送ることができるようになったが，治癒や完治はできない。

● **HIVの感染経路**　HIVの感染は，血液・精液・腟分泌液などを介しておこる。つまり，感染経路は以下の3つである。

(1) HIV感染者との性行為
(2) 血液または血液製剤による感染(麻薬の静脈内注射，輸血など)
(3) 母子感染(子宮内・出産時における感染，母乳による感染)

海外では，輸血や，注射による薬物(麻薬など)の使用者の注射器共有，母子感染なども重要な感染経路になっている。しかしわが国の場合，近年の新規感染者は，ほとんどが性的接触による。そのため，わが国では性感染症予防が対策の中心になる。

2 HIV感染者・エイズ患者の動向

● **世界の動向**　HIV感染者は，UNAIDS(国連合同エイズ計画)によると，2021年現在で3840万人と推定されている。2021年の新規HIV感染者は年間150万人，エイズ関連による死亡者数は年間65万人と推定されている。HIV感染者の全体の約7割がサハラ以南のアフリカに住んでいる。その次に感染者が多いのは，約15%が住むアジア太平洋地域である。しかし，地域別の新規HIV感染者をみると，サハラ以南のアフリカは大きく低下している。一方，中東・北アフリカ，南アジア，東南アジア，東欧・中央アジアでは増加しており，今後が懸念される。

● **日本の動向**　わが国では，1985(昭和60)年にはじめてエイズ患者が確認された。続いて1989(平成元)年に「後天性免疫不全症候群の予防に関する法律」(エイズ予防法)が施行された。当初は血友病治療のための血液凝固因子製剤❸による感染例が多かった(薬害エイズ事件)。しかしその後は性的接触による感染例が中心である。

わが国の累積報告数は，2022(令和4)年末の時点でHIV感染者が23,863人，エイズ患者が10,558人である。2022年のHIV感染の新規報告数は632件で，2019年の903件，2020年の750件，2021年の742件と減少傾向にある。エイズ患者の新規報告数は252件で，両者を合わせた新規報告数が1,000件を下まわるのは2003(平成15)年以来である。新規報告を性別・国籍別にみると，HIV感染者およびエイズ患者のいずれも日本国籍男性が約80

NOTE

❶HIVの潜伏期間
無症候性キャリアの状態で経過する潜伏期間は平均10年程度だが，短縮化も指摘されている。

❷エイズに特徴的な疾患
ニューモシスチス肺炎とカンジダ症は真菌，カポジ肉腫はウイルスによる感染症である。いずれも健常者にはみられず，HIVによって免疫機能が著しく低下しているために生じる感染症である。

NOTE

❸血液凝固因子製剤
血小板とともに止血に重要な役割を果たす血漿中の凝固因子を原料とした血液製剤。先天的に凝固因子が欠乏し，さまざまな出血症状を呈する血友病の治療に使われる。

％を占める。また，新規報告を感染経路別にみると，同性間の性的接触が大半である。新規のHIV感染のうち約7割(443件)が同性間の性的接触であり，異性間の性的接触は約15％(100件)である。

年齢別では，新規のHIV感染者は20代と30代が多く，若年層に重点をおいた予防啓発が引きつづき重要になる。新規のエイズ患者については30代と40代が多く，とくに高年齢層では最初にエイズ患者として報告される「いきなりエイズ」の割合が高い傾向にあるため，高年齢層においても検査の機会を十分に提供する必要がある。

2022(令和4)年の保健所におけるHIV検査件数と自治体が実施する保健所以外のHIV検査件数の合計は73,104件であった。

3　HIV感染症・エイズ対策

● **わが国の対策**　わが国におけるHIV感染症・エイズ対策は，厚生労働省が策定した「後天性免疫不全症候群に関する特定感染症予防指針」(**エイズ予防指針**)に基づいて行われている。エイズ予防指針は，発生の予防や蔓延の防止だけでなく，原因の究明や検査・相談体制の充実，医療の提供，研究開発の推進，患者などの人権の尊重までを含めた，総合的な指針である。たびたび改正が行われており，直近では2018(平成30)年に改正された。

わが国のHIV感染症・エイズ対策においては，①正しい知識の普及・啓発および教育，②保健所などにおける検査・相談体制の充実，③良質かつ適切な医療の提供の3点が重視されている。

● **検査・相談体制の充実**　全国の保健所では，無料・匿名でHIV検査が行われている。しかし，検査時間が原則平日昼間になされ，検査結果を聞きにもう一度来所する必要もあり，利便性が低いことが課題である。そこで，夜間休日検査や当日に結果がわかる迅速検査などの導入が推進されている。

● **適切な医療の提供**　全国には，総合的なエイズ診療を行うエイズ治療拠点病院が約380か所設置されている。また，各都道府県にもHIV医療体制の中心になる中核拠点病院が設置されている。近年は，HIV感染者の増加や，療養の長期化に伴い，拠点病院と診療所との連携や拠点病院間の連携が求められている。

HIV感染症・エイズは多剤併用療法の開発により，発症や症状をコントロールできる病気になりつつある。しかし依然，根治的治療法や予防薬やワクチンはない。新たな感染者を出さないためには性感染症(STD)[1]としてのHIV感染症・エイズ対策が重要である。発生予防のための知識の普及・啓発および教育，国際的な連携，そして，人権の尊重も含め，総合的な対策の推進が必要である。

> **NOTE**
> **❶性感染症(STD)**
> 性行為感染症ともいう。STDはsexually transmitted diseaseの略で，diseaseではなくInfectionも使われ，その場合はSTIと略称される。

5　梅毒

● **梅毒とは**　梅毒は性感染症(STD)の1つで，**梅毒トレポネーマ**により引きおこされる細菌性の感染症である。感染経路はおもに性的接触であり，口や性器などの粘膜や皮膚から感染する。オーラルセックス(口腔性交)でも感染するので注意が必要である。

梅毒に感染すると，性器や口腔内に小さなしこりができたり，痛みやかゆみのない赤い発疹(バラ疹)が手のひらや足の裏，全身にみられたりする。その後，症状が消えて何年も経過することがあり(潜伏梅毒)，治療をしないまま放置していると心臓や血管，神経に多彩な病変が生じ，死にいたることもある。妊娠中に感染すると，母子感染により死産や早産，先天異常，先天梅毒などのリスクがある。

● **梅毒の動向**　梅毒は古くから世界中でみられる性感染症(STD)であり，わが国では 1967(昭和 42)年に年間約 11,000 人の感染が報告されて以降，ずっと減少してきた。しかし 2011(平成 23)年ごろから再び増加に転じ，2021(令和 3)年以降大きく増加し，2022(令和 4)年には 12,964 例を数えるまでとなり，各自治体で注意喚起がなされている。男性では 20 代〜50 代，女性では 20 代が突出して増えており，不特定多数との性交渉の拡大が要因にあげられる。

6　ウイルス性肝炎

● **ウイルス性肝炎とは**　ウイルス性肝炎は，**肝炎ウイルス**による感染症である。原因となる肝炎ウイルスは，A 型から E 型までの 5 種類が確認されている。A 型・E 型は食物や水を介して，B 型・C 型・D 型は血液・体液を通じて感染する。このうち，公衆衛生上，とくにわが国で問題となるのは B 型と C 型である。慢性肝炎から肝硬変，そして肝不全や肝がんに進行するおそれのある肝炎を引きおこす。

● **B 型肝炎**　B 型肝炎ウイルス(HBV)の持続感染者は，母子感染や乳幼児期の感染による例が多い。そのため，1986(昭和 61)年から母子保健対策で妊婦の B 型肝炎抗体検査が実施されている。HBV 感染者の母親から出生した子に対しては，HB グロブリンと HB ワクチンによる母子感染予防対策が実施されている。2013(平成 25)年に方式が新しくなり，出生直後(12 時間以内が基本)に HB グロブリンと HB ワクチンが投与され，生後 1 か月と生後 6 か月に HB ワクチンが投与されている。母子感染予防対策が開始された 1986 年以降の出生者に，母子感染はほとんどみられていない。また 2016(平成 28)年から HB ワクチンは定期接種の対象になっている。

● **C 型肝炎**　C 型肝炎ウイルス(HCV)の感染者は 40 代以上が多い。1992(平成 4)年までウイルスの発見が技術的にむずかしく，輸血や移植手術などで感染が広がったと考えられる。年齢が高くなるほど感染率も高くなる。また，地域によって感染率に差があり，東日本よりも西日本に患者が多い。これは，感染が広がった時期や，地域の社会的背景の差によるものととらえられている。C 型肝炎は，約 7 割が慢性肝炎に移行し，その約半数が肝硬変・肝がんへと進行するため，注意が必要である。

● **肝炎対策基本法の制定**　2010(平成 22)年 1 月に「**肝炎対策基本法**」が施

行され,「肝炎対策の推進に関する基本的な指針」(肝炎対策基本指針)が定められた。この指針に基づき，ウイルス検診や肝炎治療への医療費助成など,肝炎の予防と治療，調査研究，および人権への配慮を含んだ総合的な取り組みが行われている。

7 ヒトTリンパ球向性ウイルス1(ヒトT細胞白血病ウイルス1型，HTLV-1)感染症

ヒトTリンパ球向性ウイルス1 Human T-lymphotropic Virus(ヒトT細胞白血病ウイルス1型，HTLV-1)は，成人T細胞白血病(ATL)やHTLV-1関連脊髄症(HAM)などを引きおこすウイルスである。ATLは発症すると2年以内にほとんど死亡する血液がんであり，HAMは両下肢痙性対麻痺を主徴とする神経難病である。感染者は，全国で約100万人以上と推定され，とくに西日本に多い。母乳を介して感染することから，妊婦健康診査で抗体検査を実施し，キャリアの場合には母子感染を防ぐために，一度冷凍した母乳を与えたり，短期間のみの授乳にするなどの母乳栄養に関する指導が必要になる。

2010(平成22)年に厚生労働省によってHTLV-1総合対策が取りまとめられ，翌年度から，保健所における特定感染症検査等事業の対象にHTLV-1抗体検査や相談指導が加わった。

8 多剤耐性菌

● **多剤耐性菌とは**　欧米では1970年代以降，病院内を中心に多くの抗菌薬に耐性を獲得した細菌(**多剤耐性菌**)による院内感染が問題となり，わが国でも1980年代から大きな脅威となっている。代表的な多剤耐性菌として，メチシリン耐性黄色ブドウ球菌(MRSA)や多剤耐性緑膿菌(MDRP)，多剤耐性アシネトバクター(MDRA)，多剤耐性結核菌(MDR-TB)などがある。薬剤耐性菌の増加は，先進諸国における主要な死因が感染症から非感染性疾患に変化するなかで，新たな抗菌薬の開発が減少しているという背景もある。

● **日本における出現状況**　わが国では多剤耐性菌のMRSAや，近年，多剤耐性化がみられるペニシリン耐性肺炎球菌(PRSP)以外は，他の先進諸国と同等以下の出現率に抑えられている。しかし効果的な監視や対策の継続がなければ多剤耐性菌の院内感染が発症し拡大するおそれがある。実際，非常に高度な多剤耐性を示す超多剤耐性菌の検出や院内発生の報告も続いている。カルバペネム系などの広域抗菌薬に耐性を示し重症化しやすいニューデリーメタロ-β-ラクタマーゼ1(NDM-1)産生多剤耐性菌は2010(平成22)年に日本人から検出されたほか，MDRAについては2010年以降の院内での集団発生や死亡例が頻発しており注意が必要である。

● **対策**　国外においては，多剤耐性・超多剤耐性結核や耐性マラリアなどが世界的に拡大するなど，新たな多剤耐性菌がつぎつぎと出現して猛威をふ

るっている。そこで2015年5月の世界保健機関（WHO）総会で「薬剤耐性に関する国際行動計画」が採択され，加盟各国に行動計画の策定が要請された。それを受けて，わが国でも「適切な薬剤を必要な場合に限り，適切な量と期間，使用することを徹底」する国民運動を展開するための行動計画として，2016（平成28）〜2020（令和2）年を実施期間とした「**薬剤耐性（AMR）アクションプラン**」が策定された。このプランでは，①普及啓発・教育，②調査・監視，③感染予防・管理，④抗菌薬の適正使用，⑤研究開発・創薬，⑥国際協力の6つの分野について目標や戦略，具体的な取り組みなどが盛り込まれた。2023（令和5）年からは6つの分野にそれぞれ数値目標を盛り込んだ「薬剤耐性（AMR）アクションプラン（2023-2027）」が始動している。

9 動物由来感染症

● **動物由来感染症とは**　**動物由来感染症**は，動物からヒトへ感染する感染症の総称である。似た言葉に**人獣共通感染症**があるが，これはヒトと脊椎動物に共通する感染症をさし，動物由来感染症に含まれる。わが国では狂犬病（イヌ），オウム病（オウム・インコなど），エキノコックス症（キタキツネ），レプトスピラ症（ネズミ），日本紅斑熱（ダニが媒介）などが代表例である。海外では熱帯・亜熱帯地域を中心に，マラリア（カ〔蚊〕が媒介），ウエストナイル熱（カが媒介），黄熱（カが媒介），エボラ出血熱（サルが媒介），クリミア・コンゴ出血熱（動物，ダニが媒介）など，多くの動物由来感染症が存在する。

感染源である動物に，かまれたりひっかかれたりして直接人間にうつる直接伝播と，感染源である動物と人間との間にカやダニ，汚染された水や土壌などのなんらかの媒介物が存在する間接伝播の大きく2つに分けることができる。

● **日本での発生**　わが国は動物由来感染症が比較的少なかったが，気候の温暖化や人・物の国境をこえた移動の拡大，人口の集中などにより，新たな脅威となっている。たとえばマダニから感染する重症熱性血小板減少症候群（SFTS）が西日本でみられるようになったり，かつては国内発生の報告がなかったデング熱（カが媒介）が集団発生するなど，新しい感染症がつぎつぎと発生している。

10 食中毒

● **食中毒とは**　**食中毒**は，カンピロバクター属・サルモネラ属・病原性大腸菌・ノロウイルスなどの病原微生物に汚染された飲食物，または毒性をもつキノコ・フグ・貝・カビ，毒性のある化学物質などが含まれる飲食物を摂取することで腹痛・下痢・嘔吐・発熱・痙攣・呼吸困難などを生じる健康被害をいう（▶表6-4）。

● **食品衛生法**　食中毒への対応は，おもに「**食品衛生法**」に基づいて行われる。腸管出血性大腸菌感染症やノロウイルス感染症など，食中毒（食品→

表 6-4　おもな食中毒の原因

病原体等原因物質			おもな症状	潜伏期間	おもな原因食品
細菌	腸管出血性大腸菌		腹痛，下痢，血便，溶血性尿毒症症候群(HUS)，脳症	2日〜10日	生肉
	カンピロバクター属		発熱，嘔吐，腹痛	1日〜10日	鶏肉料理
	サルモネラ属		下痢，腹痛，発熱，嘔吐，頭痛	6時間〜72時間	鶏卵，食肉
	黄色ブドウ球菌		嘔吐，腹痛，下痢	1時間〜5時間	おにぎり，弁当
	腸炎ビブリオ		腹痛，下痢，発熱，嘔吐	4時間〜30時間	海産魚刺身，しめさばなど
	ウェルシュ菌		腹痛，下痢	6時間〜24時間	カレーなどの大鍋調理
	セレウス菌	下痢型	下痢，腹痛	6時間〜24時間	焼飯類，焼きそば，パスタなど
		嘔吐型	吐きけ，嘔吐	0.5時間〜6時間	焼飯類，焼きそば，パスタなど
	ボツリヌス菌		胃腸症状，神経症状	12時間〜数日	はちみつ，びんづめ，缶づめなどの保存食品
ウイルス	ノロウイルス		嘔吐，下痢	24時間〜48時間	二枚貝，汚染された食品
	A型肝炎ウイルス		発熱，嘔吐，腹痛，黄疸，肝腫大	15日〜50日	二枚貝
	E型肝炎ウイルス		発熱，嘔吐，腹痛，黄疸，肝腫大	15日〜64日	シカ，イノシシ肉
自然毒	フグ毒		神経麻痺	20分〜3時間	フグの自家調理
	貝毒(二枚貝)	麻痺性	神経麻痺	30分以内	アサリ，赤貝，ホタテなど
		下痢性	腹痛，下痢	30分〜4時間	アサリ，赤貝，ホタテなど
	毒キノコ		吐きけ，嘔吐，腹痛，下痢	30分〜2時間	ツキヨタケなど
寄生虫	アニサキス		腹痛，下痢	2時間〜8時間	海産魚刺身，しめさばなど
	クドア粘液胞子虫		腹痛，下痢	数時間	ヒラメなど
化学物質	ヒスタミン		腹痛，下痢	2時間〜3時間	カジキ，マグロ，ブリなど

ヒト)と感染症(ヒト→ヒト)の両面の感性経路を考えるべき疾患の場合は，総合的に予防対策・調査・対応が行われる。

2017(平成29)年には，関東地方と中心とした広域に同一遺伝子型の腸管出血性大腸菌O157による感染症・食中毒が多発したが，国や自治体の間で情報共有が十分になされず，調査の開始や注意喚起が遅れ，感染源の特定にいたらなかった事例があった(その後の調査で，ある惣菜店の1つの食品が原因とされた)。これを受けて，広域分散型の食中毒事例における情報の共有化と検査体制の整備が課題となり，2018(平成30)年に「食品衛生法」の一部改正が行われ，広域発生事例に対する早期探知体制の整備，地方自治体間の情報共有の強化，遺伝子検査手法の統一などの対策がとられた。

work 復習と課題

❶ 感染症が成立するには，〔　ア　〕〔　イ　〕〔　ウ　〕の3つの要因がすべて必要である。

❷ 感染症患者が通常より増加している状況を〔　エ　〕という。

❸ ある地域や集団において，特定の疾患が一定期間に異常に高い頻度で発生することを〔　オ　〕という。流行とほぼ同じ意味である。

❹ 世界的な大流行を〔　カ　〕という。

❺ HIV感染症・重症急性呼吸器症候群(SARS)・エボラ出血熱など，1970年代以降に登場した新しい感染症のことを〔　キ　〕とよぶ。

❻ マラリア・結核など，人類がすでに克服したと考えられていたのに再流行している感染症を〔　ク　〕とよぶ。

❼〔キ〕や〔ク〕など，感染症をめぐる新しい状況に対応するために，1998年に制定されたのが「〔　ケ　〕」である。この法の施行に伴い，従来の「伝染病予防法」などが廃止された。

❽「〔ケ〕」により，感染症の発生を常時監視する体制である〔　コ　〕がつくられた。

❾「〔ケ〕」により，都道府県知事による〔　サ　〕制度がつくられた。患者に十分な説明と同意を行うことが前提の制度である。

❿「〔ケ〕」により，感染症を感染力や症状の重篤性などで分類する感染症類型の設定が行われた。〔　シ　〕〜〔　ス　〕感染症と，〔　セ　〕〔　ソ　〕〔　タ　〕に分類され，対応・措置や医師が診断したあとの保健所への届け出時期を分けている。

⓫ 医師が診断後7日以内に保健所に届ける必要があるのは，〔　チ　〕の一部である。

⓬ 結核は〔　ツ　〕感染症であり，医師は診断後〔　テ　〕最寄りの保健所に届け出る。

⓭ 風疹は〔　ト　〕感染症の〔　ナ　〕把握疾患であり，医師は診断後〔　ニ　〕に最寄りの保健所に届け出る。

⓮ 国内に常在しない病原体や有害な物品の侵入を防ぐために港湾や空港などで行う検査を〔　ヌ　〕という。

⓯〔　ネ　〕は，弱毒化させた病原体などを人体に投与することで各種の病原体に対する免疫をもたせる，あるいは免疫を増強させる方法である。

⓰ 日本における〔ネ〕の対象疾患，実施方法などを定めた法律は，1948(昭和23)年制定の「〔　ノ　〕」である。

⓱ 病院などの医療機関の中で，患者や医療従事者が感染症に新たに罹患することを〔　ハ　〕とよぶ。

⓲ アメリカ疾病管理予防センター(CDC)が作成した院内感染の予防対策を〔　ヒ　〕とよぶ。

⓳ 今後，毒性の強い新型インフルエンザが発生した場合に，国民の生命と健康を保護し，かつ国民生活および国民経済への影響を最小限にする目的で，2012(平成24)年に「〔　フ　〕が制定された。

⓴ 結核の治療では，治療中断を避けることが重要である。そこで，医療従事者などが直接，患者の服薬を確認する〔　ヘ　〕が重視されている。

㉑ 日本のHIV新規感染者は，性的接触によるものが多く，とくに〔　ホ　〕が多いのが特徴である。国籍・性別では〔　マ　〕が多い。

㉒ 2010(平成22)年，「〔　ミ　〕」が施行され，肝炎の予防と治療，調査研究，人権への配慮も含めた総合的な取り組みが実施されることとなった。

㉓〔　ム　〕を介して感染するヒトTリンパ球向性ウイルス1(HTLV-1)の感染者は，全国で約100万人以上と推定される。感染者は〔　メ　〕やHTLV-1関連脊髄症(HAM)などを発症する可能性があり，対策が進められている。

㉔抗菌薬に耐性を獲得した多剤耐性菌の発生が世界的な問題になっており，日本でも2016(平成28)年から2020年を実施期間とした〔　モ　〕が厚生労働省によって策定されている。

㉕動物からヒトに感染する感染症を〔　ヤ　〕といい，気候の温暖化や人・物の国境をこえた移動の拡大などにより，日本でも脅威になっている。

第 7 章

国際保健

本章の目標

- □ 国際保健活動とはなにかがイメージできるようにする。
- □ 国際保健活動の現場と，国際保健の使命を知る。
- □ 国際保健のためのおもな組織と，持続可能な開発目標(SDGs)について知る。
- □ 日本の政府開発援助(ODA)の枠組み・目標を理解する。

A　世界との出会い

● **看護における出会い**　看護学生は学校や病院でさまざまな人と出会う。とくに病院では，妊産婦・子ども・高齢者などの多様なライフステージにある人，教師・政治家・暴力団関係者などの多彩な職業・背景をもつ人と出会う。日本在住の外国人や外国人旅行者との出会いもあるだろう。病状についても，軽い症状の患者もいれば，不治(ふじ)の病(やまい)のため，生と死のはざまで苦しむ患者との出会いもある。これらの，健康を取り戻すために真剣にたたかう人たちと出会い，そしてともにたたかうなかで，看護師は育っていく。

● **看護師の活動の場**　看護師の活動の場は，日本国内だけではない。日本を離れて海外に飛んでみたとする。ニューヨークやパリでの人々との出会いならば，さほど驚きはしないかもしれない。しかし，途上国ではどうだろうか？　国によっては，毎日停電がある。水道水を飲めない国もある。水道すらない地域もある。トイレもないかもしれない。そういう国には，患者でもないのに，ただ日々の暮らしを生き抜くために真剣にたたかいつづけなければならない人たちがいる。そんな途上国での人々との出会いには格別なものがある。

日本で看護師として育ち，世界のあちこちで，忘れがたい出会いを経験した齋藤さんと高橋さんの話に耳を傾けてみよう。

中国少数民族とともに(中国への青年海外協力隊員・齋藤さん)[1)]

「なぜこんなに明らかな予防効果があるのに簡単な歯みがきや手洗いが毎日できないんだ」

「なぜいつもこんなに手も顔もきたないんだ」

青年海外協力隊員として，中国四川省で標高 3,000 m の高地に住む少数民族とともに過ごした看護師・齋藤さんの，赴任当初の嘆きである。しかし，生活をともにしてすぐ，齋藤さんはその理由を知った。

「村の子どもたちと一緒に水くみに行き，薪(たきぎ)刈りに行き，子どもと一緒に手を洗面器で洗ってみて，はじめてわかった。水くみは労力も時間もかかること。それなのにバケツ1杯の水はこんなにもすぐに使い切ってしまうこと。高山での水は，春でもまだ冷たく，手がかじかんでしまうこと。薪刈りは非常に重労働であること。土に囲まれた生活をしていると，せっかく洗った手

1）齋藤順子：公衆衛生活動の糧はフィールドワーク！　中国・青年海外協力隊で新しい自分と出会う．公衆衛生 76(4)：322-325 を参考に著者作成。

も顔も，5分で真っ黒になってしまうこと」

齋藤さんは，自分の想像力の乏しさと限界を知った。自分が知らないことが無限にあることを，この先も忘れてはいけない，と強く思ったのだった(▶図7-1)。

● **国際保健の現場とは** 彼らと同じ暮らしをしてみて，齋藤さんはだんだん，自分の嘆きには問題があったことに気づいた。日本であたり前であったことが，そこではけっしてあたり前ではなかったからである。そして，文化背景を知らずに，一方的に相手を批判していた自分に気づき，まだ自分でも知らなかったもう1人の自分と出会った。人生観が一変してしまうような出会いと，そこからの学び。これこそが国際保健のおもしろさといえよう。

● **途上国とはなにか** 中国はいまや世界第2の経済大国だが，約14億の人口をかかえていることから，1人あたりの平均所得はいまだに低く，途上国の1つとされている。

国際保健の活動の舞台の多くは，**途上国**[1]である。途上国とはなにかについてはさまざまな定義がある。ここで国際保健分野の対象となる途上国とは，経済的に貧しい人々が住む国のことである。世界銀行の2022年のデータをもとにつくられた2024年の資料によれば，低所得国の国民総所得 gross national income (GNI)[2]の年間1人あたりの額は1,135 USドル(約17万円)以下である。17万円を365日で割ると，約450円。単純にいえば，国民1人が生活するのに1日約450円しか使われていないということになる。アフガニスタン，イエメン，エチオピア，マリ，モザンビークの国などが該当する(▶図7-2)。

低中所得国の場合は1,136 USドルから4,465 USドル。高中所得国では4,466 USドルから13,845 USドル。それ以上は高所得国である。日本の場合は40,770 USドル(約570万円)であり，これを1日あたりにすると約15,600円となる。日本でのGNIに占める「家計の支出」は約60%なので，1日約9,000円となる。低所得国の「家計の支出」が300円だとすると，物価の違

NOTE

[1] 途上国

外務省などはdeveloping countryの日本語訳として「開発途上国」という言葉を使う。しかし「開発」は工業化や経済開発という意味合いが強く，まずは外からの支援ありき，というニュアンスが強い。自国の努力がまずあるべきというニュアンスを強めるために，「発展途上国」とすべきという見解もある。本書では混乱を避けるため「途上国」で統一した。ただし近年「途上国」という表現をやめようという動きがある。

[2] 国民総所得

国民総所得とは，「家計の支出」「(家計・企業・政府の)投資」「政府の支出」「純輸出(輸出－輸入)」「海外からの純受取収入」を合わせた概念である。本文で述べたように1日450円と計算されても，食事や服や住居費に使える家計支出額は，実際は1日1人あたり300円にも満たない国がある。

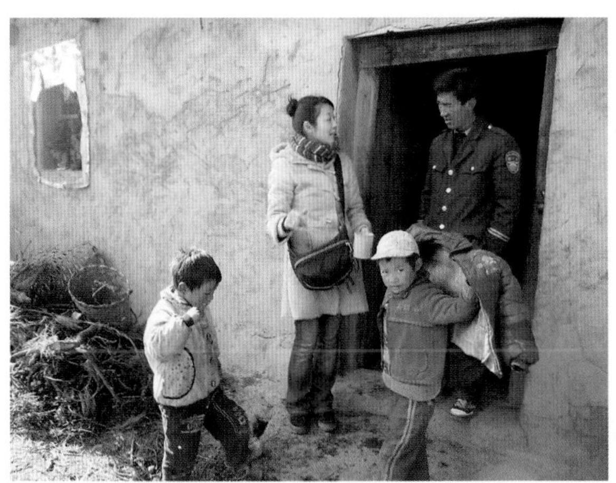

四川省にて，学童の親への歯みがきを指導する齋藤さん。

▶図7-1 齋藤さんの活動場面

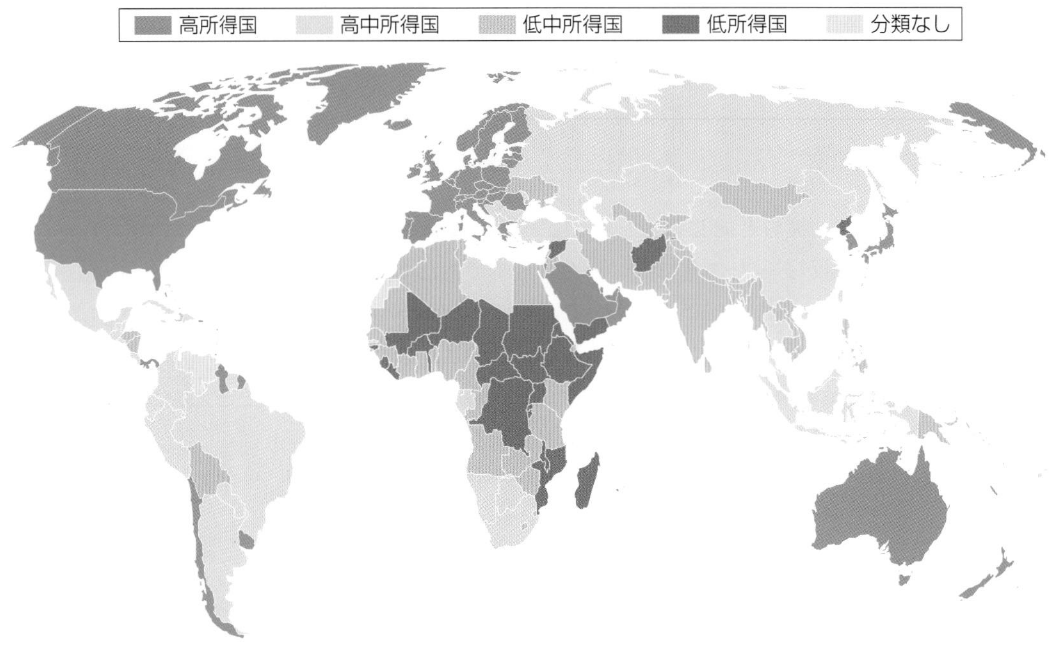

図 7-2　世界の国々の所得による分類
（世界銀行：世界銀行グループ加盟国の所得水準別分類 2024 年度による）

いがあるとはいえ，この差は大きい。

齋藤さんが活動した 2016 年の中国における年間 1 人あたりの GNI は 12,608 US ドル（約 180 万円）であり，これを 1 日あたりにすると約 5,000 円となる。ただし中国の場合「家計の支出」は GNI の約 34% であるため，その額は 2,500 円のうちの約 1,700 円となり，さらに高山の少数民族となると，もっと低くなる。そんな村での出会いが格別でないわけがない。これだけの経済格差が存在するのだから，人々の健康においても格差が存在することが想像できるであろう。

B　世界の健康格差

1　経済格差と健康格差

● **国際保健の使命**　世界には 200 前後の国がある。日本のような金持ちの国がある一方で，アフリカの中央アフリカ共和国のような貧しい国がある。そして，経済格差は**健康格差**にもつながってくる。2022 年の世界銀行資料によれば，日本の男女合わせた平均寿命は 84.9 歳，中央アフリカ共和国では 53.8 歳である。2 倍とまではいかないまでもそれに近い格差がある。このような健康格差を改善するのが国際保健の使命である。

● **経済格差**　経済に関しては，資本主義社会にあっては，金持ちがますます金持ちになっていく傾向が強い。たとえば年収1億円のビジネスマンが，ビジネスの成功によって翌年2億円，その翌年には10億円を稼ぐ，というのはありえない話ではない。一方，年収200万円の人が翌年一気に1000万円になるというのは容易ではない。さらには途上国の貧しい人が，最低限の生活を営むための収入を得るのは，たやすいことではない。

富む者ほどより速く，より多く富を得やすい社会において，経済格差を狭めるのは容易ではない。

● **健康格差は改善できる**　では，健康格差はどうか？　健康格差を改善するということは，平均寿命や乳児死亡率などの保健指標の底上げをする，ということでもある。平均寿命84歳が1年で一気に100歳になるということはなく，長い年月を要する。しかし途上国の平均寿命は，比較的短期間に大きくのばせる余地がある。現地の政府・医療関係者・人々の協力があり，条件がそろえば，適切な介入によってそれは可能である。

健康格差が国際的に注目されるようになったのは，プライマリヘルスケアに関するアルマ-アタ宣言(1978年)においてである。国際間においても国内においても許しがたい健康格差があり，それに無関心でいることはできないという，強い意思が示された宣言である。そして，2000年には，後述する「ミレニアム開発目標(MDGs)」において，さらに2016年から始まった「持続可能な開発目標(SDGs)」においても，保健指標底上げの具体的な目標が地球規模で定められた。

plus　在日・訪日外国人への国際保健

国際保健といえば海外で行う保健活動をさすことが多い。しかし国内在住の外国人，訪日外国人への保健活動も国際保健に含まれる。現在の在日外国人数は約300万人である(2022〔令和2〕年「国勢調査」)。日本の総人口に占める割合は2.5%に達する。訪日外国人旅行者の数は年間約400万人である(日本政府観光局「2022年訪日外国人旅行者統計」)。街中でも多くの外国人を目にするし，病院利用者も多い。

言葉の問題は通訳や翻訳アプリで解決できても，問題なのは文化の違いへの理解である。医療に対する考え方，健康のとらえ方，痛みの感じ方，食生活，1日の過ごし方などは文化によって大きく違う。食事1つとっても，豚肉や牛肉を食べない，特定の方法で処理した肉しか口にできないなどの宗教に基づくルールがあったりする。病院ではスタッフ用に外国人への対応マニュアルなどが整備されているが，それよりも大切なのは齋藤さんの中国での気づきと同様に「自分たちのあたり前は決してあたり前でない」と考え，「文化背景を知らずに一方的に批判しない」ことである。日本に住んでいるからといって，必ずしも生活行動のすべてを日本の文化に合わせなければならないわけではない。

コンビニエンスストアや工場など，もはや外国人の労働者がいないとなりたたない産業は多い。日本の中心産業である自動車産業もそのひとつである。大手自動車メーカーの工場が集積する群馬県大泉町では総人口の約2割が外国人である。農業も同様で，レタス栽培で有名な長野県川上村も総人口の約2割が外国人である。外国人技能実習制度(廃止予定)などには問題も多い。しかし日本は，すでに外国人なしにはなりたたなくなっており，彼ら，彼女らの健康も，当然，私たちの健康に直結する「みんなの健康」なのである。

2 健康格差の解消のために

ここで，健康格差を解消すべく中東のシリアで奮闘した看護師・高橋さんの話を聞いてみよう。

読み書きのできない女性とともに(シリアへの青年海外協力隊員・高橋さん)[1)]

シリアで活動して2年目(2012年)，高橋さんは覚えた単語を駆使して，村の女性が集まる家や小学校で健康教育を行った。ほとんどの女性は文字が読めない。口頭やイラスト，歌でメッセージを伝えた。村をたずねると，血圧や体重をはかってほしい人たちが集まってきている。村人たちが自分の身体に関心をもつようになったことを実感した。

だがいくらがんばっても，ボランティア活動がおこせる変化は限られている。もっと効率的に多くの人を救う方法はないのか？　保健医療のしくみだけをかえても，人々は幸せになれないのではないか？　途上国で病気がはやる原因は，不衛生や感染症だけではない。貧困・紛争などの社会的な問題が背景にある。地域全体を健康にするためにはどんな社会的なアプローチをとればいいのだろうか？　そんな思いをいだいたシリア体験だった。

国連教育科学文化機関 United Nations Educational, Scientific and Cultural Organization(UNESCO，ユネスコ)によれば，2012年当時，15歳以上で識字能力がない人が世界には7億8100万人いた。世界人口が約76億人であるから，約10人に1人が，識字能力がないということになる。しかもその約3分の2は女性である[2)]。そんな国の農村で保健活動を続けた高橋さんは「健康格差を狭めるといっても，自分ひとりの努力でどれだけの効果があるのか？」と悩み，壁につきあたった。そして，より高度な学びを求めて，大学院に行くことにした。そして修士課程で研究を進め，今度は中東の最貧国イエメンに飛んだ。

イエメンの母親とともに(研究者としての高橋さん)[3)]

高橋さんは，イエメンの山岳地帯の小さな町に，母親の受療行動に関する研究のために滞在していた。しかし，いつになってもかんじんの調査のために村に行くことができない。イエメンは男性社会。隣の村であっても女性だけで単独で行くことは許されない。必ず保健所長が同行しなければならない。

すべては所長の都合(と気分？)しだい。表向きは「予算がない」「仕事が忙しい」と言う。しかし，調査に協力するかわりに，なにかしら具体的な見返りを期待しているようだった。

しかし，それにこたえるのは無理である。気持ちはあせるばかり。そんな日々が続いたが，ある時期を境に，すんなり村に行けるようになった。毎日笑顔であいさつし(内心は笑顔ではなかったが)，雑談しながら，調査の必要性を説明し，頼みつづけたことで根負けしてくれたのかもしれない。とにか

1）高橋朋子：フィールドは世界と自分に向き合う場．公衆衛生 76(5)：412-415 を参考に著者作成。
2）UNESCO：International Literacy Day 2015.(https://www.unesco.org/en/articles/international-literacy-day-2015-literacy-and-sustainable-societies)(参照 2023-10-10)
3）高橋朋子：フィールドは世界と自分に向き合う場．公衆衛生 76(5)：412-415 を参考に著者作成。

く保健所長の気がかわった。よし！

そこから先は必死だった。必要な数のインタビューをこなすために，岩場をよじ登って集落を訪問したこともあった。電気はかろうじて通っていたものの，毎日，無計画停電がおこり，水は給水車から買わなければならない。インターネットも通じない。英語はまったく通用しない。そのような環境のなか，研究は進まない。現地語以外で会話する相手がいない。テレビをはじめなんの娯楽もない。

かつて経験したことのない孤独感と疲労感。ある雷雨の夜，停電で暗闇(やみ)のなか，ろうそくの明かりだけで，心細く過ごしていた。そのとき，突然同僚の女性から電話があった(▶図7-3)。

「なにしてた？」

「なにもしてない(というか，なにもできない)」

「雷がこわいんじゃないかと思って電話したの。心配しないで，あなたは私の妹だからね」

たったそれだけの会話。それなのに，電話を切ったとたん，涙がとまらなくなった。

調査を終え，無事修士課程を修了した高橋さんは，その後も国際協力機構(JICA，ジャイカ)など国際保健の実践家として活躍した。そして自分のフィールド(途上国の現場)での活動をふり返って，ひとりで小さな活動を続けることへの答えを自分なりに導いていった。

フィールドからの教訓(高橋さんのふり返り)[1)]

フィールドを知れば知るほど，ゴールが遠のいていくような気持ちにおそわれることがある。「すべての人に健康を」なんて夢物語だ，と考えることがある。

外国人である自分がその国の保健システムに口を出すなんておこがましいのでは，と思うこともある。

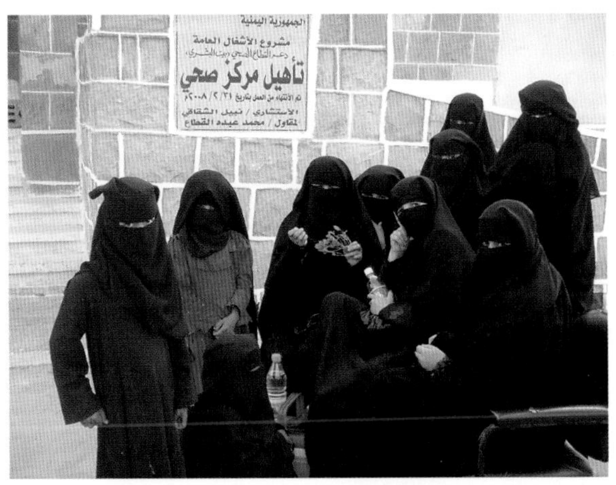

▶図7-3 高橋さんのイエメンでの同僚たち

1）高橋朋子：フィールドは世界と自分に向き合う場．公衆衛生 76(5)：412-415を参考に著者作成。

でも，やっぱり減らせる不幸は減らしたほうがいい。
いつか人は死ぬけれど，防げるものなら病気や事故は防いだほうがいい。
もし自分がここに生まれていたら，ささいな理由で命を落としていたかもしれない。だからゴールが見えない長い道のりでも，いつか実を結ぶ日があると信じて，これからもフィールドに出たい。

C 国際保健の担い手

● **知るべき国際保健のための組織**　齋藤さんや高橋さんは青年海外協力隊や，JICAで保健活動に従事した。大学院生としても途上国で研究生活を送った。一方，途上国の人々の健康づくりのために働く国際保健のための組織は，ほかにもたくさんある。とりわけ，WHOやUNICEFなどの国際連合 United Nations（UN，国連）の諸機関のことは知っておくべきである（◎図7-4）。

● **世界保健機関**　まずは**世界保健機関** World Health Organization（**WHO**）についてみていこう。第1章で述べたように，第二次世界大戦以前，国際保健を扱う機関は3つあった。しかしながら戦後は1つとなり，1946年，世界保健機関憲章（1948年発効）によってWHOが設立された。本部はスイスのジュネーブにある。2023年10月時点で194か国が加盟している。

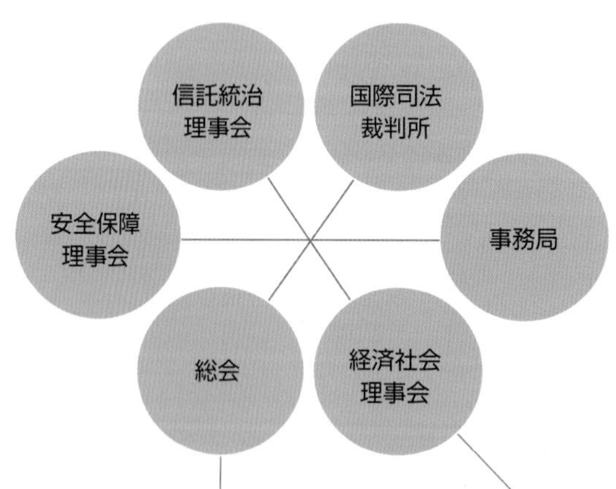

●計画と基金
- **国連児童基金（UNICEF）**
- 国連難民高等弁務官事務所（UNHCR）
- 国連開発計画（UNDP）
- **国連人口基金（UNFPA）**
- 国連環境計画（UNEP）
- 国連世界食糧計画（WFP）　など

●調査および研修所
- 国連大学（UNU）　など

●その他の国連機関
- 国連難民高等弁務官事務所（UNHCR）　など

●機能委員会
- 人口開発委員会　など

●地域委員会
- アフリカ経済委員会　など

●専門機関
- **世界保健機関（WHO）**
- 国際労働機関（ILO）
- 国連教育科学文化機関（UNESCO）　など

◎図7-4　国際連合の諸機関

6つの地域事務局もある。アフリカ(ブラザビル〔以降，かっこ内は地域事務局のある都市名〕)，汎アメリカ❶(ワシントンDC)，南東アジア(ニューデリー)，ヨーロッパ(コペンハーゲン)，東地中海(カイロ)，西太平洋(マニラ)事務局である(◐図7-5)。日本は西太平洋事務局の管轄に属している。隣国の韓国も同様に西太平洋事務局に属しているが，北朝鮮は南東アジア事務局に属しており，地理的に厳密に区分されているわけではない。

NOTE
❶汎アメリカ
北米と中南米を含む。

WHOのおもな役割は，地球規模の健康問題(新型コロナウイルス感染症のパンデミックなど)におけるリーダーシップの発揮，健康関連の研究事案の決定，国際保健に関する規範・基準の設定，科学的根拠に基づく政策の提唱，各国への技術支援，健康状態のモニタリングと評価などである。

WHOは相手国の保健省(日本では厚生労働省)と連携し，その多くの活動は保健省の職員によって実践される。また老若男女を問わず，都市農村を問わず，すべての人々の健康を目標とした活動を行っている。そして第1章にもすでに述べたように，「世界のすべての人々ができる限り高い水準の健康に到達すること」がWHOの目標である。

● **国連児童基金**　次は，**国連児童基金** United Nations Children's Fund (**UNICEF**，ユニセフ)についてみていこう。WHOがすべての人々を対象としているのに対して，UNICEFは主として18歳までの子どもを対象としている。世界のどこに生まれても，すべての子どもがもって生まれた可能性を十分にのばし成長できるように，健康だけではなく，教育や権利なども重視し，より包括的な対策をとっている。さらにWHOと違って，UNICEFは独自のフィールド事務所(途上国内の現地事務所のこと)をもっている。そして，政府機関による実施能力が乏しい国においても，子どものための実践活動を強化できるしくみができている。健康分野では，予防接種の普及，安全な水や衛生環境の確保，母乳育児の推進，HIV/エイズ対策，栄養改善などに力を入れている。

● **国連人口基金**　最後にもう1つ，**国連人口基金** United Nations Population

コペンハーゲン
カイロ
ニューデリー
マニラ
ブラザビル
ワシントンDC
アフリカ地域事務局
(AFRO) 47か国
汎アメリカ地域事務局
(PAHO) 35か国
南東アジア地域事務局
(SEARO) 11か国
ヨーロッパ地域事務局
(EURO) 53か国
東地中海地域事務局
(EMRO) 21か国
西太平洋地域事務局
(WPRO) 27か国

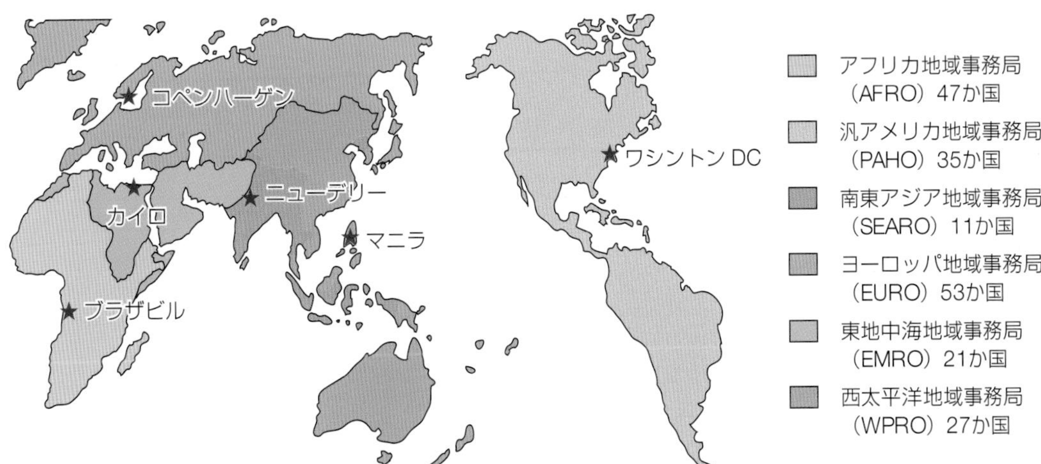

◐図7-5　世界保健機関(WHO)の地域区分と事務局

Fund(**UNFPA**)を取り上げる。UNFPAは，21世紀の人類が直面している最重要課題の1つである地球的規模の人口問題に，単なる数の問題としてではなく，人間の尊厳の問題として取り組んでいる。とくに政策づくりと実施の両面から，貧困の削減や持続可能な開発，**性と生殖に関する健康と権利(リプロダクティブヘルス/ライツ)**Sexual and Reproductive Health/Reproductive Rights(SRH/RR)の推進，女性のエンパワメント(女性の能力強化を通じた社会的地位の向上)，国勢調査を含む研究調査などの支援活動，またこれらの問題に対する啓発活動を行っている(▶plus「性と生殖に関する健康と権利」)。

そのほか，エイズ対策を専門とする**国連エイズ合同計画** Joint United Nations Programmes in HIV/AIDS(UNAIDS)，**世界銀行** World Bank(WB)なども健康分野で活動している。

D　国際保健の共通目標

● **ミレニアム開発目標**　国連関連機関が世界の人々の健康づくりに果たす役割は大きい。とりわけ2015年を最終目標年とした国連の**ミレニアム開発目標** Millennium Development Goals(**MDGs**)の設定は，国際保健の協調と前進に大きな役割を果たした。2000年9月にニューヨークで開催された国連ミレニアム-サミットに端を発して作られたMDGsは，1990年の指標を基準に2015年までに達成すべき8つの目標を掲げた。8つの目標のうち3つは健康に特化したものであった(乳幼児死亡率の削減，妊産婦の健康の改善，エイズ，マラリア，その他の疾病の蔓延(まんえん)防止)。

● **同じ目標に「みんな」で進む**　世界が共通と定める目標をもつことによって，1つひとつの機関や1人ひとりの努力が集結され，大きな目標達成に向かって前進できた。高橋さんの「自分ひとりの努力でどれだけの効果があるのか……？」という悩みは，共通の目標を自分も担っている，と知ることによって，ある程度は解消される。それによって，ひとりではない，ほかに何百，何千という看護師や保健従事者が同じ目標に向かっている，と実感できる。

plus　性と生殖に関する健康と権利

性と生殖に関する健康と権利(リプロダクティブヘルス/ライツ)は，1994年にエジプトのカイロで開催された国際人口開発会議で提唱された概念である。性に関する身体的・精神的・社会的健康への取り組みと，人々が安全で満ち足りた性生活を営み，結婚をするかしないか，子どもを産むか産まないか，産むなら何人産むかを自由に決められることをいう。医療サービスにとどまらず，性教育やエイズなどの性感染症の予防やカウンセリングも含む考え方であり，今日の人口問題対策の基本理念とされている。

表 7-1 持続可能な開発目標

目標 1	あらゆる場所のあらゆる形態の貧困を終わらせる。
目標 2	飢餓を終わらせ，食料安全保障及び栄養改善を実現し，持続可能な農業を促進する。
目標 3	あらゆる年齢のすべての人々の健康的な生活を確保し，福祉を促進する。
目標 4	すべての人に包摂的かつ公正な質の高い教育を確保し，生涯学習の機会を促進する。
目標 5	ジェンダー平等を達成し，すべての女性及び女児のエンパワーメントを行う。
目標 6	すべての人々の水と衛生の利用可能性と持続可能な管理を確保する。
目標 7	すべての人々の，安価かつ信頼できる持続可能な近代的エネルギーへのアクセスを確保する。
目標 8	包摂的かつ持続可能な経済成長及びすべての人々の完全かつ生産的な雇用と働きがいのある人間らしい雇用(ディーセント・ワーク)を促進する。
目標 9	強靱(レジリエント)なインフラ構築，包摂的かつ持続可能な産業化の促進及びイノベーションの推進を図る。
目標 10	各国内及び各国間の不平等を是正する。
目標 11	包摂的で安全かつ強靱(レジリエント)で持続可能な都市及び人間居住を実現する。
目標 12	持続可能な生産消費形態を確保する。
目標 13	気候変動及びその影響を軽減するための緊急対策を講じる。
目標 14	持続可能な開発のために海洋・海洋資源を保全し，持続可能な形で利用する。
目標 15	陸域生態系の保護，回復，持続可能な利用の推進，持続可能な森林の経営，砂漠化への対処，ならびに土地の劣化の阻止・回復及び生物多様性の損失を阻止する。
目標 16	持続可能な開発のための平和で包摂的な社会を促進し，すべての人々に司法へのアクセスを提供し，あらゆるレベルにおいて効果的で説明責任のある包摂的な制度を構築する。
目標 17	持続可能な開発のための実施手段を強化し，グローバル・パートナーシップを活性化する。

(外務省：SDGs とは？．<https://www.mofa.go.jp/mofaj/gaiko/oda/sdgs/about/index.html#about_sdgs><参照 2023-11-13>による)

表 7-2 目標 3：13 のターゲット項目(数値目標は省略)

- 3.1 妊産婦の死亡率削減
- 3.2 予防可能な新生児死亡率と 5 歳未満死亡率の削減
- 3.3 エイズ，結核，マラリア，かえりみられない熱帯病，肝炎，水系感染症およびその他の感染症対策
- 3.4 非感染性疾患・メンタルヘルス対策
- 3.5 薬物の乱用やアルコールの過剰摂取対策
- 3.6 交通外傷削減
- 3.7 性と生殖に関する保健サービスへのアクセスの確保
- 3.8 ユニバーサル-ヘルス-カバレッジ(UHC)の達成(財政リスクからの保護，質の高い基礎的な保健サービスへのアクセスおよび安全で効果的かつ質が高く安価な必須医薬品とワクチンへのアクセス)
- 3.9 有害化学物質，ならびに大気，水質および土壌の汚染対策
- 3.a たばこの規制に関する世界保健機関枠組条約の実施を適宜強化
- 3.b 主として途上国に多い感染性および非感染性疾患対策のためのワクチンや医薬品の研究開発支援
- 3.c おもに途上国における保健予算の増額および保健人材の採用，能力開発・訓練および定着の大幅な拡大
- 3.d 特に途上国における国内あるいは地球規模の健康危険因子の早期警告，緩和，管理のための能力強化

(外務省：SDGs〔持続可能な開発目標〕 持続可能な開発のための 2030 アジェンダ https://www.mofa.go.jp/mofaj/ic/gic/page3_001387.html<参照 2023-10-31>の英文本文を要約)

● **持続可能な開発目標** MDGs についで，国際連合は 2016 年を開始年，2030 年を最終年として，**持続可能な開発目標(SDGs)**を決定した。目標は 17 個となり，具体的なターゲットは 169 に増えた(▶表 7-1)。17 の目標のうち健康関連の目標は目標 3 の 1 つのみとなった。ただしその下にはいくつかの数値達成目標を含む合計 13 個のターゲットが設定された(▶表 7-2)。MDGs にはなかった非感染性疾患(いわゆる生活習慣病)やメンタルヘルス，交通外傷などが新たに取り込まれた。さらに**ユニバーサル-ヘルス-カバレッ**

ジ(▶plus「ユニバーサル-ヘルス-カバレッジ(UHC)」)の達成も盛り込まれた。

プライマリヘルスケアにおいて主張されたように，健康は健康専門分野の活躍だけで獲得できるものではない。持続可能な開発のためには，**経済**，**社会**(健康はこのなかに含まれる)，**環境**の3つのバランスをとることが重要であり，統合されたかたちで目標を達成していくことに主眼をおいている。その意味でSDGsはMDGs以上に公衆衛生的アプローチを重視している。

E　国際保健と日本

国連関連機関の果たす役割は，いまだに大きい。しかしながら保健分野における国連関連機関への援助額は停滞しており，その役割も弱体化してきている。

そのかわりに勢いを強めているのが，二国間援助機関，各種民間基金，財団，NGO(非政府組織)，民間企業などである。

● **日本のODAの枠組み**　日本の場合，**政府開発援助** Official Development Assistance(**ODA**)による国際協力が規模としては最大である。ODAとは政府または政府の実施機関によって途上国または国際機関に供与される援助のことであり，二国間援助，国際機関への出資・拠出(多国間援助)によって実施される。そのうちJICAは二国間援助の形態である技術協力，有償資金協力，無償資金協力を担っている(▶図7-6)。

日本のODAによる途上国への援助は1954(昭和29)年10月6日の「コロンボ・プラン」への加盟に始まった。その後，日本のODAは強化され，1989(平成元)年以降，1990年を除き2000年までの約10年間，世界一の援助額を誇った。それに伴い，1992年，日本の**ODA大綱**が完成した。大綱のなかでは①人道的考慮，②相互依存性の認識，③環境の保全，④自助努力の重視の4点が理念として掲げられた。それから10年間の世界情勢の変

plus　ユニバーサル-ヘルス-カバレッジ(UHC)

ユニバーサル-ヘルス-カバレッジ universal health coverage(UHC)とは「すべての人が，どこにいても，経済的な困難に陥ることなく，ぜひとも必要かつ質の高い保健・医療サービスにアクセスできる状態」のことをいう*[1]。日本では1961年に国民皆保険制度が確立し，UHCを達成した状態ではある。しかしUHCは国民皆保険制度だけをさすわけではない。世界には，公的機関が医療サービスを直接提供することによって医療へのよりよいアクセスを確保している国もある。医療費がかさむことによって暮らしが破綻(はたん)しないしくみをいかにつくっていくか。多くの国々が，UHCの達成のために努力している。

*1：WHO：Universal Health Coverage<http://www.who.int/health-topics/universal-health-covera#tab=tab_1><参照 2023-10-31>

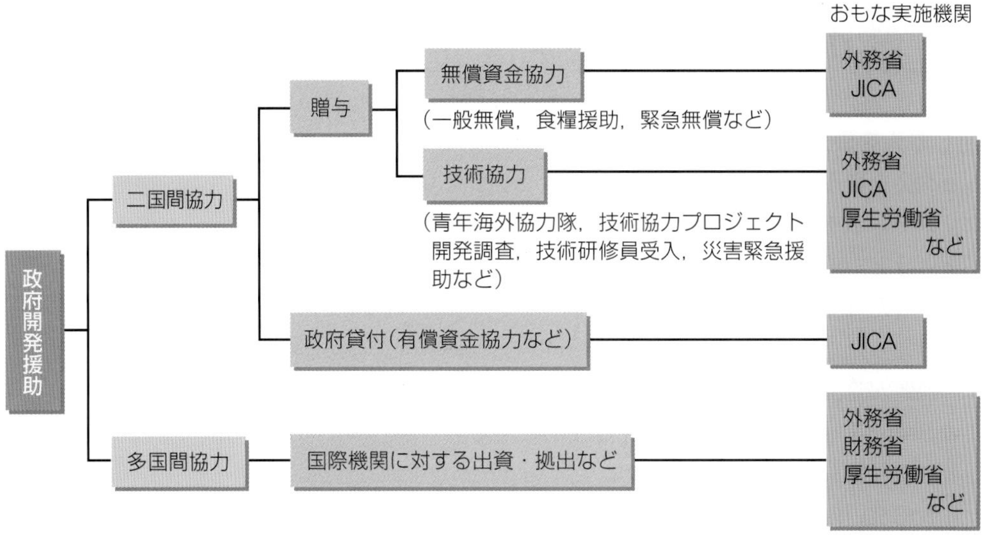

図 7-6 日本の政府開発援助のしくみ

化に伴い，2003 年には，ODA 大綱が改訂された。第一に，ODA の目的は「国際社会の平和と発展に貢献し，これを通じてわが国の安全と繁栄の確保に資すること」とされた。また，この目的達成の基本方針として以下の 5 点が示された。①途上国の自助努力支援，②人間の安全保障の視点の活用，③公平性の確保，④日本の経験と知見の活用，⑤国際社会における協調と連携，である。さらに ODA で取り組むべき課題として，以下の 4 点を取り上げた。①貧困削減，②持続的成長，③地球的規模の問題への取り組み，④平和の構築，である。

● **開発協力大綱**　2015(平成 27)年 2 月，約 12 年ぶりに ODA 大綱が改定され，その名称も「**開発協力大綱**」に変更された。国際協力の分野において，ODA のみならず，NGO や民間企業がこれまで以上の規模で国際協力にかかわるようになってきたからである。

この大綱の柱は 3 つある。第 1 に非軍事的協力による平和と繁栄への貢献，第 2 に人間の安全保障の推進，第 3 に自助努力支援と日本の経験と知見をふまえた対話・協働による自立的発展に向けた協力，である。

最後の自助努力支援はもっともな内容ではある。しかしながら世界には迅速な経済成長が見込めない国もある。そのような国の自助をいかに支援するのかは，今後の大きな課題である。

なお，開発協力大綱は 2023(令和 5)年に改定された。ODA を「外交の最も重要なツールの 1 つ」と位置づけ，相手国からの要請を待たずに日本から支援メニューを提案するオファー型協力の強化など，これまで以上に「戦略的な活用」を目ざす内容になっている。日本が提唱した外交構想「自由で開かれたインド太平洋(FOIP)」の推進につなげることも明記された。

F 正解のない課題を前にして

● 日本の苦しむ人を優先すべき？　日本にいて身近なところで苦しむ人のためにもっとお金を使うべき，日本人に使うべき，という思いはわかる。しかし，アフリカでエボラ出血熱のために死にゆく人たちをほうっておいてよいのか？　というと，手放しにそうすべき，とはいえない。世界の健康が私たちの健康につながっていることを，私たちは新型コロナウイルス感染症のパンデミックで知っただろう。

正解のない課題が途上国には山積みである。国際保健と取り組むということは，そんな課題と日々取り組む，ということでもある。しかしながら，たったひとりで取り組むわけではない。成人の HIV 感染率が 15% 近くにも達するアフリカ南部の内陸国ザンビアで，エイズ研究のために悪戦苦闘した看護師・大川さんの声[1)]を届けたい。

> 日本から届く声は，格別な心の支えとなる。たった一行のはげましのメールを何度も唱えて，自分に言い聞かせた日もある。研究室の仲間や家族から送られてくるたわいない日常のメールは，どれも心をなごませてくれる……。フィールドでの人間関係，環境に適応していくことは自分が意識している以上にエネルギーを要する。しかし，そういう状況が，自分を成長させてくれるのかもしれない。
>
> 自分をみると，小さな器だと思う。しかし，…(中略)…支えてくれる人がいて…(中略)…ようやく自分がいまこのザンビアのフィールドに立っている。それを実感したとき，支えてくれる人たちへの感謝の思いと，自分自身を最大限に用いて調査をしたいという意志だけが残る…(中略)…ゴールで待っているものは，きっと成長した自分と元気な子どもたちの笑顔だと思う。

● 国際保健活動を支えるもの　途上国の暮らしはらくではない。そこに行き，フィールドワークをすることによって，私たちはくやしい思い，いらだち，ハプニングを経験する。同時に，貧しい人々の潜在能力の大きさに感動したり，仲間のやさしさに感動したりもする。

途上国に行っても，日本にいても空はつながっている。けれども，そのことの大切さを，日本にいるだけでは，なかなか実感できないものである。しかし途上国を体験することによって，空はつながっていて，なにやら「普遍的なもの」があたたかく見まもってくれていることがわかってくる。その普遍的なるものの正体の一部は，ここに紹介した看護師のストーリーのなかに見えかくれしているのかもしれない。

1）大川純代：その先で待っているのは，成長した自分と元気な子どもたち——ザンビア HIV 母子感染予防に関するフィールド調査．公衆衛生 76(6)：489-492 による(一部改変)。

work 復習と課題

❶ 世界保健機関(WHO)の本部は〔　ア　〕にある。

❷〔　イ　〕は，おもに18歳までの子どもを対象とする国連の専門機関である。保健，栄養，安全な水，衛生，質の高い基礎教育，暴力・搾取・エイズからの保護活動を展開している。

❸〔　ウ　〕は，地球規模の人口問題を解決するために，おもに妊産婦の健康の改善や〔　エ　〕のための活動を展開する国連の専門機関である。〔エ〕は，1994年にエジプトのカイロで開催された国際人口開発会議で提唱された，結婚するかしないか，子どもを産むか産まないかを女性がみずから自由に決められる権利を中核とする概念である。

❹ 2000年9月にニューヨークで開催された国際ミレニアム-サミットにおいて採択された宣言と，1990年代の国際会議などで示された国際開発目標を統合したものが，2015年を最終目標とした〔　オ　〕である。

❺ 2015年9月の「国連持続可能な開発サミット」において，〔　カ　〕が採択された。このなかで新たに，〔オ〕の後継となる〔　キ　〕が設定された。〔キ〕の最終年は2030年である。

❻〔キ〕には，〔オ〕にはなかった〔　ク　〕(いわゆる生活習慣病)やメンタルヘルス，交通外傷が新たに取り込まれたほか，〔　ケ　〕(すべての人々が，必要とする質の高い保健・医療サービスを，経済的な困難に陥ることなく確保している状態)の達成も盛り込まれた。

❼ 政府または政府の実施機関によって途上国または国際機関に供与される援助のことを，〔　コ　〕とよぶ。

❽〔　サ　〕は，日本の対外支援の指針である。1992年に〔コ〕大綱として完成され，2015年に約12年ぶりに改訂されて名称も〔サ〕に変更された。

第 8 章

地域における公衆衛生の実践

本章の目標

- □ 公衆衛生看護とはどのような取り組みかを理解する。
- □ 母子保健・成人保健・高齢者保健・精神保健・歯科保健・難病・障害者支援などの各保健分野の，①対象となる人々，②しくみ(法制度・システム)，③活動(地域でどのような活動が展開されているか)を理解する。
- □ 各保健分野の対象者が相互に重なり合い，活動がつながり合うことを理解する。
- □ 各保健分野のしくみや活動を知ることで，自分たちがさまざまな保健活動によってまもられてきたことを知る。

ここまで，公衆衛生(みんなの健康をみんなでまもること)の歩み，その目的と活動理念，公衆衛生を実践するためのしくみや方法について学んできた。この第8章では，私たちの日常生活の場である地域・学校・職場などで実際に行われている，看護職による公衆衛生活動(公衆衛生看護)の実践について学ぶ。

地域や学校，職場などは，そこに所属する人々の生活の営みを中心にとらえれば，**コミュニティ**(**地域社会**)と言いかえることができる。地域社会は，私たちが生まれ，育ち，支え合いながら，人間として成熟し，人生の終焉を迎える場でもある。第2章で学んだ社会集団は地域社会に包摂されるものであり，特定集団はそれを構成する下位集団(サブコミュニティ)ともなる。これからさまざまなサブコミュニティごとの実践を学ぶにあたり，まず公衆衛生看護の全体の特徴をおさえておこう。

A　公衆衛生看護とは

1　公衆衛生看護とはなにか

1　公衆衛生看護の定義

● **公衆衛生看護とは**　公衆衛生看護とは，地域社会のさまざまなサブコミュニティの日常生活にかかわりながら，人々の健康増進を支える諸活動をさす。看護職はその重要な活動の1つとして，誰もが，所属するコミュニティで自分らしく生きることができるように，さまざまな支援(補完的な支援，予防的な支援，教育的な支援，積極的に見まもりながらの伴走型の支援など)を行う。これらの看護職による支援活動は，「保健師助産師看護師法」においては**保健指導**❶とよばれている。保健指導として行われる活動は，個人・家族の相談への対応や具体的な教育・指導から，集団の予防的な啓発や教育，自助グループの育成などの社会資源の開発まで幅広い。

● **学会の定義**　日本公衆衛生看護学会が2014(平成26)年にまとめた公衆衛生看護の定義を次にあげる。わが国で最初の学術団体による公衆衛生看護の

NOTE

❶保健指導

「保健師助産師看護師法」第2条の保健師の定義に「保健指導に従事すること業とする者をいう」とある。ただし保健指導は，保健師がその業務を独占しているわけではない。また法律上，保健指導についての定義はない。

定義である。

日本公衆衛生看護学会による定義(2014)[1)]

公衆衛生看護の対象は，あらゆるライフステージにある，すべての健康レベルの個人と家族，及びその人々が生活し活動する集団，組織，地域などのコミュニティである。

公衆衛生看護の目的は，自らの健康やQOLを維持・改善する能力の向上及び対象を取り巻く環境の改善を支援することにより，健康の保持増進，健康障害の予防と回復を促進し，もって人々の生命の延伸，社会の安寧に寄与することである。

公衆衛生看護は，これらの目的を達成するために，社会的公正を活動の規範におき，系統的な情報収集と分析により明確化若しくは予測した，個人や家族の健康課題とコミュニティの健康課題を連動させながら，対象の生活に視点をおいた支援を行う。さらに，対象とするコミュニティや関係機関と協働し，社会資源の創造と組織化を行うことにより対象の健康を支えるシステムを創生する。

2 公衆衛生看護の特徴

看護職は，変化しつづける地域社会の一員として，その地域におけるその時代の真のゆたかさやQOLを問いながら，人々が日々の暮らしの営みのなかで醸成(じょうせい)している「健康にかかわる文化」を大切に活動する。また，サブコミュニティの人々の健康観は，構成員の年代・境遇・疾患・障害などによって，実に多様である。彼らがどのようなときにいきいきできるか，活力や安寧を感じるか，そのほか元気のみなもとや秘訣はなにかなどをつねに探求し，サブコミュニティの変化に合わせて最適な支援の方法を開発しつづけることも公衆衛生看護の実践の特徴である。つまり，**人々の暮らし方から学ぶこと**が，公衆衛生看護の原点となる。

3 公衆衛生看護の実践

● アセスメント　公衆衛生看護におけるすべての支援は，アセスメントに基づく。個人や家族，集団，地域といった看護の対象を「どのようなまな差しでとらえ，理解するか」から始まる(▶46ページ)。ここから始めると，看護職から人々への一方的で画一的な支援ではなくなり，人々と一緒に現状を整理したり，人々の困りごとを言葉にしたり，健康増進へのモチベーションを高めたり，人々が健康をまもることにおいて，いまできていることや潜在的な力を強化したりすることができる。そして，当事者やコミュニティの関係者とともになにが問題かを分析したり，その問題を解決する手だてを検討したり，具体的に目標をたてて，そこに向かってどのような支援が必要か話し合うことができる。その結果，活用できる既存のサービス事業がなければ，

1）日本公衆衛生看護学会ウェブサイト：日本公衆衛生看護学会による公衆衛生看護関連の用語の定義<https://japhn.jp/about_phn/term><参照 2023-10-03>による。

社会資源を開発することもできる。

● **実践の姿勢**　公衆衛生看護の実践において重要なことは，看護職が一方的になにかをしてあげるのではなく，人々が自分の人生をよりよく生きるために，自律的に問題に向き合い，みずから解決に向けて取り組めるように自立を促しながら支えること，エンパワメントすることである。私たち看護職は，自分の健康は自分でまもれるようになってもらいたいと思うことがある。しかし，人間は健康になるために生まれ，生活しているわけではない。私たちが出会う人たちは，自分の人生を生きている。その人の人生の目標や夢，生きがい，大切にしていることのために，公衆衛生を学んだ看護職としてどのようにかかわることができるか，当事者と家族の人生や日常に寄り添う姿勢をもってのぞんでほしい。

● **実践の目的**　公衆衛生看護の実践は，当事者個人の変容のみならず，社会の変容も目ざす。そのため，生活を支える多くの職種や関係者と協働する，幅広い長期的な取り組みである。個人の変容と社会の変容をどのように同時に目ざしていくか，たとえば住民や当事者，支援者，専門職，行政機関などの組織をどのように動かし，連携し，協働していくかには，正解があるわけではない。組織がなければ，新たに協議会や委員会などの組織をつくることもある。そのおもしろさを感じながら学んでほしい。

2　保健指導の原理・原則

公衆衛生看護の実践における保健指導の原理は，個人・集団の自立と自律を促すこと，そして活動の原則は，個別の支援と集団の支援を同時進行させることである。同時進行することで，社会資源の開発が可能となる。公衆衛生看護の主役は，当事者とその家族(個別の支援)であり，舞台は家庭や学校や職場，地域社会であるため，舞台の調整と評価(集団の支援，社会資源の開発，地域のアセスメント〔地域診断，▶198ページ〕)も同時進行させることが必要である。

1　個別の支援

● **個別の支援とは**　個別の支援とは，当事者とその家族がおかれている状況を整理し，当事者あるいは家族の「困りごと」を解決するための方法である。このなかで行われる個別の相談や具体的な指導は，窓口対応や電話対応のなかで，また予約してもらって面接室で，あるいは家庭に訪問して，さらには各種保健事業の場で個別に声をかけてなど，あらゆる機会をとらえて行われる。その際，看護職は，当事者の生活上のもろもろの事情をまるごと大切にして，当事者が問題の所在やその根源に気づき，みずからの力で解決のための行動をおこせるようにかかわる。そして，動機づけのために，「いつまでにこうなれるようにしよう」などと，人々がみずから取り組んでみようと思えるような目標をともに設定し，その後は継続的に個人や家族全体の変化を評価しながら支えていく。

●**支援の実際**　これらの支援の過程では，信頼関係に基づくコミュニケーションを基本に，治療的にかかわるときにはカウンセリングのスキル，自己実現に向かって当事者に自発的な行動を促すときにはコーチングのスキルも活用する。多くの場合，健康にかかわる生活上の問題は1つだけではなく，複数の問題がからみ合っている。家族間の複雑な関係性，家族1人ひとりの事情を考慮するため，当事者とともに状況を整理しながら，支援者となりそうな関係者も巻き込んで支援のプランをたてる。

個別の支援は，おもにハイリスクアプローチとして用いられることが多いが，ポピュレーションアプローチとして用いられることもある。たとえば，健康診査の問診時に全員に同様の問いかけをして，その反応をチェックする場合(この方法をスクリーニングという)や，手洗いやうがいができている児童など，人々のできることをほめて今後も続けるように声かけし，それをその場の人たち全体で共有する場合などである。

2 集団の支援

●**集団の支援とは**　集団の支援とは，同じ問題やリスクをもつ人々を集め，あるいはそのような機会を設け，特定のテーマについて意識を高めてもらったり，知識や技術を普及したりする方法である。同じテーマに関心をもつ者どうしの交流を通じて，学び合いや支え合いをおこすというねらいを同時にもつことも多い。たとえば街中や学校などで生活習慣の見直しを啓発するポスターの掲示，健康に関する講演会や展示会，介護や育児教室，歩こう会などの案内を見かけたことがあるだろう。

●**支援の実際**　支援の形態は，ターゲットにするサブコミュニティの特性と目的による。不特定多数を対象にしたポスター掲示や講演会・展示会・フェスティバルなどは，おもにポピュレーションアプローチとして用いられる。教室や会合，集いなどの小集団を対象とした支援は，おもにハイリスクアプローチとして用いられる。後者の場合，ハイリスクアプローチと銘打って開催すると当事者が参加しにくくなる場合もあるため，誰でも参加できるようなかたちにして間口を広くすることもある(集団のエンパワメントのための健康教育やグループ支援，▶241ページ)。

3 社会資源の開発

●**社会資源とは**　社会資源とは，健康を支えるために活用できる，地域の人々や関係性，交流の場，生活にかかわるインフラや制度・しくみなどをさす。個別の支援に活用できるサービス事業や人材などが地域にない場合は，新たな社会資源として，同じような問題をかかえた人々を集め，集団の支援を通じて個別支援に活用できる住民どうしの支え合いの場づくりをしたり，その場が継続されるように自主的な活動を促すためのグループ支援をしたりする場合もある。同じような困りごとをかかえる人や，共通のテーマに関心がある人が何人かいれば，講演会や教室，会合や集いを企画し，知識や技術を伝えることができるし，その場で相互の交流を促すことにより，参加者どうしの関係を日常の生活を支え合える互恵的な関係に発展させることもできる。地域社会で生活するうえで有効な生きた情報を交換できる仲間，生活のインフラを共有する仲間である，この関係があることで解決できる生活上の問題も多くある。その結果，コミュニティ全体の健康状態や問題解決力を高めることにつながる。

● **開発の実際**　個別の支援のケース検討の積み重ねや，集団の支援の場でのアンケート調査，既存資料のデータなどから，根拠を説明できれば，新たな制度やサービス事業を企画したり，人材育成などに予算の配分を得たりすることも可能になる。これを**施策化**や**システムづくり**という(▶64ページ)。また，個別の支援，集団の支援，社会資源の開発のプロセスで，当事者や関係者との協働関係を大切にし，支援を円滑にするためのネットワークを構築し，網の目をはりめぐらせることも人的資源の開発になる。

4 地域診断

● **地域診断とは**　**地域診断**とは，健康にかかわる量的・質的データに基づき，コミュニティ(地域社会)全体の健康状態と問題解決力を評価することである。地域アセスメント(コミュニティアセスメント)ともいう。データは，公衆衛生看護の活動対象の単位となる，社会集団や特定集団としてのサブコミュニティの存在を推測したり，新たなサブコミュニティの出現を予測したりする際にも役だつ。

● **診断の実際**　データを見いだすために，人口構造の変化や産業構造の変化，生活に関連する社会資源，人々の価値観などについて，網羅的に情報収集する(▶52ページ)。情報がない場合は，調査を行ってデータを生成することもある。データには，利用者や参加者の声や住民の声など質的な定性的な内容と，数値で示される指標の定量的な内容の両方が必要である。世界，国，都道府県，市町村の基準となる数値と比較したり，年次推移を図やグラフにしたり，地図に配置してみると，その地域社会に特有の問題や，近未来におこりうる問題を予測することが可能になる。また，地域の特長や強み，活用できそうな社会資源も見えてくる。これらの総体は，地域社会の問題解決力という見方もできる。

　地域診断では，問題解決力の変化を見ていくことも重要である。当事者や関係職，関係者とともに，随時，地域診断を実施し，現状の評価を継続することで，個別の支援，集団の支援，社会資源の開発について，「みんなの健康をみんなでまもれているか」を確認することができる。

B　母子保健

● **母子保健で学ぶこと**　すべての人々は子どもとして生まれ，その多くは親となって子どもを育てる。親子の健康をまもり増進することは，人々の生命を，生涯を通して継承していくことである。この節では，母子の健康をまもり増進するためのしくみや取り組みについて学ぶ。

近年，子どもを育てるのは両親であるという意味を込めて「**親子保健**」とよばれることが多い。しかし，実際の現場では母子保健法に基づく「母子保健事業」として活動が行われているため，この章では「母子保健」とした。

事例❶ 自分はだめな母親と思ってしまったユウコさん

看護師(病棟師長，35 歳)のユウコさんは，今年の春に結婚し，すぐに妊娠した。経過は順調で，秋から産休に入り，元気な男の子を出産した。ところが，出産直後から気持ちが落ち込み，子どもの泣き声を聞くのもつらく，イライラするようになった。退院前に，産院の医師と助産師が助言してくれ，市の保健師にも連絡してくれることになった。

退院してからは，子どもと 2 人きりの時間が長い。入院中よりもたいへんと感じた。夫は仕事が忙しく，平日はなかなか育児を手伝ってもらえない。夜も母乳をあげなければならず，睡眠不足で疲れがとれない。子育てが思うようにうまくできない，そう感じた。看護の仕事は，バリバリこなしてきた。でも，子育てはそうはいかない……。自分が情けなくだめな母親だと思ってしまう。

市の保健センターの保健師から電話があり，家庭訪問に来てくれることになった。矢野さんという人だった。矢野さんは家庭訪問に来ると，子どもの体重をはかり，妊娠・出産の経過を聞いてくれた。そして，「元気に育っていますよ。お母さん，よくがんばっていますね」と言ってくれた。また，話を聞いてくれて，具体的な育児の方法や休息のとり方について助言してくれた。そして，育児支援ヘルパーやボランティアのサービス，子育て相談ができる場や機関も紹介してくれた。矢野さんは，近いうちにまた訪問をして話を聞いてくれるそうだ。

出産後 1 か月，忙しいことにかわりはない。それでも，少しずつ育児に慣れてきたことを感じた。産院の 1 か月健診でも，子どもの成長が順調で，ユウコさんの身体も回復していると言われた。夫もできる限り時間をつくって，子どものお風呂やおむつ交換などをしてくれるようになった。

2 か月を過ぎたころに，以前に紹介された子育て相談に出かけてみた。そこには，矢野さんがいて，子どもの体重をはかり，「大きくなりましたね」と言ってくれた。近所に住む 2 か月早く産まれた子どもを育てるお母さんと知り合って，育児のことや近所の小児科のことなどを教えてもらうこともできた。

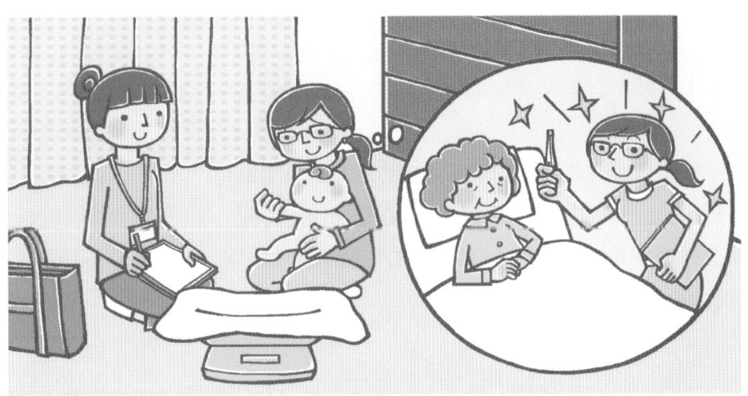

ユウコさんは，「母親としてがんばれているかな」と思えるようになってきた。育児休暇中は，心配なときは保健師に相談しながら，子育て相談にも続けて参加してみたいと思っている。また，職場復帰に向けて，保育所の申し込み手続きもするつもりである。

● **子育ては1人ではできない**　子育てはまわりのサポートがあってこそ，できるものである。とくに，最初の出産・子育てには多くの人の支えが必要である。ユウコさんは，これまで社会でキャリアを積み，自立して生きてきた。しかし，子どもは，思うようには動いてくれない。自分の責任でなんでもできていたのが，子ども中心の生活に大きくかわる。夜間の授乳による睡眠不足は，母親の体力も奪う。社会とのつながりが絶たれたようにも感じてしまう。この時期の母親に必要なのは，有形無形の支えである。核家族化が進み，地域のつながりが希薄化するなかで，母子保健が果たす役割は大きい。

1　母子保健をめぐる環境・基盤整備の歩み

わが国では，世界に類をみない速さで少子化が進行している。その背景には，未婚率の上昇，結婚・子育てに関する意識の変化，経済的負担を避ける傾向などがあるだろう。働く母親を支える制度があまり整備されていないなかで，共働き世帯が仕事と子育てを両立することに大きな負担を感じていることも，大きな要因の1つである。

1　日本の母子保健統計の動向

国の健康状態の水準をはかるため，わが国では人口動態統計による妊産婦死亡，死産(自然死産と人工死産を含む)，周産期死亡，乳児死亡などの母子保健統計がよく用いられる。

1 妊産婦死亡率　出産(出生＋死産)10万に対する妊産婦死亡数であらわす。ただし国際比較をするためには出産10万ではなく出生10万に対する妊産婦死亡数を用いる。日本の妊産婦死亡率の年次推移は100年以上ずっと低下が続き，とくに戦後の1950年代後半から急激な低下がみられている(◎図8-1)。なお，2022(令和4)年は2021(令和3)年の2.5に比べて上昇したが，新型コロナウイルス感染症(COVID-19)の影響とみられる。

$$\text{妊産婦死亡率}=\frac{\text{1年間の妊産婦死亡数}}{\text{1年間の出産数(出生数＋妊娠満12週以後の死産数)}}\times 100{,}000$$

2 死産　人口動態統計でいう死産は，妊娠満12週以後の死児の出産である。自然死産と人工死産に分けられる。人工死産は，人工的処置を加えて死産にいたった場合をいい，人工妊娠中絶(◎219ページ)を含む。死産率は，出産(出生＋死産)千に対する死産数であらわす。

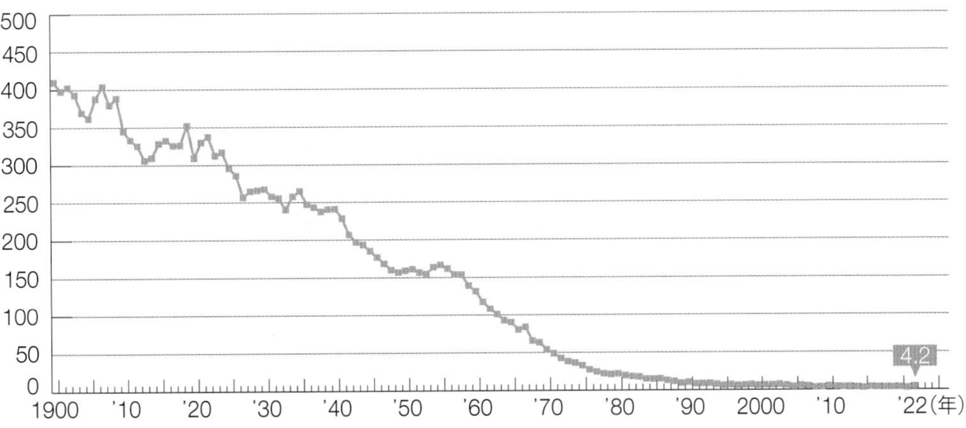

図 8-1 妊産婦死亡率(出産 10 万対)の年次推移
(「人口動態統計」による)

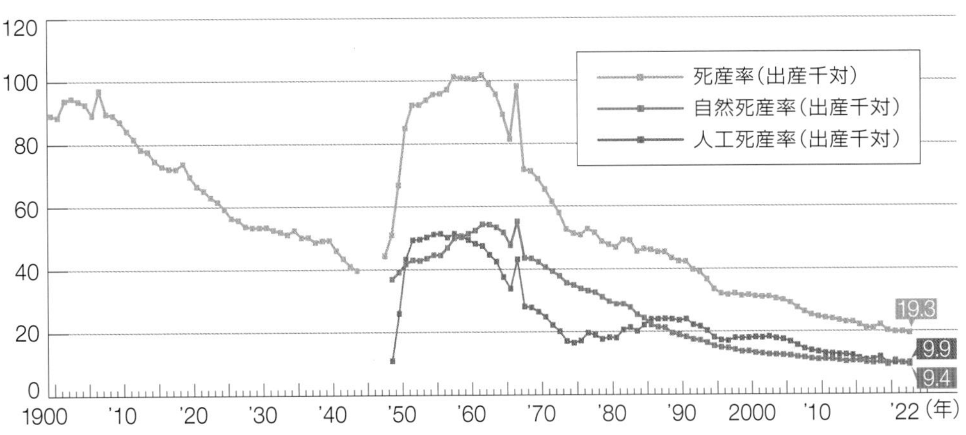

図 8-2 死産率(出産千対)の年次推移
(「人口動態統計」による)

$$死産率 = \frac{1\ 年間の死産数}{1\ 年間の出産数(出生数 + 死産数)} \times 1,000$$

死産数も，丙午(ひのえうま)❶にあたる 1966(昭和 41)年の特殊な変動を除き，徐々に低下している(▶図 8-2)。

③ 周産期死亡 妊娠満 22 週以後の死産❷と，生後 1 週未満の早期新生児死亡を合わせたものをいう。周産期死亡は，妊娠および分娩期の母体の健康状態をあらわす指標として重要である。周産期死亡率は，出産千に対する周産期死亡数であらわす。こちらも順調に低下傾向にある(▶図 8-3)。

$$周産期死亡率 = \frac{1\ 年間の周産期死亡数(妊娠満\ 22\ 週以後の死産数 + 早期新生児死亡数)}{1\ 年間の出産数(出生数 + 妊娠満\ 22\ 週以後の死産数)} \times 1,000$$

④ 乳児死亡 生後 1 年未満の死亡をいう。このうち生後 28 日未満の死亡を**新生児死亡**，生後 1 週未満の死亡を**早期新生児死亡**という。乳児死亡，新

NOTE

❶丙午(ひのえうま)

干支(えと)の 1 つ。この年に生まれた子どもは気性が激しく災いをおこすとの迷信から出産を控える人が多かった。

❷妊娠満 22 週以後の死産

わが国では「死産の届出に関する規程」(昭和 21 年 9 月 30 日厚生省令第 42 号)で，「妊娠 4 か月(妊娠 12 週)以後における死児の出産」を死産と規定している。妊産婦死亡率の計算に用いる死産数の定義は，これに基づいている。

一方，周産期死亡率の計算に用いる死産数は，医学的な観点から国際的に広く用いられている「妊娠満 22 週以後の死児の出産」を死産としている。

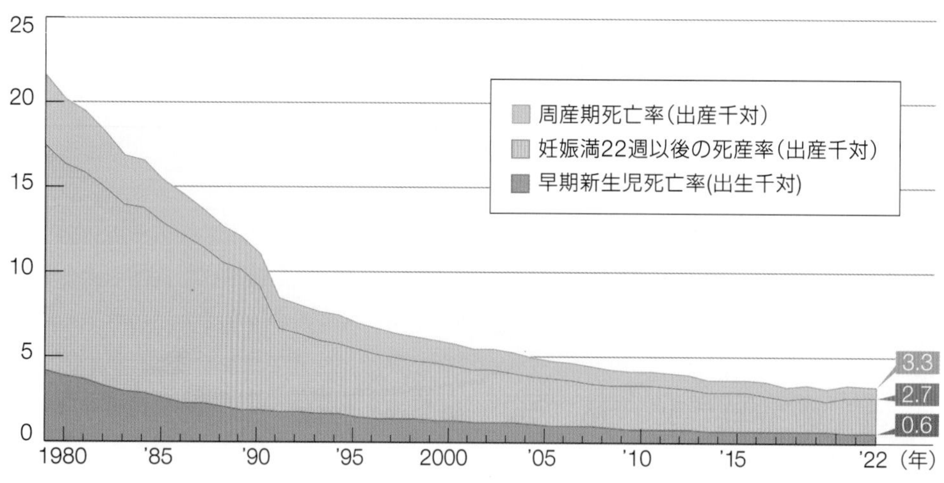

図 8-3　周産期死亡率(出産千対)の年次推移
(「人口動態統計」による)

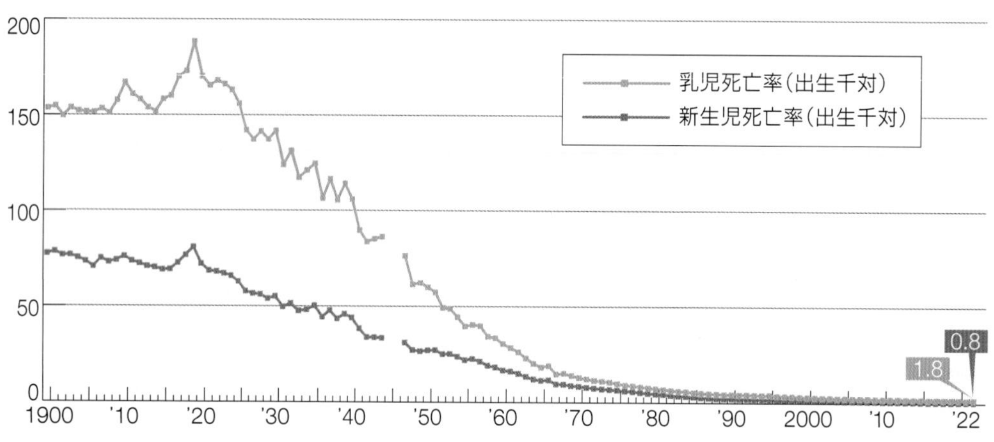

図 8-4　乳児死亡率(出生千対)の年次推移
1948(昭和 23)年，1949(昭和 24)年の自然死産率，人工死産率は概数によるものである。
(「人口動態統計」による)

生児死亡，早期新生児死亡は母体の健康状態や養育条件と関係が深い社会の衛生状態，経済状態，教育状態を反映する指標である。こちらも 20 世紀に入り順調に低下している(図 8-4)。

$$乳児死亡率 = \frac{1年間の生後1年未満の死亡数}{1年間の出生数} \times 1{,}000$$

$$新生児死亡率 = \frac{1年間の生後28日未満の死亡数}{1年間の出生数} \times 1{,}000$$

$$早期新生児死亡率 = \frac{1年間の生後1週未満の死亡数}{1年間の出生数} \times 1{,}000$$

表 8-1 は，妊産婦死亡率・周産期死亡率・乳児死亡率・新生児死亡率について，主要な先進国と比較したものである。この表からわかるように，わが国の母子の健康水準は高い。

表 8-1 主要な母子保健統計の国際比較

	妊産婦死亡率（出生10万対）	周産期死亡率[*1]（出生千対）	乳児死亡率（出生千対）	新生児死亡率（出生千対）
日本	2.6('21)	2.1('20)	1.7('21)	0.8('21)
アメリカ	35.6('20)	6.0('15)	5.6('19)	3.8('18)
イギリス	3.9('19)	6.2('18)	3.8('20)	2.8('20)
フランス	4.4('16)	11.8('10)	3.4('20)	2.5('20)
ドイツ	3.6('20)	5.6('18)	3.1('20)	2.2('20)
オランダ	1.2('20)	4.9('18)	3.8('20)	2.9('20)
スウェーデン	4.3('18)	4.7('18)	2.4('20)	1.7('20)

※日本の数値は他国との比較のために最新とはしていない。
*1 国際比較では妊娠満28週以後の死産（出生千対）に早期新生児死亡（出生千対）を加えたものとした。
（厚生労働省「人口動態統計」，WHO「World Health Statistics Annual」による）

2 日本の母子保健の歩み

◆ 第二次世界大戦以前

わが国では，江戸時代までには専門的な職業人として助産を行う**産婆**（さんば）が登場していた。母子保健という言葉はなくとも，母と子の健康をまもる取り組みは古くから行われていたのである。

明治維新後すぐの1868（明治元）年，新政府は「産婆取締規則」を布達した。これにより，当時の政府も，母子の健康をまもることの大切さを意識していたことがわかる。1899（明治22）年には「産婆規則」が制定され，産婆は国家資格となっている。続く大正時代には，各地で行政や福祉団体によって巡回産婆事業が行われるようになった。その後しだいに，産婆にかわり，保健師が家庭訪問や保健指導を行うようになった。

1937（昭和12）年に「保健所法」が制定され，各地に保健所がつくられたのは，第1章で述べたとおりである（▶31ページ）。この「保健所法」制定のおもな目的の1つが母子衛生であった。ただし，この時期の母子衛生は，お国のため，たたかうためのものであったことを忘れてはならない。

◆ 敗戦後から現在までの歩み

母子保健活動の再生

● **児童福祉法の制定** 敗戦後の混乱とインフラの破綻（はたん），劣悪な衛生状態・栄養状態のなかで，たとえば「保健所法」制定に伴って進められてきた妊産婦相談，妊産婦手帳制度などの母子保健活動は中断を余儀なくされた。しかし，1947（昭和22）年に，次世代を担うすべての児童の健全育成と積極的な福祉の推進を基本理念とした「**児童福祉法**」が制定され，厚生省（現厚生労働省）に母子保健行政を所轄する児童局母子衛生課が設立されると，再び母子保健活動の基盤整備がはかられた。妊産婦手帳は**母子手帳**(現**母子健康手帳**, ▶209ページ)に改称され，母子保健指導に活用された。

● **乳幼児死亡率の改善**　1948(昭和23)年には，母子保健事業の基盤となる「母子衛生対策要綱」が制定された。これによって，妊産婦および乳幼児の健康管理体制が徐々に整備され，乳幼児の死亡率は著しく改善されることになった。1950年代後半は，妊産婦および新生児・未熟児(▶211ページ)の死亡率改善が母子保健の中心課題となった。1958(昭和33)年には，未熟児の養育医療と保健指導が制度化され，母子健康センターが各地に設置された。

母子保健法の制定と改正

1965(昭和40)年には，思春期から一貫した女性の健康管理を目ざす，「**母子保健法**」が制定された。妊娠の届出，母子健康手帳の交付が制度化され，妊産婦および乳幼児の健康診査と保健指導に関する実施要領が定められた。

高度経済成長を終え，日本の社会がゆたかになった1970年代には，都市化や核家族化，女性の社会進出が進行し，それに伴い，女性の出産・育児環境は大きく変化した。出生数が減少し，家庭や地域における育児機能の弱体化が問題になってきたのもこのころからである。1994(平成6)年には，地域に根ざした母子保健活動を行うため，「母子保健法」が改正され，それにより1997(平成9)年には，基本的な母子保健サービスが市町村に移行されることになった。本節の事例①(▶199ページ)でユウコさんの家庭訪問を行った矢野さんも，市の保健師である。

健やか親子21

2000(平成12)年には，21世紀の母子保健の方向性を示す「21世紀初頭における母子保健の国民運動計画(**健やか親子21**)❶」が策定された。この計画期間は2001～2014年であり，2015年度からは，2024年度までを計画期間とする「**健やか親子21(第2次)**」が始まった。健やか親子21(第2次)では，次のとおり，5つの課題が示されている。

(1)基盤課題A：切れ目ない妊産婦・乳幼児への保健対策
(2)基盤課題B：学童期・思春期から成人期に向けた保健対策
(3)基盤課題C：子どもの健やかな成長を見まもりはぐくむ地域づくり
(4)重点課題①：育てにくさを感じる親に寄り添う支援
(5)重点課題②：妊娠期からの児童虐待防止対策

これら課題ごとに「健康水準」「健康行動」「環境整備」の3カテゴリーに分類された指標(全52指標)が目標とともに示されている(▶表8-2)。

「子どもの貧困」の対策

母子保健の基盤にかかわる問題として，日本における子どもの貧困が近年重要な社会問題となっている。2009(平成21)年，厚生労働省によりはじめて子どもの貧困率が公表され，2007(平成19)年の国民生活基礎調査の結果から計算すると14.2%にも上ることが判明し，社会に衝撃が走った。経済協力開発機構(OECD)加盟国中で最悪の水準である。さらにその後，2012(平成24)年の国民健康基礎調査では16.3%と過去最悪を更新することとなった。それを受けて2013(平成25)年に「**子どもの貧困対策の推進に関す**

NOTE

❶**健やか親子21のシンボルマーク**
コンセプトは「子どもがのびのびと健やかに，夢と希望を持って，光輝く星のように…☆」。

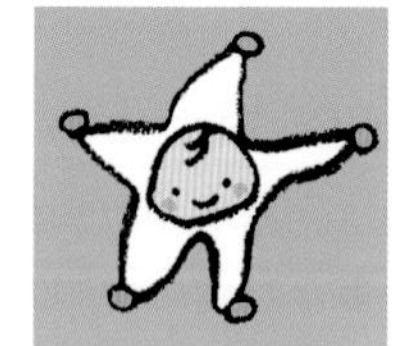

健やか親子21

表 8-2　健やか親子 21（第 2 次）の指標および目標値の一覧（健康水準の指標を一部抜粋）

課題	指標名	ベースライン	中間評価（5 年後）目標	最終評価（10 年後）目標
基盤課題 A	妊娠・出産について満足している者の割合	63.7%（平成 25 年度）	70.0%	85.0%
基盤課題 B	十代の自殺死亡率	10〜14 歳 1.3（男 1.8/女 0.7） 15〜19 歳 8.5（男 11.3/女 5.6）（平成 24 年）	減少 減少	減少 減少
	十代の人工妊娠中絶率	7.1（平成 23 年度）	6.5	6
基盤課題 C	この地域で子育てをしたいと思う親の割合	91.1%（平成 26 年度）	93.0%	95.0%
重点課題①	育てにくさを感じたときに対処できる親の割合	83.4%（平成 26 年度）	90.0%	95.0%
重点課題②	児童虐待による死亡数	心中以外 58 人 心中 41 人 （平成 23 年度）	それぞれが減少	それぞれが減少

る法律」が成立し，翌年には「子供の貧困対策に関する大綱」が閣議決定され，子どもの貧困対策が推進された。

同大綱は 2019（令和元）年に改定され，①教育の支援，②生活の安定に資するための支援，③保護者の支援，④経済的支援の 4 つが包括的に進められている。保護者に対しては「親の妊娠・出産期から子どもの社会的自立までの切れ目のない支援体制を構築すること」が重視されており，ひとり親などに対する就労支援や育児支援などが実施されている。2021（令和 3）年の子どもの貧困率は 11.5% となった。

「こどもまんなか社会」に向けて

● 子ども・子育て支援法の成立　少子化の進展により子どもと子育ての包括的な支援が社会的な課題になるなか，2012（平成 24）年には「**子ども・子育て支援法**」が成立し，幼児期の学校教育や保育，地域の子育て支援の拡充，仕事と子育ての両立支援などを柱とする子ども・子育て支援制度が始まった。また，2015（平成 27）年からは内閣府の主導で新たな国民運動である「子供の未来応援国民運動」が開始され，子どもと子育てを社会全体で支える気運づくりが進められた。

● 2016 年母子保健法改正　2016（平成 28）年には「母子保健法」が改正され，妊娠期から子育て期までのさまざまなニーズに応じた相談や支援を一元して行う，**子育て世代包括支援センター**❶が法定化された。努力義務として各市町村でセンターの設置が展開中である。

● 成育基本法の成立　「母子保健法」や「児童福祉法」など個別の法律で行われた施策を一元化し，子どもの健やかな成育を確保する目的で，2018（平成 30）年には「成育過程にある者及びその保護者並びに妊産婦に対し必要な

NOTE

❶子育て世代包括支援センター

「母子保健法」上の正式名称は母子健康包括支援センターである。

成育医療等を切れ目なく提供するための施策の総合的な推進に関する法律」(**成育基本法**)が成立した。

● **2019年母子保健法改正**　2019(令和元)年には，支援を必要とする出産後1年未満の女性や乳児に対して心身のケアや育児サポートなどの産後ケアを提供する**産後ケア事業**が法定化された。努力義務として全市町村で事業の展開が進められている。産後ケアセンターを設置して女性や乳児を短期間入所させたり通所や訪問で産後ケアを提供したりする事業である。

● **こども基本法の成立**　2022(令和4)年には国連が1989年に採択しわが国は1994年に批准した「子どもの権利条約」に対応する「**こども基本法**」が成立し，「個人として尊重され，差別されない」「適切に養育され，生活を保障される」などの子どもの権利の保障が明記された。2023(令和5)年にはこども政策を一元的に担う**こども家庭庁**が内閣府の外局として設立され，すべての人が子どもや子育て中の人たちを応援する「こどもまんなか社会」の実現に向けた取り組みが進められている。

3　日本の少子化対策

現在の母子保健活動と少子化対策は深いかかわりをもつ。1970年代に社会問題になって以降，少子化はますます進み，1989(平成元)年には合計特殊出生率(▶104ページ)が戦後最低だった1966年(丙午(ひのえうま)にあたる)の1.58を下まわり1.57となる**1.57ショック**を経験した。

その後さまざまな少子化対策が打ち出され，1994(平成6)年には，保育サービスの充実を骨子とした「緊急保育対策等5か年事業」(**エンゼルプラン**)が策定された。以降，1999(平成11)年には「重点的に推進すべき少子化対策の具体的実施計画」(新エンゼルプラン)，2004(平成16)年には「子ども・子育て応援プラン」(新新エンゼルプラン)，2010(平成22)年には「子ども・子育てビジョン」へと引き継がれ，現在では2020(令和2)年5月に閣議決定された「**少子化社会対策大綱**」による総合的・長期的な少子化対策が行われている。

この大綱では，1人でも多くの若い世代の結婚や出産の希望をかなえる「希望出生率1.8」の実現がかかげられている。国民が結婚，妊娠・出産，子育てに希望を見いだすことができるよう令和の時代にふさわしい環境を整備し，男女が互いの生き方を尊重しつつ，主体的な選択によって希望する時期に結婚でき，希望するタイミングで希望する数の子どもをもてる社会をつくることを目標としている。

施策の基本的な考え方としては，①結婚・子育て世代が将来にわたる展望を描ける環境をつくる，②多様化する子育て家庭のさまざまなニーズにこたえる，③地域の実情に応じたきめ細かな取り組みを進める，④結婚，妊娠・出産，子ども・子育てにあたたかい社会をつくる，⑤科学技術の成果など新たなリソースを積極的に活用する，の5点をあげている。

2 母子保健の活動理念としくみ

1 母子保健の活動理念

● **母子保健法に基づく理念**　母子保健活動は，前述の「母子保健法」を法的な根拠として展開されている。「**母子保健法**」の目的は，次のとおりである（第１条）。

> この法律は，母性並びに乳児及び幼児の健康の保持及び増進を図るため，母子保健に関する原理を明らかにするとともに，母性並びに乳児及び幼児に対する保健指導，健康診査，医療その他の措置を講じ，もって国民保健の向上に寄与することを目的とする。

次世代を担う存在である乳幼児が，心身ともに健全に成長していくためには，健康がまもられ，増進される必要がある。また，すべての子どもたちが健やかに生まれ，育てられるためには，基盤となる母性が尊重され，まもられなければならない。

子どもと母親の健康をまもり増進するためには，本人たちの理解，および周囲の人や社会の支えや理解も必要である。子ども・母親・家族は，みずから進んで妊娠・出産または育児についての正しい理解を深め，その健康の保持・増進に努めていくことが求められる。こうした個人や家族の努力を前提としたうえで，国や都道府県・市町村など地方公共団体は，母子の健康の保持・増進をはかる責任を負う。

これらの考え方が母子保健活動の基盤となる活動理念である。

● **児童福祉法に基づく理念**　また，児童福祉と母子保健の関係は深い。「**児童福祉法**」は，すべての児童は「適切に養育される」「生活を保障される」「愛され，保護される」権利をもち（第１条），すべての国民は「児童が良好な環境において生まれ，（中略）心身ともに健やかに育成されるよう努めなければならない」（第２条）と定めている。これも母子保健の活動理念である。

● **性と生殖に関する健康と権利**　このほか，女性の基本的人権の国際的な共通理念である，**性と生殖に関する健康と権利**（**リプロダクティブヘルス／ライツ**）も，母子保健の活動理念として欠かせない（▶186 ページ）。

つまり，母子保健は，母子の健康をまもり，母性を尊重し，子どもを産み・育てる個人や家族を支え，子どもの権利を保護し，女性の性や生殖に関する自己決定権をまもるための活動である。

2 母子保健のしくみ

● **母子保健対策の４本柱**　わが国では，①健康診査，②保健指導，③療養援護，④医療対策が母子保健対策の４本柱になっている（▶図 8-5）。これによって思春期から妊娠・出産・新生児期・乳幼児期・育児期を通じ，母子の健康を一貫したシステムのなかで総合的にまもるしくみがつくられている。

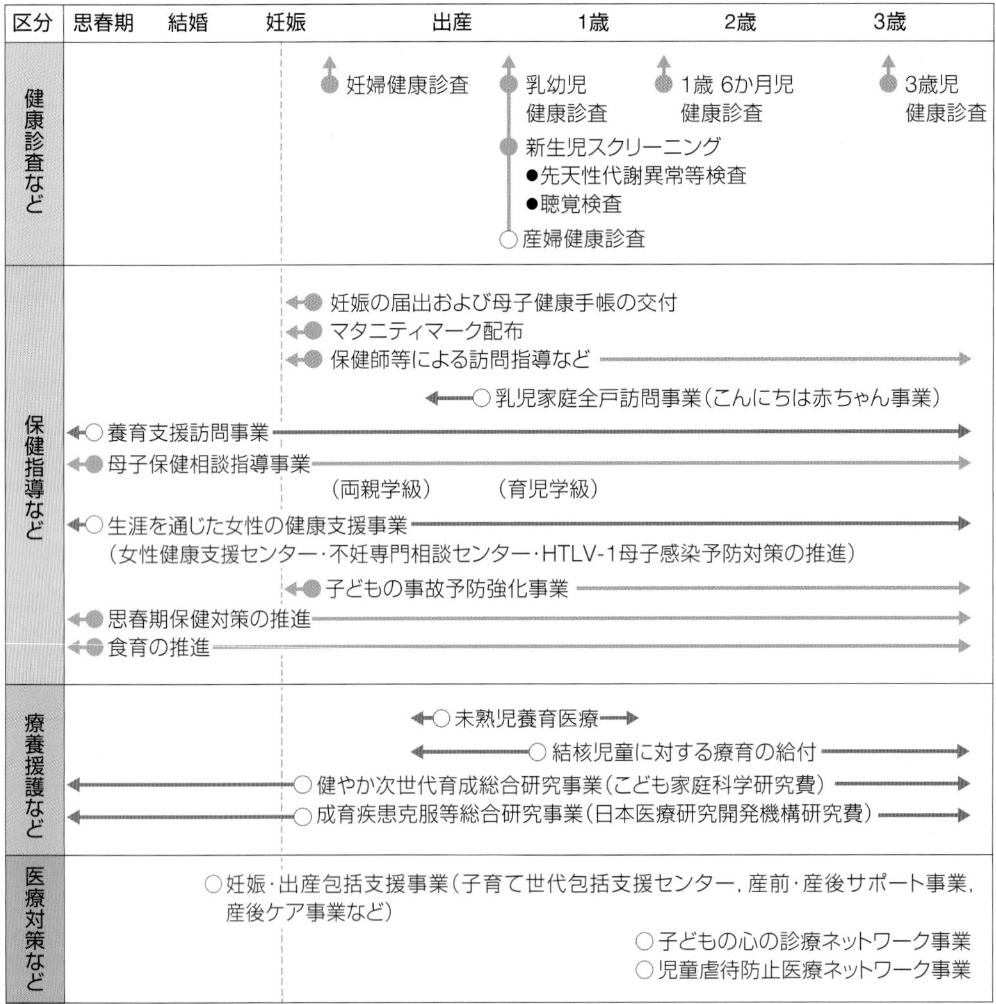

図 8-5　おもな母子保健対策

(「国民衛生の動向 2023/2024」. p. 99，図1をもとに作成)

市町村では保健センター(82ページ)が，都道府県では保健所(80ページ)が母子保健事業を担っている。市町村と都道府県の役割は異なっており，基本的には，対人を中心とする基本的母子保健サービスは市町村が行い，専門的母子保健サービスは都道府県が行っている。しかし近年，都道府県の保健事業は徐々に市町村に移管されつつある。

● 母子保健事業を推進する諸機関　保健センターと保健所のほかにも，母子保健事業を推進する機関としては，産科医療機関・保育園・児童相談所・子育て支援センター・子育て世代包括支援センター・産後ケアセンターなどがある。それぞれの機関には専門職として医師・看護職・保育士・児童福祉司などが勤務し，事業を推進している。また，公的機関だけではなく，NPOなどの機関やボランティアである児童委員・母子保健推進員・母子愛育委員などの活動もある。これらの多様な機関・専門職・ボランティアが連携・協力し合って，母子保健を推進している。

表 8-3 乳幼児・児童に対するおもな公費負担医療

おもな公費負担医療	根拠法	実施主体	概要
未熟児養育医療	母子保健法	市町村	• 対象：養育の困難な未熟児 • 身体の発育が未熟なまま生まれ，入院を必要とする乳児が指定医療機関において入院治療を受ける場合に医療費の一部を公費で負担する制度
自立支援医療（育成医療）	児童福祉法	市町村	• 対象：障害児 • 身体障害を除去，軽減する手術などの治療によって確実に効果が期待できる障害児に対して提供される，生活の能力を得るために必要な自立支援医療費の支給を行うもの • 例：白内障手術，口蓋裂の形成術，肢体不自由児の関節形成術，先天性心疾患の手術など
小児慢性特定疾病医療費助成	児童福祉法	都道府県，指定都市，中核市および児童相談所設置市	• 対象：原則 18 歳未満 • 小児慢性特定疾病の患児の健全育成をはかり，家庭の医療費の負担軽減をはかるため，医療費の自己負担分の一部を助成する制度 • 対象疾患群※1：悪性新生物，慢性腎疾患，慢性呼吸器疾患，慢性心疾患，内分泌疾患，膠原病，糖尿病，先天性代謝異常，血液疾患，免疫疾患，神経・筋疾患，慢性消化器疾患，染色体または遺伝子に変化を伴う症候群，皮膚疾患，骨系統疾患，脈管系疾患
結核児童に対する療育の給付	児童福祉法	都道府県，指定都市，中核市および児童相談所設置市	• 対象：骨関節結核およびその他の結核にかかり入院を必要とする児童（結核児童） • 結核児童が指定医療機関において入院治療を受ける場合に医療費の一部を公費で負担するほか，学習用品や日用品を支給する制度

※1 小児慢性特定疾患：16 疾患群 788 疾患が対象（2021 年）で，登録患児数は約 10 万（2018 年）である。

● **母子への療育援護・医療対策** 母子への療養援護・医療対策としては，乳幼児・児童に対して未熟児養育医療，障害児に対する自立支援医療（育成医療），小児慢性特定疾病医療費助成，結核児童に対する療育の給付などの公費負担医療が提供されている（▶表 8-3）。そのほか次項以降で説明する以外の母子への保健・医療対策として，先天性代謝異常症を発見する新生児マススクリーニング（都道府県・指定都市が独自に実施する事業），先天性の聴覚障害の発見を目的とする新生児聴覚検査（新生児聴覚スクリーニング，市町村事業），子どもの心の問題や発達障害，児童虐待に対応する関係機関の連携構築を目的とした子どもの心の診療ネットワーク事業などがある。

3 母体保護のための母子保健活動

妊娠期と出産後の母親の支援は，すべての子どもたちが健やかに生まれ育つ基盤として，重要な母子保健活動である。

1 妊娠届および母子健康手帳の交付

● **妊娠届** わが国では，妊娠した女性（**妊婦**）は現住所の市区町村❶に妊娠の届け出（**妊娠届**）を行うことが定められている。妊娠の届け出をすると，**母子**

NOTE

❶妊娠の届け出先

保健所が設置されている市または特別区の場合は保健所を経由する。

健康手帳が交付される。妊娠届は，行政が住民の妊娠を把握し，一貫した母子保健サービスを実施するための出発点として重要なものである。

また，最近は妊娠の届け出が妊娠期からの切れ目ない支援および児童虐待防止の機会としても重視されている。そのため，妊娠の届け出および母子健康手帳の交付時には，保健師や助産師などが妊婦の身体的・精神的・経済的状態などを把握し，特定妊婦❶などからの母子保健以外の相談(経済的問題など)については生活保護や児童相談所などの適切な窓口などを紹介している。

● **母子健康手帳が果たす役割**　皆さんは，自分の母子健康手帳を見たことがあるだろうか。そこにはたくさんの記録がなされ，スタンプが押され，資料が貼布されているだろう。母子健康手帳は，妊婦・産婦❷・乳児❸・幼児❹の一貫した健康記録である。妊娠中・子どもが生まれてからの健康診査や保健指導を受けた際の記録や，予防接種を受けた記録などが記載される。そのため，日本国内であれば，異なる地域で，異なる時期に，異なる専門職が母子保健サービスを行ったとしても，継続性と一貫性のあるサービスが提供される。さらに，母子健康手帳には，妊娠・出産時や児が就学するまでの期間の健康管理や保健指導，育児についての情報が記載されている。妊産婦や家族は，これらの情報を健康管理や育児の参考にすることができる。また近年は母子健康手帳とマイナンバーカード❺を結び付けたデジタル化が進められている。

● **世界に広がる母子健康手帳**　わが国の母子健康手帳は，戦時中にドイツの例を手本につくられた妊産婦手帳に始まり，その後，独自の発展をとげた。日本の母子健康手帳制度が，日本の母子保健に大きく貢献したことを受け，世界の多くの国，とくに途上国で導入が進められている。

NOTE

❶特定妊婦
出産後の養育について出産前において支援を行うことがとくに必要とみとめられる妊婦。

❷産婦
出産後1年以内の女性。

❸乳児
1歳に満たない子ども。

❹幼児
1歳から小学校就学までの子ども。

NOTE

❺マイナンバーカード
個人番号カードともよばれ，公的な身分証明書として利用できる顔写真とICチップつきのカード。社会保障・税などに関する情報を一元的に管理し，行政効率や行政サービスの利便性向上のために利用される。

2　妊産婦保健指導・訪問指導，妊婦健康診査

● **妊産婦保健指導・訪問指導**　妊産婦に対しては，必要に応じて助産師・保健師がその家庭を訪問し，保健指導や健康診査を行う活動が展開されている。妊産婦への保健指導においては，保健そのものについての指導だけではなく，家庭環境や生活環境をアセスメントしたうえでの日常生活全般にわたる指導やアドバイスが行われる。

● **妊婦健康診査**　**妊婦健康診査**(妊婦健診)は，「母子保健法」第13条に基づくものである。2007(平成19)年から公費負担の制度が整備され，2017(平成29)年度から「子ども・子育て支援法」に基づく事業として市町村の委託を受けた医療機関において自己負担なく健康診査を受けられるようになった。公費負担の回数や金額は市町村によって異なるが，望ましいとされる14回程度が実施されている。

妊婦健康診査の目的は，①正常な妊娠の経過確認，②ハイリスク妊娠の早期発見，③妊娠中に発症する合併症などの予防，④胎児異常の有無の確認，⑤分娩時期の予想，⑥分娩方法の決定，⑦保健指導などである。健診の間隔は妊娠週数によって違いがあり，妊娠23週までは4週間ごと，妊娠24～35

週まで2週間ごと，妊娠36週から分娩までは1週間ごとで行われることが多い。

4 子ども・子育て支援のための母子保健活動

戦前から戦後にかけての母子保健活動のおもな目的の1つは，流産・早産を防ぐことおよび，妊娠・出産時の母体死亡を減らすことであった。その後，乳児死亡率・妊産婦死亡率などの指標が改善したが，核家族化や少子高齢化，女性の社会進出，婚姻スタイルの多様化などに伴い，育児の孤立化，育児不安の増大，家庭の育児機能の低下など，さまざまな新たな問題が生じた。その結果，今日の母子保健のおもな目的は，育児支援や児童虐待防止などに変化してきている。

1 乳幼児保健指導・訪問指導

● **新生児訪問指導など** 新生児❶は抵抗力が弱いため，栄養・環境・病気の予防などに注意が必要である。また，未熟児❷は成長・発育の確認や養育環境の整備のために定期的な保健指導が重要である。未熟児のうち，体重2,500 g 未満で生まれた**低出生体重児**の場合は，市町村への届け出が必要となっている。

新生児・未熟児のいる家庭のうち，保護者に育児の経験がなかったり育児に不安があったりする場合，支援が必要と判断されれば，保健師・助産師などによる家庭訪問指導が行われる(**新生児訪問指導**，**未熟児訪問指導**)。

● **乳幼児全戸訪問事業** 新生児訪問指導などのほか，「児童福祉法」に基づく**乳幼児全戸訪問事業**(**こんにちは赤ちゃん事業**)がある。2007(平成19)年に始まった事業で，新生児が生後4か月を迎えるまでに訪問員が家庭を訪問し，育児支援に関する情報提供や養育環境の把握を行い，必要に応じて相談や援助を行う。保健指導ではないため，民生委員や児童委員，子育て支援の経験者，そのほか研修を受けたボランティア住民などが市町村長の委託を受けて訪問する。

● **産前・産後サポート事業** 産前から産後にかけて，母子保健推進員や愛育班員，研修を受けた子育て経験者，保健師・助産師・保育士などの専門職が「寄り添い」や「孤立感の解消」を目的とした相談支援を行うものである。市町村の事業として行われ，自宅に訪問するアウトリーチ(訪問)型と，保健センターなどに参加して行うデイサービス(参加)型がある。後述する産後ケアと異なり保健指導やケアは目的としない。

NOTE

❶**新生児**
出生後28日未満の乳児。

❷**未熟児**
身体の発育が未熟のまま出生した乳児であって，正常児が出生時に有する諸機能を得るにいたるまでのものをいう(「母子保健法」第6条第6項)。

2 乳幼児健康診査

健康診査は，一般に疾病や異常の早期発見の機会(二次予防)としてだけでなく，発生予防(一次予防)に向けた保健指導に結びつける機会としても重要である。乳児や幼児の健康診査については，市町村が定めた方法でそれを受けることができ，必要に応じて精密診査も行われる(▶表8-4)。

表 8-4　乳幼児健康診査の種類

	乳児健康診査	1 歳 6 か月児健康診査	3 歳児健康診査
根拠法	「母子保健法」第 13 条に基づき市町村が独自に実施	「母子保健法」第 12 条に基づく法定健診	「母子保健法」第 12 条に基づく法定健診
対象	おおむね 1 歳まで	1 歳 6 か月をこえ満 2 歳に達しない幼児	満 3 歳をこえ満 4 歳に満たない幼児
「母子保健法施行規則」に基づく診査項目	「母子保健法施行規則」に記載なし。実施時期や内容は市町村による(問診，身体測定，診察，育児・食事の相談，保健指導など)	①身体発育状況，②栄養状態，③脊柱および胸郭の疾病および異常の有無，④皮膚の疾病の有無，⑤歯および口腔の疾病および異常の有無，⑥四肢運動障害の有無，⑦精神発達の状況，⑧言語障害の有無，⑨予防接種の実施状況，⑩育児上問題となる事項，⑪その他の疾病および異常の有無	①身体発育状況，②栄養状態，③脊柱および胸郭の疾病および異常の有無，④皮膚の疾病の有無，⑤眼の疾病および異常の有無，⑥耳，鼻および咽頭の疾病および異常の有無，⑦歯および口腔の疾病および異常の有無，⑧四肢運動障害の有無，⑨精神発達の状況，⑩言語障害の有無，⑪予防接種の実施状況，⑫育児上問題となる事項，⑬その他の疾病および異常の有無
保健指導	親子が初めて地域の保健機関に出向く機会であることも多い。子どもの授乳・睡眠・排泄の状況，母親の心身の健康状態(産後うつの可能性の確認)，親子関係，事故や乳幼児揺さぶられ症候群などの予防など，実施時期に応じた観察・指導を行う。	乳児期から幼児期に移行し，発育・発達の節目の時期。また育児のポイントも大きく変化し，育児不安が生じやすい時期である。発達や生活習慣，親子関係などを観察する。	健康的な基礎習慣が確立し，社会性が発達する時期。社会性の発達の動向，保護者のかかわりなどを確認する。多くの自治体において就学時まで最後の健診となる。

● **幼児の健康診査の種類**　幼児については，**1 歳 6 か月児健康診査**と **3 歳児健康診査**が市町村で行われる。最初の法定健康診査の区切りを 1 歳 6 か月❶としたのは，この時期になると，歩行や言語などの精神・運動面における発達がみられるためである。1 歳 6 か月児健康診査では，心身障害の早期発見，齲歯(うし)(むし歯)の予防，栄養状態などについて健康診査が行われる。また栄養・心理・育児などについて，保護者への指導も行われる。一方，3 歳児健康診査の目的は，身体の発育や精神発達，視聴覚障害の早期発見などである。

● **乳幼児健康診査の意義と目的の変化**　近年は，乳幼児健康診査の意義と目的が変化してきている。これまでは，疾病や成長・発達の異常の早期発見などによって子どもの健康をまもることが主眼であった。しかし現在では，それに加えて積極的に健康増進をはかることや，子どもが健全に育つために生育環境を整えること，さらには子ども・子育て支援(▶213 ページ)が目的となってきている。そのため，2001(平成 13)年からは，乳幼児健康診査の場に心理相談員や保育士が多く配属できることとなった。これにより，育児不安(▶213 ページ)などに対する心理相談や親子のグループワークなどの育児支援対策が強化されている。

NOTE

❶1 歳 6 か月

「満 1 歳 6 か月をこえて満 2 歳に達しない幼児」が対象なので，1 歳 7 か月児からが対象である。

事例❷ 子どもの発達に悩みをかかえるエマさん

エマさんは1歳6か月の男の子(リュウト君)を育てる26歳の母親である。リュウト君は身長と体重は標準どおりで，元気にすくすく育っていた。赤ちゃんのころからいままで，首のすわり，寝返り，つかまり立ち，はいはい，ひとり歩きなどの遅れもみられなかった。ところが，1歳6か月児健康診査に持っていくアンケートを書いていると，「『ママ』『ブーブー』などの意味のある言葉を言いますか」「絵本などを見て知っているものを聞くと指さしして答えますか」の質問に○がつけられず，とても心配になってきた。

1歳6か月児健康診査の問診でも，保健師から同じ質問を受けた。絵本を見せられたが，リュウト君は指さししなかった。健康診査の最後に，心理相談と保健師の個別相談を受けた。今後，心理相談を引きつづき受けていき，数か月後に医師の経過観察健康診査を受けることになった。エマさんは驚きと心配はあったが，心理相談員と保健師が気持ちをていねいに聞いてくれ，相談にのってくれたので，健康診査を受ける前よりは心配が少しやわらいだ。

その後，医師に，発達の遅れが疑われると指摘された。保健師から市で行われている療育グループを紹介され，親子で参加することにした。グループでは，同じ悩みをかかえる母親にはじめて出会うことができた。いままで遊んでいたママ友の子どもは順調に育っているので，一緒に過ごすと落ち込むことがある。そのため，最近は付き合いが少なくなっていた。月2回のグループだが，母親どうしで悩みを話し合ったり，保健師や心理相談員に相談したりできるので，参加してよかったと思っている。

乳幼児健康診査の受診率は9割以上であり，ほぼすべての保護者が子どもに受けさせている。健診の場では，運動発達，言葉の発達，栄養，齲歯の予防，予防接種などについて，保健師・栄養士・歯科衛生士などが情報を伝える機会(**健康教育**)を設けていることも多い。

また，健診で身体の発育，発達面の遅れ，母親の育児不安，家庭の問題などがみられた場合には，健診後も結果に応じて事後フォローが行われる。さらに，健診未受診者に対しては，郵送による再通知・電話・訪問などの方法でフォローが行われている。

● **発達への親の不安とその軽減**　母子健康手帳には，月齢・年齢別の発達の目安が記載されている。この目安は，家庭での発達の確認に役だっている。しかし発達には個人差があり，運動・言語などの各領域が均等に成長するとは限らない。目安に達しなかったり，健康診査で多少の遅れが指摘されたりすることはよくあるが，その後，問題なく順調に成長することも多い。しかし，遅れを指摘された親はたいてい，強い不安をいだいたり，育児への自信を喪失したりするものである。健康診査の場での心理相談員や保健師による相談は，親のさまざまな不安の軽減に役だっている。

3 子ども・子育て支援

● **育児不安への対策**　育児をしている保護者は，子育てがうまくいかないとストレスを感じたり悩んだりするものである。また，子どもの成長や発達・病気などについてなんらかの心配や不安をいだくこともある。こうした育児ストレスや悩み，心配や不安が軽減されたり解決しないと，**育児不安**が強くなってしまう。最悪の場合には児童虐待に発展することもある。一方で，育児支援は，少子化への対策，**次世代育成支援対策**❶としても重要である。おもにこれらの観点から，育児支援のしくみが整えられている。

● **産後ケア事業**　**産後ケア事業**は2019(令和元)年の「母子保健法」改正で法定化され，市町村に実施の努力が義務づけられている事業である。退院直後の母子に一定の期間(出産後1年未満)，助産師などの看護職が中心になって，①母親の身体的回復と心理的な安定，②母親のセルフケア能力の育成，③療養に伴うケア，④育児指導，⑤家族などの身近な支援者との関係調整，⑥地域の社会資源の紹介，⑦その他の相談支援を行う。

病院・診療所・助産所その他の施設に**産後ケアセンター**を設置し，母子が短期間宿泊して産後ケアを受ける短期入所事業や，産後ケアセンター・子育て世代包括支援センター・市町村保健センターなどに通って産後ケアを受ける通所事業，看護職などが自宅を訪問する訪問事業が行われる。いずれも対象は産後ケアを必要とする出産後1年未満の女性および乳児である。

● **育児支援における重要な活動**　このほか具体的な取り組みはさまざまなかたちで行われている。育児支援で重要なのは，健康診査や保健指導などのさまざまな機会をいかして支援すること，子育て支援の拠点やネットワークの充実をはかることである。

もう1つ重要な活動は，子どもをもつ親どうしが集まり交流できる場をつくることである。女性の子育ての情報源として多くあげられているのは「自分の親」「インターネット」「配偶者」「ママ友」であり[1)]，なかでも「ママ友」，つまり同じ子どもをもつ親どうしのつながりが重要である。とくに子どもの発育に遅れがあったり，障害や疾患をかかえていたりする場合には，同じ悩みをかかえる親どうしのつながりが大きな力になる。

このような，同じ立場にある人どうしの支え合いを**ピアサポート**，同じ立場にある人どうしが集まって支え合うグループを**セルフヘルプグループ**という。事例②(▶213ページ)に登場したエマさんも，保健師から療育グループを紹介され，親子で参加した結果，同じ悩みをかかえる母親にはじめて出会うことができ，不安が軽減された。

● **看護職の役割**　母子保健にかかわる看護職は，多くの母親と接する機会がある。それをいかして，母親どうしが知り合い，お互いに支え合うことができるようなきっかけづくりをする役割が求められる。たとえば実際に，子どもの年齢や居住地など共通点のある母親を紹介したり，母親と子どもが自由に集まり交流できる事業や場を企画したりすることがなされている。こうした場がきっかけになり，母親たちが自主的に企画運営をして情報交換やイベントを行うグループが生まれることも多い。

● **ネットワークづくり**　母子保健の分野で行われている子ども・子育て支

NOTE

❶次世代育成支援対策

国や地方自治体，企業などが一体となり，次代の社会を担う子どもが健やかに生まれ育成されるよう，子どもや家庭を支援すること。

1）明治安田生活福祉研究所：第9回結婚・出産に関する調査．2016.

援の取り組みには，これまで述べたような直接の介入・支援やグループづくりのほかに，子育て支援の拠点づくりや**ネットワークづくり**がある。子ども・子育て支援には数多くの，さまざまな人々や機関・組織がかかわっている。これらを結びつけ，ネットワークをつくることが，より育児のしやすいまちづくり，母子の健康をまもり増進するまちづくりにつながる。

● **子育て世代包括支援センター**　**子育て世代包括支援センター❶**は2016(平成28)年の「母子保健法」改正で法定化され，市町村に設置の努力が義務づけられているセンターである。2023(令和5)年現在で全国の9割以上の市町村で設置済みである。

子育て世代包括支援センターは，保健師・助産師・看護師・栄養士・保育士・精神保健福祉士・社会福祉士などの専門スタッフが妊娠・出産・育児に関するさまざまな相談に対応し，必要に応じて支援プランの策定や情報提供，関係機関との連絡調整を行い，妊娠期から子育て期にわたる切れ目のない支援を医療と福祉の両面から一体的に提供するものである(▶図8-6)。これまで述べた母体保護や子ども・子育て支援の拠点として，看護職が果たす役割は大きい。

NOTE

❶子育て支援センターとの違い

子育て支援センターは「児童福祉法」による施設で，おもに就学前の子どもをもつ親子を対象として，育児不安などの相談，子育てサークルなどへの支援，特別保育やベビーシッターなどの地域の保育資源に関する情報提供，親子の交流や遊びの場の提供などを行うものである。

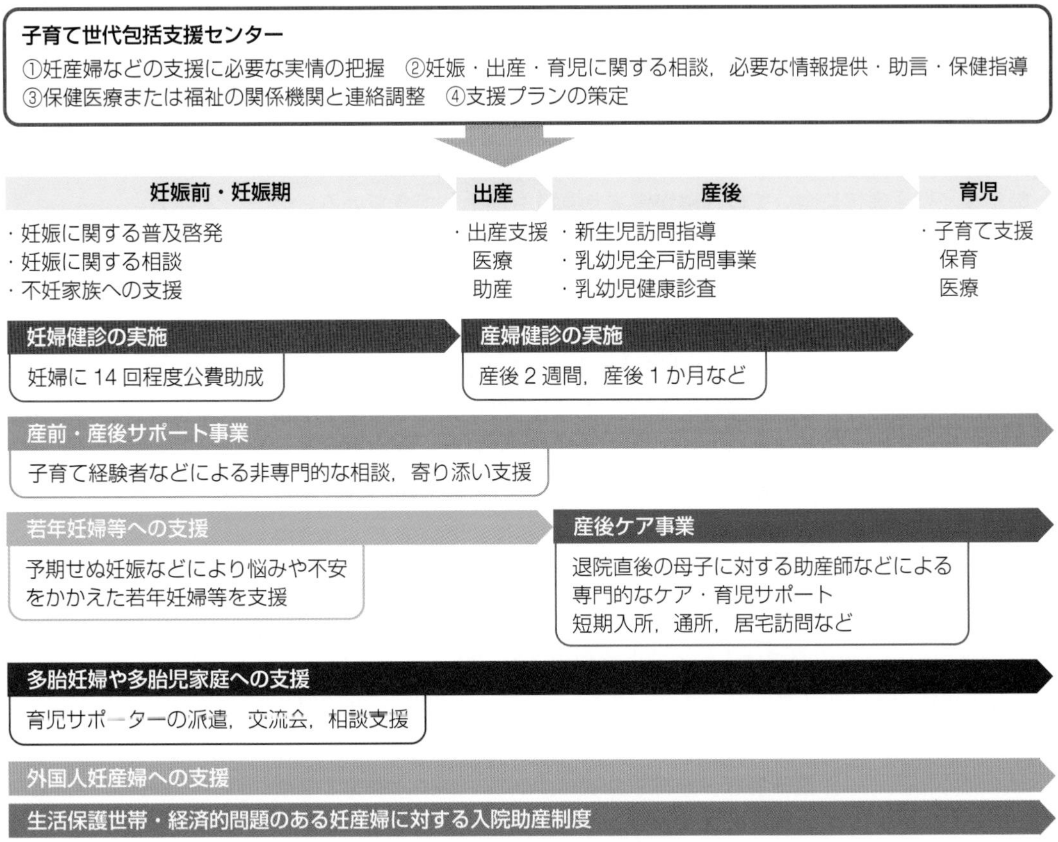

子育て世代包括支援センター

①妊産婦などの支援に必要な実情の把握　②妊娠・出産・育児に関する相談，必要な情報提供・助言・保健指導
③保健医療または福祉の関係機関と連絡調整　④支援プランの策定

妊娠前・妊娠期	出産	産後	育児
・妊娠に関する普及啓発 ・妊娠に関する相談 ・不妊家族への支援	・出産支援 医療 助産	・新生児訪問指導 ・乳幼児全戸訪問事業 ・乳幼児健康診査	・子育て支援 保育 医療

妊婦健診の実施
妊婦に14回程度公費助成

産婦健診の実施
産後2週間，産後1か月など

産前・産後サポート事業
子育て経験者などによる非専門的な相談，寄り添い支援

若年妊婦等への支援
予期せぬ妊娠などにより悩みや不安をかかえた若年妊婦等を支援

産後ケア事業
退院直後の母子に対する助産師などによる専門的なケア・育児サポート
短期入所，通所，居宅訪問など

多胎妊婦や多胎児家庭への支援
育児サポーターの派遣，交流会，相談支援

外国人妊産婦への支援

生活保護世帯・経済的問題のある妊産婦に対する入院助産制度

▶図8-6　妊娠期から子育て期にわたる切れ目ない支援体制の全体像

5 児童虐待防止のための母子保健活動

1 児童虐待とは

● **児童虐待の定義**　「**児童虐待の防止等に関する法律**」(**児童虐待防止法**)において，児童虐待は，保護者がその監護する児童(18歳に満たない者)について行う以下に示す行為をいう。

①**身体的虐待**　なぐる，蹴(け)る，投げ落とす，激しく揺さぶる，やけどを負わせるなど。

②**性的虐待**　性的行為の強要，性器や性交を見せる，ポルノグラフィの被写体にするなど。

③**ネグレクト**　家に閉じ込める，食事を与えない，ひどく不潔にする，自動車の中に放置する，保護者以外の同居人による虐待を放置するなど。

④**心理的虐待**　言葉によるおどし，無視，きょうだい間での差別扱い，子どもの目の前で家庭内暴力を行うなど。

同法では，国民が児童虐待を受けたと思われる児童を発見した場合に，福祉事務所・児童相談所などに通告する義務がある。**児童相談所**は，「児童福祉法」第12条に基づき，各都道府県に設けられた児童福祉の専門機関で，すべての都道府県および政令指定都市に最低1つ以上の児童相談所が設置されている。また，保健師には早期発見の努力義務も課せられている。

● **児童虐待の現状**　児童虐待は，子どもの心身の発達と人格の形成に重大な影響を与え，子どもの一生涯に深刻な影響を与える。さらには，世代をこえて深刻な影響をもたらすこともある。2000(平成12)年の「児童虐待防止法」制定後，児童虐待についての理解が深まり意識も向上してきている。それにより，全国の児童相談所に寄せられる相談対応件数も増加している。それにもかかわらず，子どもの生命が奪われるような重大な児童虐待事件もおこりつづけている。

国は，1990(平成2)年度から全国の児童相談所に寄せられた虐待相談対応件数を毎年度把握している。相談対応件数とは，当年度中に児童相談所が相談を受け，援助方針会議の結果により指導や措置などを行った件数である。虐待相談対応件数は増えつづけており2022(令和4)年度は219,170件(速報値)と過去最多となった[1](▶図8-7)。実際に虐待数が増えているという理由のほか，児童虐待に対する認識が広がった，児童相談所が相談先として認知されたことも大きい。

2022年度中の虐待の内容では，心理的虐待が最多で129,484(59.1%)，ついで身体的虐待が51,679(23.6%)，ネグレクトが35,556(16.2%)，性的虐待が2,451(1.1%)である。

なお，虐待相談対応件数の集計・分析と公表は，2022(令和4)年度まで厚

1）こども家庭庁：児童虐待防止対策．＜https://www.cfa.go.jp/policies/jidougyakutai/＞＜参照 2023-10-06＞

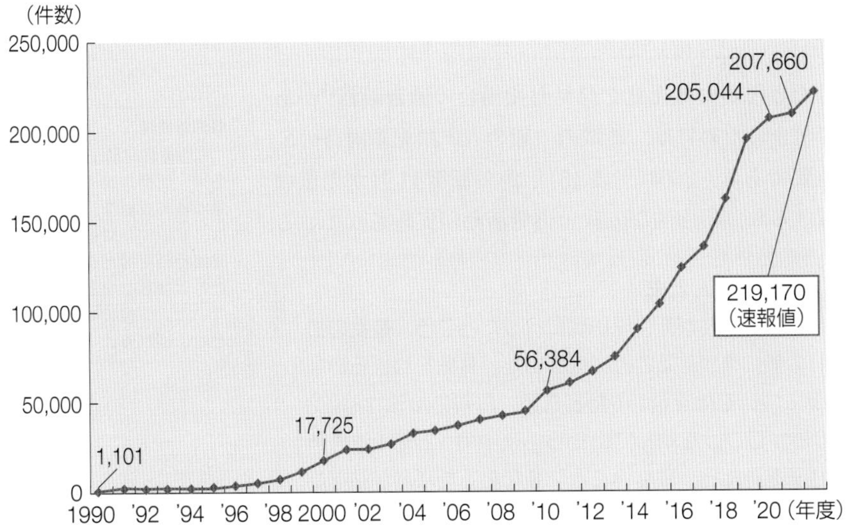

図 8-7 児童相談所における虐待相談件数

生労働省が行ってきたが，2023(令和 5)年度からは内閣府の外局として新たに設置されたこども家庭庁が行うこととなった。

2 児童虐待防止のための取り組み

児童虐待の防止のため，母子保健活動では①発生予防，②早期発見・早期対応，③広報・啓発などが行われている。

◆ 発生予防

発生予防の目的は，親の育児不安を軽減することや，地域からの孤立化の解消をはかることである。具体的な活動としては，前述の産前・産後サポートや乳児家庭全戸訪問事業(こんにちは赤ちゃん事業)，産後ケアなどの機会を使った支援，子育て中の親子が相談・交流できる地域子育て支援拠点の整備などがある。また，妊娠届・母子健康手帳交付時の面接相談，乳幼児健康診査での育児不安などに対する心理相談も実施している。こうした地域における対人母子保健活動は，発生予防のカギである。

◆ 早期発見・早期対応

虐待対応の中核機関は児童相談所である。児童虐待が社会問題化するなかで児童相談所の体制強化がはかられている。また，**要保護児童対策地域協議会**が，ほぼすべての市区町村に設置されている。この協議会は 2004(平成16)年の「児童福祉法」改正によって法的に位置づけられた組織であり，地域の関係機関である保健所・保健センター，医療機関，福祉機関，教育機関，警察，司法などの団体が属している。ここでは，虐待を受けた子どもをはじめとする要保護児童や保護者に関する情報の交換や支援内容についての協議が行われている。

◆ 通告・保護

国民には，虐待を受けたと思われる児童を発見した場合の**通告義務**❶がある。そのため，児童虐待防止のためには，地域の一般の人々に児童虐待の広報・啓発をすることも重要である。2004（平成16）年から毎年11月が児童虐待防止推進月間と位置づけられ，集中的な広報・啓発活動が実施されている。

NOTE

❶通告義務

「児童虐待防止法」第6条に，児童虐待を受けたと思われる児童を発見した者は，すみやかに福祉事務所，児童相談所などに通告しなければならないと定められている。一般には通報義務ともよばれる。

事例❸ 児童虐待をしてしまうルミさんと夫

保健センターの保健師，矢野さんが新生児訪問に行ったところ，長女のコトネちゃん（1歳4か月）の額に傷があることに気づいた。育児をねぎらいながら，訪問の終わりに傷についてたずねてみたところ，母親のルミさん（23歳）は「パパにコトネの寝かしつけを頼んでいたら，夜中の12時に泣き声が聞こえてきて……。様子をみたら，寝ないことに腹をたてたパパが頭をたたいていたんです」と話した。

続けて話を聞いていると，ルミさんは「自分も，コトネがなかなかごはんを食べないとイライラして激しく怒ってしまう。夫と一緒に，コトネをうつぶせにして，手を後ろに組ませて床に押さえつけることもあった」「イライラしてしまう自分がいやになる。夫は自分にも暴力をふるうのでとめにくい」などと話した。夫は仕事が不安定で，ルミさんの病気（再生不良性貧血，▶82ページ）の治療費もかさみ，経済的に苦しいとのこと。ルミさんの育児に協力してくれる人や相談にのってくれる人は，自宅の近くにはいないようだった。

矢野さんは，市の子育て支援センターを通じて児童相談所に通告をした。児童福祉司が家庭訪問を行い，ルミさん夫婦と面接した結果，しばらくしてからコトネちゃんは一時保護された。一時保護のあとコトネちゃんは保育園に通うようになり，子育て支援センターの保健師，保健センター保健師，保育園の保育士，住まいを担当する児童委員などが様子を見まもりながら家庭で生活している。定期的に，児童福祉司もまじえてカンファレンスを行い，情報を共有している。

ルミさんは保育園にコトネちゃんが通うようになり，イライラしないで過ごす時間ができたと話している。夫は仕事が前より安定し，暴力をふるうことが減ったようである。ルミさんは，再び家庭訪問に訪れた矢野さんに，「最初はショックだったけど，コトネにとってはよかったのかな……」と話した。ルミさん夫婦はいま，児童相談所での親支援プログラムに参加している。

● **専門職の役割**　「児童虐待防止法」は，専門職が児童虐待の早期発見に努めるべき義務を課している。とくに学校・児童福祉施設・病院の教職員，医師・看護職・弁護士などの専門職は児童虐待を発見しやすい立場であり，保健師はもちろん，看護師も当然，この義務の対象に含まれる。この事例では保健師が新生児訪問の場で子どもの傷に気づき適切な対応を行ったことで，子どもの一時保護と両親への支援につなげることができた。このような多くの目と手によって，児童虐待の早期発見・早期対応が進められている。

一時保護は，児童相談所によって行われる。原則，保護者の同意を得て行うものである。しかし，被害にあっている子どもを放置することが子どもの福祉を害するとみとめられれば，児童相談所の職権により強制的な保護を行うことができる。児童は一時保護の目的を達成するための必要最小限の期間，親もとを離れ，児童相談所に付設する一時保護所で生活する。

6　親性をはぐくむ母子保健活動（思春期含む）

1　思春期保健対策

親性（おやせい）（親としての性質・意識・機能）をはぐくむには，妊娠・出産・育児期の保護者だけではなく，将来子どもを産み育てる世代となる思春期からの取り組みが重要である。**思春期保健対策**は，「健やか親子 21（第 2 次）」の主要課題の 1 つとして掲げられている。

思春期保健対策の目標の 1 つに，「10 代の人工妊娠中絶実施率の減少」がある。人工妊娠中絶は「**母体保護法**」に基づいて行われている。人工妊娠中絶全体の件数は年々減少しているものの，2021（令和 3）年時点で約 12 万 6 千件にも上っており，10 代の人工妊娠中絶が約 1 万件を占めている。

若年者の人工妊娠中絶実施率を低下させるには，次のことが必要である。

（1）10 代の若者に適切な避妊方法や人工妊娠中絶が心身に及ぼす影響などに関する知識を普及させる。

（2）女性が主体的に利用できるピルや女性用コンドームなどによる避妊が行われていない現状をかえる。

また今後は，避妊に関する知識の啓発だけでなく，正しい妊娠に関する知識を身につけることも必要である。その対策として，保健所や保健センター，小・中学校，高校，教育委員会などが協力し，各所で看護職，養護教諭，母子保健推進員などが講師となった健康教育事業が行われている。

思春期保健活動とは，正しい妊娠に関する知識の普及や性感染症予防だけでは十分といえない。将来子育ての当事者になることの自覚を促す取り組みもまた，重要な活動の 1 つである。中学生や高校生が命の大切さを学ぶ授業のなかで，赤ちゃんと触れ合う機会を設けるなどの取り組みも始まっている。こうした取り組みは，若者たちが実際に親になったとき，早期の親子の愛着形成ができるように，とのねらいもある。

2　母親学級

妊娠中に親性をはぐくむ取り組みとしては，病院や保健センターで行われている**母親学級**がある。母親学級は単に妊娠・出産・育児に関する知識や技術を学び親性をはぐくむ場としてだけでなく，妊婦の孤立を防止することも重要な目的である。全国的に妊婦どうしが知り合える場や機会が少なくなっており，妊婦が孤立しやすい状況が生じている。

都市部では，年間出生数は多いものの，都市化・地縁の希薄化・核家族化が進んでいる。一方で，農村部や過疎化が進む地域では，出産施設が地元にはなく，年間出生数も少ないため，妊婦どうしが出会う機会が限られる。

市町村保健センターでの母親学級は，その市町村内に住む妊婦が参加するため，妊娠期から産後につながる地元の仲間づくりができ，孤立の防止，母親の育児不安の軽減につながる貴重な場になっている。

母親学級は，1クール3〜4回実施される。看護職，栄養士，歯科衛生士による講話・演習・個別相談や，座談会を通じた妊婦どうしの交流，母親学級を受けたことのある先輩の母親に参加してもらい，参加妊婦との交流・赤ちゃんと触れ合う機会を設ける，などの内容が提供される。父親が参加できる日を設け，**両親学級**として開催することもある。

3 父親の役割と親性をはぐくむ取り組み

● **求められる父親の育児参加**　母子健康手帳には，母親だけでなく父親の氏名記入欄も設けられ，妊娠中の夫の協力や父親の育児参加に関する記述も追加されている。それに伴い，親子健康手帳とよぶ自治体もある。今日の育児において，父親には，補助的でない，より主体的な役割が期待されるようになってきている。

● **父親の育児参加を促進する要因**　父親の育児参加を促進するには，育児に対する自信がもてることや，子どもとの人間関係や自己成長の点で満足していることが重要である。また，父親が母親の気持ちに寄り添い育児に協力することは，育児中の母親の心と身体を安定させ，育児を充実させることにつながり，その結果，母子間の愛着も安定するといわれている。父親の親性をはぐくみ父親が育児参加することは，父親の自己成長と母親の安定，子どもの健やかな成長につながるため，積極的な取り組みが求められる。

地域における父親の親性をはぐくむ取り組みとして，前述の父親学級や両親学級，父親対象の教室や集まり，父子手帳を作成し配布するなどの試みが行われている。

7 地域の母親によるエンパワメント

● **エンパワメントの重要性**　子育ては，**親育ち**ともいわれる。子育てをするなかで，親はさまざまな知識や能力を身につけ，成長していく。健康な母子はもちろんのこと，子どもが疾患や障害をかかえる母親や，育児不安や悩みをかかえる母親も同様である。家族・友人・看護職・医師・心理相談員・保育士・ボランティアなど，多くの人々の力を借りながら，知識や能力を身につけ，自信を得ていく。このようにまわりから支えられながらも，みずから知識や能力を身につけていくことを**エンパワメント**という。知識や能力を身につけた母親は，状況をかえるために主体的に行動するようになり，ほかの母親を支える立場にかわっていく。さらには，地域で支えるしくみをつくる立場として活躍していくこともある。

事例❹ 地域にダウン症児の集いの場をつくった中村さん

中村さん(42 歳)は，夫の転勤のため，1 年前にいまの住まいに引っこしてきた。土地勘もなく，知り合いはまだいない。7 年間の不妊治療を経て待望の子どもを授かったが，妊娠中の出生前染色体検査の結果，医師から染色体異常の可能性があると言われた。夫婦で話し合い，悩んだ末に出産を決意した。産まれた子(マコちゃん)はダウン症候群(ダウン症)と診断された。

マコちゃんは，出産した病院の小児科で専門医の診察を受けていくことになった。市の保健センターへ出生通知票を送ったところ，保健師の矢野さんが家庭訪問にきてくれた。中村さんは，「待望の子どもなのでかわいい」「ダウン症については本やインターネットを通じて情報を収集したけれど，ダウン症の子どもを育てているお母さんお父さんと知り合って経験談を聞いてみたい」「なじみのない土地に引っこしてきたので，知り合いがいない」ことを矢野さんに話した。

矢野さんは，中村さんの家の近くに住む 2 歳のダウン症の男の子の母親，小林さんを紹介した。また，市内のダウン症児の親子が集まるグループ事業も紹介した。けれど，中村さんの家から会場まで車かバスで 30 分かかる。中村さんはマコちゃんの首がすわったころに参加してみたが，移動は思った以上にたいへんで，続けていくのはむずかしいと思った。小林さんも，「移動がたいへんなのでグループへの参加はあきらめた」と話していた。

そこで，中村さんと小林さんは，矢野さんに相談して，ダウン症児の集まりの場「ほっとサロン」を開いてみることにした。会場は家の近くの公共施設の部屋を借りることにした。会場を借りることや，どんな物を用意したらよいかなどの会の進め方については，矢野さんがアドバイスをしてくれたり，手伝ってくれたりした。初回は，矢野さんの紹介で母親と子どもが 5 組参加してくれた。

参加した母親からは，「この集まりではないと話せないことがある」「ひとりではないと思えてよかった」「ぜひ続けていきたい」という意見が出た。そこで，代表者や会計などの役割分担をして，会費制で月 1 回，母親が自主的に運営する自主グループとして開催していくことにし，中村さんは代表者になった。

「ほっとサロン」が 1 年続いたころ，矢野さんが社会福祉協議会の自主活動への費用補助事業を紹介してくれた。チラシをつくって，保健センターや病院などの関係機関に置いてもらっているため，参加者も少しずつ増えてい

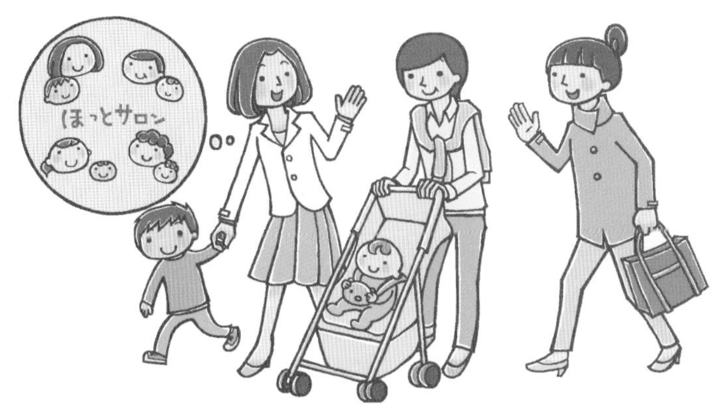

る。専門医の講演や，制度や保育園・幼稚園に関する講演の機会も設けた。矢野さんにはいまでもときどき相談にのってもらうことはあるが，それもかなり少なくなった。

さらに，中村さんは，矢野さんの推薦で，市の次世代育成支援計画策定委員会の委員として，会議で障害児を育てる母親の声，制度や地域での取り組みについて意見を述べている。

マコちゃんは小学校に入学する年になった。中村さんは代表者を交代することになったが，小林さんや小学生の子どもを育てるお母さんたちと，別の小学生向けのプログラムも立ち上げようかと話している。矢野さんは，市のグループ事業に加えて「ほっとサロン」ができたことで，市内でダウン症の親子が利用できる地域の社会資源が増えてよかったと思っている。

● 個人のエンパワメントから地域のエンパワメントへ　ダウン症候群は，先天性の染色体異常による疾患群であり日本における患者数は約5万人である。知的障害や先天性心疾患，低身長，肥満，難聴，特異的顔貌(がんぼう)(つり上がった小さい目など)が生じるが，必ずしもすべてが合併するわけではない。高齢出産の増加に伴い，ダウン症をもつ子の出生が増加している。

この事例の中村さんも，不妊治療の末に待望の赤ちゃんを授かった高齢出産のケースである。出生前染色体検査の結果にもかかわらず，中村さんは出産を選択した。その後は地域のダウン症児をもつ母親や，ダウン症児たちが交流できる場をつくろうと活動し，自主グループをつくった。中村さんがエンパワーされ，その中村さんの活動が地域に新たな社会資源をつくり，ほかの人々のエンパワメントにもつながっていくという，地域のエンパワメントがおこっている。さらに中村さんは，次世代育成支援計画策定委員会の委員として行政にも参画し，住民参画のすぐれた事例ともなっている。

C　成人保健

● 成人への支援とはなにか　人は，学校を卒業後，就職し，結婚して家庭をもつなどそれぞれが選んだ道を歩き，自分らしい充実した人生を送ろうとする。ここでは，人生のなかでも最も充実する「成人」という時期にある人に対して，看護職が健康という側面からどのように支援できるのかを学ぶ。

まず，栄子さんの人生を紹介しよう。

事例❶　栄子さん夫婦のライフステージ

<新婚期>【28歳】　栄子は，会社員の夫・健二(30歳)と結婚した。新居で一緒に生活してみると，お互いの生活習慣がかなり違うことがわかって驚きだった。とまどいもした。しかし，なんとか2人の新しい生活をつくり上げていった。

<育児期>【30歳】　栄子は妊娠し，待望の女の子を出産した。その後すぐ

に，夫の転勤のため，見知らぬ土地に転居した。はじめての土地と育児にとまどいながらも第2子を出産。2人の子の育児でとても忙しい生活を送っていて，自分の健康のことなどすっかり忘れていた。あるとき，市役所からの子宮がん検診の案内を見て，健康診断(健診)を何年も受けていなかったことに気がついた。健康診断を受けたいとも思ったが，2人の幼ない子がいてはそんな余裕もない。結局，受けられないまま日々が過ぎた。

＜教育期＞【40歳】 2人の子どもが小学校に入学した。小学校高学年になった長女のミキは，中学受験に向けて夜遅くまで塾通い，長男のリョウは，放課後友人宅でゲームばかりと，2人とも明らかに運動不足だった。40歳になった栄子のもとに，市役所から子宮がんだけでなくほかのがんの検診や，特定健康診査の案内が届いた。少し自分の時間がもてるようになった栄子は，はじめて健康診断を受診することにした。健診会場では，保健師から生活習慣病の健康教育を受けた。それから，自分自身の健康や家族の健康を見直すようになった。

夫の健二(42歳)がその年，会社の特定健康診査でメタボリックシンドローム(▶239ページ)の宣告を受け，「積極的支援」という保健指導を受けるようにと言われて落ち込んでいた。栄子は，これまで自分なりに健康によい食事をつくってきたつもりだったのに，わが家から生活習慣病の患者を出してしまったことがショックだった。自分の健診で健康教育を受けて，生活習慣の重要さを知ったばかりだった。しかし健二は，忙しいからといって保健指導を受けようとしない。

数か月後，リョウが小学校の授業でメタボリックシンドロームやがんを予防する生活習慣の重要性を教えられた。それ以来，学校でもらったプリントを使い，タバコや運動不足の害などについて夫に熱心に説明するようになった。リョウに促され，ついに夫も保健指導を受けるようになった。タバコを減らし，ウォーキングを始めたことで半年後には体重が減り，検査データも改善した。栄子はホッと胸をなでおろした。

そんななかで街を見わたしてみると，最近は近くのスーパーやコンビニエンスストアでも野菜たっぷりのお弁当が販売されるようになっている。近所にウォーキングコースも整備されていた。栄子は，地域が自分たち家族の健康を応援してくれているように思えて，この街を少し好きになった。

＜子どもの独立期＞【48歳】 長女のミキが東京の看護大学に進学して家を出た。看護師を目ざすミキは，健二の食事や運動について電話で何度も助言

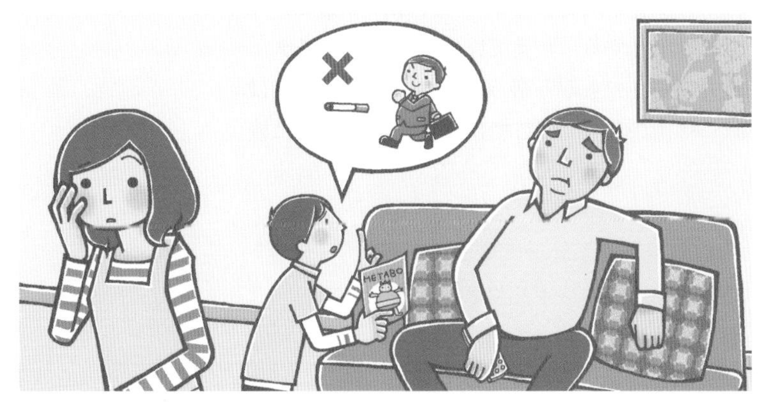

をした。おかげで健二はメタボリックシンドロームを卒業できた。その後，長男のリョウも進学して家を出た。栄子は，なにか心にぽっかり穴が開いたような感じがした。

<子ども独立後の夫婦期>【63歳】　健二(65歳)が定年退職した。仕事人間だった健二には趣味がない。四六時中2人きりの生活に，栄子はいやけがさしていた。そんなとき，健二が町内の掲示板を見て，市の健康まつりがあることを知った。重い腰を上げて夫婦で参加すると，住民ボランティアがにぎやかに活動していた。健二と一緒に市のウォーキング教室に誘われた。定期的に参加するうちに，積極的に健康づくりに取り組むようになった健二は，いまでは，自主的にサークルをつくって毎日仲間とウォーキングをしている。栄子は，健二と一緒にこの街で第二の人生を楽しめるような気がしている。

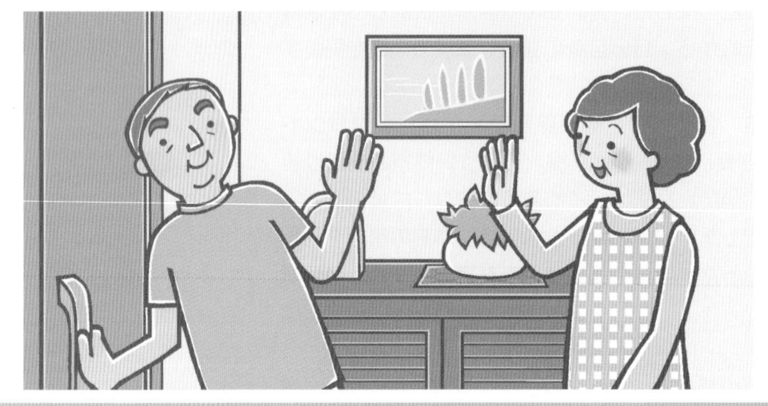

● **ライフステージ**　栄子さんの人生のように，私たちには，生まれてから死ぬまでの間，年齢相応のできごとや役割がある。人生は，いくつかの段階(**ライフステージ**)に分けてとらえることができる。後述する「健康日本21」は，個人のライフステージを「幼年期」から「高年期」に分けている(▶図8-8)。

栄子さんのように結婚して新しい家庭を築くと，自分自身のライフステージと同時に，家族のライフステージにも気を配らないといけなくなる。家族のライフステージは多くの場合，まず結婚から始まる。それから，新婚期，育児期，教育期，子どもの独立期，子ども独立後の夫婦期，老後期を経て，夫婦の死亡により，夫婦にとってのライフステージは消滅する[1)]。

ここでは，個人のライフステージの青年期・壮年期・中年期，年齢でいうと20歳前後から60代半ばまでを対象とする。加えて，家族のライフステージの新婚期から子ども独立後の夫婦期までも取り扱う。職場における健康は第10章「職場と健康」(▶330ページ)で述べ，ここでは生活の場を地域に限定する。

1）濱嶋朗ほか：社会学小辞典．有斐閣，2005.

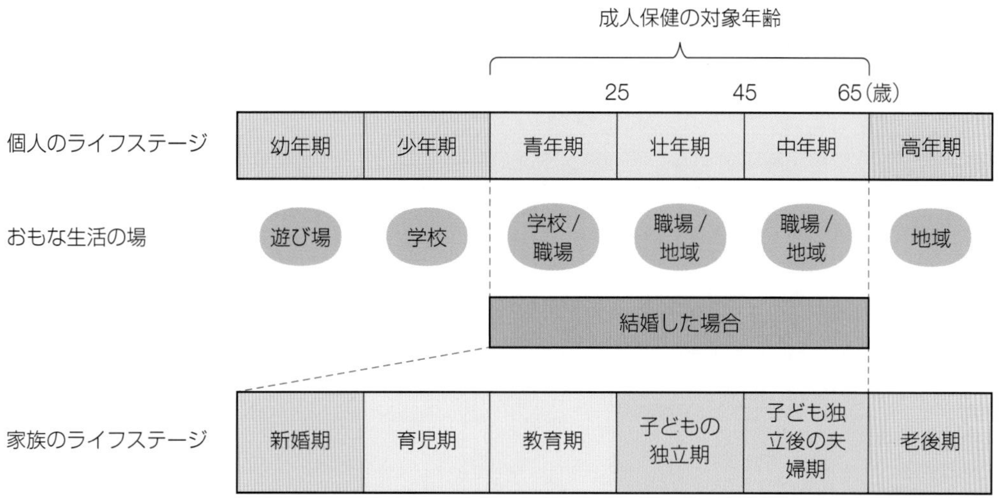

図 8-8 個人と家族のライフステージにおける成人保健

1 成人保健の活動理念

成人保健の中心は成人病(現在の生活習慣病，232ページ)対策であった経緯から，成人保健として取り扱う範囲は広く，国民の健康づくり対策，生活習慣病およびがんの対策が含まれる。

これらの成人保健活動に共通する理念は，**疾病予防**および**ヘルスプロモーション**❶である。いずれも公衆衛生活動全般に共通する理念だが，歴史的な経緯から本節で扱う。

1 疾病予防

看護師と保健師の仕事の大きな違いの1つは，疾病予防のどの段階におもな焦点をあてているかである。疾病予防の一次予防，二次予防，三次予防という有名な概念は，アメリカのリーベル H. R. Levell とクラーク E. G. Clark が疾病の自然史❷に基づき，病気を予防する段階として示したものである(図8-9)。

[1] 一次予防 まだ発病していない健康な人が病気にならないようにする予防のことである。たとえば事例の栄子さんのウォーキングは，これに該当する。ウォーキングは，心臓病や脳卒中の予防などに有効である。

[2] 二次予防 病気を早く見つけ，早く治療できるようにする予防のことである。たとえば事例の健二さんは，メタボリックシンドロームの自覚症状はなかったものの，会社で健診を受けたからこそ早期発見ができた。

[3] 三次予防 病気になったあとに障害を最小限にするための治療や，障害があっても残った能力をのばすリハビリテーションのことである。事例の栄子さん夫妻は，いまのところ，この必要はない。

これらの予防レベルによって，おもに対応する看護職種は異なる。職場の

NOTE

❶ヘルスプロモーション

health promotion の日本語訳として「健康増進」や「健康づくり」があてられている場合もあるが，本書では別の言葉として扱う(36ページ)。

❷疾病の自然史

治療をなにも行わない状態での疾病の自然ななりゆきのこと。

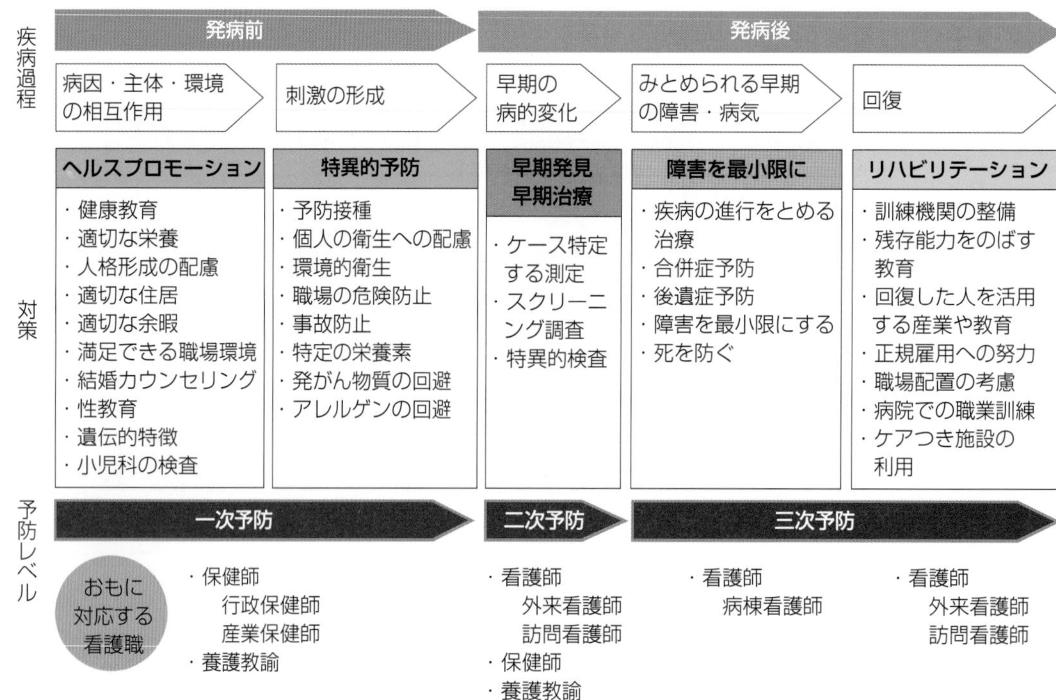

図 8-9　予防対策のレベルとおもに対応する看護職

(Leavell, H.R & Clark, E.G.: *Preventive medicine for the doctor in his community: an epidemiology approach*, 3rd. p. 21, The McGraw Hill Companies, Inc., 1965 をもとに作成)

産業保健師や学校の養護教諭，保健センターなどの地域の行政機関で働く保健師は，一次予防に焦点をあてた活動をしている。病院の外来や診療所，健康診断実施機関で働く看護師は二次予防，病棟で働く看護師や在宅ケアを行う訪問看護師は三次予防に焦点をあてた活動をしている。

2 ヘルスプロモーション

ヘルスプロモーションについては，第1章で詳述した。ヘルスプロモーションの目的は健康そのものだけではなく，健康を生命・生活の質(QOL)のみなもとであるととらえる。つまり，俗にいう「健康マニア」になることがヘルスプロモーションの目的ではなく，人生を豊かに生きるために，いまもっている健康をいかそうという考え方である。

ヘルスプロモーションは，個人への支援だけでなく，環境の整備からのアプローチも含まれる。本節の事例①(222 ページ)でいえば，スーパーやコンビニエンスストアの野菜たっぷりのお弁当や，ウォーキングコースの整備が相当する。

2 健康づくり対策の変遷

健康(保健)政策は，その時代の社会情勢に関連して生じた健康課題に対応してつくられる。わが国の健康づくり対策の変遷を図 8-10 に示す。

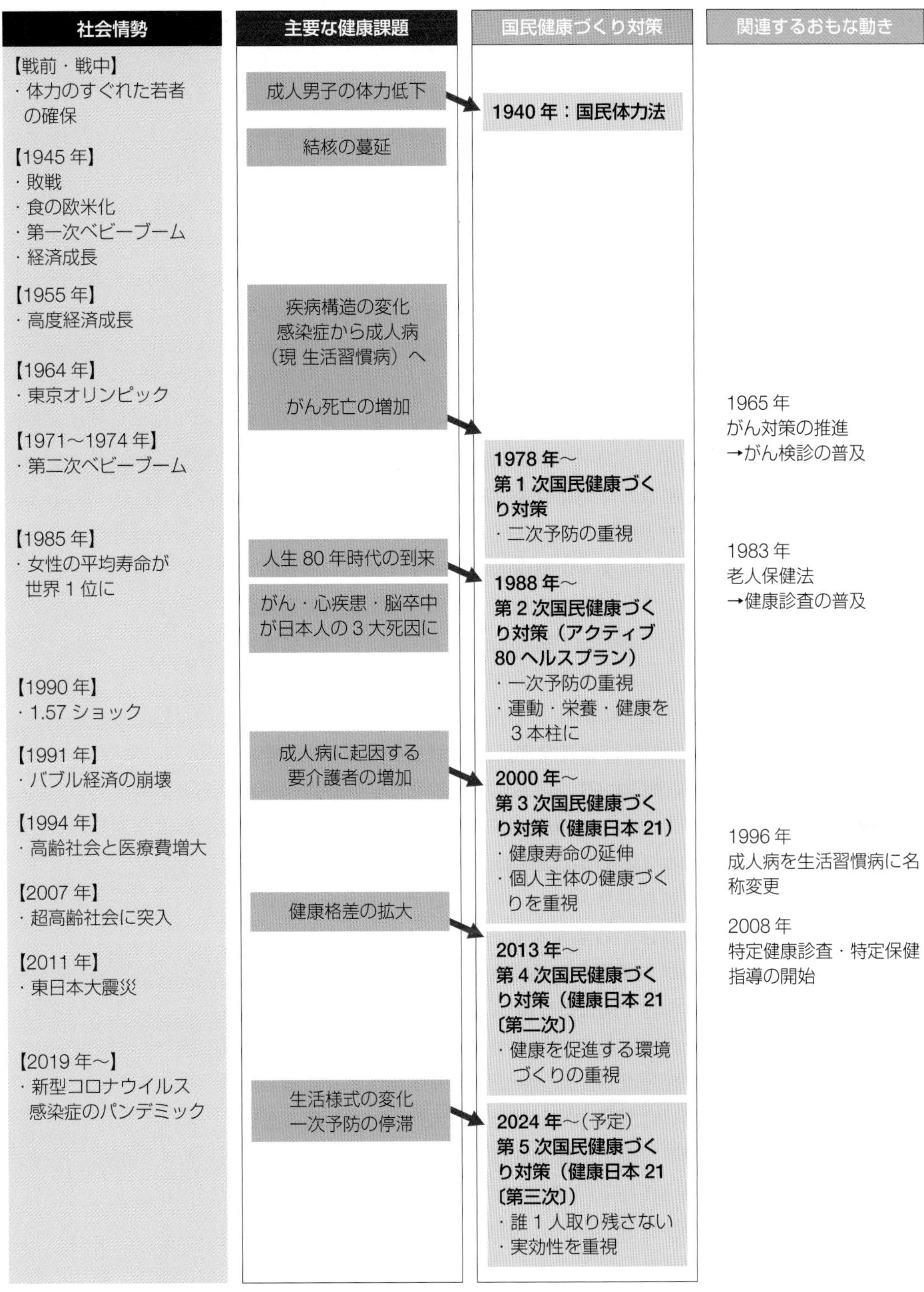

図 8-10　日本の健康づくり対策の変遷

第二次世界大戦までは，富国強兵政策の一貫として，国民の健康増進対策が徐々に構築されてきた。しかし，それらは戦況の悪化と敗戦によって破綻してしまった(30 ページ)。戦争末期から国民の栄養状態は著しく悪化し，その対策として戦後，アメリカ産の安価な小麦が大量に輸入されることとなった。学校給食ではパンが常食となり，それに伴って食の欧米化が進みだした。

その後，わが国は高度経済成長をとげ，栄養状況や生活水準が大きく向上した一方で，**成人病**(現**生活習慣病**，▶232ページ)が主要な健康課題となった。

生活習慣病対策として，国は1978(昭和53)年から「第1次国民健康づくり対策」を展開した。その後，おおむね10年ごとに新たな対策が打ち出され，2024(令和6)年度からは「第5次国民健康づくり対策」(健康日本21〔第三次〕)が実施される予定である。

◆ 第1～3次国民健康づくり対策

● **第1次**　「第1次国民健康づくり対策」が始まった1978(昭和53)年は死亡原因としてがんが増加しており(▶105ページ，図4-2)，がん対策が喫緊の課題だった。がんなどの悪性疾患の早期発見・早期治療という二次予防を中心とした対策がとられ，全国の各市町村に，住民の健康づくりの拠点として**健康増進センター**や**市町村保健センター**が整備された。

● **第2次**　1988(昭和63)年度からの第2次国民健康づくり対策は，「**アクティブ80ヘルスプラン**」ともよばれている。これは，80歳になっても身のまわりのことができ，社会的参加もできる，活動的な高齢者を増やすための計画である。対策の焦点は，二次予防から一次予防に移行した。

● **第3次**　2000(平成12)年度からの第3次国民健康づくり対策(21世紀における国民健康づくり運動〔**健康日本21**〕)において，政府は**健康寿命**(▶102ページ)の延伸を目標に打ち出した。この考え方にたち，メタボリックシンドロームの対策として，個人の行動変容を促す**特定健康診査・特定保健指導**(▶239ページ)が行われることになった。

● **第4次**　健康日本21は期待ほどの成果を得られず，2013(平成25)年から第4次国民健康づくり対策である健康日本21(第二次)が始まった。健康格差の拡大を重要な課題ととらえ，個人の健康づくりを社会が応援する環境の整備に重点をおくものである。個人の努力だけでは健康的な生活を送ることはむずかしく，環境づくりを含めて社会全体で取り組む方針を示した。

開始10年後の2022(令和4)年に最終評価が行われたが目標に十分に達しなかったため，はじめて計画期間が1年延長され，2023(平成5)年度で終了することとなった。全53の評価項目のうち目標に達したのは8(15.1%)，改善傾向が20(37.7%)，変化なしが14(26.4%)，悪化が4(7.5%)，評価困難が7(13.2%)であった。メタボリックシンドローム，睡眠，飲酒などが悪化した。

◆ 健康日本21(第三次)

2024(令和6)年4月からは健康日本21(第三次)が展開される予定である。第二次において一次予防に関する項目で一部に悪化がみられ，第二次の計画期間中に少子・高齢化のさらなる進展，新型コロナウイルス感染症(COVID-19)のパンデミックによる生活様式の変容などが生じていることを受けて策定された。正式名称は「二十一世紀における第三次国民健康づくり運動(健康日本 21〔第三次〕)」である。計画期間は 2032 年度までとし，翌 2033 年に最終評価が行われる予定である。

● **健康日本 21(第三次)の重点** 重点としては以下の 4 点があげられている。

(1)健康寿命の延伸と健康格差の縮小
(2)個人の行動と健康状態の改善
(3)社会環境の質の向上
(4)ライフコースアプローチをふまえた健康づくり

基本的には従来の健康日本 21 の重点を踏襲したかたちだが，今回は「実効性の向上」が掲げられている。自治体や関係機関に対し，**パーソナルヘルスレコード(PHR)**❶の活用や自治体間でのデータ連携を進め，科学的な分析に基づく取り組みを推進するように求めている点が特徴である。

● **ビジョンと目標** 「すべての国民が健やかで心豊かに生活できる持続可能な社会の実現」をビジョンに掲げ，「誰 1 人取り残さない健康づくりの展開」「より実効性のある取り組みの推進」を行うことで目標達成を目ざすとする(▶表 8-5)。

● **健康寿命延伸プランとスマート-ライフ-プロジェクト** 「**健康寿命延伸プラン**」は，人生 100 年時代を迎えつつあるなか，すべての世代が安心できる全世代型社会保障を実現するため，2019(令和元)年に厚生労働省が策定したものである。①次世代を含めたすべての人の健やかな生活習慣形成，②疾病予防・重症化予防，③介護予防・フレイル対策，認知症予防により，2040 年までに健康寿命を男女ともに 2016 年比で 3 年以上延伸し，75 歳以上とすることを目ざすとする。

スマート-ライフ-プロジェクトはその一環として推進されている国民運動であり，「健康寿命をのばそう！」をスローガンに運動・食生活・禁煙の分野で環境づくりを進めるものである。健康日本 21(第三次)と連携した取り組みとなっている。

> **NOTE**
> **❶パーソナルヘルスレコード**
> 個人の健康・医療・介護に関する情報のこと。病院・診療所・薬局などの医療機関，学校，自治体などさまざまな機関に個別に存在しているため，連携や一元化が求められている。

3 健康診断・検診

国民健康づくり対策が一次予防重視となるなか，二次予防である疾患の早期発見の中心を担うのがさまざまな法律に基づいて集団で行われる**健康診断(健康診査)**❷および**検診**である(個人が任意で行う場合もある)。健康診断(健康診査)は，健康かどうかを確かめるもので，健診とも略称される。特定の疾患や病態について調べるのではなく，いくつかの検査を行い，健康状態について総合的に診断するものである。一方，検診は，がん検診に代表されるように，特定の疾患・病態を見つけるために行う検査および診断である。

1 健康診断・検診の種類

健康保険の被保険者および家族が対象の主要な健康診断・検診には事業所健康診査，特定健康診査，がん検診などがある(▶図 8-11)。このほかに，市

> **NOTE**
> **❷健康診査と健康診断**
> 名称の違いは，根拠となる法律による。労働者(被雇用者)や学校の児童生徒等への健診を定めた「労働安全衛生法」や「学校保健安全法」は健康診断と，乳幼児健診や妊婦健診を定めた「母子保健法」や，後述する「高齢者医療確保法」「健康増進法」は健康診査と表記している。

表 8-5　健康日本 21(第三次)の 4 つの基本的な方向別おもな目標(予定)

基本的な方向	具体的な目標※1	現状(2019 年度)※2	目標値
健康寿命の延伸と健康格差の縮小	○健康寿命の延伸 指標：日常生活に制限のない期間の平均	男性 72.68 年 女性 75.38 年	平均寿命の増加分を上まわる健康寿命の増加
個人の行動と健康状態の改善	○適正体重を維持している者の増加 指標：BMI 18.5 以上 25 未満(65 歳以上は BMI 20 を超え 25 未満)の者の割合	60.3%	66%
	○野菜摂取量の増加	281 g(20 歳以上)	350 g
	○食塩摂取量の減少	10.1 g(20 歳以上)	7 g
	○運動習慣者の増加	全体：28.7% 20〜64 歳：男性 23.5% 女性 16.9% 65 歳以上：男性 41.9% 女性 33.9%	全体：40% 20〜64 歳：男性 30% 女性 30% 65 歳以上：男性 50% 女性 50%
	○睡眠で休養がとれている者の増加	全体：78.3%(平成 30 年度) 20〜59 歳：70.4% 60 歳以上：86.8%	全体：80% 20〜59 歳：75% 60 歳以上：90%
	○睡眠時間が十分に確保できている者の増加 指標：睡眠時間が 6〜9 時間の者の割合 ※60 歳以上は 6〜8 時間	全体：54.5% 20〜59 歳：53.2% 60 歳以上：55.8%	全体：60% 20〜59 歳：60% 60 歳以上：60%
	○生活習慣病のリスクを高める量を飲酒している者の減少 指標：1 日当たりの純アルコール摂取量が男性 40 g 以上，女性 20 g 以上の者の割合	全体：11.8% 男性：14.9% 女性：9.1%	10%
	○喫煙率の減少	16.7%	12%
	○がんの年齢調整死亡率(人口 10 万人あたり)の減少	総計 110.1(2021 年)	減少
	○がん検診の受診率の向上	がんの種類により異なる 例：胃がん(男性)：48.0%，胃がん(女性)：37.1%，	60%
	○メタボリックシンドロームの該当者および予備群の減少	約 1,516 万人	2024 年に設定予定
	○特定健康診査の実施率の向上	55.6%	2024 年に設定予定
	○特定保健指導の実施率の向上	23.2%	2024 年に設定予定
	○糖尿病有病者の増加の抑制 指標：糖尿病有病者数(糖尿病が強く疑われる者)の推計値	約 1000 万人(2016 年度)	1350 万人 ※将来予測値は 1410 万人
	○心理的苦痛を感じている者の減少 指標：K6(こころの状態を評価する指標)の合計得点が 10 点以上の者の割合	10.3%	9.4%
社会環境の質の向上	○地域の人々とのつながりが強いと思う者の増加	40.1%	45%
	○健康経営の推進 指標：保険者とともに健康経営に取り組む企業数	12 万 9,040 社(2022 年)	新たな目標を設定予定
ライフコースアプローチを踏まえた健康づくり	○低栄養傾向の高齢者の減少 指標：BMI 20 以下の高齢者(65 歳以上)の割合	16.8%	13%
	○若年女性のやせの減少 指標：BMI 18.5 未満の 20〜30 歳代女性の割合	18.1%	15%

＊1　具体的な目標は，おおむね 9 年間を目途として設定されている。開始後 6 年を目途にすべての目標について中間評価が行われ，開始後 10 年を目途に最終評価が行われる。

＊2　健康日本 21(第三次)作成時の最新値。

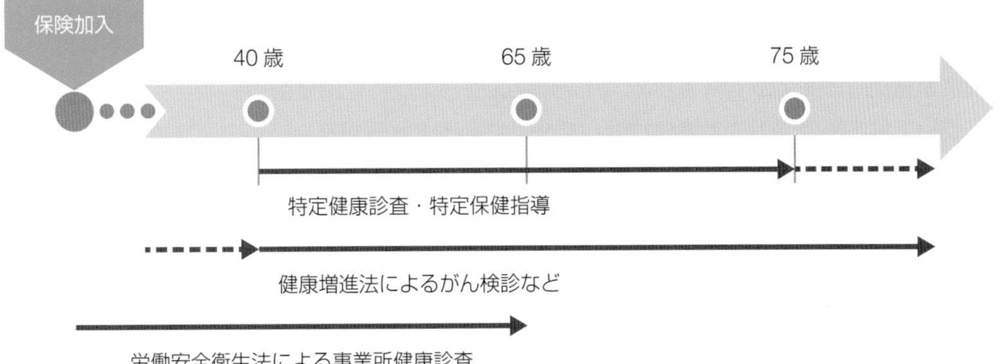

注）・特定健康診査・特定保健指導は，74 歳までは医療保険者の義務，75 歳以上は後期高齢者医療広域連合の努力義務となる。
・健康増進法によるがん検診の一部などは 40 歳以前から実施されている。

図 8-11　健康保険の被保険者と家族の健康診査・検診（一部）

表 8-6　がん検診の種類

種類	検査項目	対象者	受診間隔	受診率（2022 年）
胃がん検診	問診に加え，胃部 X 線検査または胃内視鏡検査のいずれか。	50 歳以上*1	2 年に 1 回*2	男性：47.5% 女性：36.5%
子宮頸がん検診	問診，視診，子宮頸部の細胞診および内診	20 歳以上	2 年に 1 回	女性：43.6%
肺がん検診	質問（問診），胸部 X 線検査および喀痰細胞診	40 歳以上	年 1 回	男性：53.2% 女性：46.4%
乳がん検診	問診および乳房 X 線検査（マンモグラフィ）※視診，触診は推奨しない。	40 歳以上	2 年に 1 回	女性：47.4%
大腸がん検診	問診および便潜血検査	40 歳以上	年 1 回	男性：49.1% 女性：42.8%

＊1　当分の間，胃部 X 線検査については 40 歳以上に対し実施可。
＊2　当分の間，胃部 X 線検査については年 1 回実施可。
（国立がん研究センターがん情報サービス：がん検診受診率<https://ganjoho.jp/reg_stat/statistics/stat/screening.html><参照 2023-10-10>による）

町村には 40 歳未満の住民の健康診査・健康相談などを行う努力義務があり，社会保険の種類によっては独自の健康診断・検診が行われている。これらによって，全国民がなんらかの健康診断・検診を受診できるしくみが整えられている。

1 「労働安全衛生法」に基づく健康診断　労働者への実施が事業者に義務づけられている健康診断である。詳細は第 10 章で述べる（347 ページ）。

2 健康増進事業による検診　市町村は「健康増進法」に基づく健康増進事業として，①がん検診（表 8-6），②肝炎ウイルス検診，③歯周疾患検診，④骨粗鬆症検診を行っている。②～④の対象年齢は 40 歳以上である。

3 特定健康診査等　「高齢者の医療の確保に関する法律」（高齢者医療確保法）および「国民健康保険法」に基づき，40～74 歳の公的医療保険加入者に対する**特定健康診査**と**特定保健指導**の実施が医療保険者に義務づけられている。特定健康診査の対象者は約5400万人に上る。生活保護受給者など公的医療保険未加入者には「健康増進法」に基づく健康増進事業として，市町村による健康増進健康診査等が実施される。特定健康診査および特定保健指導の内容については次項の「生活習慣病対策」で説明する(▶239ページ)。

● **受診率**　「労働安全衛生法」に基づく健康診断を除くと受診率は低く，特定健康診断の受診率は年々上昇しているものの約50%，がん検診も5割未満が多く(▶表8-6)，最も低い骨粗鬆症検診は数%である。

2 健康診断・検診と格差

健康診断・検診の受診率にも，健康格差はあらわれている。たとえば公務員や大企業勤務者は受診率が高く，自営業者は低いほか，学歴が高く，収入の多い人のほうが受診率が高いなど，勤務先・就業形態・学歴・収入などによって格差が生じている。また市町村も，独自に健診追加項目を実施したり，保育サービスを提供したりするなど自治体の特色を出しているため，地域格差も存在している。

4 生活習慣病対策

1 生活習慣病の現状と対策

生活習慣病とは，「食習慣，運動習慣，休養，喫煙，飲酒等の生活習慣が，その発症・進行に関与する疾患群」[1]である。がん(悪性新生物)，メタボリックシンドローム，肥満症，糖尿病，高血圧，動脈硬化，脂質異常症，痛風，貧血，アルコール性肝疾患，歯周病，慢性閉塞性肺疾患(COPD)などの疾患が含まれる。国際的には**非感染性疾患(NCDs)**❶という語が使われることが多い。健康日本21(第三次)では，生活習慣病と生活習慣の現状への対策が示されている。

NOTE

❶非感染性疾患

非感染性疾患 non-communicable diseases(NCDs)は，不健康な食事や運動不足，喫煙，過度の飲酒などの原因が共通しており，生活習慣の改善により予防可能な疾患をさす。世界の死因の70%(2015年)を占める。

◆ がん(悪性新生物)

● **現状**　がん(悪性新生物)は，1981(昭和56)年以降，死因の第1位を占める(▶105ページ)。死亡部位別では，男性が①気管，気管支及び肺，②大腸，③胃，④膵，⑤肝及び肝内胆管の順に多く，女性では①大腸，②気管，気管支及び肺，③膵，④乳房，⑤胃の順に多い(2022年，▶図8-12)。リスク要因には，ウイルス感染，発がん性のある物質，放射線被曝のほか，喫煙や飲酒などの生活習慣がある。

● **対策**　禁煙，過度な飲酒の回避，バランスのよい食事，適正体重の維持，肝炎ウイルス感染の検査・治療などの発症予防，がん検診受診率の向上，が対策にあげられている。

1）公衆衛生審議会：生活習慣に着目した疾病対策の基本的方向性について(意見具申)．1996.

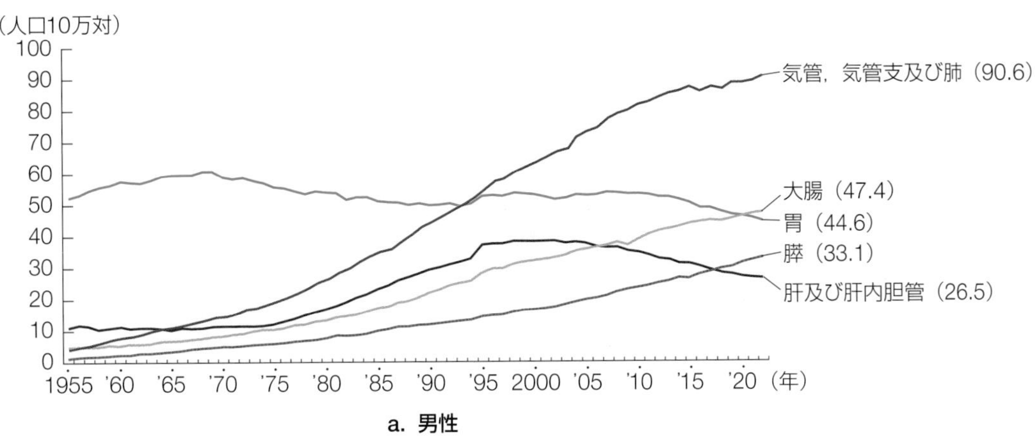

a. 男性

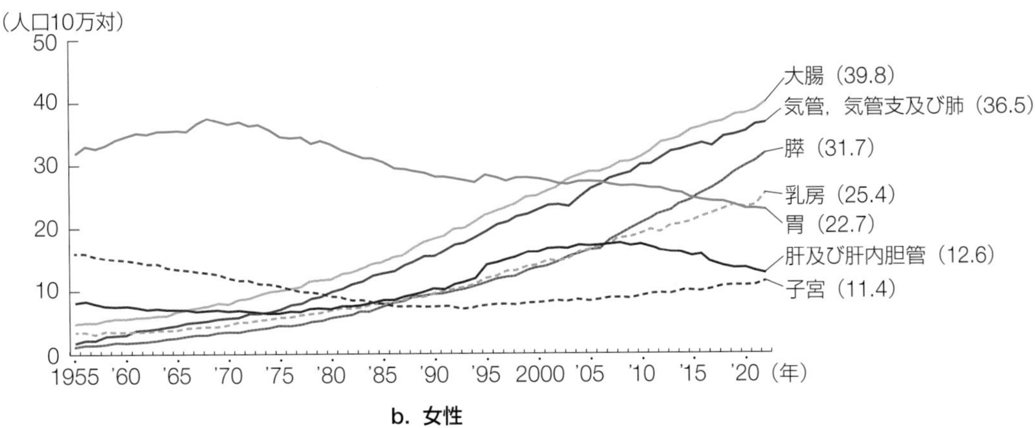

b. 女性

※ 大腸は，「結腸」と「直腸S状結腸移行部及び直腸」を示す。

図 8-12 悪性新生物〈腫瘍〉のおもな部位別にみた死亡率(人口10万対)の年次推移
(「人口動態統計」による)

◆ 循環器疾患

● 現状 循環器疾患とは，虚血性心疾患(狭心症と心筋梗塞)・動脈系疾患(大動脈瘤・大動脈解離など)・脳血管障害(脳卒中など)に代表されるように，おもに血液循環の異常によっておきる諸臓器の障害である。わが国の主要な死因❶であると同時に，介護が必要となった原因の2位を占める❷。循環器疾患の発症は生活習慣と関連が強く，確立した危険因子として高血圧症・脂質異常症・喫煙・糖尿病の4つがあげられている。高血圧症や脂質異常症は自覚症状がほとんどなく，健康診断などではじめて発見されて治療に結びつくことが多い。2020(令和2)年の患者調査では，高血圧と高脂血症の受療率はともに40代後半から急激に上昇しており，若年期からの生活習慣の影響が壮年期にあらわれていることを示している。

● 対策 生活習慣(栄養・運動・喫煙・飲酒)の改善，特定健康診査・特定保健指導の実施率の向上などが対策としてあげられている。

NOTE

❶循環器疾患による死亡
人口動態統計の死因順位などでは心疾患と脳血管疾患に分類されている。心疾患は2位，脳血管疾患は4位の死因となっている(2022年，▶105ページ，図4-2)。

❷介護の原因
2022年「国民生活基礎調査」(介護票)の「介護が必要となった主な原因」によると，原因の1位は認知症(23.6%)，2位は脳血管疾患(19.0%)，3位は骨折・転倒(13.0%)であった。なお，脳血管疾患は近年までずっと1位であった。

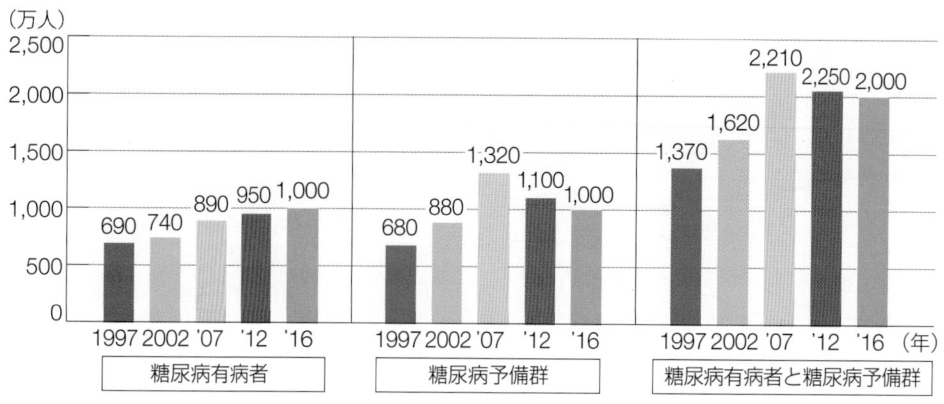

図8-13　糖尿病有病者等の推計人数の年次推移
20歳以上の男女の合計数である。
(厚生労働省：平成28年　国民健康・栄養調査による)

◆ 糖尿病

● **現状**　「国民健康・栄養調査」によると，全国20歳以上の男女で，糖尿病が強く疑われる者(糖尿病有病者)と糖尿病の可能性を否定できない者(糖尿病予備群)は，いずれも約1000万人と推計されている(2016〔平成28〕年の推計，図8-13)。2019(令和元)年の調査報告では総数の推計は示されていないが，「糖尿病が強く疑われる者」の割合は男性19.7%，女性10.8%で，この10年間でみると男女とも大きな増減はない。年齢階級別では年齢が高い層で割合が高くなり，男性60歳以上では25%以上，女性70歳以上で20%弱である。

糖尿病の患者数の約9割を占める2型糖尿病は，遺伝因子に過食や運動不足などの環境因子が加わって発症する。初期は自覚症状に乏しいが，適切な治療を受けなければ合併症が進行し，さまざまな諸臓器に不可逆的な障害を引きおこす。「令和元年国民健康・栄養調査」によれば，糖尿病を指摘されても治療していない人は34.3%であり，重症化の要因になっている。2021(令和3)年の透析患者数は34万9700人で，そのうち39.6%が糖尿病性腎症による導入である[1)]。糖尿病性腎症で透析治療を受けるようになると高額の医療費がかかり，患者の生活に大きな負担となる。

● **対策**　2型糖尿病は，生活習慣の改善によって糖尿病の発症を予防することが期待できる。糖尿病対策は国民医療費❶の削減のためにも重要視される生活習慣病対策である。市町村やその他の医療保険者には，とくに糖尿病性腎症の重症化予防の取り組みの促進が求められている。

NOTE

❶国民医療費
年度内の医療機関などにおける保険診療の費用を推計したもので，医科診療や歯科診療にかかる診療費だけでなく，薬局調剤医療費，入院時食事・生活医療費，訪問看護医療費などが含まれる。

◆ 慢性閉塞性肺疾患(COPD)

● **現状**　慢性閉塞性肺疾患(COPD)は，長引く咳・痰，労作時の呼吸苦な

1）日本透析医学会：わが国の慢性透析療法の現況(2021年12月31日現在).

どを主症状とする呼吸機能障害であり，その90%以上は喫煙が原因であるため，「肺の生活習慣病」とよばれる。COPDの患者数は年々増加しており，「令和2年患者調査」によると総患者数は約38万人である。しかし，順天堂大学のチームによる大規模な疫学調査研究（NICEスタディ）によれば，日本人の40歳以上の12人に1人が罹患しており，総患者数は530万人にのぼると，推計されている[1)]。実際の患者数と推計患者数の違いから，罹患者の大多数が未受診と考えられる。

● **対策**　まずはCOPDという呼吸機能障害を知ってもらうことに対策の重点がおかれている。「健康日本21（第三次）」における目標は，2021（令和3）年時点で13.3のCOPDの死亡率（人口10万人あたり）を2032年までに10.0にすることである。

◆ こころの健康

● **現状**　うつ病は自殺のリスク因子である。国民生活基礎調査では，うつ病や不安障害のスクリーニングでも使用されるK6という尺度を使って「こころの状態」が調査されている❶。2022（令和4）年の結果では，精神的健康度が低いとされる5点以上だった人（12歳以上）は29.1%である（◎図8-14）。「健康日本21（第三次）」の目標は，2032年度までに合計点が10点以上の者の割合を9.4%にすることである。

● **対策**　「健康日本21（第三次）」の目標では，メンタルヘルス対策に取り組む事業場の増加，心のサポーター❷の増加などがあげられており，ストレス

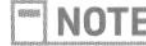
NOTE

❶K6
うつ病・不安障害などの精神疾患をスクリーニングすることを目的としてアメリカで開発された指標で，一般住民を対象とした調査などに広く使用されている。

❷心のサポーター
メンタルヘルスや精神疾患の正しい理解を知識に基づき，地域や職場で身近な人に対して傾聴を中心とした支援ができる人をいう。厚生労働省が2021（令和3）年から養成事業を開始している。

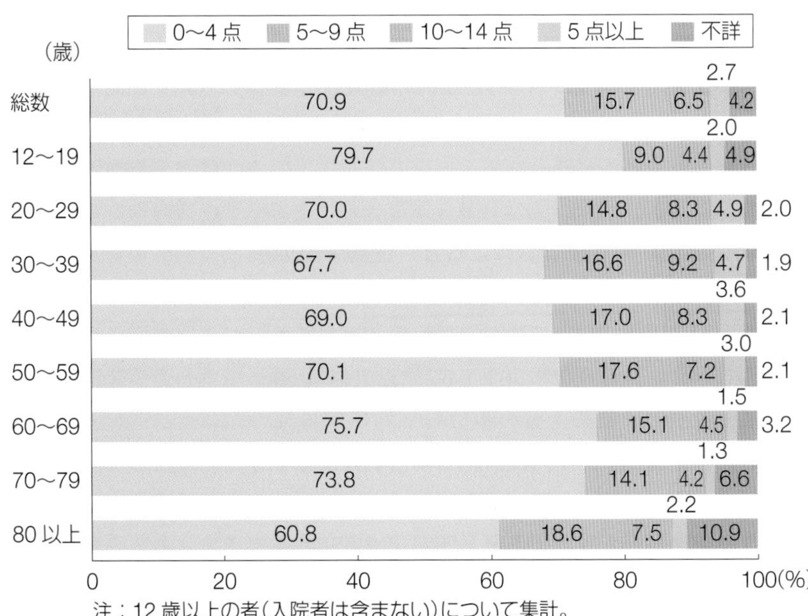

◎**図8-14　年齢階級別にみたこころの状態（K6による点数）の構成割合**
（厚生労働省：2022〔令和4〕年国民生活基礎調査の概況による）

1）Fukuchi, Y. et al. COPD in Japan: the Nippon COPD Epidemiology Study. *Respirology*, 9: 458-465, 2004.

対策や精神疾患への対策が推進されている。

◆ 栄養・食生活

● **現状**　2019(令和元)年の「国民健康・栄養調査」によると，肥満者(BMI 25以上)は男性33.0%，女性22.3%である。一方，やせ(BMI 18.5未満)は男性3.9%，女性11.5%であるが，女性の20代のやせの割合が20.7%と高いことが特筆される。低栄養傾向の者(BMI 20以下)は男性が1割強，女性が2割強であり，80歳以上の男女の約2割が低栄養傾向である。健康日本21(第三次)では，BMI 18.5未満の20～30歳代女性の割合を現状の18.1%(2019年)から2032年までに15%にする，BMI 20以下の高齢者(65歳以上)の割合を現状の16.8%(2019年)から2032年までに13%にする目標が設定されている。

食生活については，栄養のかたよりや不規則な食事といった問題がある。20歳以上の野菜摂取量の平均値は男性288.3 g/日，女性273.6 g/日である(健康日本21〔第三次〕における野菜摂取量の目標は350 g/日以上)。朝食の欠食率は20代で高く，男性29.2%，女性35.7%である。また，循環器疾患の減少には減塩が重要だが，食塩摂取量の平均値は10.1 g/日とまだ高い(「健康日本21〔第三次〕」における食塩摂取量の目標は7.0 g/日未満)。

● **対策**　健康日本21(第三次)では，適正体重を維持する者の増加(2019年60.3%→2032年66%)，バランスのよい食事をとっている者の増加(2021年37.7%〔参考値〕→2032年50%)，児童・生徒における肥満傾向児の減少，塩分摂取量の減少，野菜と果物の摂取量の増加，共食(誰かと食事をともにすること)の増加などを目標に掲げている。2005(平成17)年の「食育基本法」制定以降，食育❶の推進，食事バランスガイドの策定，食環境整備の推進などの政策が進められており，これらの推進のため，食を通した健康づくりのボランティアである，**食生活改善推進員**(**ヘルスメイト**)が全国の市町村で養成され，活動している。

NOTE

❶食育

「食育基本法」の前文において，「『食』に関する知識と『食』を選択する力を習得し，健全な食生活を実践することができる人間を育てる」こととされている。

◆ 身体活動・運動

● **現状**　2019(令和元)年の「国民健康・栄養調査」によると，運動習慣のある者の割合は男性で33.4%，女性で25.1%であり，男性では40代，女性では30代で最も低い(▶図8-15)。健康日本21(第三次)の目標は，2032年までに運動習慣者の割合を20～64歳男性30%・女性30%，65歳以上男性50%・女性50%にすることである。20～64歳の1日の歩数の平均値は男性7,864歩(健康日本21〔第三次〕の目標値8,000歩)，女性6,685歩(同8,000歩)，65歳以上では男性5,396歩(同6,000歩)，女性4,656歩(同6,000歩)である。

● **対策**　日常生活における歩数の増加が目ざされており，2023(令和5)年に「健康づくりのための身体活動基準2023」と「健康づくりのための身体活動指針(アクティブガイド)2023」が策定され，運動しやすいまちづくりや環境整備，ソーシャルキャピタルの醸成(じょうせい)などが推進されている。また，適切な運動指導を行える人材育成として，公益財団法人健康・体力づくり事業財団により**健康運動指導士**や**健康運動実践指導者**の養成が行われている。

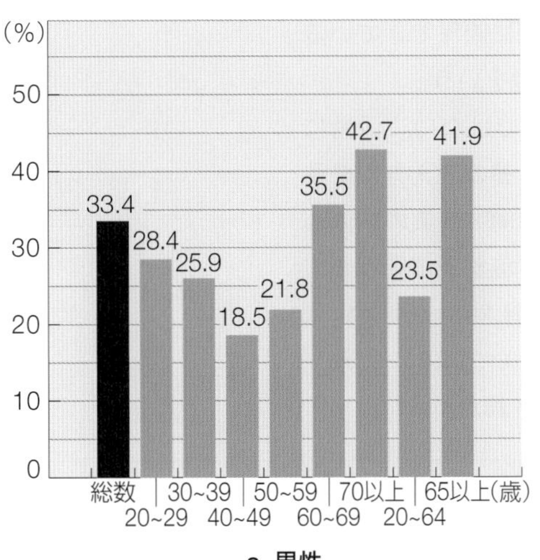

a. 男性

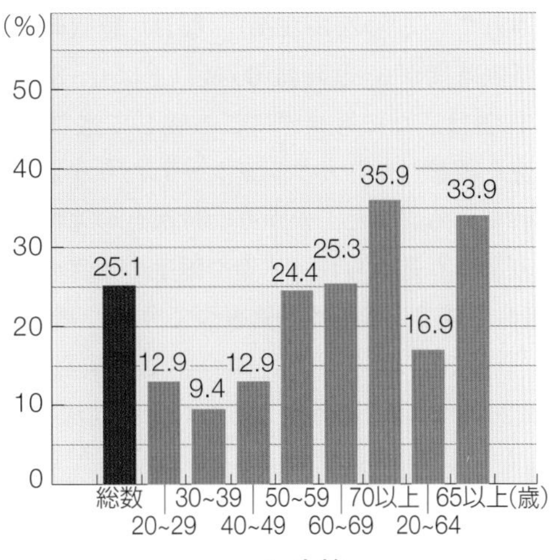

b. 女性

◎図 8-15　運動習慣のある者の割合(20 歳以上)

「運動習慣のある者」とは，1 回 30 分以上の運動を週 2 回以上実施し，1 年以上継続している者。

(厚生労働省：令和元年 国民健康・栄養調査による)

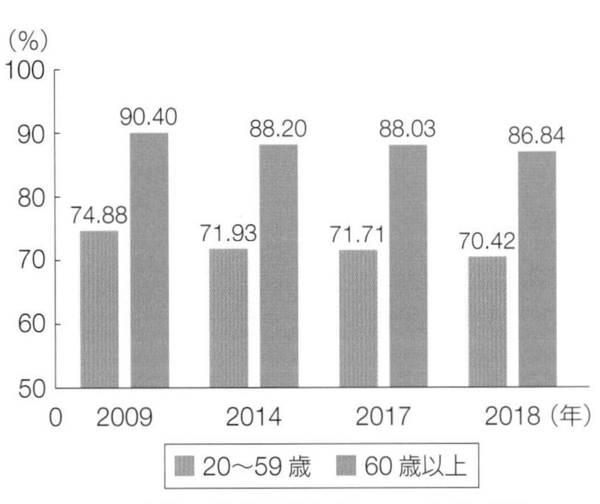

a. 睡眠で休養感が得られている者の割合

(%)
60
58
56
54
52
50
0
59.65
55.02
55.85
53.99
53.03
55.30
53.18
55.77
2009
2014
2017
2019 (年)
20～59 歳
60 歳以上

b. 十分な睡眠時間が確保できている者の割合

◎図 8-16　睡眠の状況

(厚生労働省：国民健康・栄養調査による)

◆ 休養・睡眠

● 現状　十分な睡眠や余暇をとることは，心身の健康にとって重要である。2020(令和 2)年の国民健康・栄養調査によると，1 日の平均睡眠時間は 6 時間以上 7 時間未満の割合が最も高く，男性 32.7%，女性 36.2% である。睡眠で休養がとれている者は 20～59 歳で 70.4%，60 歳以上で 86.8% である(2018〔平成 30〕年国民健康・栄養調査，◎図 8-16-a)。これを 2032 年までに 20～59 歳で 75%，60 歳以上で 90% とするのが，健康日本 21(第三次)の目標である。また，睡眠時間を十分に確保できている者の割合も現状の 20～59 歳 53.2%，60 歳以上 55.8%(2019 年)から，2032 年までに 60% にする目標が設定されている(▶図8-16-b)。なお，睡眠時間を十分に確保できている者とは，睡眠時間が6〜9時間(60歳以上は6〜8時間)の者をいう。

● **対策**　休養は，なにもせずにごろ寝して過ごすばかりではない。活動によって心身を調整したりリフレッシュしたりする積極的休養の考え方の普及がはかられている。また，かかりつけ医との連携，過重労働・残業の見直しなどの取り組みも進められ，休養や睡眠の確保のための環境整備が行われている。2014(平成26)年には「健康づくりのための睡眠指針2014」が策定され，2023(令和5)年現在，改訂についての検討が進められている。また，2014(平成26)年には「過労死等防止対策推進法」が制定された。

◆ 飲酒

● **現状**　飲酒は，身体疾患やうつ病などのリスク要因となるほか，飲酒運転などの社会的な問題もおこしうる。また，妊娠中の飲酒は胎児性アルコール症候群❶などを引きおこす。2020(令和2)年の国民健康・栄養調査では，生活習慣病のリスクを高める量を飲酒している者❷の割合は男性で14.9%，女性で9.1%と高く，アルコール依存症者も増加している。健康日本21(第三次)の目標は，生活習慣病のリスクを高める量を飲酒している者を2032年までに10%にすることである。

● **対策**　2013(平成25)年に「アルコール健康障害対策基本法」が制定され，さまざまな対策が推進されている。

NOTE

❶胎児性アルコール症候群
知能障害を含む中枢神経系の機能異常，子宮内で始まる発育障害，特異な顔貌(短い眼瞼裂，眼瞼下垂，短い鼻，薄い上口唇など)などをあらわす症候群である。

❷生活習慣病のリスクを高める量を飲酒している者
1日あたりの純アルコール摂取量が男性40g以上，女性20g以上の者。

◆ 喫煙

● **現状**　喫煙は，がん・循環器疾患・糖尿病・COPDなどの予防可能な疾患における最大の危険因子である。2020(令和2)年の国民健康・栄養調査では，喫煙習慣者の割合は16.7%(男性27.1%，女性7.6%)である。非喫煙者が喫煙者の吸ったタバコの煙を吸うことを**受動喫煙**という。望まない受動喫煙による健康影響を防止するため，2003(平成15)年に施行された「健康増進法」に受動喫煙防止に関する規定が盛り込まれ，それ以降，受動喫煙対策が進んできた。2018(平成30)年の「健康増進法」の改正により，2020(令和2)年からは公共施設だけでなく，多数の人が利用する施設でも原則屋内禁煙になり，喫煙専用室など以外での喫煙ができなくなった。現在習慣的に喫煙している者のうち，タバコをやめたいと思う者の割合は26.1%である。使用しているタバコ製品の種類では「加熱式タバコ」の割合が男性27.2%，女性25.2%となっている。

● **対策**　健康日本21(第三次)では，喫煙者の減少，未成年者や妊婦の喫煙者の減少などが目標にあげられている。20歳以上の者の喫煙率を2032年までに12%にする目標が設定されている。

◆ 成人死亡につながりやすい因子

危険因子別に成人の死亡者数を比較した研究によると，肺がんの重大な危険因子である喫煙の死亡者数が最も多く，そのほかの危険因子では，高血圧，運動不足，高血糖，食塩のとりすぎ，飲酒，果物や野菜不足といった生活習慣が上位にあがっている[1]。この結果をみれば，健康をまもるために生活習慣を改善することが大切であるとわかる。

事例①(▶222ページ)の栄子さんは，自分の家族から生活習慣病患者を出したことに落ち込んでいたが，生活習慣病を改善するためには本人や配偶者だけでなく，家族全体の協力が重要である。

2 特定健康診査・特定保健指導

● **特定健康診査・特定保健指導とは**　前述の**特定健康診査・特定保健指導**は，メタボリックシンドロームに特化した健康診査・保健指導である。**メタボリックシンドローム**は，内臓脂肪型肥満にインスリン抵抗性の高血糖，高血圧や脂質異常症などが合併した状態をいい，心筋梗塞や脳卒中などの動脈硬化性疾患，および2型糖尿病が発症するリスクが高い。特定保健指導対象者の選定は腹囲かBMIが基準になり，高血糖，脂質異常，高血圧，喫煙の該当数によって特定保健指導の種類を選定する。特定保健指導には，リスクの高い順に**積極的支援**，**動機づけ支援**，**情報提供**がある。

事例①(▶222ページ)の健二さんは，腹囲88 cm，BMIが24で，高血糖と脂質異常があったため，積極的支援になった。

● **受診率と課題**　2020(令和2)年の特定健康診査受診率は53.2%である。このうち特定保健指導対象者は受診者の18.0%だが，特定保健指導終了者は特定保健指導受診者の22.5%とまだ低い。

特定健康診査・特定保健指導の制度ができたことで，メタボリックシンドロームという言葉が広く一般に認知された。事例(▶223ページ)では，メタボリックシンドロームの宣告を受けた健二さんは，生活習慣をなかなか見直さなかった。しかし，長男のリョウ君が小学校でメタボリックシンドロームについて学び，健二さんにその害を繰り返し伝えたことが，行動をかえるきっかけになったのである。このようにメタボリックシンドロームの認知度が上がったことで，多くの人が生活習慣を見直すきっかけになったという効果があった。

受診率の低さや保健指導の中断率の高さ，保健指導の有効性などが課題であり，今後は，決められた方法だけで保健指導をするのではなく，全般的に健康をとらえ，対象者にとって必要な保健指導を効果的な方法で実施する方向に進むことが必要とされる。

5 がん対策

がんは，なんらかの原因によって遺伝子が傷ついた細胞が過剰に増殖を続ける腫瘍(新生物)のうち，治療をせずに放置すると死にいたるような悪性の

1）渋谷健司：我が国の保健医療制度に関する包括的実証研究．厚生労働科学研究費補助金政策科学総合研究事業(政策科学推進研究事業)平成22年度総括・分担研究報告書．2011.

ものをさし，悪性腫瘍や悪性新生物ともよばれる。がんの動向は▶232ページを参照してほしいが，2023(令和5)年現在，日本人の2人に1人はがんにかかり，3人に1人はがんで亡くなっている。

1 がん対策基本法の成立とそれに基づく対策

日本のがん対策は1960年代から**がん検診**の普及を中心に進められた。1984(昭和59)年には「対がん10カ年総合戦略」が始まり，以後10年ごとに新しい戦略を展開している。2006(平成18)年には「**がん対策基本法**」が成立し，以降，がん対策は大きく進んだ。それまでは適切な治療を受ける病院が見つからない，いわゆる「**がん難民**」が社会問題化していた。医師から「もう治療法はありません」と宣告されたり，新しい治療薬の承認に非常に時間がかかったりするなどの問題があった。このような現状をかえるべく患者や家族らが行動をおこしたことも法案の成立に影響したといわれている[1)]。

2023(令和5)年には，①がん予防，②がん医療，③がんとの共生，④これらを支える基盤を柱とする第4期(2023〜2028年度)の計画が決定された。がん検診受診率を60%に設定すること，緩和ケアの重視，アピアランスケア❶，「全ゲノム解析等実行計画2022」の推進などが盛り込まれている。

NOTE

❶アピアランスケア

医学的・整容的・心理社会的支援を用いて外見の変化を補完し，がん患者の苦痛を軽減するケアをいう。

2 がん検診の課題

がん検診は，わが国のがん対策の中心の1つである。しかし，がん検診(胃・肺・大腸・子宮・乳)の受診率は，2019(令和元)年の国民生活基礎調査によると，いまだ30〜50%と低い。乳がん検診と子宮頸がん検診については，2010年の受診率を国際比較したデータがある(2013年OECD)。これによると先進国の受診率はおおむね60〜70%であり，日本は極端に低くなっている。未受診の理由としては，検診の意義・目的などに対する誤解，検診実施体制に関する問題，検診費用の問題，検診内容や方法などに対する不安があげられている[2)]。

そのほか，システムの問題もある。特定健康診査は医療保険者に実施義務があるのに対して，がん検診は市町村の努力義務であり，法的な位置づけが弱い。事例①(▶222ページ)の栄子さんもがん検診の案内を見たものの，忘れて放置していた。住民の意識をかえることだけでなく，がん検診のシステムの見直しが必要である。

6 健康教育

1 健康教育とエンパワメント

● **保健指導と健康教育** 人々がより健康的に生きられるよう，看護職が行

1）本田麻由美：がん対策の推進と国民・患者参画——法制定に患者の声が果たした役割．J. Natl. Inst. Public Health, 57(4)：362-365, 2008.
2）斎藤博：がん検診の進捗と第二期への展望．保健医療科学 61(6)：569-577，2012.

う重要な仕事の１つに保健指導や健康教育がある。**保健指導**は非常に幅広い概念であり，統一した定義はないが(▶194ページ)，健康状態やQOLの向上を目的として，集団または個人に教育や相談などのはたらきかけを行うことを意味する言葉である。**健康教育**は，人々の健康の保持・増進を目的とした教育的な支援をいうが，後述するように，その内容は移りかわっている。

健康教育は，保健指導の重要な手段の１つであり，保健師だけでなく，すべての看護職の実践に欠かせない手法であるが，とくに生活習慣改善支援の場面で多く用いられているため，本節で説明する。

● **健康教育の変遷**　健康教育は1940年代から始まり，歴史とともにその方法が発展している。当初の「正しい知識」を教える健康教育から，個人の行動変容に焦点をあてた健康教育および，介入プログラムとしての健康教育へと移りかわってきた。そして1990年代以降は，専門家ではなく対象者が主導する「学習援助型」が登場し，広がりつつある。「学習援助型」の健康教育では，対象者が自分の健康を主体的に考える力を身につけ，さらには，自分たちのまわりの環境をかえようとする力までをも得るという，**エンパワメント**が目的となっている。

● **学習援助型の健康教育**　学習援助型の健康教育は，少人数のグループで行われる。看護職は，参加者が積極的に発言するようにグループを進行する。そのなかで，参加者が自分の身体を知ろうとする動機づけ，問題への気づき・意識化の促し，自分の行動や環境を「かえたい」「かえられる」という気持ちを引き出す。そのような参加者のエンパワメントを促進する支援ができると，継続的に活動する自主グループに発展しやすい。自主グループは，健康的な行動を継続させる効果があるだけではない。地域の社会資源になり，地域全体の健康レベルの向上に貢献する。事例①(▶222ページ)の健二さんが参加したウォーキング教室も，実は学習援助型の健康教育である。ウォーキング教室の修了生は，自主的なウォーキングサークルをつくって活動を続けている。

2 グループを活用したエンパワメント

● **グループの力**　看護職は，対象者に個別の健康教育を行うだけでなく，グループを活用した健康教育も行う。グループの活用は効果的である。

たとえば，やせるためにひとりで努力するのはつらい。しかし，同じように取り組む仲間がいれば，互いに励まし合ってがんばれるかもしれない。また，ほかの人が減量に成功したり，リバウンドしたりする場面にじかに接することで，減量の方法やコツを学んだり，がんばる姿勢をモデルとしたり，失敗体験から学んだりすることができる。

これらは，グループ内で生じるメンバーの相互作用による，**グループダイナミクス**(▶88ページ)の効果である。看護師の場合は，患者など個人の変容を目的としてグループ支援をすることが多い。

● **地域のエンパワメント**　一方，保健師は，個人の変容だけでなく，地域をかえることを目的としてグループ支援を行う。たとえば，グループを活用

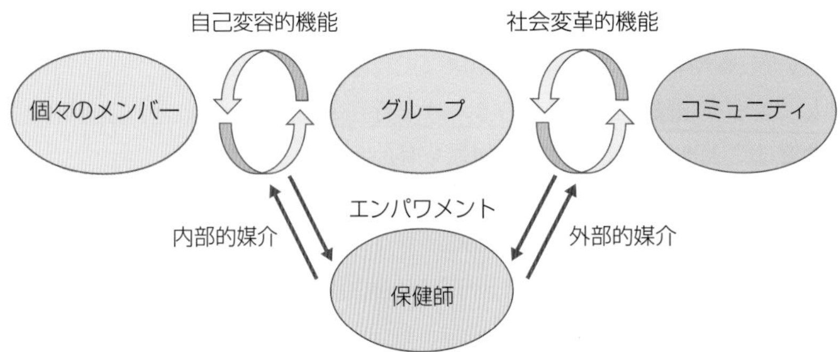

図 8-17 保健師によるグループ支援の枠組み
(藤山正子：グループの自主化のための理論・技術．看護研究 36(7)：563-572，2003 による，一部改変)

した健康教育を通じて，住民の主体性を育て，住民組織へと発展させることができたらどうだろう。この住民組織の活動は，そこに参加する住民の継続的な保健行動の変容に効果的である。しかも参加住民だけでなく，ほかの住民との交流や地域へのはたらきかけを通じて，その地域に住む住民全体(みんな)の健康にもプラスの影響をもたらすことが期待できる。

● **グループ支援の枠組み** 保健師は，グループに参加している個々のメンバーがかわる(**グループの自己変容的機能**)ように，メンバー間の相互作用が活発かつ効果的になるようにグループを支援する。そして，メンバー間で話題になる地域の課題にグループが取り組む(**グループの社会変革的機能**)ように支援する(図 8-17)。保健師の支援によってグループに参加する個々のメンバーがエンパワーされると同時に，グループが地域にはたらきかけ地域全体がエンパワーされる。

3 地域のエンパワメントの例

ここで，兵庫県養父(やぶ)市の取り組みを紹介する。養父市では，健康づくりを地域全体で展開している。体操を中心とした運動をきっかけとして，地域の住民どうしがたすけ合う地域づくりにつながっている。

健康教育から地域づくりへと広げる保健師活動：兵庫県養父市

養父市は人口約 24,000 人。過疎・高齢化が進展するなか，「地域の人たちがいつまでも元気に暮らし続けられる地域づくり」を掲げ，さまざまな健康づくり・フレイル予防(高齢期に生じる筋力や活力の低下予防)に取り組んでいる。その一環として考案されたのが，子どもから高齢者までが一緒に楽しめるご当地体操「やぶからぼうたいそう」である。この体操は，肩幅くらいの大きさの竹や，広告でつくった手づくりの棒を使って気軽にできる体操である(図 8-18-a)。地域包括支援センターを中心に 2008(平成 20)年に考案され，いまでは市内の保育園児から地域の高齢者などさまざまな年代の人に広まり，異世代交流の場でも行われている。

また，2014(平成 26)年から始まった「笑いと健康お届け隊」という独自のフレイル予防活動もある。この活動の創設には保健師が重要な役割を果たした。保健師は，フレイル予防に運動の継続は重要であるが，継続させるためには歩いて通えるような身近な場所で運動する取り組みが必要であると考えた。そこで，まず，運動を広めてくれる人を育成するため，シルバー人材センターに健康づくり部門を設けてもらい，研修を受けたシルバー会員を各地に笑いと健康を届ける担い手として派遣するしくみをつくった。この「笑いと健康お届け隊」が中心となって，地域の公民館を会場に「フレイル予防教室」(毎日元気にクラス)を開催している(▶図 8-18-b)。各地区の教室には 60 代から 90 代まで，同市の高齢者の約 4 割が参加するほど普及した。保健師は今後の展開として，このような活動を通して，互いを見まもり，支え合い，気づき合う住民どうしの信頼関係(セーフティネット)を構築したいと考えているそうである。

7 家族のライフステージに応じた健康課題と健康づくり

事例①(▶222 ページ)では栄子さんのライフステージを紹介した。その後，その栄子さんと家族を何度か登場させながら，非常に長い成人期における健康づくりをどのように支援するかについて説明してきた。

一般的な家族のライフステージは，結婚から子どもの独立などのいくつかの段階がある(▶表 8-7)。それぞれ，そのステージに応じた健康課題がある。自分の家族のライフステージと照らし合わせて，親や兄弟姉妹の健康課題を考えてみよう。看護職は，患者や支援対象の住民だけをみるのではない。家族全体をみることが基本である。その人の家族はどのライフステージにいるのか？　どのような健康課題が予測されるのだろうか？

事例の栄子さんは，地域が自分や家族の健康を応援してくれていると感じた。夫の健二さんは定年後，地域のウォーキング仲間と健康づくりを続けている。自分が住んでいる地域はどのように住民の健康を支援してくれているだろうか？　広報や掲示板などを気にかけ，病院以外で行われている看護にも関心をもってほしい。

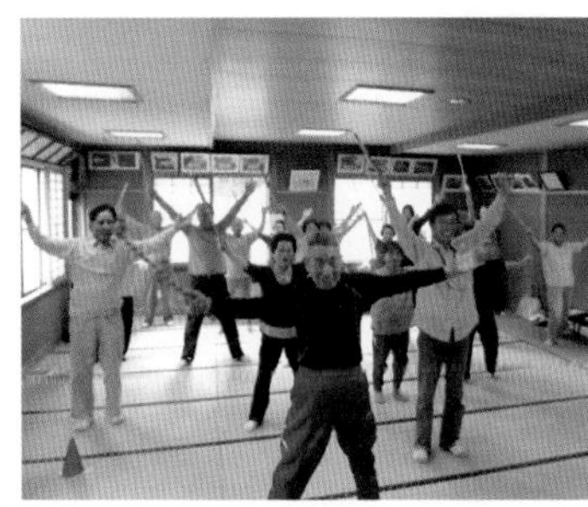

a. やぶからぼうたいそう

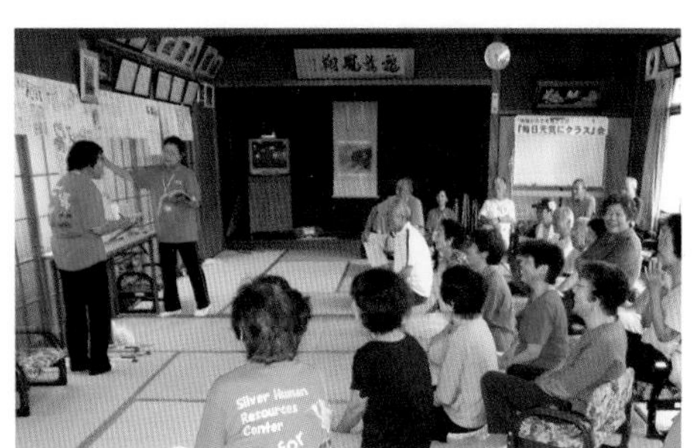

b. 笑いと健康お届け隊

▶図 8-18　兵庫県養父市の地域づくりの実践場面

表 8-7　家族のライフステージに応じた健康課題

家族のライフステージ		おもな健康課題と心がけるべきこと(妻が専業主婦の場合を示す)
新婚期	夫・妻	• 新しい家族と夫婦関係をつくる • 計画出産を心がける
	夫	• 妻が妊娠したら，両親学級に参加するなど，育児への準備をする
	妻	• 20 歳から子宮頸がん検診を受診する • 妊婦健康診査や歯科健康診査を受ける • 妊娠前と妊娠期は，適正体重を維持し，妊娠前に禁煙し，妊娠中は禁酒する
育児期	夫・妻	• 育児に夫婦で協力して取り組み，親役割を獲得する • 子が安心して生活できる環境をつくる • 親の生活習慣は子の生活習慣に影響を与えるため，自身が健康的な生活習慣をもつよう心がける
	夫	•「イクメン」になって育児を楽しみながら積極的にかかわる
	妻	• 産後うつ病，育児不安になる可能性がある • 育児で忙しいが，健康診断を受ける
	子	• 乳幼児期は不慮の事故が発生しやすい • 基本的な生活習慣を身につける(規則正しい食事，歯みがき，よく寝る，外で遊ぶ)
教育期	夫・妻	• 40 歳になったら特定健康診査・特定保健指導を受診する。健康的な生活習慣を身につけ，メタボリックシンドロームを予防する • 40 歳になったら各種がん検診(胃・肺・大腸がん)，歯周疾患検診・肝炎ウイルス検診を受診するようこころがける • 教育期から子どもの独立期にかけて親に介護が必要になる場合が多いので，介護について夫と話し合う
	夫	• 昇進すると環境や仕事内容が変化し，心身に負担がかかり昇進うつ病になる可能性がある • 中間管理職になり，上司と部下との板ばさみから精神的な負担が大きい
	妻	• 40 歳から乳がん検診，骨粗鬆症検診を受診する
	子	• 健康な生活習慣を身につけられるようにする：3 食きちんと食べる，運動やスポーツを習慣的にする，適正体重を維持する • 受験勉強などで生活リズムの乱れや精神的負担が大きくなることがあるので注意する • いじめ，うつ病など精神的に不安定になりやすい。自殺もおこりやすい • 喫煙，飲酒，薬物使用をしない
子どもの独立期	夫・妻	• 親としての役割・責任から解放され，これまでの習慣的行動パターンが崩壊するため，情緒的に不安定になったり，熟年離婚など家族の危機におちいる可能性がある • 老化による体調不良などから初老期うつ病などになる可能性がある
	夫	• 45～65 歳にかけて失業などの職場問題や経済的問題から自殺が増える
	妻	• 更年期障害がおこりやすいので体調管理や治療を行う
	子	• 自立した生活を送る • 精神疾患を発症するリスクが高い年代である
子どもの独立後の夫婦期	夫・妻	• 退職し，毎日夫婦だけの生活になる，家族の危機におちいる可能性がある，新しい夫婦の生活スタイルと役割の見直しが必要 • 老後の生活設計を行う
	夫	• 仕事がなくなったことでやりがいの喪失，経済的困難などの問題が生じやすく，定年うつ病になる場合がある

D 高齢者保健

少子高齢社会を迎え，国や地方自治体，民間団体，地域コミュニティではさまざまな取り組みがなされている。核家族化が進み，地域とのつながりが希薄化するなかで，高齢者の健康支援をどのように進めていくのがよいかが高齢者保健における取り組みの課題である。

ここでは，現代の高齢者保健，高齢者のライフスパンに配慮した支援のあり方をみていく。

事例❶ 顔の見える関係性からめばえる地域コミュニティ

桜田さん(70歳，女性)は，数年前に夫を亡くし，都心の団地でひとり暮らしをしている。結婚当初，この団地に入居したころ，団地暮らしは，みんなのあこがれの的(まと)であった。若い夫婦が多く入居し，生活は活気にあふれていた。しかし，それから50年近くも過ぎた。老朽化により1年前に建てかえられた新団地は，住戸数が増えた。旧団地からの入居は半数程度，もう半数の多くは，若い家族である。

桜田さんは民生委員をしており，「旧団地」のメンバーとは長い付き合いで，親戚さながらの関係であった。しかし，旧団地メンバーは，新団地に点在することになり，いままでのような行き来はなくなった。なんとなく不安である。新団地では，隣の様子もよくわからない。旧団地メンバーは，年をとり，それぞれに病気をかかえている。ひとり暮らしの人もいて，生活に不便が生じている。そんななか，最近の孤独死の報道をみると他人ごととは思えない。

旧団地メンバーは，若いころからのきずなで，困ったときにはたすけ合う仲である。年をとってくると，こうした関係性がいかに大切か，桜田さんは身をもって感じてきた。しかし，近所でたすけ合う関係性を築くには長い時間がかかる。とくに，若い世代には近所付き合いに積極的ではない風潮もある。こうしたことから，新たな入居者どうしのつながりを築くことはむずかしいと悩んでいた。

でもやはり，若い人たちと交流して，顔の見える関係性をつくりたい。そこで，桜田さんは，乳幼児に向けた絵本の読み聞かせ会を企画してみることにした。旧団地メンバーの池下さんが絵本の読み聞かせを習っていたことを

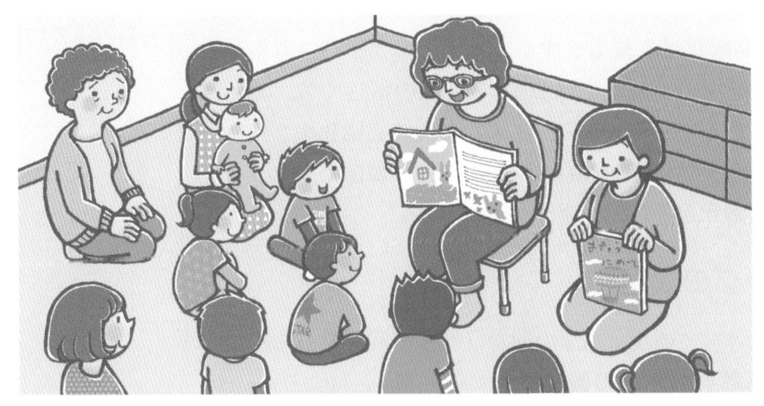

知っていたので，話をもちかけたところ，喜んで参加してくれた。
　絵本の読み聞かせは，働いている親が参加しやすいように土曜日に開催した。はじめは，何組かの親子の参加だったが，以後，参加者は増え，毎月1回の開催を継続することになった。そして旧団地メンバーは，交代で絵本の読み聞かせを行うようになった。小学生には，日本の伝統遊びや手芸を教えたりもした。
　そのうちに，新しい入居者が町会行事に参加するようになって，ほっとした。元気なうちは，自分たちもがんばれる。でも，いつどうなるかわからない。若い世代が町会や地域の見まもりをしてくれるとやはり安心である。なにより，旧団地メンバーと新しい入居者があいさつしたり，会話したりするのを見てうれしくなった。

　地域で関係性を築くことは容易ではない。長い時間がかかる。このことを，桜田さんは経験的に理解していた。絵本の読み聞かせ会の企画・運営は，運営する高齢者のつながりや生きがいになった。また，参加した親子にとっては，楽しみや学びの機会となり，地域の人々との交流の場になった。こうした取り組みが地域を活性化させ，地域の力と人々の健康をはぐくんでいく。

1　高齢化の現状と対策

1　世界の高齢化の現状

　近年，出生率と死亡率の低下により人口構造が変化し，世界各地で高齢化が進んでいる。世界人口の動向をみると，途上国の高齢化も急速に進展する見込みである。全世界で**高齢化社会**を迎える準備が必要になってきている。

● **高齢化率と類型**　**高齢化社会**とは，総人口に占める高齢者の割合が大きくなった社会をいう。高齢者の割合は，総人口に占める65歳以上の人の割合である高齢化率❶ではかることが多い。高齢化率が7%以上となった社会を高齢化社会とし，14%以上を**高齢社会**，21%以上を**超高齢社会**と分類することがある。この分類でいけば，わが国は2007(平成19)年に超高齢社会になっている。2022(令和4)年10月時点のわが国の高齢化率は29.0%で，過去最高を更新している。

● **世界の高齢化率**　世界の高齢化は今後もますます進展すると予想される(▶表8-8)。2060年には，先進国の高齢化率は2015年時点の倍近くに，途上国では3倍近くに増える見込みである。次に，主要な各国の高齢化率を比較してみると上昇する一方とわかる(▶図8-19)。アジアでは，韓国やシンガポール，中国などで急速に高齢化が進むと予測されている。

2　アクティブエイジングの提唱

　世界的な高齢化の到来を受けて，国連は未来の向かうべき方向性を打ち出してきた。1991年には，「**高齢者のための国連原則** United Nations Principles

NOTE

❶高齢化率
　国際的な統一した高齢者の定義はない。各国の統計では，65歳以上とする場合，60歳以上とする場合の両方がある。国際比較では65歳以上とする場合が多い。

表 8-8　世界の高齢化の進展

項目	1950 年	2020 年	2060 年
総人口	24 億 9000 万人	78 億 4000 万人	100 億 6000 万人
65 歳以上人口	1 億 3000 万人	7 億 3000 万人	18 億 8000 万人
先進地域	6100 万人	2 億 4000 万人	3 億 6000 万人
開発途上地域	6600 万人	4 億 9000 万人	15 億 1000 万人
65 歳以上人口比率	5.1%	9.4%	18.7%
先進地域	7.7%	19.3%	29.5%
開発途上地域	3.9%	7.5%	17.2%
平均寿命（男性）	44.6 年	69.4 年	75.9 年
（女性）	48.4 年	74.8 年	80.8 年
合計特殊出生率	4.86	2.35	2.06

途上国でも高齢化が進む。
（内閣府：令和 5 年版高齢社会白書．p.7，表 1-1-5，2023 による，一部改変）

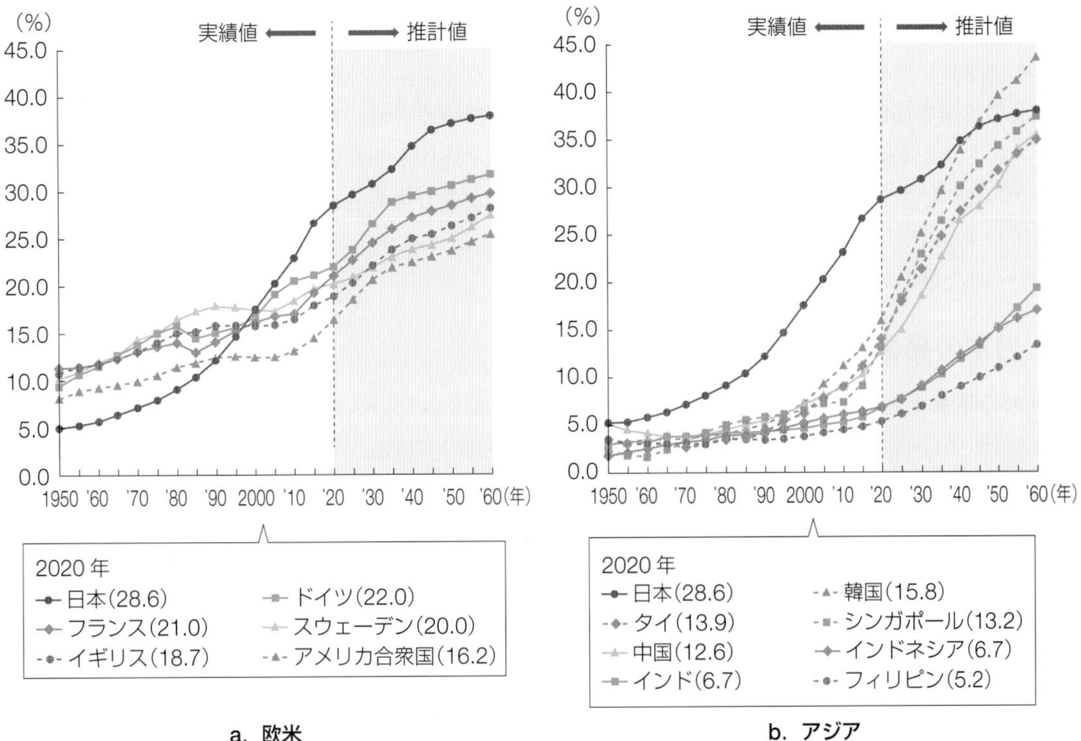

図 8-19　世界の高齢化率の推移

高齢化率で 2040 年に韓国が日本を上まわる予想である。
（UN: World Population Prospects: The 2022 Revision. および総務省：国勢調査，国立社会保障・人口問題研究所：日本の将来推計人口〔令和 5 年推計〕による）

for Older Persons」が国連総会で採択された。ここでは，高齢者の**自立・参加・ケア・自己実現・尊厳**の5つの原則が掲げられ，高齢者の地位をまもるための基準が示された。この国連原則に基づいて，1990年後半には，世界保健機関（WHO）から，**アクティブエイジング** active ageing[1)]という概念が発信された。

アクティブエイジングとは，人生を歩むなかで，人々がQOLを向上するために健康・参加・安全の確保に向かう機会を最適化するプロセスである。ここでいうアクティブとは，身体活動能力だけを活発にするということではない。社会・経済・文化・スピリチュアルの領域でも参加を続けることを意味する。仕事を退職した人々，障害や病気をもつ人々も，まわりの人々や社会に，アクティブな貢献を続けていくことができるし，そういう社会を実現しなければならない，という考え方である。

人々が**健康寿命**（▶102ページ）をのばし，質の高い暮らしを続けることがアクティブエイジングの目的である。そのためにも，アクティブエイジングにおいては身体的健康の改善と同様に，精神的健康や社会との関係を促進する政策，およびプログラムが重要である。高齢期の疾患には，幼児期・青年期・中年期・壮年期の健康行動が影響する。そのため，生涯各期における健康へのアプローチが高齢期の健康のカギをにぎることになる。

社会の急速な高齢化により，各国では社会保障および医療や介護の提供システムの変革が必要とされている。かつてわが国は，欧米諸国から高齢者施策やケアについて学んできた。しかし今日では，高齢化が進む世界各国，とくにアジア諸国が，わが国の公的介護保険制度や地域包括ケアシステム（▶252ページ）などの高齢者施策やケアに注目している。

3　日本の高齢化の現状と対策

● 日本の高齢化と諸問題　わが国の高齢化は，世界に類をみないスピードで進んでいる。日本の総人口は減少し，高齢化率は上がりつづける。いまから50年ほど前の1970（昭和45）年の高齢化率は7.1％であったのに対し，2022（令和4）年には29.0％まで増えた。推計によると2038年には高齢化率が33.9％となり，3人に1人が65歳以上になる見込みである（▶図8-20）。さらに，出生数が減りつづけており，それに伴って生産年齢人口（15～64歳）もますます減少していくことになる。

これらのことから，生産年齢人口が高齢者の生活を支えるという社会保障システムの成立がむずかしくなっていくことがわかる。また，2025年には団塊の世代❶が**後期高齢者**（75歳以上）に達する見込みであり，医療や介護ニーズが高まり，かつ死亡数も増えると予想される（**2025年問題**とよばれる）。死亡数の増加により，とくに過疎（かそ）地域では人口減少に拍車がかかることにもなる。「2025年問題」や少産多死による人口減少の進展に向けた対策が急がれている。

NOTE

❶団塊の世代

第二次世界大戦直後の数年間のベビーブーム期（通常は1947〔昭和22〕年から1949〔昭和24〕年の3年間をさす）に生まれた世代をいい，この間の年間出生数は270万人近くに達し，3年間の合計出生数は800万人をこえる。

1）WHO: Active Ageing, A Policy Framework. <https://extranet.who.int/agefriendlyworld/wp-content/uploads/2014/06/WHO-Active-Ageing-Framework.pdf><参照 2023-11-01>

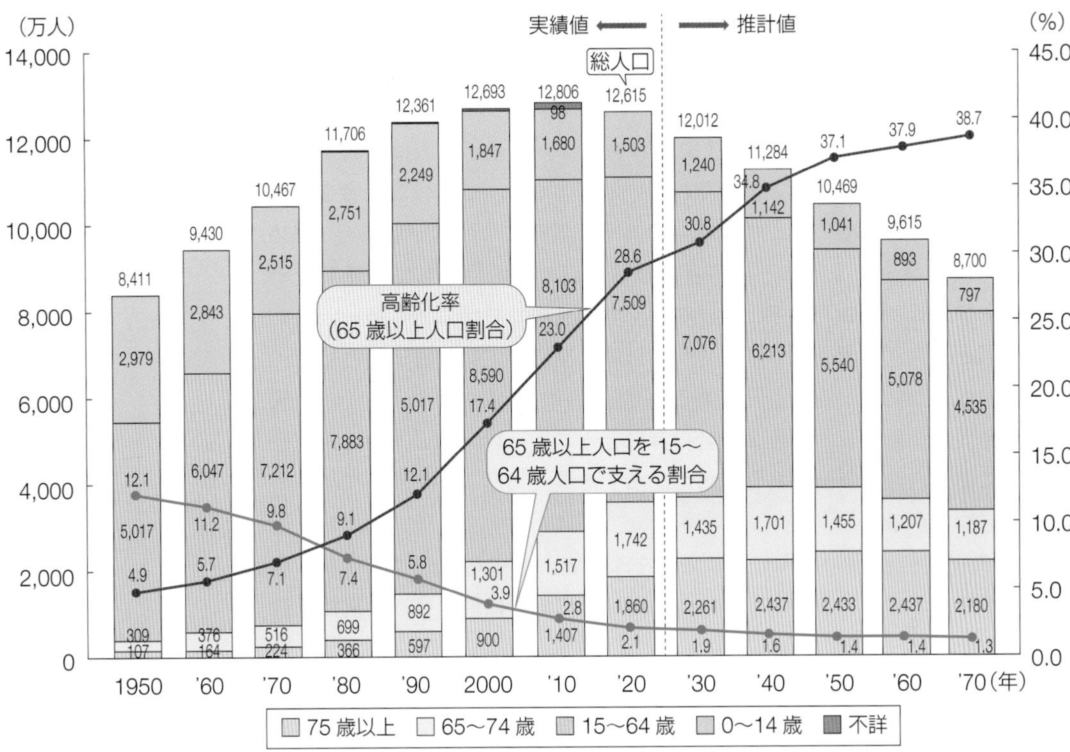

図 8-20　日本の高齢化の推移と将来推計

(総務省：国勢調査，および人口推計(令和 4 年 10 月 1 日現在(確定値))，国立社会保障・人口問題研究所：日本の将来推計人口〔令和 5 年推計〕による)

● **日本の対策**　わが国では 1995(平成 7)年に制定された「**高齢社会対策基本法**」，および同法に基づいて策定された「**高齢社会対策大綱**」により，さまざまな分野にわたる総合的な高齢社会対策が推進されている。「高齢社会対策大綱」は 2012(平成 24)年の策定以来，5 年ごとに見直されており，最新は 2018(平成 30)年 2 月の策定である。これまで高齢社会対策として，家族の介護と仕事の両立支援，バリアフリー化などの社会的インフラの整備，後期高齢者医療制度の創設などの高齢者医療制度改革，介護・福祉人材の確保対策などの介護基盤整備，高齢者の再就職等の援助・促進などのさまざまな対策が行われている。

2　高齢者保健の活動理念

● **方向性**　高齢者は，社会にとって大切な存在である。長い人生を歩み，さまざまな経験を積み重ね，多くの知識や技術をもっている。そればかりではない。人々がよりよく生きていくための知恵の宝庫でもある。高齢者が長く健康を保ち，安心して生活できる社会こそ，健全な社会といえるのではないだろうか。

高齢者保健活動においては，高齢者が自分らしく健康な生活を送ることができるように支援することが 1 つの目標である。そのためには，介護予防，健康の維持・増進に向けた支援だけでなく，充実した生活や就業，安全や住まい，経済などのさまざまな支援がつながりをもって提供される地域包括ケアシステム(▶252ページ)の構築が求められている。

● **高齢者の社会参画**　少子高齢社会においては，生産年齢人口に属する現役世代の負担が大きすぎると指摘されている。しかし，それは高齢者を「支えられる者」として想定した場合の話である。実際には，本節事例①(▶245ページ)の桜田さんのように，高齢者は地域社会の担い手として，就業やボランティア，近所の人々の手だすけなど，力を発揮している例も多い。アクティブエイジングの考え方が提唱されて以降，高齢者には**生涯現役**として，その人に応じた活躍が期待されている。高齢者の社会参加は，よりよい地域社会の構築に貢献する。また高齢者自身にとっても，自分が人々から必要とされることで自己の価値をあらためて認識する機会になり，生活の意欲や，はりにもつながる。

● **高齢者保健の目標**　こうした考え方をふまえ，公衆衛生，つまりみんなの健康をみんなでまもるという視点にたった高齢者保健の目標は次のとおりである。

(1) 高齢者が自分らしく健康な生活を送ることができる。介護予防，健康の維持・増進に努め，できる限り長い間，健康に過ごすことができる(健康寿命の延伸)。
(2) 高齢者が自分の能力を発揮できる場があり，自分の役割を果たすことができる。就業，ボランティア活動，社会参加活動，学習活動の機会など，1人ひとりのニーズに合わせた活動の場を得ることができる。
(3) 心身の機能が低下しても，本人が望む生活を続け，適切な治療を受け，新たな疾患や病状悪化を予防することができる。
(4) 死を迎える心の準備，身のまわりの準備を行い，本人の望む最期を迎えることができる(アドバンスケアプランニング，▶258ページ)。
(5) 高齢者を支える家族員の心身の健康が保たれ，死別後の遺族が健康な生活を送ることができる。
(6) 地域包括ケアシステムを構築し，人々を孤立させないネットワークをつくり，高齢者にとって，そしてすべての人々にとっても暮らしやすいコミュニティをはぐくむ。

高齢者保健にかかわる看護職は，これらの目標の実現に向け，保健活動を展開する必要がある。

3　日本の高齢者保健に関する法制度と施策

ここでは，わが国の高齢者保健に関する法制度と施策の変遷をみていく。

● **「老人福祉法」と「老人保健法」**　1963(昭和38)年に，**「老人福祉法」**が制定され，**老人健康診査**が開始された(▶表8-9)。1983(昭和58)年には**「老人保健法」**が施行された。この法律は「国民の老後における健康の保持と適切な医療の確保を図るため，疾病の予防，治療，機能訓練等の保健事業を総

表 8-9 高齢者保健に関する法制度と施策

1963(昭和 38)年	「老人福祉法」制定
1983(昭和 58)年	「老人保健法」施行
1989(平成元)年	高齢者保健福祉推進 10 か年戦略(ゴールドプラン)策定
1994(平成 6)年	新・高齢者保健福祉推進 10 か年戦略(新ゴールドプラン)策定
2000(平成 12)年	今後 5 か年間の高齢者保健福祉施策の方向(ゴールドプラン 21)策定 「介護保険法」施行 • 介護保険制度は，老人福祉と老人保健の 2 つの異なる制度のもとで実施されてきた高齢者介護の制度を再編成し，社会保険方式により，社会全体で介護を支えるしくみを目ざしている。
2005(平成 17)年	「介護保険法」改正 •「予防重視型システムの確立」「施設給付の見直し」「新たなサービス体系の確立」「サービスの質の確保・向上」「負担のあり方・制度運営の見直し」の 5 つの項目について，新たな取り組みが開始された。
2006(平成 18)年	「高齢者虐待防止法」施行 「高齢者の医療の確保に関する法律」(高齢者医療確保法)制定 「老人保健法」の廃止
2012(平成 24)年	介護サービスの基盤強化のための「介護保険法」等の一部改正 • 高齢者に医療，介護，予防，住まい，生活支援サービスが継続して提供される「地域包括ケアシステム」のサービスが創設された。 認知症施策推進 5 か年計画(オレンジプラン)策定
2015(平成 27)年	認知症施策推進総合戦略～認知症高齢者等にやさしい地域づくりに向けて～(新オレンジプラン)策定
2019(令和元)年	「認知症施策推進大綱」策定

合的に実施し，もつて国民保健の向上及び老人福祉の増進を図ること」を目的とし，市町村がこれらの保健事業の実施主体になった。

● **ゴールドプラン**　1989(平成元)年には「高齢者保健福祉推進 10 か年戦略(**ゴールドプラン**)」が策定され，施設福祉事業や在宅福祉サービス向上の取り組みが推進された。1994(平成 6)年には「新・高齢者保健福祉推進 10 か年戦略(**新ゴールドプラン**)」，2000(平成 12)年には「今後 5 か年間の高齢者保健福祉施策の方向(**ゴールドプラン 21**)」が策定された。ゴールドプラン 21 は，介護保険制度の導入に伴ってのプランである。住民に身近な地域において，介護サービス基盤の整備に加えて，できる限り多くの高齢者が健康で生きがいをもって社会参加ができる社会を目ざすものであった。

● **介護保険法**　同じ 2000 年には，「**介護保険法**」が施行された。この法律により，高齢者の尊厳の確保と自立支援に向けて，介護サービス基盤整備や介護予防，生活支援の取り組みが進められるようになった。2012(平成 24)年 4 月には，「介護サービスの基盤強化のための介護保険法等の一部を改正する法律」が施行された。この改正法は地域包括ケアシステムの実現に向けた取り組みの推進をねらいとしている。

● **オレンジプラン(認知症施策)**　2012(平成 24)年には「認知症施策推進 5 か年計画」(**オレンジプラン**)，2015(平成 27)年には，「認知症施策推進総合戦略～認知症高齢者等にやさしい地域づくりに向けて～」(**新オレンジプラ**

ン)が策定された。新オレンジプランは「認知症の人の意思が尊重され，できる限り住み慣れた地域のよい環境で自分らしく暮らし続けることができる社会の実現」[1]を目ざすもので，認知症の容態に応じた医療・介護などの提供，介護者の支援，地域づくりなどの取り組みが盛り込まれている。

このうち，これからの高齢者の保健・医療・福祉の柱となるのが，地域包括ケアシステムであり，現在，各自治体で2025年までの実現を目ざして構築が進められている。

今後さらなる認知症高齢者の増加が見込まれるため，関係機関の連携によって総合的な対策を推進する目的で2018(平成30)年に認知症施策推進関係閣僚会議が設置され，2019(令和元)年に「認知症施策推進大綱」が策定された。新オレンジプランの7つの柱を再編し，①普及啓発・本人発信支援，②予防，③医療・ケア・介護サービス・介護者への支援，④認知症バリアフリーの推進・若年性認知症の人への支援・社会参加支援，⑤研究開発・産業促進・国際展開の5つとしたうえで，おもに次の施策が進められることとなった。

1 認知症ケアパスの活用推進　認知症ケアパスは，認知症の人の状態に応じた標準的なサービス提供の流れをあらかじめ示したもの。地域で認知症ケアパスを作成し，本人や家族，医療・介護関係者などの間で共有して有効活用することが求められている。

2 認知症初期集中支援チームの設置推進　認知症初期集中支援チームは，認知症になった人が住み慣れた家や地域で長く暮らしつづけられるように初期段階で早期に支援するチームである。2014(平成26)年度から介護保険制度の地域支援事業の対象になっている。

3 認知症疾患医療センターの設置推進　認知症の進行予防や鑑別診断，治療，地域生活の維持のための医療などを提供する地域のセンターである。二次医療圏ごとに1か所の設置が進められている。

4 地域の見まもり体制の整備　地域で認知症の本人や家族を手だすけする認知症サポーターの養成，認知症サポーターがチームを組み，認知症の本人と家族の見まもりや支援を行うチームオレンジの整備，認知症の本人や家族，専門職，支援者，住民などが集まる認知症カフェの普及などが盛り込まれている。

4　地域包括ケアシステムの構築

1　地域包括ケアシステムとは

● **定義**　**地域包括ケアシステム**とは，「ニーズに応じた住宅が提供されることを基本としたうえで，生活上の安全・安心・健康を確保するために，医療

1）厚生労働省：認知症施策推進総合戦略(新オレンジプラン)〜認知症高齢者等にやさしい地域づくりに向けて〜(https://www.mhlw.go.jp/file/06-Seisakujouhou-12300000-Roukenkyoku/nop1-2_3.pdf)(参照 2023-11-01)

や介護，予防のみならず，福祉サービスを含めたさまざまな生活支援サービスが日常生活の場(日常生活圏域)で適切に提供できるような地域での体制」と定義されている[1)]。具体的には，高齢者の日常生活圏域(30分でかけつけられる圏域，中学校区を想定)において，①**医療**，②**介護**，③**予防**，④**住まい**，⑤**見まもり・配食・買い物などの生活支援**という5つの視点で，包括的・継続的に支援が行われることをいう。

2 地域包括ケアシステムの構築

◆ 地域のアセスメント

地域包括ケアシステムは，地域の特性や実情に応じて構築することが重要である。そのためには地域診断(コミュニティアセスメント)を行い，その地域の課題をとらえ，いまある社会資源とこれから必要な社会資源を見いだす必要がある。そのうえで地域の課題を解決し，不足している社会資源を創出するための取り組みを行う。地域包括ケアシステムの構築には，その地域で医療・介護サービスを提供する自治体や民間の力がカギをにぎるが，それだけでは十分ではなく，住民の力が発揮される地域社会の形成に取り組むことが大切である。

地域の特性や実情に合った地域包括ケアシステム構築の基礎として，①住民の力をいかした地域づくり，②地域支援事業を活用した新たな事業の創出，③保健・医療・福祉のネットワークづくりが必要である。

◆ 住民の力をいかした地域づくり

地域包括ケアの構築には，住民の力の活用が不可欠である。住民の力とは，住民互助，住民の社会参加，住民が生み出す社会資源などによって形成される総合的な力をいう。住民の力をいかし，はぐくむことで，あたたかい地域社会がつくられ，地域全体の総合力が向上する。しかし，住民が自分たちの力だけで新たな関係性をつくったり，社会資源を生み出したりすることは簡単ではないため，行政や専門家の支援が必要になる。

行政や専門家の支援としては，地域のボランティア活動や行事への参加の機会をつくること，それを社会資源の創出につなげていくことなどがあげられる。ボランティア活動や行事への参加は，住民の生きがいや楽しみの1つになり，住民相互の世代内および世代間交流を促進する。

こうした活動には，高齢者住民の参加が重要である。高齢者が生きがいの1つとして参加し楽しむこと，生涯現役という考え方にたって積極的に地域での役割を果たすことは，地域基盤の整備につながるだけでなく，高齢者自身の健康づくりにもなる。ある地域では，自営業や農業に従事する住民や高齢の住民が集まり，保育園・幼稚園・小中学校・児童館などと協力して，日

1）地域包括ケア研究会(平成20年度老人保健健康増進等事業)「地域包括ケア研究会報告書～今後の検討のための論点整理～」に基づく定義である。

中に地域にいるというメリットをいかした子どもの見まもり活動を行っている。このように，住民1人ひとりが「自分にできること」や「自分の強み」をいかし，地域のつながりを意識した活動を積み重ねることで，あたたかい地域社会が形成される。

◆ 地域支援事業を活用した新たな事業の創出

地域包括ケアシステムの構築のためには，医療・介護・福祉にわたるさまざまなサービスが必要である。2005(平成17)年の「介護保険法」改正で，介護予防の推進や地域における包括的・継続的なマネジメント機能の強化のため，市町村が実施する**地域支援事業**が創設された(▶表8-10)。このうち**介護予防・日常生活支援総合事業**は，2011(平成23)年の「介護保険法」改正で地域支援事業に加えられたもので，多様な社会資源を活用しながら，介護予防や配食・見まもりなどの生活支援サービスを総合的に提供する事業である。対象者は，要支援者や要支援・要介護に陥るリスクが高い高齢者(特定高齢者)である。

地域支援事業は，市町村の裁量が大きく，独自の判断や工夫で，地域の特性に合わせた必要な事業を創出できる。市町村が地域の特性や実情に合わせた地域包括ケアシステムを構築するための柱の1つとなる制度である。NPO法人や民間企業，住民ボランティアなどの多様な主体による，地域の実情に合ったサービスの創出が求められている。

新たな事業の創出には，住民やNPO法人・民間企業の参画が欠かせず，

▶表8-10　地域支援事業

必須事業	内容
①介護予防・日常生活支援総合事業	要支援者と虚弱高齢者に対して，以下を行う。 1)介護予防・生活支援サービス事業 　訪問型サービス，通所型サービス，配食等の生活支援サービス，介護予防支援事業(ケアマネジメント) 2)一般介護予防事業 　介護予防把握事業，介護予防普及啓発事業，地域介護予防活動支援事業，一般介護予防事業評価事業，地域リハビリテーション活動支援事業
②包括的支援事業	1)地域包括支援センターの運営 　介護予防マネジメント業務(アセスメント，目標の設定，事業評価など)，総合相談支援業務(地域の高齢者の実態把握，介護以外の生活支援サービスとの調整など)，権利擁護業務(虐待の防止，権利擁護のために必要な支援など)，包括的・継続的ケアマネジメント支援事業(支援困難事例に関する介護支援専門員への助言，地域の介護支援専門員のネットワークづくりなど)，地域ケア会議の推進 2)在宅医療・介護連携の推進 3)認知症対策の推進 　認知症初期集中支援チーム，認知症地域生活支援推進員など 4)生活支援サービスの体制整備 　コーディネーターの配置，協議体の設置など
任意事業	
市町村が地域の実情に応じ，創意工夫をいかして行う事業。介護給付等費用適正化事業，家族介護支援事業，その他の事業(成年後見制度利用支援事業，福祉用具・住宅改修支援事業，地域自立生活支援事業)などが例示されている。	

住民の力や地域全体の総合力がカギとなる。すでに住民ボランティアによる高齢者の見まもり事業，安否確認も行う高齢者の配食サービス事業など，さまざまな事業が全国の市町村で創出されている。

◆ 保健・医療・福祉のネットワークづくり

地域包括ケアシステムの構築には，保健・福祉・医療のネットワークづくりが欠かせない。地域の病院や診療所，介護サービス事業者，福祉施設などが連携してネットワークをつくるが，ふだん接点がない，職場が距離的に離れている，日常業務で多忙などの理由で，なかなかネットワークづくりが進まないことも多い。

地域包括支援センター(▶plus「地域包括支援センター」)は，多職種連携の実現を支援する役割も担う。会議や勉強会などを設定したり，電話やファクシミリ，インターネットなどを活用したり，訪問先の高齢者の自宅にノートを置いて状況を共有するなど，連携強化の工夫がなされている。地域包括センターが開催する地域ケア会議❶の効果を高めるためにも，連携強化は重要である。

NOTE

❶地域ケア会議

多職種協働のもとで個別支援の充実と社会基盤の整備をはかる会議。

5 高齢者保健の課題

1 小家族化・孤立化対策――単独世帯や夫婦のみの世帯の増加

● **65歳以上の人のいる世帯の現状** 2022(令和4)年，65歳以上の人がいる世帯数は2747万4千世帯である。これはわが国の全世帯数の50.6%を占める数字であり，年々増えつづけている。この65歳以上の人がいる世帯の6割以上は，**単独世帯**(ひとり暮らし)と**夫婦のみの世帯**である(▶256ページ，図8-21)。単独世帯・夫婦のみ世帯の増加の背景の1つに，三世代世帯の減少がある。三世代世帯とは，一般的に祖父母・父母・子の三世代が同居する

plus 地域包括支援センター

2005(平成17)年の「介護保険法」改正で創設された，地域包括ケアの実現の中核的な役割を担う機関で，市町村が設置する。社会福祉士，主任介護支援専門員(主任ケアマネジャー)，保健師が配置され，地域の高齢者の総合相談，権利擁護，地域の支援体制づくり，介護予防に必要な援助などを行う。

社会福祉士，主任介護支援専門員，保健師は，これまで「準ずる者」の配置が認められてきたが，2018(平成30)年度からは保健師を除き，認められなくなった。保健師については一定の要件を満たす看護師の配置が認められる。一定の要件とは，①地域ケア，地域保健等に関する経験，②高齢者に関する公衆衛生業務経験1年以上である。

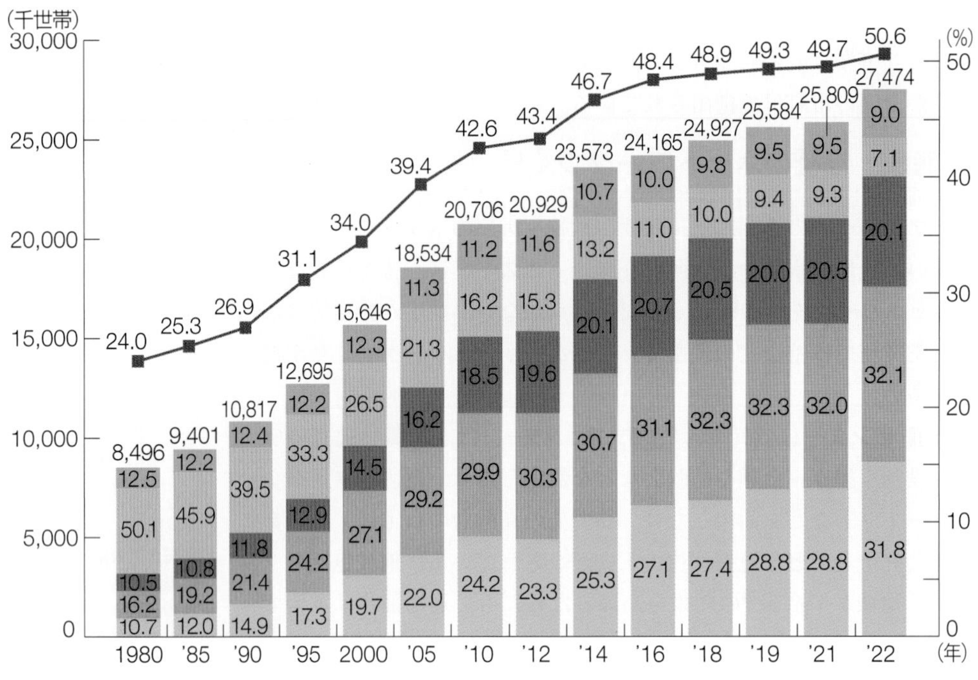

▶図 8-21　65 歳以上の人がいる世帯数・構成割合と 65 歳 以上の人がいる世帯の割合
棒グラフ内の数字は 65 歳以上の者のいる世帯総数に占める割合(%)。
2020(令和 2)年の調査は中止されている。
(1985 年以前は厚生省：厚生行政基礎調査，1986 年以降は厚生労働省：国民生活基礎調査による)

世帯をいう。核家族化が進み，若い家族と高齢者の生活は別々に営まれるようになってきている。高齢者の単独世帯の増加も深刻で，高齢者が生活のなかで困ったとき，子どもや親戚からの支援が得られない状況が生じうる。そこで，地域の民生委員や近所の人々の支えにより，買い物など生活の手だすけをし合う地域もある。

● **近隣・家族との交流**　このように地域でのたすけ合いの重要性は増しているが，近年は，近隣や家族との交流が少なくなっているとされる。事例①(▶245 ページ)の桜田さんの団地の例のように，若い世代は近所付き合いにあまり積極的でない風潮もある。いざ困ったときや災害時に頼れるのは近隣に住む身近な人であるため，私たちは近隣に住む身近な人々どうしが力を合わせる重要性を日ごろから認識しておく必要があるだろう。しかし個人レベルで，地域との交流やつながりを築くことはなかなかむずかしくなってきている。そのため，自治体・民間・住民が一体となって，意識的に地域交流の促進に取り組む必要がある。

2 介護予防

健康寿命をのばし，質の高い暮らしを続けるためには，できるだけ要介護者等にならないように，日ごろから健康の維持・増進に努め，疾病を予防す

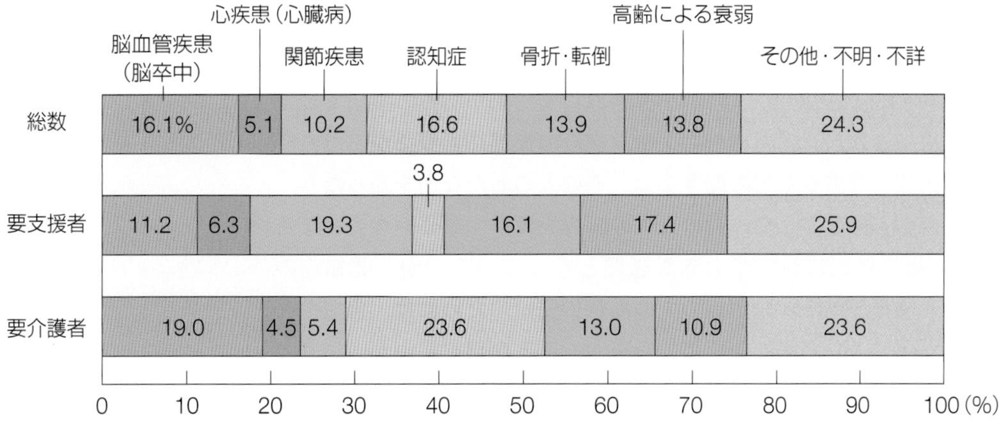

	脳血管疾患（脳卒中）	心疾患（心臓病）	関節疾患	認知症	骨折・転倒	高齢による衰弱	その他・不明・不詳
総数	16.1%	5.1	10.2	16.6	13.9	13.8	24.3
要支援者	11.2	6.3	19.3	3.8	16.1	17.4	25.9
要介護者	19.0	4.5	5.4	23.6	13.0	10.9	23.6

0 10 20 30 40 50 60 70 80 90 100（%）

図 8-22 要介護者等の介護が必要となったおもな原因
（厚生労働省：令和 4 年 国民生活基礎調査による）

る取り組みが大切である。高齢者が介護を必要とする原因はさまざまであるが，要支援者では①関節疾患，②高齢による衰弱，③骨折・転倒の順で，要介護者では①認知症，②脳血管疾患（脳卒中），③骨折・転倒の順で多い（図 8-22）。

知識の普及，運動の推進，栄養の向上の促進などにより，こうした要介護等を生じやすい疾患・状態を予防する取り組みが進められている。これらの取り組みを含め，高齢者が要介護等の状態になるのを予防する，あるいは要介護等の状態を改善したり悪化を防ぐ支援を**介護予防**という。この介護予防を目的として，たとえば自治体や医療機関の主催で，運動教室（ヨガ・ダンス・体操など）や栄養講座（栄養摂取・脱水予防など），転倒やロコモティブシンドローム❶の予防教室などが開催されている。ほかにも町内会や自主グループによる体操やゲートボール，太極拳などの活動も行われている。これらの活動は，介護予防だけでなく高齢者の生活のはりにもなっている。

NOTE
❶ロコモティブシンドローム
ロコモティブシンドローム locomotive syndrome（運動器症候群）は，骨・関節・筋肉などの運動器の障害のために移動機能が低下し，要介護になる危険性が高い状態をいい，比較的新しく提唱された概念である。

3 認知症の人々の支援

認知症になると，「認知機能が低下し，日常生活全般に支障が出てくる状態」[1]に陥る。

● **症状へのはたらきかけ** 認知症を完全に治す薬はないため，症状改善のための心理・社会的アプローチの重要性が注目されている。

その一例として，回想法がある。**回想法**は，昔のなつかしい写真や音楽，昔に使っていたなじみの道具，昔のニュースなどを使いながら，個人あるいは集団で過去の生活史や思い出をふり返り語り合う心理療法であり，おもに認知機能の改善や抑うつ状態の緩和を目的に行われている。近年は症状の改善目的だけではなく，一種のアクティビティ❷として，一般の高齢者の心の

NOTE
❷アクティビティ
リハビリテーションの要素を含んだ催し・活動をいう。

1）国立精神・神経医療研究センター精神保健研究所：認知症（知ることからはじめようこころの情報サイト）（https://kokoro.ncnp.go.jp/disease.php?@uid=WwE9LLpYbVZTIDMI）（参照 2023-11-01）

健康の維持・向上，地域交流を目的としても行われている。

話すことそのものが認知機能や気分の改善に効果をもたらし，また昔話はカタルシス(心のうっ積の解放・浄化)を引きおこす効果がある。集団で行えば，共感の獲得による自己効力感の向上や，交流の促進にもつながるだろう。また，家族や医療・介護職などの聞き手は，その人の新たな面を知ったり，過去の活躍や苦労を知ることで，長い人生の歩みを理解するよい機会になる。

● 暮らしの支援　地域において大きな課題となっているのが，認知症の人々の暮らしの支援である。認知症の人の症状の安定のためには，自宅やグループホームなど，より家庭的な環境に身をおくことが望ましいが，注意力や記銘力の低下により火災や交通事故，犯罪などにさらされる危険も大きい。地域包括ケアシステムの項(▶256ページ)でも述べたように，住民の力をいかした，地域による見まもり体制を整備する必要がある。

認知症などで判断力が低下した高齢者が不当な契約や詐欺などの犯罪被害にあわないよう，**成年後見制度**の利用も検討される(▶plus「成年後見制度」)。判断力の低下により財産管理や契約などに問題が生じるようになっている高齢者を発見した場合は，家族が代行できるかを把握し，状況によってはソーシャルワーカーや自治体につなぐ支援も必要である。

認知症の人が安心して地域で暮らせるためには，地域住民の協力や理解が欠かせない。認知症の人にとってあたたかい地域をつくるためにも，住民への啓発活動や学習機会の提供が大切である。また，認知症の人を介護する家族や介護職員などの心身の負担は大きいため，その支援も必要である。

4 終末期医療の意思決定支援 ── アドバンスケアプランニング

● 延命をめぐる葛藤　家族が延命か自然な死かの選択を迫られ葛藤(かっとう)したり，結果として本人の望まない延命治療を受けることが多い現状が問題視されるなど，高齢者の終末期医療のあり方について，さまざまな検討がなされている。たとえば，誤嚥性肺炎を繰り返す高齢者の場合，口や鼻から胃に，あるいは胃瘻(いろう)から胃に直接チューブを入れ，栄養剤を注入する経管栄養の導入が考慮される。これにより誤嚥性肺炎が減るメリットはあるが，患者には口から食べられずに生きつづけることへのとまどいや苦悩がある。とくに終末期

plus　成年後見制度

法定後見制度と任意後見制度がある。法定後見制度は家庭裁判所が選んだ成年後見人等が，本人の利益を考えながら，本人の代理として契約などの法律行為を行うなど，本人を保護・支援する。任意後見制度は，本人の判断能力があるうちに，判断能力が不十分な状態になった場合に備え，任意後見人と自分の生活，療養看護や財産管理に関する事務について代理権を与える契約(任意後見契約)を公正証書で結んでおくものである。

の場合，経管栄養を導入せずに自然な最期を迎えたいと思う人も多い。患者の判断力が低下している場合，事前の意思表示などがなければ，家族が代理決定を行わなければならないが，これには苦痛と葛藤が伴うことがある。

● **アドバンスケアプランニング**　このような状況を回避するため，高齢者が将来，自分の人生の最終段階に受ける医療やケアについての希望を，事前に家族や医療者などと話し合う**アドバンスケアプランニング**（**ACP**）の推進がはかられている。アドバンスケアプランニングにおいては，胃瘻や人工呼吸器などの生命維持治療について，本人や家族が具体的にイメージできるように説明し，本人や家族が理解したうえで意思決定を行うという過程が大切である。本人のその時点での意思がかたまれば，アドバンスディレクティブ（事前指示）として文書にまとめる。

● **エンドオブライフケア**　人生の最終段階に行うケアを**エンドオブライフケア**という。終末期における苦痛の緩和や QOL の改善だけでなく，最期の瞬間まで最善の生を生きることができるように行うケアである[1)]。アドバンスケアプランニングにおいては，延命治療や医療処置だけでなく，どのような最期を迎えたいかという希望を聞き，なるべくそれにこたえるような支援が必要である。

5 介護者の健康，虐待予防

高齢者が高齢者を介護する**老老介護**，認知症の人が認知症の人を介護する**認認介護**という現象が社会問題として取り上げられる機会が増えた。すでに要介護者等のおもな介護者の 7 割以上は 60 歳以上となっている（▶図 8-23）。高齢の介護者は，自分自身の健康が保てるかといった先行きの不安が大きいなかで介護をしなくてはならない。高齢の親を高齢の子が介護する場合，介護する者が病気になると介護生活は破綻（はたん）をきたすことになる。最悪の場合，高齢者虐待や無理心中にいたるケースもあり，事態は深刻である。それにもかかわらず，本人・家族が介護サービスの導入を希望せず拒否する場合などがあり，支援はむずかしい。本人・家族の価値観をどのようなかたちで尊重していくのかが，1 つの大きな課題である。

また，関連して高齢者虐待も社会問題として深刻である。2006（平成 18）年に施行された「**高齢者虐待の防止，高齢者の養護者に対する支援等に関する法律**」（**高齢者虐待防止法**）には，被虐待高齢者の援助だけでなく，介護者支援，予防活動，支援ネットワークづくりが定められている。できるだけ虐待をおこさない環境を整え，そうした事態を予防することが第一である。在宅療養を支える家族にとっては，訪問する看護職や介護職との日常会話が気分転換にもなる。家族にとって，なにかのときに SOS を出せる保健・医療・福祉の専門職が身近にいるということが安心につながる。

1）長江弘子編：看護実践にいかすエンド・オブ・ライフケア．p.7，日本看護協会出版会，2014.

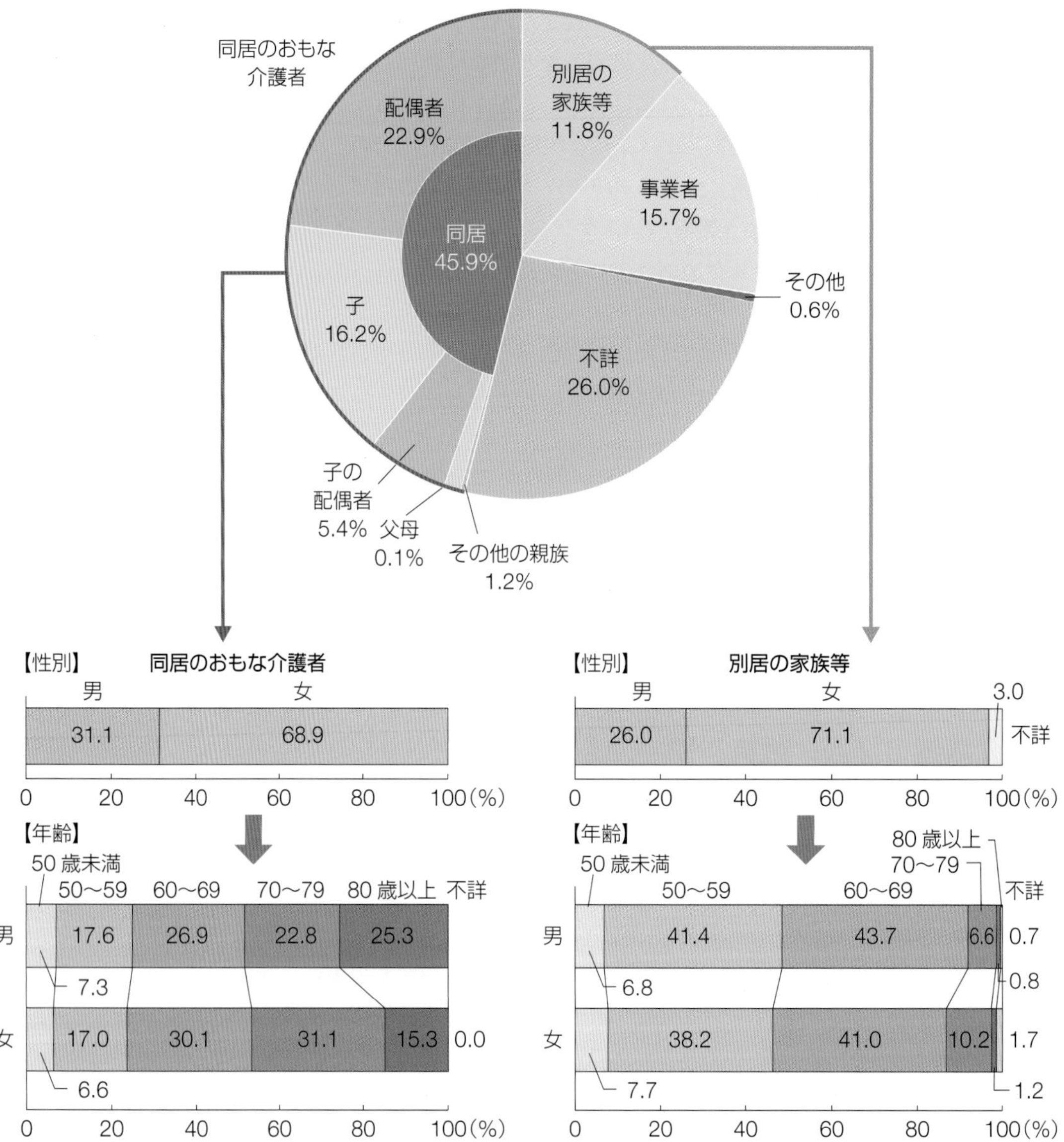

▶図 8-23　「要介護者等」からみた「おもな介護者」の続柄・性別・年齢
（厚生労働省：令和 4 年国民生活基礎調査による）

6 地域コミュニティによる支えとは

ここで，認知症と診断された妻を介護し，先日，看取ったばかりの川瀬さんの事例を紹介する。

事例❷ 妻の死別後，地域コミュニティに支えられた川瀬さん

川瀬さん(70 歳，男性)は，67 歳まで魚市場で働いていた。働き盛りのころは仕事が忙しく，子育てや家事は妻の洋子さんまかせにしていた。それが，仕事をやめてからは，買い物を手伝い，ときどき料理もするようになった。

魚市場での仕事の経験から，食材の知識があり，料理をする時間はとても楽しかった。

川瀬さんが住む春日町は住宅街が中心で，40 歳のときにここに引っ越してきた。ご近所にあいさつするくらいで，親しい知り合いはいなかった。

退職後，洋子さんとおだやかな生活を送っていたが，長くは続かなかった。70 歳近くになり調子のわるくなってきた洋子さんが認知症と診断されてしまった。もはや洋子さんに家事を頼ることはできないし，日々の会話もちぐはぐである。さびしい日々となってしまった。しかし，これまで自分を支えてきてくれた洋子さんに恩返しをしたい一心で，「妻を支えていこう」と心に決めた。

家の中にずっといると，洋子さんはますますぼんやりする。一緒に散歩に出てみることにした。毎日，公園に行き，商店街に寄って帰る。自然の移りかわりから季節を感じ，公園で遊ぶ親子の生き生きとした様子をながめるだけで気が晴れた。商店街に出かけ，食材を買って帰る。買い物の際，洋子さんが目を輝かせていきいきしてくる感じがした。新鮮な食材を見て，店の人とのちょっとした会話をする。それもまた楽しかった。そうして手に入れた食材で料理する。洋子さんとの食卓は以前のように楽しいものになった。

そんな散歩の日々が何か月か続いた。すると公園で会う人や商店街の人たちが，洋子さんの様子を気にかけてくれるようになってくれた。思い切って，認知症で介護していることを話すと，「自分もそうだった」と共感してくれた人がいた。洋子さんのことを心配して，このあたりの在宅サービスの状況を教えてくれる人もいた。

そんな矢先，洋子さんは肺炎をおこして亡くなった。1 か月の入院のあとの 2 か月，在宅サービスを利用して自宅で看取った。洋子さんが亡くなり，葬儀や事務手続きも終わると，川瀬さんは気が抜けてしまった。洋子さんがいたころは，自分の健康を気づかってくれた。しかし，いまとなっては自炊する気力もわかない。食事はつまらない。体重も減ってしまった。

その後，妻の死から 1 か月がたったころのこと，洋子さんの担当だった訪問看護師の菊池さんが心配して来てくれた。1 時間ほどじっくり話を聞いてくれた。少し気持ちが軽くなった。菊池さんは「これからなにかしてみたいことはありますか？」と言う。「ひとりの食事がさびしいので，ときどきは誰かと一緒に食事がしたい」と答えた。菊池さんは，近くに男性を対象とした料理教室があるので，行ってみてはどうかとすすめてくれた。

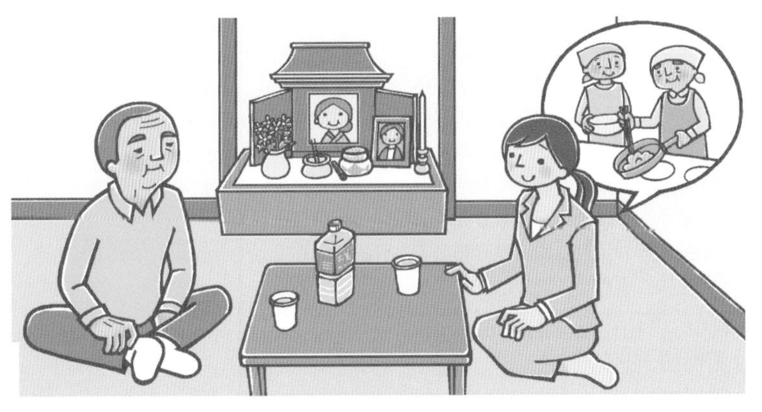

少し落ち着いてから料理教室に通ってみた。料理教室は，全10回。料理をつくり，みんなで食事をし，とても楽しい時間だった。参加者のなかには，妻と死別した人がいて，同じ思いの人と話をしているとほっとした。川瀬さんら有志の何名かは，料理教室終了生のつながりが続くよう，2か月に1回，OB会を企画することにした。自分のように妻との死別を経験した男性が集えるような居場所をつくり，少しでも役にたてばと思ってのことであった。なにより，こうしてまた，社会の役にたてることがうれしかった。

川瀬さんは，認知症の妻の介護を担うことになった。介護が始まる前は地域とのつながりがなかったが，介護や死別を通して，地域とのつながりを築いていった。

高齢者世帯では，高齢な配偶者がひとりで介護をかかえ，死別により，ひとり残される状況になることがある。長年連れ添った配偶者との死別は，遺族に大きなショックを与える。高齢な遺族は，精神的な悲しみだけでなく，食事がとれなくなったり，身のまわりのことができなくなったり，生活に支障をきたすこともある。今後，配偶者などと死別した高齢の遺族に対する支援はますます重要になるであろう(◯plus「グリーフケア」)。

E　精神保健

みんなの精神の健康をまもり，増進するために，社会で暮らす1人ひとりができることはたくさんある。ここでは，とくに，精神の健康をまもるためのしくみや取り組みについて学ぶ。

plus　グリーフケア

死別前後の家族への支援として，グリーフケアがある。グリーフ grief とは大切な人を失った際の悲嘆を意味する。グリーフケアでは，まず死別による心理的な影響に焦点をあてる。しかし，それだけでなく，家族関係や生活への影響といった，死別により生じた二次的影響を含めた支援も行う*1。グリーフケアを行うのは，医師や看護師，カウンセラー，宗教家などだけではない。そのような専門的ケアに加えて，広く知人や家族によるインフォーマルなかかわりも含まれる。

グリーフケアの社会資源を充実させて，グリーフケアの地域ネットワークを形成することが今後の課題である。介護や死別の知識の普及・啓発に努め，地域コミュニティに理解や協力を求める必要もある。介護や死別の経験を支え合い，のりこえていける街をつくることは，地域包括ケアシステムの課題でもある。介護や死別の経験を支え合う，思いやりのある街をつくることもまた地域の力を強めるのである。

*1 小野若菜子：訪問看護ステーションにおける家族介護者へのグリーフケアの実施に関する全国調査．日本在宅ケア学会誌 14(2)：58-65，2012.

事例❶ 会社に行けなくなってしまったマリエさん

マリエさんは，両親と暮らしている20代の女性である。短大卒業後，病院の事務職として就職した。希望していた医事課に配属され，うれしくて一生懸命に仕事をした。ところが，自分でもわからないままに，しだいに職場に行けなくなってしまった。みんなが自分を見る目がおかしい。みんなから変に思われているのではないか？　いろんなことが心配になり，仕事に集中できなくなってしまった。

仕事を休み，家で過ごしているうちに，自分が情けなく，誰とも会いたくない気持ちが強まった。仕事や職場の話を聞きたくなくて，友人たちとも連絡をとらなくなってしまった。日中外に出ると，「今日はお仕事は？」と近所の人に聞かれる。それがいやで，ますます家に閉じこもりがちになった。

一日中部屋にこもり，黙って過ごしているマリエさん。心配した母親が，市の保健福祉センターに相談に行こうと言う。誰にも会いたくない気持ちは強いが現状は打破したい。そんな思いもあったので，思い切って母と一緒に相談に行ってみた。するとセンターでは，すぐ近隣の医療機関と相談機関を紹介してくれた。また，保健師が一度話を聞いてくれることにもなった。

約束した日にセンターへ行ってみると，木戸さんというやさしそうな50代くらいの女性があらわれた。木戸さんはマリエさんの話を聞いたうえで，マリエさんと同じ年代の参加者が多い集まりや地域活動支援センター(▶269ページ)などの機関を紹介してくれた。そのような場があることをマリエさんははじめて知り，自分でもインターネットで情報を調べるようになった。そして，一番興味をひかれた「元気で過ごすためにできる工夫を話し合う会」に勇気を出して出かけてみた。

そこには，自分と似たような経験をしている人がほかにもいた。これまで誰にもわかってもらえないと思って言えなかったことも，そこでは言える気がした。自分がこうありたいと思う状態で過ごすために，自分にできることを実践していきいきと暮らしている人たちとも出会った。マリエさんは，これをきっかけに自分もなにかやってみたいと思った。しばらく休んでいた犬の散歩にも行くようになり，仕事にも戻りたいと思っているところである。

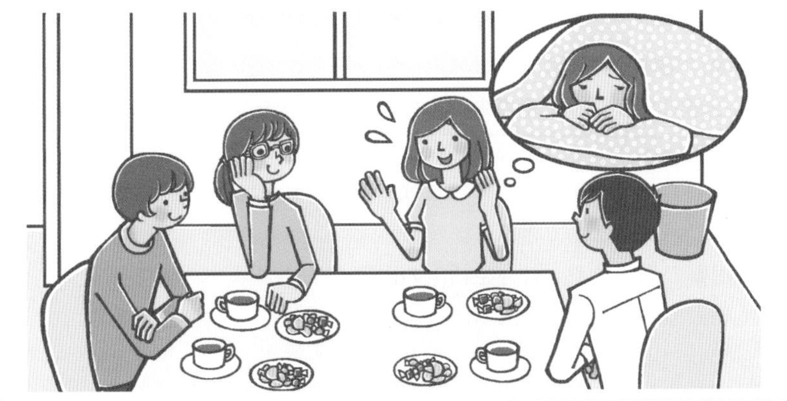

マリエさんの物語を読み，なにを感じただろうか。あなたがマリエさんだったらどうするだろう。あなたがマリエさんの友だちや家族，職場の同僚，あるいはマリエさんが利用するサービスのスタッフだったら，どのような対応をするだろう。

1 精神保健の活動理念

● **精神の健康を支えるもの**　私たちの身のまわりには，日々の暮らしや精神の健康を支えてくれるものがたくさんある。たとえば家族，友人，学校・職場で出会う人々，近隣で暮らす人々などもそうだろう。皆，互いに影響を与え合い，ときには悩みのもととなり，ときには強力な支えとなる。日々の暮らしの習慣(食べるもの，過ごす場所，ものごとに対する見方・考え方，活動や休息など)も，私たちの心身の健康をかたちづくり，支えてくれる。私たちは日ごろ，それらをあまり意識せずに自分の健康をまもりながら暮らしている。

しかし，ときには誰にでも，精神の健康に困難が生じることがある。そんなときに，身のまわりにある「支え」が重要な役割を果たす。

● **精神の健康と QOL**　精神の健康は，私たちのからだの健康や QOL にも大きな影響を与える。現在，日本に住む人で，一生に最低1回でも精神疾患の状態を経験する人は5〜6人に1人以上といわれている[1)]。精神の健康をまもること，そして，精神の健康がそこなわれたときにも，その人の QOL が可能な限り高くなるように支える社会をつくることが大切である。

1 レジリエンスとリカバリー

1990年代から2000年代にかけて，精神保健の領域で重要になってきた考え方にレジリエンスとリカバリーがある。**レジリエンス** resilience とは，「復元力」「弾力」と訳される。人には元来，これらの力が備わっており，困難に出会っても，それをこえていくことができるという考え方である。**リカバリー** recovery とは，直訳すると「回復」である。ただし，疾患が治るという意味の回復ではない。人間性の回復，自分の人生を取り戻すことをさしている。つまり，私たち1人ひとりが自分の望む生き方，生活を送ること，それがリカバリーである。

人に元来備わっている力が十分に発揮されれば，困難に出会ったとしても，状況を柔軟にのりこえていくことができる。対人関係の悩みや学業・仕事上の問題・危機的状況など，さまざまな理由により精神の健康に困難が生じることがあっても，衣食住など基本的ニーズが満たされていれば，多くの人はまた自分の生活を取り戻し暮らしていくことができる。

しかし，精神の健康に対する困難の度合いや，社会生活上の困難が生じていた長さにより，私たちは多くのものを失うことがある。たとえば，学校や職場，仲間など，自分が過ごしていた場から離れてしまったり，教育や就労の機会を逸してしまったりする。また，以前にはあった住む場所や職場，家族関係などの生活基盤を失ってしまう。そうしてなにかを失ったとき，それ

1）川上憲人：こころの健康についての疫学調査に関する研究．厚生労働科学研究費補助金(こころの健康科学研究事業)．平成16〜18年度総合研究報告書．2007.

でもなお健康をまもり増進し，暮らしを取り戻し，築いていくための支援が役だつことがある。

2 地域での暮らしと精神の健康を支える3つの予防策

「C 成人保健」(▶228ページ)で，予防には一次から三次までの3つの段階があることを説明した。これを地域精神保健にあてはめると，次のようになるだろう。日ごろからみんなの心身の健康をまもること(**一次予防**)，精神の健康の困難や社会生活上の困難が長びいたり大きくならないようにすること(**二次予防**)，生活を取り戻したり再建したりしやすい環境を整えること(**三次予防**)の，3つの予防策である(▶図8-24)。

◆ 一次予防

心身の健康をまもるには，自分の力を発揮できるような環境・土台づくりをしておくことが重要である。精神の健康をまもるための方策は，身体の健康をまもるためのものと基本的には同じであり，よい生活習慣を保つことが基盤となる。そのほかにも生きがいや交流の場づくり，職場や学校の環境改善，誰もが暮らしやすい街づくりなど，精神の健康の増進に役だつものは無数にある。

ただし，精神の健康をまもるために行われている特別な活動もある。精神の健康に影響を及ぼすことがわかっている物質(アルコールや薬物)に関する知識の普及・啓発活動，いじめ対策などである。

◆ 二次予防

精神の健康に困難が生じたとしても，ほとんどの人は自分の生活を取り戻し，暮らしていく。しかし，精神の健康の困難に伴う社会生活上の困難が大きい場合には，周囲からの支えだけではなく，保健医療サービスを用いることがたすけになることがある。そのような場合，看護職も，その人が利用できる資源の情報を，さまざまなかたちで提供することができる。

なお，精神の健康の困難のために社会生活に参加できないことがある。社会に参加できないことは，健康上の問題そのものと同程度あるいはそれ以上に，その後の暮らしに大きな影響を与える。そのため，精神の健康に困難が

一次予防	・心身の健康をまもること ・生活習慣をととのえること ・知識の普及・啓発
二次予防	・困難を長引かせないこと ・資源を紹介すること ・環境に対するはたらきかけを行うこと
三次予防	・生活を取り戻しやすい環境(リカバリー)の整備 ・住む場所，働く場所の確保 ・同じ経験をもつ仲間との交流

▶図8-24　地域精神保健の予防の考え方

生じ，なんらかの精神症状が生じた場合，その精神症状を取り去るための対応や治療のみに重点をおくだけでは十分ではない。その人が社会から離れる期間を少しでも短くすること，そして社会に参加しつづけられるよう環境にはたらきかけていくことが必要である。

◆ 三次予防

精神の健康に困難が生じた結果，精神障害を経験するにいたった人たちが地域で暮らしていけるように支援するしくみとして，住む場所の確保や就労支援など，さまざまな事業や取り組みが行われている。また，暮らしを取り戻すときに大きな力となるのが，**仲間**❶の存在である。仲間の力をいかす活動が日本でも広がってきている。

ここで大切なのがリカバリーの考え方である。リカバリーで重要なのは，周囲がどうさせたいか，ではない。当事者としての本人がどうありたいか，である。精神障害のある人は，1人の人間というよりは「治療や支援の必要な人(患者)」として扱われてしまうことが多い。しかし，看護職を含む支援者は，支援側の一方的な考えで治療やサービスを提供すべきではない。1人の人間としての本人の意思や希望に耳を傾けること。それらが実現するよう支えること。そして1人ひとりの多様な願いが実現しやすいしくみをつくっていくという姿勢が必要である。

NOTE

❶仲間(ピア)

同じような立場にいる仲間(ピア peer)による支援をピアサポートといい，障害者支援だけでなくさまざまな場面で活用されている(◐214ページ)。

2　地域生活を支えるためのしくみ

ここでは，とくに二次予防・三次予防にあたる，精神障害のある人の生活を支えるシステムと制度について述べる。なお，日本の精神保健および医療の基本となる法律として，「精神保健及び精神障害者福祉に関する法律」(精神保健福祉法)がある。これから学ぶしくみの多くは，障害者の生活支援のためのサービスを除き，この法律に定められている。

1　精神の健康に困難を有する人の相談機関

心や行動になにか不調を感じたとき，相談できる機関は地域にいくつもある。これらの機関は地域精神保健の二次予防はもちろん，一次予防・三次予防にも重要な役割を果たしている。また，看護や医療のほかにも，精神の健康をまもることにつながる資源はたくさんある。このことを看護職が知っておくことは重要である。

◆ 保健所・市町村(保健センター)

精神障害者に対するサービスや精神保健福祉に関する相談は，市町村が実施している。保健所は，地域における精神保健福祉活動❷の中心として役割を果たしてきたが，2002(平成14)年度から市町村が精神障害者に対するサービスの利用の調整や精神障害者保健福祉手帳(◐268ページ)および通院医療費の公費負担(精神通院医療，◐268ページ)に関する手続きの受理の事

NOTE

❷精神保健と精神福祉

精神保健は，精神の健康をまもることをさす。しかし，精神保健分野の場合はとくに，健康をまもること(保健)と生活をまもること(福祉)が密接につながり合う。そのため，ほかの分野と異なり，「保健活動」ではなく「保健福祉活動」という語が使われることが多い。ほかにも，「精神保健福祉法」「精神保健福祉センター」「精神保健福祉手帳」など，「保健」と「福祉」という言葉は一体で使われることが多い。

務などを行うこととなった。

保健所は，市町村と協力して一次予防の観点から心の健康づくりを推進するとともに，市町村と連携して精神保健福祉相談のなかでも専門性の高い相談を扱っている。保健所の精神保健福祉業務として，①企画調整，②普及・啓発，③研修，④組織育成，⑤相談，⑥訪問指導，⑦社会復帰および自立と社会参加への支援，⑧入院等関係事務，⑨ケース記録の整理および秘密の保持等，⑩市町村への協力および連携，があげられている[1)]。

◆ 精神保健福祉センター

精神保健福祉センターは，「精神保健福祉法」に基づいて都道府県に設置される，精神保健の向上および精神障害者の福祉の増進をはかるための機関である。

同センターの業務として，①都道府県の精神保健福祉主管部局や関係諸機関への提案・意見具申，②都道府県内の保健所，市町村や関係諸機関に対する専門的立場からの技術指導や技術援助，教育研修，③都道府県全域を対象とした精神保健福祉活動に関する普及と啓発活動・調査研究・家族会・患者会などの組織育成，④複雑または困難な事例に対する精神保健福祉全般の相談・指導(精神保健福祉相談)などがある。

また，精神医療審査会の審査に関する事務，精神障害者通院医療費公費負担および精神障害者保健福祉手帳の判定も同センターが行っている[2)]。

「精神保健福祉法」に基づき厚生労働大臣が2014(平成26)年に策定した「良質かつ適切な精神障害者に対する医療の提供を確保するための指針」は，同センターに①自殺対策や災害時のこころのケアなどの精神保健課題への取り組みの推進，②アルコール・薬物の依存症や発達障害などに関する専門的な相談支援および精神障害者の家族に対する支援に対応できる体制の整備の推進などを求めている。

◆ 医療機関

精神の健康の不調を感じた人を支援する医療機関として，病院や診療所がある。精神科を標榜(ひょうぼう)している機関だけでなく，神経科(神経内科)，心療内科といった標榜科名で精神科診療を行っている機関もある。

◆ その他

NPO法人や福祉団体などの民間の機関で精神保健福祉に関する相談を受けているところも多い。精神保健福祉に関するさまざまな手続きの窓口となる市区町村役所でも相談先を紹介してくれる。現在ではインターネットを使って，医療機関や研究機関，行政機関，学術団体などがさまざまな情報発信や情報提供を行っている。

1）「保健所及び市町村における精神保健福祉業務運営要領」(平成12年3月31日障第251号厚生省大臣官房障害保健福祉部長通知，2012〔平成24〕年一部改正).

2）精神保健福祉センター運営要領について(平成8年1月19日健医発第57号厚生省保健医療局長通知)

2 地域での生活を支える制度

● **入院治療中心から地域生活中心へ**　わが国は現在，精神障害がある人の保健医療福祉を入院治療中心から地域生活中心へと移行するため，さまざまな改革を行っている途上にある。目ざすのは，誰もが暮らしたい場所で暮らし，自分らしい人生を生きることができるようなしくみをつくることである。

では，私たちが社会で，あるいは地域で主体的に暮らしていくために必要な要素には，なにがあるだろうか。おそらく，衣食住が満たされること，安心・安全がまもられること，誰かとかかわること，働くなどの社会的活動をすること，そして，したいことを自分で選ぶことができること，などがあげられるだろう。

● **地域での生活を支える制度の役割**　障害があってもなくても，自分の人生を生きるために必要な要素はかわらない。ただし障害があると，これらの要素の入手のしやすさが大きく阻害されてしまう。このため，障害があったとしても，それぞれの人が主体的に生活していくために必要な環境や支援を確保できるよう，さまざまな福祉制度がつくられている。福祉制度は，精神の不調や精神障害を経験した人が自分の生活を取り戻す(三次予防)ための重要な資源である。

◆ 障害者の日常生活及び社会生活を総合的に支援するための法律(障害者総合支援法)による制度

「障害者総合支援法」は，精神障害者を含めた障害者の生活を支援するための法律である。すべての人々が，障害の有無にかかわらず，かけがえのない個人として尊重され，安心して暮らすことのできる地域社会を実現させることを目的とする。この法律に基づいて，身体・知的・精神の障害の種別によらず，障害のある人々に身のまわりの介護や日中活動の場，居住の場の支援が提供される。

「障害者総合支援法」による障害福祉サービスには，介護給付，訓練等給付，地域生活支援事業，相談支援などがある(▶表8-11)。これらのサービスは，サービス利用者の意向と，障害者の心身の状態に応じて必要とされる支援の度合い(**障害支援区分**)に応じてその内容が決められる。これらの支援事業は，主として市町村が実施している。

また，精神科の疾患のために通院による精神医療を継続的に要する人に対して医療費を支給する**自立支援医療**(**精神通院医療**)制度もある。

◆ 精神障害者保健福祉手帳制度

精神障害者保健福祉手帳は，「精神保健福祉法」に基づく精神障害者のための障害者手帳である。この手帳を持つことによって，国・都道府県・市町村によるさまざまなサービスや，民間会社による交通機関の運賃の割引，携帯電話料金の割引などが受けられる。

精神障害者保健福祉手帳の障害の等級は1級から3級である。精神疾患

表 8-11 「障害者総合支援法」による障害福祉サービス

介護給付	居宅介護(ホームヘルプ)	自宅で，入浴，排泄，食事の介護等を行う。
	重度訪問介護	重度の肢体不自由者その他の障害者でつねに介護を必要とする人に，自宅で，入浴，排泄，食事の介護，外出時における移動支援などを総合的に行う。
	同行援護	視覚障害により，移動に著しい困難を有する人に，移動に必要な情報の提供(代筆・代読を含む)，移動の援護等の外出支援を行う。
	行動援護	自己判断能力が制限されている人が行動するときに，危険を回避するために必要な支援，外出支援を行う。
	重度障害者等包括支援	介護の必要性がとても高い人に，居宅介護等複数のサービスを包括的に行う。
	短期入所(ショートステイ)	自宅で介護する人が病気の場合などに，短期間，夜間も含め施設等で，入浴，排泄，食事の介護等を行う。
	療養介護	医療と常時介護を必要とする人に，医療機関で機能訓練，療養上の管理，看護，介護および日常生活の世話を行う。
	生活介護	つねに介護を必要とする人に，昼間，入浴，排泄，食事の介護等を行うとともに，創作的活動または生産活動の機会を提供する。
	施設入所支援	施設に入所する人に，夜間や休日，入浴，排泄，食事の介護等を行う。
訓練等給付	自立生活援助	ひとり暮らしに必要な理解力・生活力などを補うため，定期的な居宅訪問や随時の対応により日常生活における課題を把握し，必要な支援を行う。
	共同生活援助(グループホーム)	主として夜間や休日に，共同生活を行う住居で，相談，入浴，排泄または食事の介護その他の日常生活上の援助を行う。
	自立訓練(機能訓練・生活訓練)	自立した日常生活または社会生活ができるよう，一定期間，身体機能または生活能力の向上のために必要な訓練を行う。
	就労移行支援	一般企業等への就労を希望する人に，一定期間，就労に必要な知識および能力の向上のために必要な訓練を行う。
	就労継続支援(A 型，B 型)	一般企業等での就労が困難な人に，働く場を提供するとともに，知識および能力の向上のために必要な訓練を行う。A 型は雇用契約を結ぶ雇用型，B 型は結ばない非雇用型である。
	就労定着支援	一般就労に移行した人に，就労に伴う生活面の課題に対応するための支援を行う。
地域生活支援事業	移動支援	円滑に外出できるよう，移動を支援する。
	地域活動支援センター	創作的活動または生産活動の機会の提供，社会との交流等を行う施設。
	福祉ホーム	住居を必要としている人に，低額な料金で，居室等を提供するとともに，日常生活に必要な支援を行う。
相談支援	計画相談支援	サービス等利用計画についての相談および作成などの支援が必要と認められる場合に，ケアマネジメントによりきめ細やかな支援を行う。
	地域移行支援	障害者支援施設，精神科病院，児童福祉施設を利用する 18 歳以上の者等を対象として，地域移行支援計画の作成，相談による不安解消，外出の同行支援，住居確保，関係機関との調整等を行う。
	地域定着支援	居宅において単身で生活している障害者等を対象に常時の連絡体制を確保し，緊急時には必要な支援を行う。

(厚生労働省：障害福祉サービスについて〈https://www.mhlw.go.jp/stf/seisakunitsuite/bunya/hukushi_kaigo/shougaishahukushi/service/naiyou.html〉〈参照 2023-10-16〉による，一部改変)

(機能障害)の状態と能力障害の状態により総合的に等級が判定される。等級の基本的なとらえ方は，以下のとおりである。

- 1級：他人の援助を受けなければ日常生活ができない状態
- 2級：必ずしも他人のたすけを借りる必要はないが，日常生活に困難がある状態
- 3級：日常生活または社会生活に制限を受けるか，日常生活または社会生活に制限を加えることを必要とする程度の状態

なお，この等級は次に述べる障害年金の等級とは別のものである。

◆ 生活保障の制度

障害があるために働けない場合などに生活を保障する制度としては**障害年金**がある。障害年金は，精神障害に限らず，病気やけがによって生活や仕事などが制限されるようになった場合に受け取ることができる年金で，老齢年金と同様に基礎年金(障害基礎年金)と厚生年金(障害厚生年金)の2階建て構造になっている。就労経験があり精神障害にいたった精神疾患の初診時に厚生年金に加入していれば障害基礎年金に障害厚生年金が加わる。障害年金は障害の程度により1級と2級に分けられるが，精神保健福祉手帳とは別制度なので等級が一致するとは限らない。

2023(令和5)年の年金額は以下のとおりである。

- 1級：993,750円
- 2級：795,000円

このほか，生活保障の制度としては生活保護制度がある。生活保護を受けると，障害年金分は減額されることになる。

● **精神障害にも対応した地域包括ケアシステム**　2017(平成29)年からは精神障害がある人の地域生活を支える方向性として，精神障害の有無や程度にかかわらず，誰もが地域の一員として安心して自分らしい暮らしを実現できるよう，医療，障害福祉・介護，住まい，社会参加(就労)，地域のたすけ合い，教育が包括的に確保された「精神障害にも対応した地域包括ケアシステム」の構築を目ざすことが明確された。以降，この目標の実現に向けて，国や都道府県，市町村がさまざまな取り組みを行っている最中である。

3 リカバリーを支えるしくみ

なんらかの疾患や困難をかかえていたとしても，その人は，疾患を治療するため，あるいは困難に対処するためだけに生きているわけではない。リカバリーとは，疾患などの困難をかかえていたとしても自分の望む生活を送ることを目ざすことであり，どんな人にも実現可能である。誰でも，リカバリーに向かって変化していくことはできる。ただし，人により望むことや送りたい生活は異なるため，みんなに共通する到達目標があるわけではない。リカバリーを支えるためには，「本人のやりたいこと」や「なりたい姿」を当事者からよく聴く必要がある。

◆ 就労支援

精神の健康に困難のある人が「自分のやりたいこと」「これから始めたいこと」「取り戻したいこと」として多くあげるのは，働くこと(就労)である。

● **2つの就労支援** 就労支援は，就労するための支援と，就労を続けるための支援の大きく2つに分けることができる。就労するための支援には，就労に必要な力を身につける支援(就労移行支援，職業訓練など)，就職先をさがす支援(職業紹介など)がある。就労を続けるための支援には，就職した人が働きつづけられるように行う支援(就労定着支援，職場定着指導など)だけでなく，休職者や退職者への復職支援(リワーク支援)がある。

● **障害者雇用促進法** これらのうち，前述の「障害者総合支援法」に基づく就労移行支援・就労定着支援を除く多くの制度は，「障害者の雇用の促進等に関する法律」(障害者雇用促進法)に基づいて行われている。

同法は，障害者の雇用を促進し，障害者の職業の安定をはかることを目的とした法律である。障害者の雇用の拡大を目的とした障害者雇用率制度や，障害者の職業生活における自立の促進を目的とした障害者職業センターの設置などについて定めている。

1 障害者雇用率制度 「障害者雇用促進法」は，すべての事業主に法定雇用率以上の割合で障害者を雇用することを義務づけており(障害者雇用率制度)，法定雇用率は少なくとも5年ごとに見直される。

直近では2021(令和3)年3月から法定雇用率が引き上げられ，従業員43.5人以上の民間企業で2.3%，国・地方公共団体等で2.6%，都道府県等の教育委員会では2.5%となった。精神障害者は2018(平成30)年度より，身体障害者・知的障害者と同じく雇用義務の対象に加えられている。

2 障害者職業センター 障害者職業総合センター(全国1か所)，広域障害者職業センター(全国2か所)，地域障害者職業センター(各都道府県に1か所)の3種類がある。このうち地域の一般の障害者への就労支援に関するサービス提供を担うのは地域障害者職業センターであり，障害者に対する専門的な職業リハビリテーションサービス，事業主に対する障害者の雇用管理に関する相談・援助，地域の関係機関に対する助言・援助を実施している。

3 その他 「障害者雇用促進法」に基づく事業により，職場に出向いて直接的・専門的な支援を行い，障害者の職場適応や定着をはかる職場適応援助者(ジョブコーチ)の養成や企業への配置・派遣が2002(平成14)年から行われている。このほか，同法に基づいて行われている精神障害者への雇用・就労支援策にはさまざまなものがある(▶表8-12)。

◆ セルフヘルプ

● **セルフヘルプとは** 困難や悩みのある人が，自分をたすけるために活動することを**セルフヘルプ(自助)**という。精神の健康に困難が生じて医療や福祉サービスを受けている人々は，医療者あるいは支援者から一方的にケアや支援を受けるだけの存在ではない。リカバリーの実現のためには，自分自身

▶表 8-12 「障害者雇用促進法」に基づく精神障害者に対する雇用・就労支援事業の例

事業の例	内容
精神障害者雇用トータルサポーターの配置	ハローワークに，精神障害者等の求職者に対してはカウンセリングなど，事業主に対しては課題解決のための相談援助などの支援を行う精神障害者雇用トータルサポーターを配置する。
精神障害者に対する総合的雇用支援	地域障害者職業センターにおいて，主治医などとの連携のもとで，新規雇い入れ，職場復帰，雇用継続にかかるさまざまな支援ニーズに対して総合的な支援を実施する。
医療機関とハローワークの連携による就労支援モデル事業	就労支援プログラムを実施する医療機関とハローワークが連携した就労支援を実施するとともに，当該医療機関との信頼関係を構築する(全国 23 ハローワークで実施)。
ハローワークにおける職業相談・職業紹介	個々の障害者に応じた，きめ細かな職業相談を実施するとともに，福祉・教育等関係機関と連携した「チーム支援」による就職の準備段階から職場定着までの一貫した支援を実施。
障害者試行雇用(トライアル雇用)事業	障害者雇用についての事業主の理解を促進し，試行雇用終了後の常用雇用への移行を進めるため，ハローワークなどの紹介で事業主が試行雇用のかたちで障害者を受け入れる事業である。精神障害者等においては，雇い入れ当初は週 20 時間未満の就業から開始する短時間トライアル雇用が実施されている。
障害者就業・生活支援センター事業	雇用・保健・福祉・教育などの地域の関係機関の連携の拠点となり，障害者の身近な地域において，就業面および生活面にわたる一体的な支援を実施する障害者就業・生活支援センターを設置する。

や自分の困難について一番知っている本人がケアや支援に参加することが重要であり，またその人のもつ経験は，同じ困難のある人の力になる。困難のある本人自身，あるいは仲間とのかかわりのなかで生み出されるものがリカバリーの大きな力になるという考え方が，すでに主流になってきている。

● **健康の自己管理**　リカバリーを支えるためには，精神の健康に困難のある人が，自分の精神の健康を自分でまもることも重要である。そのなかで，医療や公的サービス以外にも有効な方法が多くあることが見いだされ，それらを自分たちで実践する動きが広がっている。

その一例として，**元気回復行動プラン(WRAP)**がある。WRAP は，アメリカで生まれた，リカバリーに主眼をおく健康自己管理プログラムで，精神の健康に困難のある人たちが，元気で健康的な生活を送るために自分たちで行っている工夫を集め，体系的にまとめてつくったものである。精神の健康を保つためにするとよさそうなこと(音楽を聞くなどの具体的な行動)やふだん行っていることをリストアップし自分が元気で健康でいるための「道具」と考え，調子がわるくなりそうなとき，調子がわるいときなどの 6 つの状況に合わせて道具を使った対処プランを考えることが中心となる。

WRAP の特色は，精神の健康に困難がある人たちの集まりから生まれたものであるということである。困難をかかえている本人やその家族，支援職者などが WRAP のファシリテーターとして WRAP クラスを進行している。

事例❷ WRAP を始め，自分の健康に取り組みはじめたマサトさん

システム開発の職場で働いていたマサトさん(28 歳，男性)は，職場での人間関係がうまくいっていない。そのため，調子がわるくなって会社を休み，また復職する，ということを何度か繰り返していた。

何度めかの波がきて，自分をせめる気持ちが強くなり，今度は半年も閉じこもって過ごしてしまっていた。そんなある日のこと，新聞記事にWRAPの紹介を見つけた。調べたところ近隣でもWRAPを開催している団体がある。マサトさんは早速，週末に開催されたWRAPクラスに出席した。

WRAPクラスでは，リカバリーに大切なことや，朝食をとる，朝刊を読む，通勤中に音楽を聴くなど，毎日自分なりにするとよいことを確認した。自分の調子がわるくなるきっかけや，調子がわるくなっていることを示す徴候などもふり返ってみた。徴候がわかったところで，それに対応する行動を考え，書きとめた。

こうして多様な背景をもつほかの参加者らと自分の経験を出し合うなかで，マサトさんはそれまで気づいていなかった自分の調子がわるくなるきっかけが，睡眠不足や仕事を引き受けすぎることであることに気づきはじめた。また，そのようなときに自分でできそうなことに取り組めるようになった。

● **セルフヘルプグループ**　なんらかの困難や悩みをかかえた人たちが自発的に集まり，互いに対等な立場で支え合う活動を行うグループを**セルフヘルプグループ**(**自助グループ**)とよぶ。これらの集まりは公的な制度やしくみではないが，精神の健康に困難のある人が生活を取り戻すために大きな役割を果たしている。代表的なセルフヘルプグループとしてアルコール依存症などのアルコール関連問題を有する人の**アルコホーリクス・アノニマス®**(**AA®**)❶や**断酒会**，薬物使用に関連した問題を有する人たちのグループ(ナルコティクスアノニマス〔NA〕)などがある。

NOTE

❶AA

アルコホーリクス・アノニマス®Alcoholics Anonymous(AA®，無名のアルコール依存症者たち)は飲酒の問題を解決したいと思う人たちが集まり，互いの飲酒にまつわる問題に関して経験を分かち合い，相互に援助するセルフヘルプグループである。

3 精神科医療の動向

ここまで，精神の健康に困難がある人が地域で自分の暮らしを送ることを支えるしくみや制度について述べてきた。次に，精神科医療の動向をみてみよう。

1 患者数の動向

わが国で精神疾患により医療機関を受診している人の推計(**精神疾患を有する総患者数**❷)は614万8千人である(2020〔令和2〕年患者調査)。疾患としては，うつ病や躁うつ病などを含む気分［感情］障害が最も多く，総患者数は約172万人にものぼる。ついで統合失調症および統合失調症と似た症状のある一群(統合失調症圏)の障害をもつ人が約88万人いる[1)]。

また，精神疾患により保健医療サービスを受けている人のうち，入院患者が約30万人であり，入院患者では統合失調症圏の患者が約15万人と過半数を占める[2)]。諸外国に比べ日本では人口あたりの精神科病床数が多く，患者の入院期間も長い。患者が社会生活から離れてしまう期間を短くするために

NOTE

❷精神疾患を有する総患者数

国際疾病分類の「精神及び行動の障害」に分類される疾患から知的障害(精神遅滞)を除き，「神経系の疾患」のうち，アルツハイマー病とてんかんを加えた患者数。精神障害者数とされることもある。

1）厚生労働省：令和2年患者調査.
2）厚生労働省：令和2年患者調査.

も患者の早期退院を支援し，不必要な入院の長期化が生じないように国も医療者も取り組まなければならない。なお，「医療法」によって策定される医療計画に精神疾患も加えられており，**5疾病6事業**❶として，精神疾患は国全体で対策を講ずべき重要な疾患として位置づけられている。

2 地域への移行のための取り組み

現在のわが国の精神保健の重要課題は，入院医療中心から地域生活中心への転換である。このため，精神の健康に困難があっても，地域で生活をしつづけることができるための支援体制の整備や，精神科病院からの退院を支援するためのさまざまな取り組みが行われている。

● **訪問型支援**　その取り組みの1つとして，地域で暮らす人のもとへ精神科医療を届ける訪問型支援への期待が高まっている。すでに全国で普及している精神科訪問看護のほか，看護師・精神保健福祉士・作業療法士・精神科医などの多職種チームが包括的な訪問支援を行う **ACT**(**包括的地域生活支援プログラム**)も日本に導入されている。ACTは包括型・集中型のケアマネジメントにより365日24時間のサービスを提供するため，重症例にも対応できる。これらは利用者の生活の場に出向いて支援を行うため，アウトリーチ(出前型)サービスともよばれ，今後の精神科医療の中心になる存在として，注目を集めている。

● **地域生活移行支援**　入院患者が退院し，地域生活に移行できるようにするためには，上記のような精神科医療の訪問型支援だけでなく，生活支援も含めたさまざまな支援が必要になってくる。とくに精神科には，医学的な観点からは入院の必要性が低いにもかかわらず，退院後の受け入れ先がないなどの理由で入院を継続せざるをえない**社会的入院**の状態にある患者が多い。そのため，地域生活移行支援として，住まいの確保や障害福祉サービスの利用支援，相談支援などが行われている。また，退院後，安定した地域生活を継続するためには，緊急時の対応や社会参加の支援なども含めた包括的な支援が重要であり，国の主導により前述の「精神障害にも対応した地域包括ケアシステム」の構築が進められている。

地域生活移行支援の実践例：北海道精神障害者地域生活支援事業

北海道では，2004(平成16)年度から精神障害者の地域生活への移行に向けた取り組みをしてきた。この事業は，精神科病院に入院中の人で，地域で生活する条件が整えば退院できる人を対象としている。そして病院と自治体の福祉担当者や生活保護のケースワーカー，保健師，ピアサポーターが協力して地域生活へ向けた支援を各地域で行っている。

具体的には，精神科に入院中の人を保健師やピアサポーターが訪問し，住居や社会資源の見学に同伴したり，買い物や公共交通機関の利用に同伴したりする。こうして，退院後に利用できる制度や憩(いこ)いの場を紹介し，地域生活への移行を支援している。

NOTE

❶5疾病6事業

わが国の医療政策上の重要分野として医療計画にあげられる①がん，②脳卒中，③心筋梗塞等の心血管疾患，④糖尿病，⑤精神疾患の5疾患と，①救急医療，②災害時における医療，③へき地の医療，④周産期医療，⑤小児医療(小児救急医療を含む小児医療)⑥新興感染症等の感染拡大時における医療をいう精神疾患は2012(平成24)年に追加され，これにより都道府県が策定する医療計画上で優先順位の高い疾病として位置づけられた。

4 自殺予防対策

世界では毎年100万人近くの人が，自殺で亡くなっている。自殺それ自体は疾患ではない。しかし，自殺の背景には，健康の問題や生きていくうえでの困難など，医療や看護に携わる者にも関係の深いことがらが関係していることが多い。地域で暮らす一員として，また看護職としても，自殺については詳しく知る必要がある。

1 自殺の現状

世界全体でみてみると，自殺死亡率の高い国としてロシア，ハンガリー，韓国，日本などがある。わが国の2022(令和4)年の自殺者数は2万1881人，自殺死亡率(人口10万対)は17.5である。とくに男性の自殺者が多く，近年の男性の自殺者数は女性の2倍以上であり，自殺死亡率(人口10万対)は女性の11.1に対して男性24.3である[1)]。

わが国では1998(平成10)年から14年間連続して，年間の自殺者数が3万人をこえていた。とりわけ2003(平成15)年の自殺者数は過去最悪(3万4427人)であった。そこで国は自殺対策として，2006(平成18)年に「**自殺対策基本法**」を制定し，自治体などが自殺防止事業の取り組みを強化してきた(▶plus「自殺対策基本法」)。その結果，2010(平成22)年から自殺者数は減少傾向にある(▶図8-25)❶。しかしながら，依然として高水準であることにかわりはなく，今後も自殺を防止するための取り組みを継続する必要がある。

NOTE

❶自殺者数の傾向

2010(平成22)年から減少傾向だが，2020年からはコロナ禍による一時的な上昇がある。

2 自殺の予防

● **自殺の原因・背景**　わが国における自殺の原因の半数以上は**健康問題**であり，経済・生活問題，家庭問題と続く[2)]。原因は1つだけの場合もあるが，さまざまな原因が複合して自殺にいたることも多い。また，精神疾患を有することも，自殺の危険を高めるといわれている。自殺には心理的・社会的・生物学的・文化的・気象学的要因がかかわっており，国や地域，文化により

plus　自殺対策基本法

自殺の防止および自殺者の親族等への支援の充実など，自殺対策の総合的推進をはかる法律で，2006(平成18)年に施行された。自殺の防止等に関する調査研究の推進，国民の理解の増進，自殺の防止に関する人材の確保と養成，心の健康を保持する体制や医療提供体制の整備，自殺未遂者に対する支援，自殺者の親族等に対する支援などを基本的施策としている。

1）厚生労働省自殺対策推進室・警察庁生活安全局生活安全企画課：令和4年中における自殺の状況．2023年3月．
2）厚生労働省自殺対策推進室・警察庁生活安全局生活安全企画課：令和3年中における自殺の状況．2023年3月．

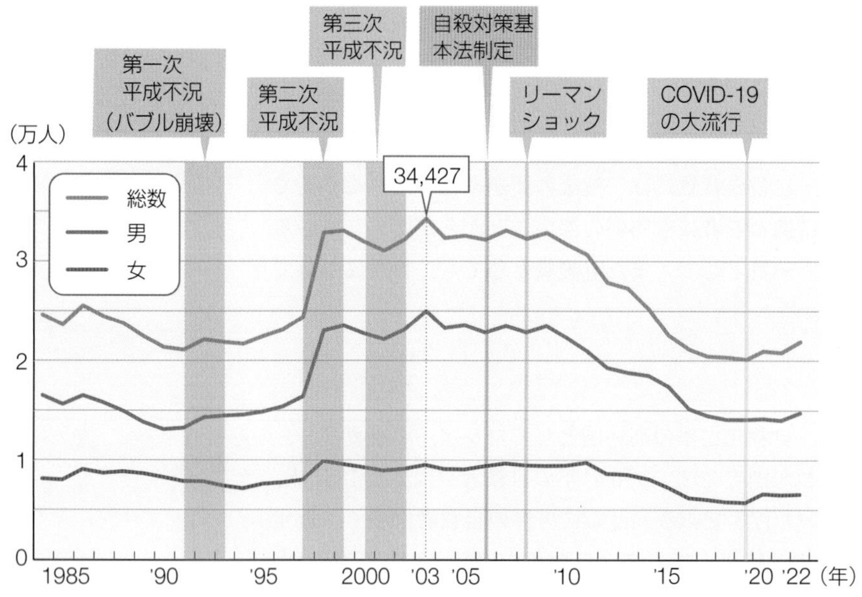

図 8-25　わが国の自殺者数の年次推移
(厚生労働省・警察庁「令和4年中における自殺の状況」による)

自殺率は異なる。自殺予防に取り組むためには，それぞれの文化背景，地域のなかで，どのように生きやすい社会をつくっていくか，1人ひとりになにができるのかを検討する必要がある。

● **リスクの高い人々**　うつ病やアルコール依存症など，精神の健康のそこなわれた状態は，自殺の危険因子となる。自殺の危険が高まるそのほかの因子として，孤立，喪失体験，サポートが失われている状態，などがあげられる。自殺未遂歴がある人の自殺の危険も高い。自殺で亡くなった人の約5人に1人に自殺未遂歴があったことがわかっている[1)]。自殺防止のためには，自殺未遂歴のある人へのはたらきかけも重要である。

● **自殺予防対策**　自殺予防対策には，いくつかの効果的な方法が知られている。社会経済的な困難に対する具体的な支援や，地域のなかで住民どうしが語り合える場や環境をつくっていくこと，住民に対して心の健康問題に関する正しい理解の普及や啓発を行うこと，自殺のリスクの高い人(たとえばうつ状態)に対する支援体制づくりをすることなどである。この支援体制づくりとして，自殺のサインに「気づき・つなぎ・支える」ために，全国の自治体がNPOや地域団体と連携して**ゲートキーパー**研修を行っている(plus「ゲートキーパー」)。

事例❸　自殺を思いとどまったヤスオさん

ヤスオさん(40代，男性)は，2年前，不況で職を失ってしまった。仕事をさがすが，なかなか見つからない。再就職することがこんなにむずかしいとは知らなかった。自分が社会から必要とされていないようにすら感じてし

1）厚生労働省自殺対策推進室・警察庁生活安全局生活安全企画課：令和4年中における自殺の状況．2023年3月．

まう。
　食べていくために，切りつめた生活をせざるをえなくなってしまった。家賃の安い部屋へ引っこすことも考えた。しかし無職の自分に部屋を貸してくれる大家はいない。頼れる家族も親戚もない。そして，ついに，自殺をはかってしまった。自殺は未遂に終わり，病院で市の保健師の矢野さんを紹介された。矢野さんは，親身にヤスオさんの悩みを聴きつづけてくれた。
　それから半年後のいまも，職のない状況はかわっていない。ただ，苦しいけれども，頼れる人がいない，という状況はかわった。また自殺しそうになった瞬間，悩みを聴きつづけてくれた矢野さんの顔が脳裏によぎり，ヤスオさんは自殺を思いとどまっている。「頼れる人がいた，だから死なずにすんだ」とヤスオさんはふり返って話してくれた。

地域でもさまざまな取り組みが進められている。

荒川区の自殺予防対策

　東京都の荒川区は，下町の特色が残る地域と大規模な再開発の行われている地域を含む，人口約20万人の自治体である。この区では，毎年40人前後の区民が自殺で亡くなっている。そこで，自殺に追い込まれる人を減らすために，区は，自殺予防事業を福祉部門だけでなく，区全体の取り組みとして推進してきた。研修などを通じた人材養成，普及・啓発，連絡会などのネットワーク構築も推進してきた。
　これに加え，最も自殺のリスクの高いグループとされる自殺未遂者の支援が必要だと判断し，2010(平成22)年度より自殺未遂者への支援強化にも努めた。この事業は，区と，自殺対策支援に取り組むNPO法人，近隣の医科大学の救命救急センターと精神医学教室が連携して行われた。具体的には，救命救急センターへ搬送された自殺未遂者と，区の障害者福祉課へ来所したり，生活福祉課などへ紹介されたりした自殺未遂者に対し，区の保健師が悩みや自殺未遂にいたった経緯を聞く，という活動である。
　保健師は当事者の話を聞き，同行支援(寄り添い型支援)をして医療機関につなぐ。生活保護の手続きや自立支援のための申請など支援制度にもつなげる。また，職業訓練施設や多重債務を扱う法律事務所も紹介する。これらの活動により，生活再建の支援が行われている。

plus　ゲートキーパー

　ゲートキーパーとは，門番のことである。自殺対策のゲートキーパーとは，誰かの自殺のサインに気づいたときにその人にかかわることで，「命の門番」の役を果たす人のことである。ゲートキーパーには特別な資格が必要ではなく，1人でも多くの人がゲートキーパーとしての意識をもつことが自殺対策につながっていくと考えられている。「自殺対策基本法」に基づいて定められた「自殺総合対策大綱」(2007〔平成19〕年閣議決定)のなかで，このゲートキーパーの養成が重点施策として掲げられ，各地で養成が進められている。

5 当事者の力

精神の健康に困難のある人はこれまで，周囲から偏見の目で見られたり社会から遠ざけられたりして，病院に隔離されることもあった。そして，力のない人，支援の必要な人と扱われてきた。しかし近年，当事者がみずからの経験を語り，声を上げはじめたことによって，精神保健医療福祉の領域では，医療やシステムがかわりつつある。

事例❹ 地域の人々との交流が新たな「気づき」を生んだ例

サトシさんは現在，妻と娘と暮らす，40代のほがらかな男性である。以前は大手企業の地方支店の営業部門で熱心な社員としてたくさん仕事をし，結婚して娘にも恵まれた。そんな20代半ばのあるとき，急に職場の人に殺されるのではないかという恐ろしい思いにとらわれるようになってしまった。目に見えない敵とのたたかいの日々が続き，ときには家で暴れることもあった。そのため精神科に入院することになったが，入院は11か月間に及び，サトシさんは退職を余儀なくされてしまった。

仕事を失ったため，退院後は家で過ごすことが多くなった。サトシさんは当時，「自分は精神障害者」「なにもできない」という思いが強かったと言う。医療者から「働くのはむずかしい」と言われていたため，地域の清掃や集まりなどの行事があっても，自分には無理だと思い，まったく参加していなかった。しかし，妻が働いていて自分だけが家にいるというのは気になって，娘の送り迎えや買い物，地域の行事などには，やむをえず少しずつ顔を出すようになった。それが功を奏してか，徐々に近所の人とあいさつし合う関係になっていった。近所の知り合いから人間関係の問題などの相談を少しずつされるようにもなった。

近所の人たちと話すようになり，新たなことに気づくようになった。それまでは，自分が精神障害者だから悩みが多いのかと思っていた。しかし精神障害のない人でもいろいろな悩みがある，という気づきである。また，これまでは医療や福祉施設から一方的にたすけてもらう存在だと思い込んでいた。ところが，自分も地域に貢献できること，誰かの役にたっていることにも気づくことができた。

それに気づいてから，医師の指示どおり治療を受けるだけでなく，自分の健康を自分でまもるために自分でできることもある，仲間どうしでできることもある，ということを考えはじめた。精神障害のある友人とも，これまで以上に話し合うようになった。そして，これまではただ口を大きく開けて与えられるのを待っているだけのような存在だったと感じ，自分たちも行動していかなければいけないと思うようになった。利用しているデイケアでも，以前はスタッフに意見を言うことはなかったが，それがいま，このようなプログラムを入れてほしいなどと意見を述べることも増えた。

サトシさんはいまでは地区会長を務め，地域の相談役のような存在になっている。また，精神障害のある当事者たちの自助グループでさまざまな会を企画し，地域住民が精神疾患を知るための勉強会で講演をしたり，精神科病棟に長期入院中の人の退院後の生活の相談にのったりもしている。また，学生時代にしていたバンド活動も再開した。いまは，楽しんでこそ人生だと思っている。

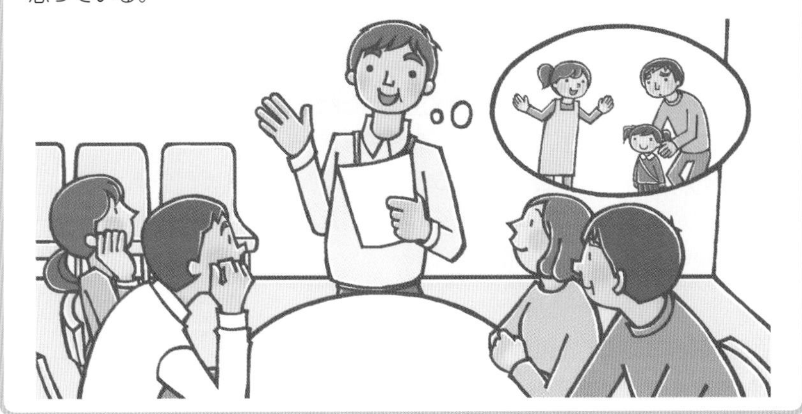

地域精神保健をまもり生活を支えるためのしくみや制度をつくり活用していくことは重要である。それと同時に，住民がそれぞれの力をいかし，そこで暮らす人々が送りたい人生を送れるような社会をつくることも，みんなの健康をまもることにつながっている。

F 歯科保健

● 歯の健康と歯みがき習慣　歯の健康は，単に食物を摂取(咀嚼(そしゃく)・嚥下(えんげ))するという点だけから重要なのではない。食べること，支障のない会話を楽しむことなど，その人の QOL を保つためにも，歯の健康は重要である。生涯にわたり歯の健康を保つためには，齲蝕(うしょく)(むし歯)と歯周病の予防が欠かせない。これには，幼少期からの歯みがき習慣の確立が重要な役割を果たす。

事例❶ マユさんの家庭の歯みがき習慣

看護学校 2 年生のマユさん(20 歳，女性)。実習が始まり，あわただしい毎日を送っている。今日は，朝から病棟で口腔ケアの見学がある。少し寝坊してしまったため，あわてて母が用意した朝食をかき込み，顔を洗って歯をみがき，髪の毛を結んで家を出た。メイクはあきらめた。

なんとか病棟にすべり込み，見学には間に合った。自力で歯みがきができない患者さんに行う，歯科衛生士の清水さんの口腔ケアを見学した。ナースステーションに戻って，清水さんが実習生に口腔ケアの大切さを説明してくれた。

「口の中を清潔に保つことは，とても重要なんです。むし歯や歯周病の予防だけでなく，よごれた唾液が肺に入ってしまっておこる誤嚥性肺炎の予防にもなるし，歯みがきによる刺激によって唾液も出やすくなるし，飲み込んだり咳(せき)をしたり話したりといった口の機能を保ったり改善することにもつながるんですよ」

そのあと，清水さんが「朝，歯みがきをしてきましたか？」と実習生に聞いた。グループ6人全員が歯みがきをしていた。清水さんは，「皆さんくらいの年齢になると生活習慣が乱れることもありますから，これからもがんばって続けてくださいね」と言った。

マユさんは今朝の自分を思い出してみた。どんなに急いでいても，歯をみがくことは欠かさない。マユさんの家庭の洗面台には，色で区別された家族全員分の歯ブラシが置いてある。マユさんが小さいころから，朝食後は家族みんなで歯みがきをすることが習慣となっていた。3歳くらいのころに，「今日はむしバイキンが3匹しか残っていなかったわよ。よくできました」などと言いながら，母が仕上げみがきをしてくれた記憶もある。

● **歯みがき習慣の形成**　母子健康手帳には，乳歯のはえはじめから永久歯がはえそろうまでの記録欄がある。また，1歳6か月ころに「保護者による仕上げみがき」，2歳のころに「歯みがきの練習」の実施が求められ，3歳のころには「歯みがき習慣の確立」が求められている。1歳6か月児健康診査・3歳児健康診査においては，歯科健診と歯科相談が実施されており，歯みがきの指導も行われる。学齢期の健康をまもる学校保健にも，歯科保健が組み込まれている。

このように，わが国ではさまざまな機会を使って，歯の健康に対する意識づけ，歯の健康をまもる生活習慣の確立が進められている。

1　歯科保健の重要性

● **歯と全身の健康のつながり**　歯科疾患は，歯の健康だけに限らず，全身の健康に影響することが明らかになってきた。歯科疾患は，本人の見た目や発音機能をそこなうことを通じてコミュニケーション能力に影響する。また，かみ合わせの機能をそこなうことを通じて栄養状態にも影響する。

たとえば，口腔の清掃状態がわるかったり，嚥下機能がそこなわれたりすると，高齢者の主要な死因の1つである**誤嚥（ごえん）性肺炎**（▶104ページ）を発症しやすくなる。慢性炎症を引きおこす**歯周病**（▶284ページ）は，糖尿病や脳卒中などのリスクになる可能性がある。

● **歯科疾患の健康格差**　歯科疾患は，地域や社会集団による罹患率の差，つまり健康格差も大きい。これは，「健康日本21（第三次）」でも取り上げられている課題である。「健康日本21（第三次）」では，①歯周病の減少，②よくかんで食べることができる者の増加，③歯科検診の受診者の増加などが目標に設定されている。歯の健康格差を縮め，人々の歯の健康をまもり増進することは，歯の健康だけでなく人々の健康をまもり増進する活動になる。

● **歯科疾患の社会負担**　歯科疾患の社会への負担は，一般に思われているよりも大きい。「令和4年度 医療費の動向」をみると，歯科疾患には約3兆円の医療費がかかっている（国民医療費総額は46兆円）。これは総数で医科，調剤につぐ3番目に大きい額である（割合は6.9%）。社会の高齢化が今後ますます進むなかで，歯科疾患対策の必要性は増している。

2 歯科保健の法的根拠

歯科保健は，保健所や市町村保健センターの整備などを規定する「地域保健法」，健康診査や保健指導などの事業やサービスを規定する「健康増進法」が基盤となり，展開されている。

● **ライフステージ別事業の法的根拠** 各ライフステージごとに実施される事業は，別々の法律で定められている。1歳6か月および3歳児の乳幼児健康診査における歯科健診は「母子保健法」，学齢期の歯科健診は「学校保健安全法」，特定の労働者❶に対しては「労働安全衛生法」に基づく特殊健康診査が実施されている。「健康増進法」では，努力義務ではあるが，成人の歯周疾患検診が規定されている。

このほか，近年，重要なものとして「介護保険法」の生活機能評価がある。このなかに口腔に関する質問が存在し，主治医意見書のなかにも歯科のことが記載されている。「高齢者の医療の確保に関する法律」による特定保健指導においても，歯科保健に関する指導を盛り込む取り組みが一部で実施されている。

● **生涯にわたって一貫した歯の健康づくり** 口腔の健康は健康寿命の延伸のために重要であり，1989(平成元)年から当時の厚生省(現厚生労働省)と日本歯科医師会が「80歳になっても20本以上の歯を保とう」という**8020運動**を推進してきた。しかし60歳以上の「8020」の達成率は低いままであった。口腔の健康は幼少期からの積み重ねが一生続くものであり，生涯にわたる一貫した健康づくりを総合的に行うためには，別々の法律による歯科保健事業だけでは限界があった。そこで，歯科疾患の予防等による口腔の健康の保持の推進に関する施策を総合的に推進することを目的として，2011(平成23)年に，「**歯科口腔保健の推進に関する法律**」(歯科口腔保健法)が制定され，国民が定期的に歯科検診を受けることを勧奨するなど，さまざまな施策が行われている。

同法の制定の前後に，全国の多くの自治体でも「歯科口腔保健の推進に関する条例」が制定され，さまざまな取り組みが始まった。この一例として，「笑顔輝く市原市民の歯と口腔の健康づくり推進条例」を施行した，千葉県市原市の「歯っぴい8020応援隊」の実践例を紹介する。

「いちはら歯っぴい8020応援隊」による「健口体操」出前講座

「いちはら歯っぴい8020応援隊」は，市の健康づくり講座を受講したメンバーが中心となりつくった40人ほどの自主グループである。発足以来，音楽に合わせたりしながら楽しくできる口の体操(健口体操)「スマイルアップ！ ちば体操」の普及に努めている。具体的には，市内の保育園，小学校，高齢者施設などで，健口体操の出前講座を行っている。市の歯科衛生士が一緒に出向き，適切な歯みがきの仕方などを紙芝居で伝えたりすることもある。このような活動を通じて，いつまでもおいしく食べたり，会話をしたり，歌ったり，笑顔の絶えない健康で元気な口の市民を増やして，「歯つらつ元

NOTE

❶特定の労働者

酸，黄リンなどの歯・歯周組織に有害なガス，粉塵などの発散する業務に従事する者。

気な市原市」を目ざしている。市原市では，妊産婦を対象とした歯科健康診査・歯科相談である「歯っぴいママ健診」や，3歳児健康診査を受けた子どものうち，むし歯がなく，健康な歯をもつ親子を表彰する「親子よい歯のコンクール」などのさまざまな取り組みを行い，住民の主体性を活用しながら，行政と関係機関が一体になって，歯の健康づくりを進めている。

3 歯科疾患の予防・口腔保健に関する目標値

「歯科疾患実態調査」をみると，8020運動で推進してきた80歳以上で20本以上の歯を有する者の割合は増加している(◎図8-26)。そのほかの多くの項目でも歯・口腔の健康は改善傾向にある。しかし人生100年時代に突入するなか，健康寿命を延伸する基盤として歯・口腔の健康の重要性はより高まってきている。

「歯科口腔保健法」に基づき，2012(平成24)年に乳幼児期からの生涯を通じた歯科疾患の予防，口腔機能の獲得や保持などを目的とした「歯科口腔保健の推進に関する基本的事項」が制定された。このなかでは乳幼児期から高齢期までのライフステージにそった目標が具体的に定められ，2022(令和4)年までの達成が目ざされた。最終評価では全19項目のうち2項目が目標達成となった。2023(令和5)年10月には**「歯科口腔保健の推進に関する基本的事項(第二次)」(歯・口腔の健康づくりプラン)**が発表され，「すべての国民にとって健康で質の高い生活を営む基盤となる歯科口腔保健の実現」との理念のもと，新たな目標が定められた(◎表8-13)。2024年度から2032年までが計画期間である。

「歯科口腔保健の推進に関する基本事項」と健康日本21の歯・口腔の健康に関する項目・目標は連動しており，健康日本(第三次)の歯・口腔の健康に関する3項目はいずれも「歯科口腔保健の推進に関する基本事項(第二次)」

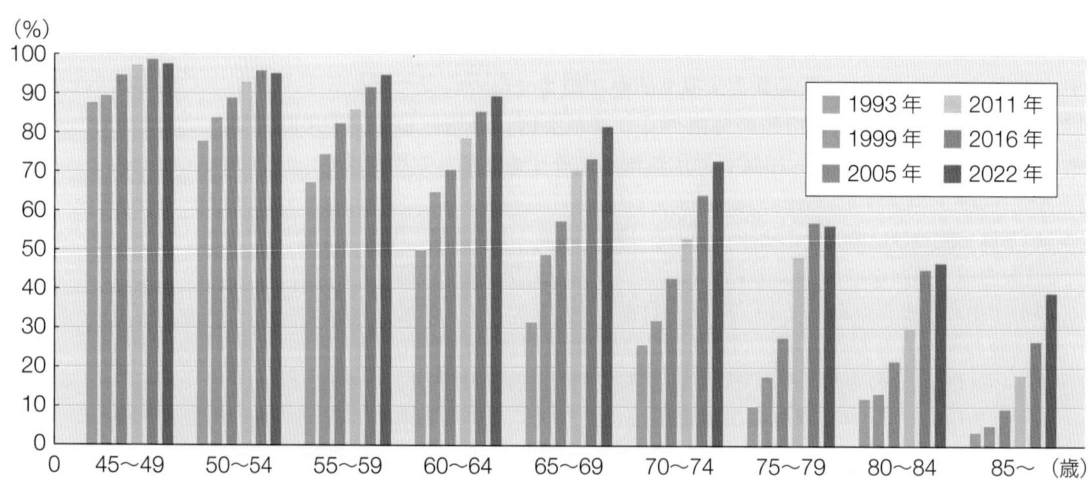

◎図8-26　20本以上の歯を有する者の割合の年次推移
(厚生労働省「令和4年 歯科疾患実態調査」による)

表 8-13　歯科口腔保健の推進に関する基本的事項（第二次）における目標値

目標	具体的な指標	現状値	目標値（2032 年度）
歯・口腔に関する健康格差の縮小	3 歳児で 4 本以上の齲蝕のある歯を有する者の割合	96.5%（2020 年度）	0%
	12 歳児で齲蝕のない者の割合が 90% 以上の都道府県数	0 都道府県	25 都道府県
	40 歳以上における自分の歯が 19 歯以下の者の割合	22.7%（2016 年）	5%
歯科疾患の予防	20 歳以上における未処置歯を有する者の割合	33.6%（2016 年）	20%
	10 代における歯肉に炎症所見を有する者の割合	19.8%（2016 年）	10%
	20 代～30 代における歯肉に炎症所見を有する者の割合	24.5%（2018 年）	15%
	40 歳以上における歯周炎を有する者の割合※	56.2%（2016 年）	40%
	80 歳で 20 歯以上の自分の歯を有する者の割合	51.2%（2016 年）	85%
口腔機能の獲得・維持・向上	50 歳以上における咀嚼良好者の割合※	70.9%（2019 年）	80%
歯科口腔保健を推進するために必要な社会環境の整備	過去 1 年間に歯科検診を受診した者の割合※	52.9%（2016 年）	95%
	15 歳未満でフッ化物応用の経験がある者の増加	66.7%（2016 年）	80%

（厚生科学審議会地域保健健康増進栄養部会・歯科口腔保健の推進に関する専門委員会：歯・口腔の健康づくりプラン推進のための説明資料（案）．2023＜https://www.mhlw.go.jp/content/10804000/001074203.pdf＞＜参照 2023-10-16＞による）
※印の 3 項目は健康日本 21（第三次）の目標にもなっている。

の目標に盛り込まれている。

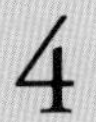

4　各ライフステージにおける歯科・口腔保健

1　乳幼児期の口腔機能の育成

● 乳幼児期の口腔の発達　乳幼児期は，乳歯が萌出し，食べ物を咀嚼して摂食嚥下する機能を発達とともに学習していく時期である。この時期における指しゃぶりは発達において必要な行為ではある。しかし 4～5 歳以上の年齢まで続く場合，歯並びやかみ合わせに影響する可能性がある。

● 乳幼児期の歯科的問題　乳幼児期で最も頻繁にみられる歯科的問題は，**乳歯齲蝕**である。減少傾向にあるものの，3 歳児の約 5 人に 1 人が罹患経験をもち，年齢とともに上昇していく。甘い飲み物や炭酸飲料を早い時期から与えないことが大切である。味を覚えさせなければ，齲蝕になりにくい食生活の獲得がしやすくなる。祖父母との同居やきょうだいが多い養育環境では菓子の摂取が多くなったり早い時期から摂取が開始されることがあるので，家庭環境を考慮した取り組みが求められる。

乳幼児期には，保護者による歯みがきも大切である。歯みがきでは，齲蝕予防に効果のある**フッ化物**[❶]**配合歯みがき剤**の利用が推奨されている。母子健康手帳（厚生労働省令様式）の 1 歳 6 か月での質問の 1 つに「歯にフッ化物（フッ素）の塗布やフッ素入り歯みがきの使用をしていますか」も加えられている。

NOTE

❶フッ化物
フッ化物は，唾液にとけたフッ化物イオンが結晶化することでエナメル質の耐酸性を高め，また齲蝕原性細菌の抗酵素作用をもつ。そのため，齲蝕予防に利用されている。

● **乳幼児期の歯科保健**　このほか，乳幼児の歯科保健で重要な視点を下記にまとめる。

1 歯ブラシによる事故予防　乳幼児は，歯ブラシをくわえたまま転倒し，のどに刺してしまう事故が多く，予防指導が必要である。

2 虐待と齲蝕の関係　虐待，とくにネグレクト(▶218ページ)されている子どもには齲蝕が多発することが知られている。齲蝕の多い子どもについては，背景に虐待がないか注意する必要がある。

3 親から子への細菌の感染　親から子どもに齲蝕の原因菌が感染することが知られている。しかし，実社会では感染に気をつけても予防効果は明確ではないことが報告されている[1)]。

2 学齢期の齲蝕予防

● **抜歯の原因**　歯が抜ける原因の多くは，齲蝕と歯周病である。永久歯の抜歯の原因についての全国調査の結果では，齲蝕とその後発症による抜歯が合計 43.3%，歯周病が 41.8%，矯正治療による抜歯が 1.2%，その他(第三大臼歯〔智歯(ちし)〕の抜歯も含む)が 13.6% であり[2)]，齲蝕予防の重要性が示されている。学齢期は永久歯がはえそろう時期である。はえてまもない永久歯は齲蝕になりやすい。この時期の齲蝕予防と健康的な生活習慣の確立が，生涯にわたる口腔の健康のために重要となる。「令和 4 年歯科疾患実態調査」では，10 歳から 14 歳の者で 31.7% が，20 歳以上では約 9 割の者が永久歯の齲蝕罹患を経験していた。

● **齲蝕の予防**　齲蝕の予防方法には，規則正しい食生活，歯みがき，フッ化物配合歯みがき剤やフッ化物による洗口，歯科医院での塗布によるフッ化物の応用，などがあげられる。歯みがきはけっして万能ではないことを知る必要がある。多くの齲蝕は，歯と歯の間や，臼歯(きゅうし)の咬合(こうごう)面(奥歯のかむ面)にある裂溝などの歯ブラシが届きにくい部位に発生する。とくに大臼歯の裂溝(れっこう)は狭く，歯ブラシが届きにくいので齲蝕の好発部位である。そのためフッ化物の利用や，裂溝を埋めてしまう治療が有用である。

現在市販されている歯みがき剤の 9 割の製品に，フッ化物が配合されており，積極的な利用がすすめられている。また，齲蝕の発生は家庭環境や地域により大きく異なるが，学校で行われるフッ化物洗口はどのような家庭環境の子どもにも効果がある。これにより単なる齲蝕予防効果だけでなく，健康格差の縮小も期待できる。

3 成人期の歯周病予防

近年，口腔の健康状態が全身の健康状態に影響することを示唆する研究が増えている。歯周病は，口腔内の細菌による感染症であり，慢性的な炎症反

1）Wakaguri, S, Aida, J. et al : Association between Caregiver Behaviours to Prevent Vertical Transmission and Dental Caries in Their 3-Year-Old Children. *Caries Research*, 45(3) : 281-286, 2011.
2）Aida J, Ando Y, Akhter R. et al: Reasons for permanent tooth extractions in Japan. *Journal of Epidemiology*, 16(5) : 214-219, 2006.

応や，歯周病の原因菌の全身の血流への侵入は，心筋梗塞や脳卒中，糖尿病や敗血症の発生にかかわると考えられている。

● **歯周病** 歯周病は，歯と歯ぐき（歯肉）のすきまである歯周ポケットに侵入した細菌によって歯肉に炎症がおこる歯肉炎から始まり，歯を支える歯槽骨（しそうこつ）が炎症反応の結果破壊される歯周炎にいたり，最終的には歯の喪失につながる。「令和4年歯科疾患実態調査」では，成人期で歯肉出血を有する者は約4割，4 mm以上の歯周ポケットを有する者は3〜4割も存在した。歯周病は，口腔内の細菌を含む歯垢（プラーク）と歯石が直接的な原因となる。

● **歯石** 歯石は，プラークに唾液中のカルシウムが沈着してかたくなったものである。内部に細菌を含むため炎症の原因になるうえに，歯ブラシで除去できない。歯科医院で歯石除去を行う必要がある。歯周病は，日ごろからのリスク要因が存在したうえで，ストレスにより大きく免疫機能が低下する時期に進行すると考えられている。また，喫煙は歯肉の血液循環を阻害して大きなリスクとなる。

● **歯周病予防** 歯みがきの際に出血がある場合は，歯肉炎が存在する可能性が高い。これは適切なブラッシングにより，数週間で改善する。歯周炎の改善には，歯科医院での治療が必要となる。歯周病の予防には，歯みがき，デンタルフロスや歯間ブラシを用いた歯間清掃，歯科医院での定期的な歯石除去，過度な咬合力がかからないような，適切な歯・修復物の咬合関係の保持，禁煙，ビタミン摂取，休養やストレスの低減が大切である。成人が多い職場においては，歯みがきができる環境の整備や，禁煙環境の整備も大切である。

4 高齢期の口腔ケア

近年，高齢者施設の入居者や，病院での手術を行う患者への口腔ケアが注目されている。口腔内には多くの細菌が存在し，免疫機能が低下した高齢者や周術期の患者においては，誤嚥により肺に細菌が入りこむことで**誤嚥性肺炎**を引きおこすことがある。自分で口腔清掃を行うことが困難な人に対して看護職や歯科衛生士などが口腔ケアを行うことで，誤嚥性肺炎を減らせる可能性がある。肺炎は，全国民の死因の第5位（2022年人口動態統計）であり，高齢者に限ればさらに順位は高い。高齢社会である日本において，今後も対策は重要である。また，口腔機能を保つことで栄養状態を維持することは，全身の健康のためにも欠かせない。

● **口腔ケアの効果** **口腔ケア**には，齲蝕（うしょく）や歯周病，口腔カンジダ症などの口腔疾患の予防，口臭の低減，誤嚥性肺炎の予防，口腔細菌の全身的な感染の予防，摂食・嚥下訓練，発音・構音のリハビリテーション，口腔乾燥の予防，味覚を保ったり不快感をなくしたりするなどのさまざまな効果がある[1)]。

● **口腔ケアの分類** 口腔ケアは，目的から大きく次の2つに分けられる。

1）菊谷武：口腔ケアの必要性．菊谷武編：基礎から学ぶ口腔ケア――口をまもる生命をまもる，第2版．学研メディカル秀潤社，2013.

(1)口腔の清掃を中心とする口腔ケア
(2)要介護高齢者などで食物をかんだり飲み込んだりする機能が低下した者に対する機能訓練を中心とした口腔ケア

● 口腔ケアの実施　清掃を目的とした口腔ケアの実施に際しては，本人との意思疎通を十分にはかったうえで行う。口腔内をチェックして，口腔乾燥や誤嚥に注意し，最小限の介入で行う。

口腔ケアの際は，口腔内のプラークや舌についたよごれである舌苔(ぜったい)を取り除くが，これを肺に誤嚥しないよう，吐き出しや吸引による回収を行うことが大切である。また，義歯の清掃や消毒も必要である。

摂食・嚥下機能が低下したり，胃瘻(いろう)が造設されたりしている患者で口腔からの食事の再開をはかるときには，機能訓練を中心とした口腔ケアを行う。たとえば口腔清掃の際に，舌や軟口蓋(なんこうがい)，歯肉，頰(ほお)などもケアして，その運動を誘発するほか，口腔ケアのなかに唾液の分泌を促すマッサージや嚥下反射を誘発するアイスマッサージなどを取り入れるなどである。この場合は，看護職・医師・歯科医師・歯科衛生士・管理栄養士などが連携しなくてはむずかしい場合も多い。

● 高齢者の歯科医療　高齢期には，歯の根面齲蝕(歯根表面の齲蝕)や歯周病，義歯の作成など，歯科医療のニーズは多い。要介護高齢者では8〜9割の者がなんらかの歯科医療の必要性のあることが報告されている。こうした状況に対応するため，看護職やケアマネジャーを含む，高齢者のケアにかかわる職種との連携のもと，訪問歯科診療が実施されている。

高齢化の進む日本社会において，地域包括ケアシステムのなかでの歯科保健医療の重要性は高い。今後，看護職となる皆さんは，口腔ケアを通じて，歯の健康をまもる活動に貢献していく機会が多くなっていくだろう。

G　障害者保健・難病保健

病気や障害をかかえながら生活するということは，どのようなことなのだろうか。本節では，慢性的な経過をたどる難病や障害をかかえて生活する人々を支えるための取り組みやシステムについて学んでいく。

事例❶ 潰瘍性大腸炎と診断されたタカシさん

広告代理店に入社して3年目のタカシさんは26歳。営業部でのハードな仕事にも慣れ，やりがいを感じはじめていた。去年からは学生時代からの趣味であるサーフィンを再開し，公私ともに充実した毎日を過ごしていた。

おなかの調子がわるいことに気づいたのは，3か月くらい前だった。通勤電車の中で急におなかが痛くなり，途中下車をしてトイレにかけ込んだこともあった。ついには営業先でも会議中でもひっきりなしにトイレに行くようになってしまった。上司からは「トイレに行くのはしかたがない。でも仕事に差しつかえるようじゃ困るよ」と言われるようにもなった。

「たかが下痢」で受診するのは気がひけた。しかし便に血がまざっているようだったし，トイレのことがいつも気になって外出を控えるようになってきてしまった。タカシさんは意を決し，受診することにした。

まず近くのクリニックを受診したところ，大学病院を紹介された。そして，大学病院での精密検査の結果，「潰瘍性大腸炎」と診断された。「薬を飲めばいったんは症状が消えるが治るわけではない。薬はずっと飲みつづける必要がある。検査の結果しだいでは，大腸を取る手術を受けることになる」と説明を受けた。お酒や脂（あぶら）っこいものを控え，ストレスをためないようにとも言われた。むずかしい病名と手術という言葉を聞き，タカシさんは意識が遠のくのを感じた。

帰宅後，少し冷静になったタカシさんは，インターネットで潰瘍性大腸炎について調べてみた。すると，いろいろなことがわかった。多くの場合，薬を飲んでいても再発を繰り返すこと。症状が重いケースではおなかに穴を開けて人工肛門（ストーマ）をつくる可能性があること。将来的には大腸がんのリスクが高まること。遺伝的要因も考えられること——。タカシさんは，目の前が暗くなった。

「健康には気をつけていたのに，なんで自分が？」「ずっと薬を飲みつづけるなんて」「ストレスやお酒抜きの営業なんて，あるわけないし」「ずっと治療するって，お金はだいじょうぶかな」「彼女になんて言おう？」「遺伝するなら子どもはつくらないほうがいいのかな」「人工肛門なんて，水着になれないよ」。

タカシさんの頭には一度にたくさんの質問や考えが浮かび，なにをどうすればよいのかわからなくなってしまった。

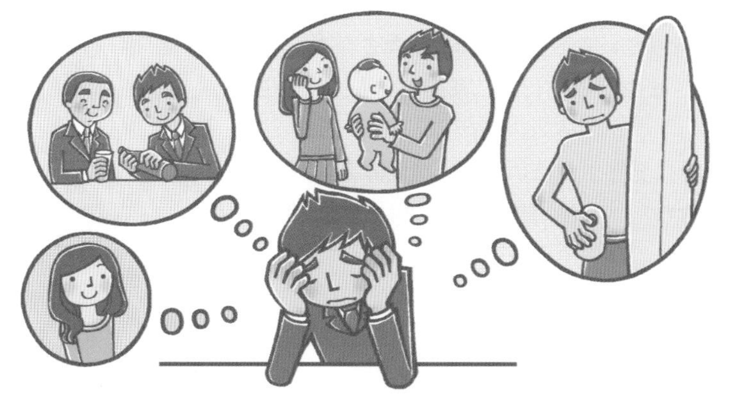

● 難病や障害によって生じる困難　難病や障害，またそれによって生じる困難は千差万別である。神経や筋肉などが障害されて，からだを自由に動かすことがむずかしい場合もあれば，タカシさんのように神経や筋・骨格系には障害がなくても，病気の症状によって行動が大きく制限される場合もある。小児・青年期に発症した場合は，将来への不安も大きい。学業，仕事，結婚など，今後自分がどう生きていくかに悩む。壮年期に発症した場合は，現在の生活が失われ，これまでの自分の社会的役割を維持できないことに悩む。

● 病気や障害とともに生きるためには　本節ではまず障害とはなにかを学び，続いて障害のある人々の生活を支えるしくみ，その基盤となる理念，法的根拠について学び，最後に具体的な支援の方法についてみていく。病気や障害とともに生きる人々が，自分のもつ能力や可能性を発揮し，人生を選択していくためにはなにが必要なのか。これは将来，なんらかの障害をかかえる可能性をもつ，私たち自身の課題である。また，将来看護師として障害者を支えていくためにも，重要な課題である。私たち1人ひとりが，その答えをさがしつづけていくためのきっかけづくりが，この項の目的である。

1 障害・難病とは

1 障害とは

◆ 国際生活機能分類による定義

● **生きることの困難さ**　WHOが2001年に採択した国際的な障害に関する分類である**国際生活機能分類** International Classification of Functioning, Disability, and Health (**ICF**) では，図8-27にあるように，障害 disability を生活機能に問題が生じた状態，つまり**生活機能障害**としてとらえている。ここでいう生活機能 functioning は，「心身機能・身体構造」「活動」「参加」のすべてを含む言葉であり，「生きること」そのものである。そのため，障害とは「生きることの困難さ」をあらわすといえる。

[1] **心身機能・身体構造**　身体の構造と機能および精神のはたらきをさす。

[2] **活動**　私たちが日々の生活のなかで行っている具体的な行動のことで，「活動できる能力」と「実際に行っている活動」の両方が含まれる。

[3] **参加**　自分の意思でさまざまな選択を行い，家族や友人，社会とかかわることである。

[1]に困難が生じ，機能が十分に発揮されない状態を**機能障害**(身体構造上の障害である「構造障害」を含む)という。また，[2]と[3]に困難が生じた状

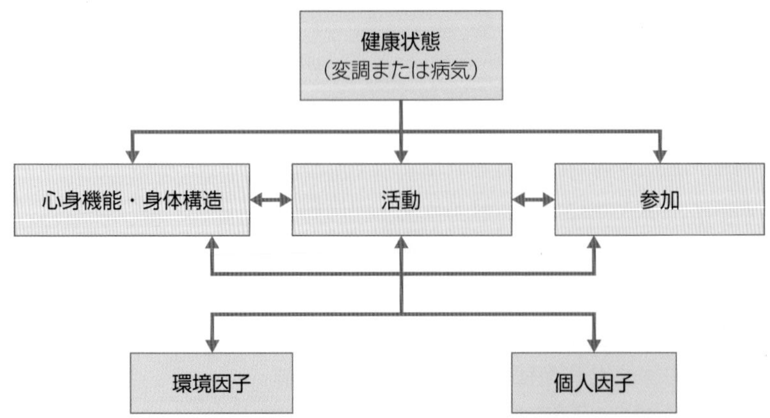

図8-27　WHO国際生活機能分類における障害の考え方
(厚生労働省：国際生活機能分類――国際障害分類改訂版〔日本語版〕. 2002<https://www.mhlw.go.jp/houdou/2002/08/h0805-1.html><参照2023-11-01>による)

態を，それぞれ活動制限，参加制約という。障害(生きることの困難さ)は，これら機能障害，活動制約，参加制約の複合によって生じるとしている。

ICF は，生活機能に影響を与える因子として，健康状態，環境因子，個人因子の3つをあげている。健康状態とは，健康の変調や病気である。**環境因子**には，道路や交通，補助具(杖(つえ)など)の物理的環境のほかに，家族や友人，周囲の理解やサポートなどの人的環境，政策や制度，公的サービス，社会の障害に対する意識などの社会的環境が含まれる。**個人因子**とは，性別や年齢，職業，生活歴，価値観，問題への対処方法などである。

◆ ICF による障害のとらえ方とは

● 生活機能の3つの側面からみた障害 ICF が示しているのは，障害とは心身の生理的な健康状態がそこなわれることだけではない，ということである。心身機能・身体構造は活動に影響を与えるが，病気があっても治療やケアによって，より望ましい心身機能を維持することは可能である。それによって活動能力や活動範囲も大きく広がる。そして，自分が人生で達成したいことや実現したい生活に向けて生きることが可能になる。一方，生活上の行為や活動に多くの困難があると，活動の場に参加することをあきらめたり，活動に参加できなくなったりして，生活上の選択肢や人生の可能性が狭められてしまう。このような状況は，活動に対する意欲や身体的な活動性を低下させ，心身の機能低下をまねく可能性もある。

このように，生活機能の3つの側面はお互いに影響を与え合い，障害のある当事者が経験する生活機能の障害をかたちづくっていく。

● 環境因子・個人因子の意味 ICF の定義のもう1つ重要な特徴は，障害に影響を与える因子として環境因子と個人因子を示した点である。同じ健康状態の人であっても，たとえば，家の構造や仕事の種類，街のバリアフリーの状況など，その人の生活する環境や，誰と住んでいるか，どんな職場で働いているか，周囲からどれくらい理解やサポートが得られるのかなどによって，心身機能の不自由さや活動のしやすさは，大きくもなるし，小さくもなる。

社会や集団を対象とした公衆衛生活動においても，個人因子は重要である。障害のある本人が子どもなのか成人なのか，もともともっている心身の強みはなにか，どのような人生にしていきたいと思っているのかによっても，生活機能の困難やたすけとなる環境因子は異なる。

障害をもつ人には，1人ひとり特有の強み・困難・ニーズがあり，それを見逃さないようにしなくてはならない。すべての人にとって住みやすい社会を目ざす過程で，現在の制度やサービスによってニーズが満たされていない人たちはいないか，障害をもつ人々の能力や可能性が十分に発揮されるシステムになっているかを，つねに配慮すべきである。目の前の個人にケアを行う看護職だからこそできる公衆衛生活動のだいご味を，ここで感じとることができる。

2 難病の定義

● **医療の進歩と難病の定義**　2011(平成 23)年の「**障害者基本法**」の改正に伴い，難病は法律上「障害」と定義されることとなり，障害者サービスを利用できるようになった。難病とは「医学的」に定義された病気の分類ではない。ある時代のある社会において治療が困難で慢性の経過をたどる病気のことをさしている。「治療が困難で慢性の経過をたどる病気」は医療の進歩によって移りかわる。

たとえば明治時代において，結核は原因不明の疾患であり，有効な治療法はなく，罹患(りかん)した多くの人々が命を落とす「難病」であった。しかし，現代の日本では結核に対する予防や治療の方法は確立されていて治癒可能な病気となっており，予防・治療サービスの体制も整備されている。

● **難病法による定義**　それでは，いまの日本ではどのような疾患が難病とされているのだろうか。

難病の患者に対する良質かつ適切な医療の確保および難病の患者の療養生活の質の維持・向上をはかることを目的に，2014(平成 26)年に制定された「難病の患者に対する医療等に関する法律」(難病法)の第1条では，次のように定義している。

> 「発病の機構が明らかでなく，かつ，治療方法が確立していない希少な疾病であって，当該疾病にかかることにより長期にわたり療養を必要とすることとなるもの」

難病は，ICF の3つの側面である心身の機能に大きな影響を与え，人々の活動や参加に困難を生じさせる生活機能障害である。「障害者基本法」の改正により，以前は医療支援に重点がおかれがちであった難病対策に包括的な障害者支援対策が加わり，難病のある人々が就労支援サービスや，より多くの保健・福祉サービスを利用できるようになったことの意義は大きい。

3 障害者・難病患者の数

日本に暮らす身体障害者(児を含む)は 436 万人(人口千人あたり 34 人)，知的障害者(児を含む)は 109 万 4 千人(同 9 人)，精神障害者は 614 万 8 千人(同 49 人)である(患者調査は医療受診者のため，数字が異なる)[1)]。複数の障害をあわせもつ場合もあるが，単純に合計すると，国民の約 9.5% がいずれかの障害を有していることになる。

難病患者数[2)]は約 102 万 2 千人であり，発達障害のある人については，厚生労働省の調査結果によると 48 万 1 千人(推計値)である[3)]。発達障害者の

1）内閣府：令和 5 年度版障害者白書．2023．(http://www8.cao.go.jp/shougai/whitepaper/r05hakusho/zenbun/index-w.html)(参照 2023-10-17)
2）2021 年度末現在の「特定医療費(指定難病)受給者証所持者数」(厚生労働省「令和 3 年度　衛生行政報告例」)による。
3）厚生労働省社会・援護局障害保健福祉部：平成 28 年生活のしづらさなどに関する調査(全国在宅障害児・者等実態調査)．2018.

うち障害者手帳の交付を受けている人の数は36万8千人(療育手帳26万6千人，精神障害者保健福祉手帳10万8千人)である[1)]。

一方，2011年の世界保健機構(WHO)の報告書によると，世界の人口の約15% が生活機能になんらかの障害があると推計されている[2)]。なお，WHOの調査は「生活するうえでなんらかの障害がありますか？」という質問に「はい」と答えた人を「障害がある人」として数えている。しかしわが国の「障害者白書」では，身体障害者数は障害程度区分1級から6級までの人の数，知的障害については知能指数と日常生活能力水準で一定の基準を満たした人の数，精神障害については患者調査での精神科受診者数を，障害をもつ人の数として報告している。

2 障害者保健・難病保健活動に関する法律

1 障害者保健活動に関する法律

● **障害者権利条約の批准** わが国の障害者に関する現行の法制度は，2006年に国連総会で採択された国際条約である**「障害者の権利に関する条約」**(**障害者権利条約**)を批准するために整備されてきた経緯がある。この条約は「私たちのことを，私たち抜きに決めないで」というスローガンのもと，障害の当事者が作成過程にかかわった条約であり，障害に基づくあらゆる差別の禁止，障害者がほかの人と平等に自立した生活が送れるように地域社会に包含(インクルージョン)することなどが定められている。デンマークの知的障害者担当の福祉行政官だったバンク-ミケルセン N. E. Bank-Mikkelsen が1950年代に提唱した「障害のある人たちに，障害のない人々と同じ生活条件をつくり出す」という障害者福祉の理念が**ノーマライゼーション**(▶plus「ノーマライゼーション」)という名で世界的に広がり，ようやく障害者権利条約

plus ノーマライゼーション

ノーマライゼーション normalization とは，「あたり前(ノーマル normal)」の生活を，誰もが「あたり前」に送れるような生活環境や社会をつくっていくことである。バンク-ミケルセンの考えに共鳴しノーマライゼーションの理念を世界に広めたニィリエ B. Nirje(1924～2006)は，障害のある人々も，1日，1週間，1年間の移りかわりを感じながら，成長に応じた経験を重ね，みずからの尊厳と自己決定権を大切にして，愛し愛される関係性を築き，一般的な経済水準や生活環境で生活できるようにしていくべきだと主張した。このように，ノーマライゼーションとは，「障害」を「ノーマル」にするのではなく，障害のある人々の生活を「あたり前」の水準にするように，生活の条件を整えることを意味している。

---

1) 厚生労働省社会・援護局障害保健福祉部：前掲調査．2018．
2) WHO: World Report on Disability, WHO & the World Bank. 2011.(https://www.who.int/teams/noncommunicable-diseases/sensory-functions-disability-and-rehabilitation/world-report-on-disability)(参照 2023-11-01)

として結実したものである。

わが国は2007(平成19)年に条約に署名したものの，障害者の権利や自己決定・社会参加などが十分に保障されていないなどの国内の法律や制度の未整備，社会意識の遅れがあり，批准できる環境が整わない状況が続いていた。2011(平成23)年の「障害者基本法」の改正，2012(平成24)年の「障害者の日常生活及び社会生活を総合的に支援するための法律」(障害者総合支援法)の制定，2013(平成25)年の「障害を理由とする差別の解消の促進に関する法律」(障害者差別解消法)の制定を経て，ようやく同条約を批准できたのは，2013年12月のことである。

以後，同条約の批准に向けて整備された各法律について概説する。

◆ 障害者基本法

「障害者基本法」は，日本の障害者のための施策の基本理念，国・地方公共団体・国民などの責務，施策の基本事項などを定める法律である。同法では，次の目的が示されている(第1条，一部抜粋)。

> 「全ての国民が，障害の有無にかかわらず，等しく基本的人権を享有するかけがえのない個人として尊重されるものであるとの理念にのつとり，全ての国民が，障害の有無によつて分け隔てられることなく，相互に人格と個性を尊重し合いながら共生する社会を実現する」

このように，「障害者基本法」は，障害のある人々の自己決定権と社会参加を保証し，「障害を理由にした差別が生じない社会」をつくることを宣言している。

とくに重要なのは，同法が「障害」の原因を社会に求めた「**社会モデル**」を理念としていることである。これは1人ひとりが自分の身体的・心理的・社会的機能を十分に発揮することができない環境(社会)を問題とするもので，その考え方は次の定義にあらわれている(第2条，一部抜粋)。

> 「障害者　身体障害，知的障害，精神障害(発達障害を含む。)その他の心身の機能の障害(以下「障害」と総称する。)がある者であつて，障害及び社会的障壁により継続的に日常生活又は社会生活に相当な制限を受ける状態にあるものをいう」
> 「社会的障壁　障害がある者にとつて日常生活又は社会生活を営む上で障壁となるような社会における事物，制度，慣行，観念その他一切のものをいう」

この定義により，これまで日本の法制度のなかで障害とみなされていなかった発達障害や難病❶も法律上「障害」とみとめられ，障害者支援に関する法律や社会的サービスの対象になった。

NOTE

❶難病の「障害者基本法」における位置づけ

難病は，「その他の心身の機能の障害」に含まれる。

◆ 障害者の日常生活及び社会生活を総合的に支援するための法律（障害者総合支援法）

「障害者総合支援法」は，障害者の地域社会における共生の実現に向けた障害福祉サービスなどについて定める法律である。2012（平成 24）年に「**障害者自立支援法**」が改称・改正され，制定された（2013〔平成 25〕年施行）。同法では，当事者の障害の程度ではなく，「どのような支援がどのくらい必要なのか」という視点で区分する「**障害支援区分**」を用いて，福祉サービスの利用などについて判断している。

なお，同法に基づく障害者福祉サービスは，E 節「精神保健」の②-2「地域での生活を支える制度」で説明した（▶268 ページ）。

◆ 障害を理由とする差別の解消の推進に関する法律（障害者差別解消法）

「障害者差別解消法」は，2013（平成 25）年に制定された（2016〔平成 28〕年施行），すべての国民が，障害の有無によって分け隔てられることなく，相互に人格と個性を尊重し合いながら共生する社会の実現に向け，障害を理由とする差別の解消を推進することを目的とする法律である。

行政機関等や事業者における，①障害を理由とする差別の禁止，②障害者が平等に社会生活・日常生活に参加できるよう，過度な負担にならない範囲で社会的障壁を取り除くための便宜をはかる**合理的配慮**の実施義務（事業者は努力義務）などを規定している。

同法は 2021（令和 3）年に改正され，事業者の努力義務が義務へと改められるほか，合理的配慮にあたって障害者と行政機関や事業者が建設的対話を行うこと，合理的配慮を的確に行うための環境の整備を重視することなどが盛り込まれた。2024（令和 6）年 4 月から施行される。

◆ 障害者による情報の取得及び利用並びに意思疎通に係る施策の推進に関する法律（障害者情報アクセシビリティ・コミュニケーション施策推進法）

「障害者情報アクセシビリティ・コミュニケーション施策推進法」は，2022（令和 4）年に公布・施行された。障害があることで日常生活や災害時に必要な情報を得にくい情報格差を解消することが目的で，国や自治体，事業者には，障害のある人が十分に情報を得たり利用したりできるよう，情報のバリアフリーを目ざした取り組みが求められる。基本的な方向性として，次の 4 点があげられた。

(1) 障害の種類や程度に応じた手段を選択できるようにすること。
(2) 地域にかかわらず等しく情報取得などができるようにすること。
(3) 障害者でない者と同一内容の情報を同一時点において取得できるようにすること。
(4) デジタル社会において，すべての障害者が高度情報通信ネットワーク・

情報通信技術を活用することを通じ，必要とする情報を取得・利用し，円滑に意思疎通ができるようにすること。

2 難病保健活動に関する法律

● **難病対策要綱**　難病保健は，障害者保健とは異なる歴史をもっている。その起源は 1950 年代半ばから発生しはじめた日本最大の薬害である**スモン**(SMON)にある。その原因についてさまざまな憶測が飛び交い，スモン患者は感染をおそれた周囲の人々から疎外されるようになった。このような状況に対して，患者会と医療者がともに患者支援のための運動を広め，国による実態把握と原因究明，医療費の補助を促した。これらの運動から 1972(昭和 47)年の「難病対策要綱」が生まれ，今日の難病保健の基礎がつくられた。

● **難病法**　その後，難病の患者の医療や福祉は，法律に基づく制度ではなく，「難病対策要綱」に基づく事業として行われてきたが，制度の安定性や実施する都道府県によるサービスの差などが問題となっていた。そこで，2014(平成 26)年に「難病の患者に対する医療等に関する法律」(難病法)が制定され，難病患者の医療費助成，療養生活環境の整備，難病の発症の機構・診断・治療に関する調査・研究の推進などが全国一律の社会保障制度として行われることになった。

同法に基づき，都道府県が設置する**難病相談支援センター**は，地域で生活する難病患者や家族の療養生活の支援を行う拠点として，保健・医療・福祉の総合的な相談や情報提供，就労支援，患者会などの活動支援を行う。また，各地域の市町村担当部局や保健所，難病診療連携拠点病院・難病診療分野別拠点病院・難病医療協力病院(拠点病院等，▶303 ページ)などと連携し，難病家族や家族が医療を受けやすい環境を整える役割も担う。

そのほか，「難病法」に基づく医療費助成や支援は，次の項目で説明する。

3 障害者保健・難病保健の地域支援システム

1 生活支援・療養支援

「障害者基本法」と「障害者総合支援法」により，難病患者を含む障害者の地域での生活の支援(**療養支援**)は，市区町村が提供する障害福祉サービスとして一本化されている。支援のしくみは，大きく，①訪問して行われるもの，②施設で提供されるもの，③重度の障害者に対する包括的なサービスの 3 つに分けられる(▶269 ページ，表 8-11)。

事例❷ 筋萎縮性側索硬化症のヒデミさんの場合

工藤さんは 2 年目の看護師である。はじめて患者のヒデミさんに会ったのは，看護師になって 1 年目の寒い冬の日だった。当時 56 歳だったヒデミさんはひとり暮らし。「食べ物がのどにつかえてしまう，水でもむせる。お茶を飲むのもいやになった」と話していた。

ヒデミさんの病気は，徐々に全身の筋肉が動かせなくなってしまう，筋萎縮性側索硬化症(ALS)だった。病院の社会福祉士や保健師に相談しながら介護保険の利用を申請したり❶，お風呂場や玄関に手すりをつけたり，訪問リハビリで呼吸の体操をしたりしてきた。半年前からは，介護ヘルパーに掃除と食事づくり，入浴の介助を頼むようになり，杖(つえ)なしでは外出もむずかしくなっていた。

その後，しばらくヒデミさんと病院で会うことはなかった。しかし先日，病院の外来の廊下でヒデミさんと久しぶりに会った。ヒデミさんは，うまくろれつがまわっていなかった。「今日，担当の先生から，そろそろ誰かと一緒に住んだほうが安心じゃないかって言われてね。人工呼吸器のことも家族と相談しておくようにって」。ヒデミさんはささやくような小さな声でそう言った。そして続けて，「夜，自分のつばでむせるんだ。進んでるんだよね，病気。やっぱりこわいね」。

ヒデミさんには2人の子どもがいたが結婚して他県に引っこしていた。

「長男は仕事が忙しくてここ何年も顔を見てない。娘は子どもが小さいから……。保健師さんは，患者会に行っていろんな人の話を聞けばいいって言うけど，いやなんだ。自分もいつかは車椅子に乗るようになるのかって。気がめいるよ」。

工藤さんは，ヒデミさんがこれまでいろいろな工夫をしてひとりで生活してきたことをとても尊敬していた。ヒデミさんが安心して暮らしていくために，私になにができるんだろう？　ヒデミさんを見送ったあと，工藤さんは医療相談室の社会福祉士と相談して，担当医師や保健師，ケアマネジャーなどの関係者，そしてヒデミさんやヒデミさんの家族もよんで検討会を開くことにした。

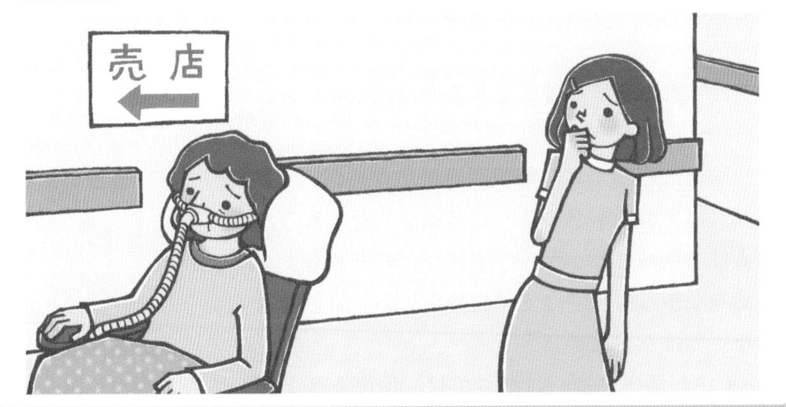

NOTE

❶ALS 患者の介護保険申請
筋萎縮性側索硬化症(ALS)は「介護保険法」が定める特定疾患であるため，65歳未満であっても介護保険のサービスを利用することができる(40歳以上の場合)。

◆ 生活支援・療養支援の実際

● 体制づくり　障害や難病のある人は，さまざまな保健・医療・福祉サービスを利用しながら生活している。事例のヒデミさんも，市町村の福祉事務所が提供する日常生活用具の支給や訪問介護事業者による家事援助，保健所の訪問リハビリテーション事業などの支援を利用してきた。これから人工呼吸器を装着して在宅生活を続けるためには，痰(たん)の吸引や緊急対応を行うことのできる24時間体制を整える必要がある。訪問看護師による定期的な全身状態や症状のアセスメント，看護ケアも利用できたほうがよい。家族やヘルパーなどの介護者，訪問看護師と地域の主治医，専門病院との情報共有を頻繁に行い，緊急時の役割分担や連絡方法などを共有しておく必要もある。

● **全体把握・調整と協働**　このように，多くの支援者がかかわる療養支援では，個別の支援がうまく機能しているのか，効果的な支援ができているのかを全体的にみることが重要である。療養生活の時期や困難の特徴により，誰がより効果的・効率的に全体を把握できるかは異なってくる。

たとえば，同じ難病をもつ人であっても，専門病院で診断を受けたばかりの人にとっては，地域の資源と病院とをつなぐ保健師の果たす役割が大きくなる。地域の診療所に定期的に通院しながら安定した地域生活を送っている人の場合は，診療所の医療・福祉職が中心的な役割を果たす。居宅介護や生活介護(施設でのデイケアなど)を複数利用している人の場合には，ケアマネジャーなどのコーディネーター(調整者)が重要な役割を果たす。大切なことは，個々人のケースについて，かかわる専門職1人ひとりの役割を明確にして，生じた変化や問題に迅速，かつ柔軟に対応していくことである。このような多職種の協働によって，新しい資源やネットワークが開かれ，同じような課題をもつ人を，その地域でうまく支援できるようになる。

◆ 生活支援・療養支援において大切なこと

● **安全と自分らしい生活**　障害・難病のある人々は，ヒデミさんのように服薬を続け，医療機器を利用しながら生活している。疾患・障害の種類やステージによっては，緊急事態を想定して療養生活の支援体制を整えなくてはならない。そのためには，たとえば次のようなことを確認する必要がある。

(1) 本人がSOSを出せるのか。
(2) すぐに必要な医療処置が受けられる場所は確保できるのか。
(3) 治療に対する本人の意思確認はいつ行うのか。
(4) 本人の意思が確認できない場合はどうするのか。
(5) 介護ヘルパーと訪問看護師，担当医師がどのように情報を共有するのか。

これらのことについて，本人は当然のことながら，家族などの考えもよく聞いたうえで，障害・難病がありながらも，安全で「自分らしい」生活を送るにはなにが必要かを，考えなくてはならない。

● **自己決定権と尊厳**　治療法や住む場所の選択については，治療やケアをする医療者や介護職の価値観が問われることもあるだろう。その際には，「障害者基本法」の精神にたち返って，人生の自己決定権と尊厳は障害をもつ本人自身にあることを再確認する必要がある。

2 就学支援

◆ 就学相談と就学支援

● **早期発見と体制づくり**　子どもの障害は，乳幼児期の健康診査や育児相談，保育園・幼稚園での保育士・教員のかかわり，小学校入学前の就学相談のなかで気づかれることが多い。障害をもつ子どもの親は「ほかの子どもと違う」「育てにくい」という思いから，強い育児不安に悩まされやすく，厳しく子どもをしつけようとすることもある。それを防ぐためにも，発達や生活上の困難といった子どもの障害を早期に把握し，子どもや親がその困難をのりこえるための支援を行っていく必要がある。

支援にあたっては，家族や学校の教員，親族を含めた関係者が子どもの発達・生活上の困難とそれをのりこえるための潜在能力や可能性について理解を深めるのをたすけ，子どもの成長・発達段階に応じた支援体制を模索していくことが重要である。

●**特別支援学級**　2006(平成 18)年に改正された「**学校教育法**」には，障害のある幼児・児童・生徒を対象に適切な指導と必要な支援を行う特別支援教育が盛り込また。これによりおもに障害児が通う特別支援学校だけでなく，すべての学校において，発達障害を含めた障害児への教育を充実させていくことが定められた。これに伴い，一般の学校における障害児向けの学級は，これまでの「特殊学級」から「**特別支援学級**」と改名され，従来の障害児に加えて発達障害をもつ子どもたちも，障害ごとのニーズに配慮した教育が受けられるようになった。

●**適切な教育上の配慮**　2005(平成 17)年に施行された「**発達障害者支援法**」では，「大学及び高等専門学校は，発達障害者の障害の状態に応じ，適切な教育上の配慮をするものとする」と規定されている(第 8 条第 2 項)。これにより，大学などの高等教育機関でも，発達障害者を受け入れた場合に適切な教育上の配慮が求められるようになった。しかし，その取り組みは始まったばかりである。

◆ 発達障害者・児への支援

発達障害とは

「発達障害者支援法」では，「自閉症，アスペルガー症候群その他の広汎性発達障害，学習障害，注意欠陥多動性障害その他これに類する脳機能の障害であってその症状が通常低年齢において発現するもの」(第 2 条)と定義されている。脳機能の一部の発達が障害され，認知や言語，運動，社会技能の獲得に困難を生じさせる状態のことである。

発達障害のある人は，あることはほかの人よりできるが別のあることはできないなど，能力が不均等に発達することがある。コミュニケーションが苦手で，決まりごとをまもれなかったり，臨機応変に変更できなかったりすることもあるため，人間関係や社会生活がうまくいかない人もいる。しかし，適切なはたらきかけや支援があれば，みずからの能力を発揮して社会で活躍することができることを忘れてはならない。

多くの場合，幼少期に発現する。そして，安定した人間関係を築くことを学び，将来のための教育を受ける学齢期に顕在化し，社会人として自立する成人期に社会生活上の困難をかかえやすい。各ライフステージで一貫した支援が必要である。しかし，これまで長い間，知的障害を伴わない発達障害は障害者施策の対象ではなかったため，福祉サービスを受けることができなかった。また，発達障害者の地域支援体制づくりを定めた法律もなく，発達障害特有のニーズにそった社会資源の整備やその効果的な運用は，なかなか進まなかった。そのようななか，2005(平成17)年に「発達障害者支援法」が施行された。

発達障害者支援法と支援体制の整備

「発達障害者支援法」では，発達障害の早期発見，学校における発達障害者への支援，発達障害者の就労支援などについて，国や地方公共団体の責務や施策の方向性を定めている。

同法に基づき，都道府県は，発達障害者(児)と家族の地域生活を総合的に支援する拠点として，**発達障害者支援センター**を設置し，支援活動などを行っている(▶表8-14)。地域の拠点として，地域の保健・医療・福祉・教育・労働などの関係機関と連携しながら，発達障害者(児)に生涯にわたる継続的な支援ができるよう，地域の支援体制の充実をはかることも同センターの役割である。

これらの支援が効果的に機能するためには，本人・家族，保健，保育・教育，医療が協力して，支援のしくみを築いていく必要がある。各自治体では早期に発達障害を発見し，親が障害を理解・受容し子育てに関する親の不安や負担を軽減することを目的に，乳幼児健診などの場を活用して発達・心理検査やグループワークなどを行っている。また，学齢期や成人期では，それまでの支援記録やほかの医療・相談機関からの情報を活用して，就学・就労に関する相談を継続的に実施することが求められている。また，本人が実現したい暮らしを可能にする地域社会をつくるために，支援を行う人材やNPOを育成することも支援活動の重要な柱となっている[1)]。

▶表8-14　発達障害者支援センターのおもな活動

相談支援	発達障害児(者)とその家族，関係機関などを対象に，生活上の問題(コミュニケーションや行動面で気になること，保育園や学校，職場で困っていることなど)に対する相談，福祉制度やその利用方法に関する情報提供，保健・医療・福祉・教育・労働などの関係機関への紹介を行う。
発達支援	発達障害児(者)とその家族，周囲の人からの発達支援に関する相談に応じる。知的発達や生活スキルに関する発達検査や，療育・教育・支援の具体的な方法に関する助言などを行う。その際には，児童相談所，知的障害者更生相談所，医療機関などと連携をはかる。
就労支援	就労を希望する発達障害児(者)に，就労に関する相談を行う。また，公共職業安定所，地域障害者職業センター，障害者就業・生活支援センターなどの労働関係機関と連携して情報提供を行う。必要に応じて，センターのスタッフが学校や就労先を訪問し，障害特性や就業適性に関する助言，作業工程や環境の調整などを行うこともある。
普及啓発・研修	発達障害をより多くの人に理解してもらうために講演会やパンフレットの発行を行う。対象は，地域住民に加えて，一般企業や保健・医療・福祉・教育・労働などの関係機関，都道府県や市町村の行政機関を含む。

1）佐藤幸子ほか：発達障害児者支援における「みる」「つなぐ」「動かす」：仙台市における取り組みから学んだこと．保健師ジャーナル 69(12)：962-969，2013.

周囲の理解と協力

事例❸ 避難所で暮らす発達障害のケン君

ケン君は「注意欠如・多動性障害」と診断された小学5年生である。12月の末にケン君の住む地域で大きな地震が発生し，現在は避難所となった中学校の体育館でお父さん・お母さんと一緒に寝起きしている。停電や断水があり，余震も続いているため，避難してから3日たったが帰宅のめどはたっていない。

ケン君は，避難当日の夜から落ち着きがなく，余震があるたびに大声を上げた。しまいにはみんなが寝ている間を走りまわって，ほかの家族の持ち物を倒したり，寝ている人を踏んでしまったりもした。幸い，避難所にはケン君を知る学校の友だちとその家族が多く，最初の2日間はお父さんとお母さんがあやまって歩くことで大きな問題にはいたらなかった。

しかし3日目のお昼，問題が生じた。かんかんにおこった近所の人が，お母さんのところへやってきた。話を聞くと，ケン君がたき出しを待つ人の列に横入りして，注意をされると，準備のできた豚汁の鍋をひっくり返したのだと言う。

「この2日間がまんしていたけど，もうだめだわ。障害があるっていうけど，甘やかされてるだけじゃないのか。この子のせいで夜も眠れないし，昼ごはんだってむだになったんだよ。どうしてくれる？」

お母さんは，自分がケン君から目を離したことをあやまったが，それ以上なにをどう説明すればよいのかわからなかった。「2度とこのようなことがないようにしますので……」と繰り返すしかなかった。お父さんは，「家は半壊していて戻れる状態ではないし，仕事のことを考えると遠くに避難することはむずかしい」と言った。その夜から，ケン君の家族は3人で，車の中で寝とまりすることにした。

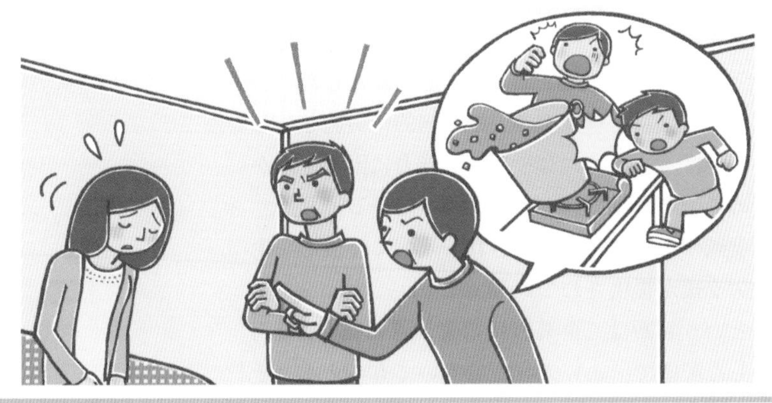

「発達障害者支援法」第4条には，「国民は，個々の発達障害の特性その他発達障害に関する理解を深めるとともに，基本理念にのっとり，発達障害者の自立及び社会参加に協力するように努めなければならない。」と記されている。しかし，周囲の人々にもそれぞれの健康課題や生活上の困難がある場合には，いくら制度や環境が整えられようとも，発達障害への支援に周囲の理解を得ることはむずかしい。

発達障害を背景にした行動(衝動性や自閉など)の背景には，環境の変化があることも多い。災害などの特殊な環境下では，とりわけ問題が深刻化しやすい。また，いつも利用している社会資源からの支援が得られないことも，家族の負担を増大させる原因になる。

ケン君の場合には，どのような対策が可能だろうか？　通っていた教室や保健室を利用して本人が慣れ親しんだ環境を再現する，これまでかかわっていた学校の先生や支援者に来てもらって福祉避難室❶をつくる，などの対策が考えられる。直面している問題，うまくいかなかった経験から新しい対策を考えていくことが，制度をこえて私たちに実践できる，なによりの予防活働である。

NOTE

❶福祉避難室

障害者などの特別な配慮が必要な人を対象とした避難室。一般の避難所の一部に設ける。障害者などの特別な配慮が必要な人向けに設置される避難所もあり，これは福祉避難所とよぶ。

3 就労支援

働くということは，人生に大きな意味を与えうる。しかし，障害や難病があると，働くことは困難になる。心身機能の障害・制限や疲れやすさ，からだの痛み，体温調整のしにくさ，免疫機能障害，貧血などは，仕事をさがしたり，続けたりするうえで大きな障害となる。また，定期的な通院が必要であったり，過労やストレスを避けるために労働時間を制限する必要があったりする場合には，職場の理解が不可欠となる。

● **障害者雇用**　このような就労上の困難をもつ人々の雇用を促進するために，民間企業・国・地方公共団体に一定の割合以上の身体障害者，知的障害者および精神障害者を雇用することを義務づける，**障害者雇用率制度**が設けられている(▶275ページ)。

● **さまざまな就労支援**　一方，公共職業安定所(ハローワーク)や障害者職業センターなどでは，相談者1人ひとりに必要な就労支援を行い，本人の希望・能力に合った仕事について情報を提供している。医療や福祉，教育などの関係分野との連絡調整が必要な場合には，関係者の検討会議を合同で行うこともある。2013(平成25)年からは，おもに発達障害者を対象とした「若者コミュニケーション能力要支援者就職プログラム」が全国的に実施されるようになった。このプログラムでは，コミュニケーション能力に困難をかかえる求職者に対して，よりきめこまやかな相談・支援を行っている。また，ハローワークには，難病患者就職サポーターも配置され，難病に特徴的な生活・健康ニーズをふまえた就労支援が提供されている。

企業にとって，誰を雇うかという判断は，企業の行く末を決める重要な判断でもある。ほんのちょっとした配慮で「よい人材」に働いてもらえる，そういう事例の積み重ねが，企業や社会の障害・難病に対する意識をかえていく。障害者雇用率制度や就労支援サービスは，個別の支援事例を通じて，病気や障害があっても望めば働ける社会の実現をあと押ししている。

4 家族支援

障害や難病は経過が長期にわたるため，生活上の困難をともに経験する家族の支援は不可欠である。介護が必要な場合には，家族が仕事や生活パターンをかえなくてはならないことも多く，家族に身体的・精神的な負担が生じやすい。一家の働き手が障害を負ったり，難病に罹患したりした場合には，経済的な不安も大きい。障害児の親は，自分がなんらかの理由でいなくなったあとの子どもの生活に心をくだくだろう。また，家族に障害や難病があると診断されること，症状の進行を間近に見ることは，家族にとってもつらい経験である。

このような家族の負担を軽減するために，保健所や難病相談支援センターでは患者・家族の交流会を開いたり，家族会への紹介を行ったりしている。これらの会の目的は，専門家をまねいて障害や難病に対する理解を深めたり，情報や経験を共有したりすることで家族の不安を軽減し，対処能力を高めることである。また，医療費の補助や居宅や施設での療養サービスは，家族の経済的な負担や介護負担を軽減するために重要な役割を果たしている。

5 医療支援

障害者・難病患者の医療ニーズにこたえ，当事者の医療費負担を軽減するために，さまざまな公費負担医療制度や医療費助成の制度がある。

◆ 自立支援医療制度・療養介護医療費の支給

● **自立支援医療制度**　自立支援医療制度は，「障害者総合支援法」に基づく，心身の障害を除去・軽減するための医療費の自己負担額を軽減する制度で，更生医療・育成医療・前述の精神通院医療がある。

更生医療は，「身体障害者福祉法」に基づき身体障害者手帳[1]の交付を受けた人(18 歳以上)に対して，その障害を除去・軽減する手術などの治療にかかる医療費の自己負担を軽減する制度である。**育成医療**は 18 歳未満の身体に障害をもつ児童に対して，更生医療と同様の治療にかかる医療費の自己負担を軽減する制度である。ただし，いずれも対象は一部の治療に限られている[2]。

精神通院医療は，精神疾患の患者の継続的な通院医療にかかる医療費が対象である(▶268 ページ)。

● **療養介護医療費**　気管切開を伴う人工呼吸器による呼吸管理を行う筋萎縮性側索硬化症(ALS)の患者など，病院などの医療機関において医療的ケアを必要とする障害者で，かつ常時介護を必要とする人に対して，病院などで行われる機能訓練，療養上の管理，看護，医学的管理の下における介護および日常生活上の世話にかかる費用を支給する制度である。

自己負担はあるが所得に応じて上限月額が設定されており，市町村民税非課税世帯は「低所得」に該当して自己負担上限月額は 0 円，年収がおおむね 670 万円以下の世帯は「一般 1」で 9,300 円，それ以上の年収の世帯は「一般 2」で 37,200 円に設定されている。

◆ 難病医療費助成制度

難病をかかえる人は，頻繁な医療的管理や高額な医療を必要とする可能性がある。「**難病法**」では，以下の基準に合致する疾患を「指定難病」と定め，

NOTE

[1]障害者手帳

障害者が各種の福祉サービスを利用する際に提示が必要な手帳である。申請に基づき都道府県知事が交付する。障害の程度によって区分され，それぞれ受けられる福祉サービスが異なる。身体障害者には身体障害者手帳(1～6 級が交付対象)，知的障害者には療育手帳(重度の A とそれ以外の B に区分)，精神障害者には前述の精神障害者保健福祉手帳(1～3 級に区分)が交付される。これら区分の等級は「障害者総合支援法」における「障害支援区分」とは別ものである。

[2]更生医療・育成医療の対象

①肢体不自由(関節拘縮に対する人工関節置換術など)，②視覚障害(白内障に対する水晶体摘出術など)，③内部障害(心臓機能障害に対する弁置換術／ペースメーカー埋込術，腎臓機能障害に対する腎移植／人工透析など)に限られている。

医療費助成の対象としている。2023（令和5）年12月現在，338疾患が指定難病とされている。

（1）発病の機構があきらかでない。
（2）治療方法が確立していないために長期の療養が必要
（3）希少な疾患（患者数が国内で一定の人数に達しない）
（4）客観的な診断基準があること

医療費助成のしくみ　「難病法」の制度で指定難病の医療費助成を受けるには，都道府県知事が定める指定医の診断，都道府県による支給認定と医療受給者証（特定医療費受給者証）の交付が必要である（支給認定および医療受給者証の有効期間は1年）。そして，医療は都道府県知事が指定する指定医療機関で受ける必要がある。指定医療機関における指定難病にかかる医療を特定医療とよび，この費用は都道府県から支給される（特定医療費の支給）。おもな指定難病の特定医療費受給者証の所持者数を▶表8-15に示す。

特定医療費の支給は，公的医療保険・介護保険が優先され，残りの自己負担分に対して行われるものである。これにより指定難病の患者の医療費が所得に応じて定められた自己負担上限額（月額2,500～30,000円）以内になるようなしくみになっている。ただし，人工呼吸器等装着者は一律1,000円（月額），生活保護受給者は自己負担なしとなる。

▶表8-15　おもな指定難病の特定医療費受給者証の所持者数

指定難病	所持者数	指定難病	所持者数
筋萎縮性側索硬化症	9,968	特発性拡張型心筋症	18,724
進行性核上性麻痺	12,557	特発性血小板減少性紫斑病	16,972
パーキンソン病	140,473	IgA腎症	12,447
重症筋無力症	25,568	多発性囊胞腎	12,164
多発性硬化症／視神経脊髄炎	21,967	後縦靱帯骨化症	32,406
多系統萎縮症	11,255	特発性大腿骨頭壊死症	18,817
脊髄小脳変性症（多系統萎縮症を除く。）	26,630	下垂体前葉機能低下症	19,006
もやもや病	13,431	サルコイドーシス	15,655
顕微鏡的多発血管炎	10,626	特発性間質性肺炎	17,665
全身性エリテマトーデス	64,304	網膜色素変性症	22,223
皮膚筋炎／多発性筋炎	25,259	原発性胆汁性胆管炎	16,996
全身性強皮症	26,851	クローン病	48,320
混合性結合組織病	10,009	潰瘍性大腸炎	138,079
シェーグレン症候群	18,118	一次性ネフローゼ症候群	12,221
ベーチェット病	15,122	好酸球性副鼻腔炎	17,525
合計			1,021,606

特定医療費受給者証所持者数が10,000人以上のもののみを掲載。なお，筋萎縮性側索硬化症は例年10,000人以上のため，掲載している。
（厚生労働省：衛生行政報告例〔令和3年度末現在〕による）

● **小児の医療費助成**　難病患児への医療費助成は,「児童福祉法」による**小児慢性特定疾病医療費の助成**として行われる。もともと小児がんや慢性腎疾患など,生命を長期にわたっておびやかし,症状や治療が長期にわたる慢性疾患の患児を対象とした制度であったが,しだいに難病も含まれるようになった。「難病法」の制定と同時に行われた「児童福祉法」の改正により,同法に基づいた制度として位置づけられ,対象疾患もそれまでの514疾患から788疾患(2023年12月現在)に拡大された(▶209ページ)。

◆ 在宅難病患者の支援

● **緊急時の入院施設の確保**　難病患者の支援でとくに重要なのが,緊急時に専門的な医療を提供できる入院施設の確保である。

2018(平成30)年以降,都道府県が実施する「**難病特別対策推進事業**」として,難病診療連携拠点病院,難病診療分野別拠点病院,難病医療協力病院を整備中である。**難病診療連携拠点病院**は,都道府県における難病診療の連携の拠点となり,ほかの病院からの難病患者の受け入れや,難病医療の関係機関や専門職への教育などを行う。**難病診療分野別拠点病院**は,特定の分野の難病についての拠点となる病院である。**難病医療協力病院**は難病患者の受け入れや拠点病院への紹介などを行う。

一時的に在宅で介護等を受けることが困難になった場合は,在宅難病患者一時入院制度により,難病診療連携拠点病院・難病診療分野別拠点病院・難病医療協力病院(以下,拠点病院等)が配置する**難病診療連携コーディネーター**が一時入院先の確保のために拠点病院等と連絡調整を行うことになっている。

このほか,筋萎縮性側索硬化症(ALS)などの神経難病患者については,「難病特別対策推進事業」の1つとして「神経難病患者在宅医療支援事業」があり,主治医が緊急時に専門医と連携できるしくみや,専門医を含む在宅療養支援チームによる訪問診療を受けることができるしくみが整備されている。

6 障害者の自己決定と社会参加の保障を支える看護

これまで学んできたように,難病の患者を含む障害のある人の生活には,家庭・学校・職場・地域社会などの環境,社会の制度が大きな影響を与える。これらの人々が地域で安心して自分らしい人生を生きるためには,保健・医療・福祉の支援だけではなく,地域の人々の意識を含む周囲の環境へのはたらきかけが不可欠である。障害の有無によって分け隔てられない共生社会をつくり,障害のある人々の自己決定と社会参加が進められるよう,看護職も力を尽くさなければならない。

work 復習と課題

【A 公衆衛生看護とは】

❶ 地域社会のさまざまなサブコミュニティの日常生活にかかわりながら，人々の健康増進を支える諸活動を〔　ア　〕という。

❷ 健康にかかわる量的・質的データに基づき，コミュニティ(地域社会)全体の健康状態と問題解決力を評価することを〔　イ　〕という。

【B 母子保健】

❶ 周産期死亡率は，妊娠満〔　ア　〕以後の死産と，生後1週未満の〔　イ　〕を合わせたものをいう。

❷ 乳児死亡は，生後〔　ウ　〕未満の死亡をいう。このうち，生後〔　エ　〕日未満の死亡を新生児死亡，生後1週未満の死亡を〔イ〕という。

❸ 1965(昭和40)年に，思春期から一貫した女性の健康管理を目ざす「〔　オ　〕」が制定され，妊娠の届出や母子健康手帳の交付が制度化された。

❹ 2000(平成12)年に，21世紀の母子保健の方向性を示す「〔　カ　〕」が策定された。2015年度からはその後継の〔　キ　〕が始まった。

❺ 2016(平成28)年の〔オ〕改正により，妊娠期から子育て期までさまざまなニーズに応じた相談や支援を一元化して行う〔　ク　〕センターが，2019年(令和元)年の改正では出産後1年未満の女性や乳児に心身のケアや育児サポートなどを提供する〔　ケ　〕事業が法定化され，市町村での設置が努力義務化された。

❻ 2022(令和4)年，「子どもの権利条約」に対応する〔　コ　〕が成立し，子どもの権利の保障が明記された。

❼ 2020(令和2)年に閣議決定された〔　サ　〕により，「多くの若い世代の結婚や出産の希望をかなえる『希望出生率1.8』の実現」を目標に，総合的・長期的な少子化対策が行われている。

❽ 1994年の世界人口開発会議で合意された〔　シ　〕は，女性の基本的人権の国際的な共通理念であり，母子保健の活動理念として欠かせない。

❾ 妊娠をした女性は，現住所の市区町村に〔　ス　〕を行うことが定められている。〔サ〕を行うと，妊婦・産婦・乳児・幼児の一貫した健康記録である〔　セ　〕が交付される。

❿ 乳幼児の健康診査としては，〔　ソ　〕と〔　タ　〕が市町村で行われている。〔ソ〕は心身障害の早期発見・栄養状態など，〔タ〕は身体発育・精神発達の状態，視聴覚障害の早期発見などが目的である。

⓫ 妊娠中の母親の親性をはぐくむ取り組みとして，各病院や保健センターで行われている〔　チ　〕がある。単に妊娠・出産・育児に関する知識や技術を学ぶだけでなく，妊婦の〔　ツ　〕を防ぐことも重要な目的である。

【C 成人保健】

❶ 高度経済成長後，国民の主要な健康課題は感染症から〔　ア　〕に移った。〔ア〕は，わが国では〔　イ　〕とよばれ，国際的には〔　ウ　〕とよばれることが多い。

❷ 1970年代，死亡原因として〔ア〕の1つである〔　エ　〕が増加し，対策が喫緊の課題となった。そこで，1978(昭和53)年，国の政策としての本格的な健康づくり対策である第1次国民健康づくり対策が展開され，各市町村に対人保健活動を担う市町村〔　オ　〕が整備された。

❸ 第3次国民健康づくり対策(健康日本21)では，長寿社会を受け，健康でいられる期間をできるだけ長くするため，〔　カ　〕の延伸が目標として打ち出された。このためには，中年期の段階から個人の生活習慣の変容が必要であるとし，

脳血管疾患や虚血性心疾患の重要なリスク状態である〔　キ　〕対策が重視され，〔キ〕に着目した健康診査・保健指導である〔　ク　〕が始まった。

❹ 2022年までを推進期間とする第4次国民健康づくり対策(健康日本21〔第二次〕)では，個人の健康づくりを社会が応援する環境づくりと，〔　ケ　〕の進展，〔　コ　〕の拡大の2つの問題への対応に重点をおいた。

❺「健康増進法」に基づく健康増進事業として，市町村で〔　サ　〕検診が行われている。対象となるのは胃・子宮・肺・乳房・大腸の〔サ〕である。いずれも受診率の低さ(おおむね3〜4割)が問題となっている。

❻ 悪性新生物の部位別の死亡では，男性では〔　シ　〕〔　ス　〕〔　セ　〕の順に多く，女性では〔　ソ　〕〔　タ　〕〔　チ　〕の順に多い。

❼ 全国の20歳以上の男女で，糖尿病が強く疑われる者(糖尿病有病者)と糖尿病の可能性が否定できない者(糖尿病予備群)は，いずれも〔　ツ　〕人程度と推計されている。

❽ 2019(令和元)年の国民健康・栄養調査によると，運動習慣のある者の割合は，男性が〔　テ　〕割以下，女性が〔　ト　〕割以下であり，男性は〔　ナ　〕代，女性は〔　ニ　〕代が最も低い。

❾ 2020(令和2)年の国民健康・栄養調査によると，日本人の1日の平均睡眠時間は〔　ヌ　〕の割合が最も高く，睡眠時間を十分に確保できている者の割合を増やす必要がある。

【D 高齢者保健】

❶ 1990年代後半，世界保健機関(WHO)から発信された〔　ア　〕という概念は，人生を歩むなかでQOLを向上するために健康・参加・安全の確保に向かう機会を最適化するプロセスを意味する。

❷ 日本では，1995(平成7)年に制定された「〔　イ　〕」および同法に基づいて策定された「〔　ウ　〕」に基づき，総合的な高齢社会対策が推進されている。

❸ 2012(平成24)年には，認知症対策の総合的な推進のために「認知症施策推進5か年計画」が開始された。この計画は別名〔　エ　〕とよばれる。2019(令和元年)年からは，認知症の人が住み慣れた地域で暮らしつづけていける社会の実現を目ざし，医療・ケア・介護サービス・介護者への支援，認知症バリアフリーの推進などを盛り込んだ〔　オ　〕が策定された。

❹ 高齢者人口が増大するなか，2025年をめどに〔　カ　〕の構築が国をあげて目ざされている。〔カ〕は，高齢者の日常生活圏域において，医療・介護・予防・住まい・生活支援などが包括的・継続的に支援が行われるシステムをいう。

❺ 65歳以上の人がいる世帯の6割以上を，〔　キ　〕世帯と〔　ク　〕世帯が占める。特に〔キ〕世帯の急激な増加は深刻である。

❻ 人生の最終段階に行うケアを〔　ケ　〕という。苦痛の緩和やQOLの改善だけでなく，最後の瞬間まで最善の生を生きられるように行うケアである。

【E 精神保健】

❶ 1990年代から世界的に広まった精神保健領域の重要な考え方に，〔　ア　〕と〔　イ　〕がある。〔ア〕は，人には元来，困難を乗りこえていくことができる力が備わっているという考え方であり，〔イ〕は，人間性の回復を意味し，自分の人生を取り戻すことをさす。

❷「精神保健及び精神障害者福祉に関する法律」(精神保健福祉法)に基づく〔　ウ　〕は，精神保健の向上および精神障害者の福祉の増進をはかるために都道府県に設置される機関である。

❸「精神保健福祉法」に基づく精神障害者のための手帳として，〔　エ　〕がある。

この手帳を取得すると，税金の負担軽減や交通機関の運賃の割引など，各種のサービスが受けられる。

❹ 障害のある人の生活を支援するための法律として，2013(平成 25)年に施行された「〔 オ 〕」がある。

❺「〔オ〕」による自立支援医療の1つに，〔 カ 〕制度がある。これは，精神疾患のために通院による精神医療を継続的に必要とする人に対して医療費を支給する制度である。

❻「〔 キ 〕」に基づき，国・地方公共団体等や一定の規模以上の企業は，一定の割合の障害者を雇用することが義務づけられており，精神障害者も対象となっている。

❼ 精神疾患により医療機関を受診している人は約〔 ク 〕万人であり，このうち入院患者は約〔 ケ 〕万人である。

❽ 厚生労働省は 2017(平成 29)年から精神障害にも対応した〔 コ 〕の整備を進めており，その取り組みの一つとして看護職・精神保健福祉士・作業療法士・精神科医などの多職種チームが包括的な訪問支援を行い，365 日 24 時間のサポートで重症の患者にも対応可能な〔 サ 〕が導入されている。

【F 歯科保健】

❶ 2011(平成 23)年に，国民の歯科口腔保健の向上を総合的に推進するための法律として，「〔 ア 〕」が制定された。

❷ 2023(令和 5)年 10 月には〔 イ 〕が発表され，2032 年までに 80 歳で 20 歯以上の自分の歯を有する者の割合を〔 ウ 〕%，40 歳以上における歯周病を有する者の割合を〔 エ 〕% にするなどの目標が設定されている。

❸ 乳幼児期に最も頻繁にみられる歯科的問題は，〔 オ 〕である。3 歳児の約 5 人に 1 人が罹患経験をもつ。

❹〔オ〕の予防には，歯みがきの際に〔 カ 〕配合の歯みがき剤を利用することが推奨されている。

❺ 口腔内の細菌を含む唾液が肺に入ると〔 キ 〕を引きおこすことがある。〔キ〕は高齢者のおもな死因となっているため，口腔ケアが重要である。

【G 障害者保健・難病保健】

❶〔 ア 〕は，WHO が 2001 年に採択した国際的な障害に関する分類である。

❷〔ア〕は，障害を〔 イ 〕と定義した。

❸ 難病は，「〔 ウ 〕」において，「発病の機構が明らかでなく，かつ，治療方法が確立していない希少な疾患であり，当該疾患にかかることにより〔 エ 〕を必要とすることとなるもの」と定義されている。

❹ 2011(平成 23)年に「〔 オ 〕」が改正され，障害者は「必要な支援を受けながら，自らの決定に基づき社会のあらゆる活動に参加する主体」と定義された。また，発達障害が障害に含まれたこと，その他の心身の機能の障害のなかに〔 カ 〕が含まれたことが重要な点である。これにより〔カ〕患者は障害者福祉サービスを利用できるようになった。

❺ 2013(平成 25)年，「障害を理由とする差別の解消の推進に関する法律」(障害者差別解消法)が制定され，過度な負担にならない範囲で障害者の社会的障壁を取り除くための便宜をはかる〔 キ 〕の実施が規定された。

❻「難病法」に基づき，厚生労働大臣が指定する〔 ク 〕の患者は，医療費の支給を受けられる。難病患児への医療費助成は，「〔 ケ 〕」に基づく小児慢性特定疾病医療費の支給として行われる。

第 9 章

学校と健康

本章の目標

- □ 学校保健の目的としくみを学ぶ。
- □ 自分たちの心身の健康は，これまでの学校生活におけるさまざまな学校保健のしくみと活動によってまもられ，はぐくまれてきたことを理解する。
- □ 学校という「場」が地域の健康に与える影響を知り，それをふまえた学校の役割を理解する。
- □ 現代の子どもの健康課題を把握する。
- □ 学校保健の具体的な展開を学ぶ。
- □ 障害や病気などにより特別な支援を必要とする子どもたちの支援を学ぶ。

A　学校における健康とは

多くの可能性を秘めて生まれてくる子どもが，人格を形成し，社会の一員として飛躍していくために，学校は大きな役割を果たしている。学校で子どもたちが安心して安全に学校生活を送り，健やかに成長・発達していけるよう，学校には，子どもたちの環境および健康を護(まも)り育(はぐく)むさまざまなしくみと活動がある。

事例❶　友だちとのトラブルをかかえたアヤさん

アヤさんは，小学校4年生の女の子である。4月にクラスがえがあって，これまで仲のよかったグループとは離ればなれになった。でも，新しいクラスですぐに，同じアイドルグループを好きな，5人の仲よしグループができた。授業の間の休み時間も，お昼休みも，放課後も，いつも一緒に楽しくアイドルの話で盛り上がっていた。

しかしある日，アヤさんがアイドルグループのあるメンバーの洋服を「センスがない」と言ったところ，そのメンバーの熱烈なファンであるリナさんが泣きだしてしまった。それから，リナさんとほかのメンバーは，アヤさんを避けるようになった。給食の時間にアヤさんが1人でいることに気づいた担任が声をかけたところ，アヤさんはうつむいてなにも答えなかった。ほかの教員も，アヤさんが昼休みや放課後にグループと離れている様子に気づき，担任に連絡した。

やがて，アヤさんは腹痛を訴えて，保健室に行くようになった。担任やほかの教員から話を聞いていた養護教諭の坂本さんは，アヤさんに，ストレスと腹痛の関係について話し，「なにか心あたりはない？」と問いかけた。すると，アヤさんは，仲よしグループでおこったことを話しはじめた。坂本さんは，アヤさんがグループともとのように仲よくなりたいと思っていることを確認し，担任に間に入ってもらうことを提案した。

アヤさんは，はじめは躊躇(ちゅうちょ)したが，最終的には了承した。担任は，グループの5人の1人ずつから話を聞いた。すると，いまの状態はみんながリナさんを気づかって同調した結果であることが確認できた。リナさんは，アヤさんについて「むかついた，絶対ゆるさない」と話した。担任は，アヤさんとリナさんが互いの気持ちを話す機会をつくって間にたった。最終的に2人のわだかまりはとけ，仲よしグループも復活した。

担任は，その状況について坂本さんに報告した。坂本さんもまた，仲よしグループで連れだって保健室に身長をはかりに来ている様子を報告した。坂本さんと担任は，2人でほっと胸をなでおろした。

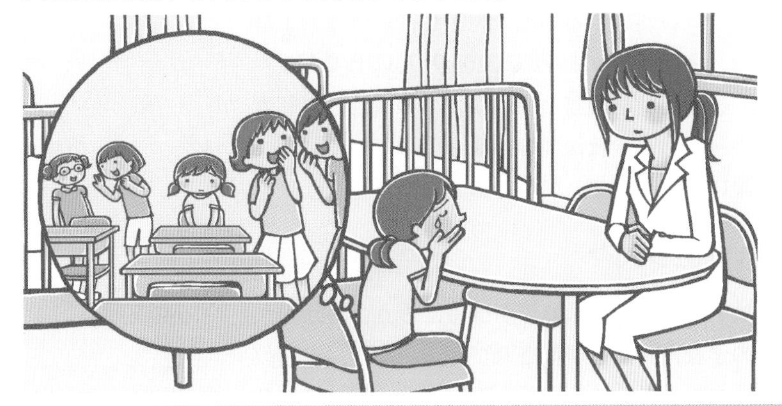

このような友人とのトラブルは，皆さんも経験があるだろう。学校には，その原因が学校の内外であるかにかかわらず，子どもたちの心身の健康がそこなわれる状況があれば，子どもたちがその原因や対処方法を自身で考え，意思決定することを促し，それらを解決に導くしくみや活動がある。また，そのような状況が生じていなくても，問題を防止する方策について，判断し，適切に対処していける能力の育成を目ざしたしくみと活動がある。

1 学校保健とその構造

1 学校保健とは

日本国憲法第26条は，「すべて国民は，法律の定めるところにより，その能力に応じて，ひとしく教育を受ける権利を有する」と規定している。そして，**学校保健**は，その教育の「円滑な実施とその成果の確保」を目的に行われている(「学校保健安全法」第1条)。

教育は，「教育基本法」第1条にあるように「心身ともに健康な国民の育成」を目ざして行われる。つまり，「健康」は学校における教育の達成目標の1つでもある。その目標を果たすために，学校は，学校保健のしくみと活動によって児童生徒や教職員の心身の健康の保持・増進をはかる。そして，児童生徒が生涯にわたってみずからの健康を保持・増進していく健康管理能力の育成を，教育活動を通して行う。学校保健は，学校における教育を支える活動であるとともに，「心身ともに健康な国民の育成」という教育活動そのものである。

2 学校保健の対象

では，**学校**とはなんだろうか。学校は，「学校教育法」第1条に，「幼稚園，小学校，中学校，義務教育学校，高等学校，中等教育学校，特別支援学校，大学及び高等専門学校」と規定されている。

学校保健の対象は，これらの学校に在籍する幼児，児童生徒，学生および教職員である。その総数は2022(令和4)年の時点で2100万人以上であり，全国民の約1/6に及んでいる。また，就学義務というかたちの義務教育制度をもつ日本では，すべての人々(住民)が学校保健の恩恵を受けている。つまり，学校保健は，全住民の健康に大きく関与しているのである。

3 学校保健の場とそれを担う人々

学校保健というと，保健室❶や養護教諭を思い浮かべるだろう。しかし，学校保健の活動は保健室以外の学校内外でも展開されている。また，養護教諭のほか，学校の教職員，学校内外の多くの専門職，関係機関，保護者を含めた関係者の協働により，学校保健活動は組織的に展開されている(▶表9-1)。

NOTE

❶保健室

「学校保健安全法」により，「健康診断」「健康相談」「保健指導」「救急処置(休憩を含む)」「発育測定」「保健情報センター」「保健組織活動のセンター」という7つの機能を果たす場として，学校に設けられている。「学校保健安全法」第7条に基づき，学校には保健室を設置しなければならないとされている。保健室に求められるのは，学校保健活動のセンター的役割である。

4 学校保健の構造

学校保健は，「文部科学省設置法」(第4条第12項)で「学校における保健教育及び保健管理」と定義されている。学校保健活動は，その**保健教育**と**保健管理**の2領域に，それを円滑に運営するための**保健組織活動**が加わった3領域で構成される(▶312ページ，図9-1)。それぞれの活動方法は「学校保健安全法」「学校保健安全法施行令」「学校保健安全法施行規則」を中心とした法令によって規定され，展開されている。

◆ 保健教育

保健教育には，保健などの授業で行われる**保健学習**と，ホームルーム活動などを通じて行われる**保健指導**がある(▶312ページ，図9-1)。

たとえば，ホームルームで担任が健康管理の話をしたり，あるいはインフルエンザや食中毒の予防などについて書かれた保健だよりが配られたりしただろう。体調がわるくて保健室に行ったときには，養護教諭が体調と生活との関連について話したり，気づきを促すような問いかけをされたりしただろう。これらは保健教育における保健指導として行われていたものである。保健指導は，児童生徒の生活や体験に根ざして行うことにより，保健学習の理解が深まるようはかられている。この双方を通して，生涯にわたる健康の自己管理能力が育成されている。

◆ 保健管理

保健管理には，**対人管理**と**対物管理**がある(▶312ページ，図9-1)。

● **対人管理**　対人管理は，次の2つからなっている。

表 9-1　学校保健を担う教職員および専門職

職種	おもな職務
学校長	学校の最高責任者として学校保健活動を推進し，必要に応じ，学校三師や児童生徒の主治医などに意見を求め，実施の最終決定を行う（学校感染症発生時の出席停止措置など）。
保健主事	校長の監督のもと，学校における保健に関する事項の管理にあたる。学校保健計画の策定，学校保健委員会の運営にあたる。教諭または養護教諭が担当する。
養護教諭	児童生徒の養護をつかさどる。小・中学校と特別支援学校の小・中学部には必置。
特別支援教育コーディネーター	特別支援教育の推進のため，校長が教諭（養護教諭を含む）を指名する。関係機関や学校との連絡調整，保護者の相談窓口，個々の事例への対応を検討する会議や研修会の企画・運営を行う。
学校医	学校保健計画・学校安全計画の立案に参与，学校環境衛生などの指導・助言，感染症の予防への指導・助言，健康相談，保健指導，健康診断，疾病の予防措置，救急処置などを行う。すべての学校に必置。
学校歯科医	学校保健計画・学校安全計画の立案に参与，健康相談・保健指導・健康診断・疾病の予防措置などを行う。大学以外の学校に必置。
学校薬剤師	学校保健計画・学校安全計画の立案に参与，学校環境衛生の指導・助言，健康相談・保健指導，保健管理の専門指導，環境衛生検査，医薬品などの管理の指導・助言を行う。大学以外の学校に必置。
学校看護師	医療的ケアが必要な子どもたちが通う学校（おもに特別支援学校）に配置され，医療的ケアを行う。
学校給食栄養管理者	義務教育の学校および共同調理場で学校給食の栄養に関する専門的事項（献立作成や衛生管理）などをつかさどる。
栄養教諭	食に関する指導（食育）と給食管理をつかさどる。学校給食を活用した食に関する実践的な指導を行う。
スクールカウンセラー	臨床心理士，精神科医などが，児童生徒へのカウンセリングのほか，保護者・教職員に助言・援助を行う。予防活動や早期発見にもかかわる。中学校を拠点に小学校・高等学校への派遣など配置方法は多様。
心の教育相談員	第三者的な存在として，生徒の相談に耳を傾け，気軽な話相手となる。公立中学校に配置。
スクールソーシャルワーカー	複雑な問題をかかえる児童，生徒について，関係機関と連携・調整をはかり，さまざまなはたらきかけを行い，問題の解決をはかる。また，教員に対してコンサルテーションも行う。教育委員会や学校など，配置方法は多様。

学校医・学校歯科医・学校薬剤師を学校三師という。
学校三師・学校看護師・スクールカウンセラー・心の教育相談員・スクールソーシャルワーカーは非常勤であることが多い。

1 **心身の管理**　健康観察や健康相談，救急処置（応急処置）など。

2 **生活の管理**　健康に適した時間割編成，休み時間に遊びや運動が行われているかの点検・評価，学習塾や習いごとなどを含めた生活状況の調査など。

● **対物管理**　対物管理は，心身の健康に適した学校環境づくりであり，**学校環境の衛生的管理**と，緑化や動物の飼育などの**学校環境の情操面への配慮**に分けられる。たとえば，学校には花壇があったりウサギやカメなどの動物が飼育されていて，クラスの係が世話をしたりする。これらは，保健管理における対物管理として行われている。

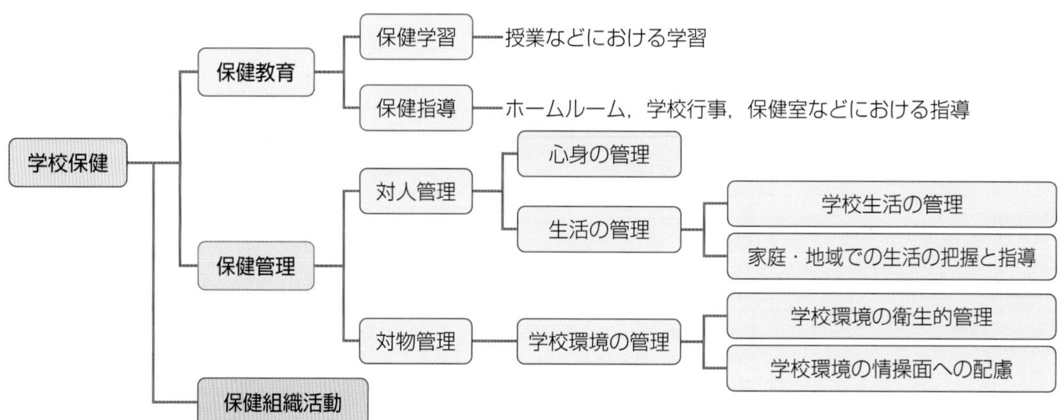

図 9-1　学校保健の体系

これら対人管理と対物管理を通して，児童生徒・教職員の健康の保持・増進がはかられ，また快適な学習環境が保たれている。

健康観察

学校における**健康観察**には，担任が朝の会で行うもの，養護教諭が保健室などで行うもの，全教職員が授業中や休み時間などの学校生活全体を通して行うものがある。たとえば朝の会で担任が把握した健康観察の情報は，養護教諭に集約され，校長などに報告されている。その報告をもとに校内巡視が行われ，健康問題(感染症・食中毒の発生，いじめ・不登校傾向，虐待など)の早期把握・確認，早期対応がはかられる。

感染症で欠席する児童生徒等の発生状況をリアルタイムに共有できるインターネットによるシステム，学校等欠席者・感染症情報システム❶の本格的な運営が，2013(平成 25)年から始まっている。このシステムにより，自校だけでなく，全国の状況について，関係する学校医や保健所，教育委員会などと情報を共有することが可能になり，感染症の流行の早期探知や早期対応，関係機関との連携強化に貢献している。

NOTE

❶**学校等欠席者・感染症情報システム**
自校の欠席者数，欠席の理由，学級閉鎖数，感染症の発生数を入力することで，自校の推移のほか，学校区，市町村，都道府県別の動向を情報収集できるしくみである。全国の小学校・中学校の約 5 割で利用されている(2022〔令和 4〕年度)。

健康相談

学校における**健康相談**とは，心身の健康に関する問題について，児童生徒や保護者に対し，関係者が連携して問題の解決をはかり，学校生活によりよく適応していけるよう支援することをさす。その対象は，健康観察や健康診断などを通して把握される。状況によっては，関係する教職員や専門職で支援組織を編成したり，医療・関係機関と連携するなどの対応が行われている。

救急処置(応急処置)

2021(令和 3)年度における学校管理下での児童生徒の災害(負傷・疾病)発生件数は，小学校が約 29 万件，中学校が約 25 万件で，その 9 割以上が負傷である[1)]。

学校での適切かつ迅速な救急処置(応急処置)は，児童生徒の生命をまもる

1）日本スポーツ振興センター：学校の管理下の災害(令和 4 年版)．日本スポーツ振興センター，2022.

だけが目的ではない。早期の処置が症状の重症化や障害の発生を防ぐ。それが避けられない場合であっても最小限に抑えることにつながる。そのため，救急処置(応急処置)は，全教職員が行うことが前提となる。自動体外式除細動器(AED)の使用方法を含めた研修会などが全教職員を対象に実施され，その習熟と体制の整備がはかられている。

学校環境の衛生的管理(学校環境衛生)

学校における**学校環境衛生活動**には，教職員が行う巡回点検などの衛生状態の日常点検のほか，環境衛生検査として，学校薬剤師やその指導・助言を受けて教職員が行う定期検査や臨時検査がある。これには，清掃や飲料水として使う水道の水質検査などが含まれている。学校の設置者❶は，それらの結果を文部科学省が定めた「学校環境衛生基準」に照らして評価し，適切な環境を維持し，必要があれば改善を行っている。

NOTE

❶学校の設置者

公立小・中学校では，市町村教育委員会である。

◆ 保健組織活動

保健組織活動には，教職員・児童生徒・PTA の各保健委員会活動，学校保健委員会活動，地域学校保健委員会活動などがある。**学校保健委員会**は，学校における心身の健康問題を研究・協議し，健康づくりを推進する組織である。その構成メンバーは，児童生徒，教職員，保護者，地域の関係者，地域住民などである。**地域学校保健委員会**は，一定地域内(中学校区など)の各校の学校保健委員会が連携し，地域の子どもたちの健康問題の解決や健康づくりの推進を行う組織であり，情報交換・連携・交流を行っている。

5 学校保健計画

これまで述べてきた，保健教育，保健管理，保健組織活動の 3 領域にわたる学校保健活動を，年間を通して実践するために**学校保健計画**が作成されている。学校保健計画は，学校保健に関する法令および学習指導要領❷をふまえ，学校の状況(学校保健活動から得られた児童生徒・教職員の健康課題など)や前年度の計画の評価をもとに，保健主事(▶311 ページ，表 9-1)が中心となって作成している。学校保健計画は，活動を円滑に進めるために保護者や関係機関にも意見を求めて作成され，完成した計画の周知もはかられている。

NOTE

❷学習指導要領

全国のどの地域で教育を受けても，一定の水準の教育を受けられるように，各学校でカリキュラムを編成する際の基準を文部科学省が定めたもので，最低基準を示すものとなっている。

6 学校安全

学校における健康に関する活動は，学校保健活動だけではない。地域のボランティアが朝の登下校時に交差点に立って横断歩道の渡り方を指導したり，警察署による自転車の乗り方講習会や不審者情報のメール配信が行われたり，地域に「子ども 110 番の家」などがあったりするなど，安全に関するさまざまな取り組みが行われている。

● **学校安全活動**　近年，災害や児童生徒が巻き込まれる事件・事故が増加している。そこで，2008(平成 20)年，「学校保健法」に学校安全活動❸の内容が加わり，「**学校保健安全法**」と改称された(翌年に施行)。「学校保健安全法」の目的は，学校保健活動と学校安全活動を両輪として展開することに

NOTE

❸学校安全活動

学校安全は，安全教育と安全管理からなり，それを円滑に運営するための安全組織活動を加えた 3 領域で，学校安全活動が展開されている。

よって，児童生徒の心身の健康がおびやかされることなく，安心して安全に学校生活を送り，健康の保持・増進をはかることである。災害などの発生時に適切な対処が行えるよう，学校に危機等発生時対処要領(危機管理マニュアル)❶の作成や，その教職員への周知，訓練の実施，研修，学校安全計画❷の作成も義務づけている。

● **健康危機に対応する「場」**　2011(平成23)年の東日本大震災の経験から，学校には，地域住民がさらされる健康危機に対応する「場」としての機能があらためて求められている。公立小・中学校の9割以上が避難所に指定され，災害拠点となっていることから，学校施設の防災機能の強化や，学校と地域の防災担当職員が合同で避難所開設訓練などを行う連携も進められている。

NOTE

❶危機等発生時対処要領(危機管理マニュアル)
災害などによりおこったストレス反応や外傷後(心的外傷後)ストレス障害(PTSD)の対応を含めて作成する。

❷学校安全計画
生活安全(防犯を含む)，交通安全，災害安全(防災)に対応した安全に関する対策の総合的な年間の計画である。

7　学校を「場」とした健康への新たな取り組み

● **ヘルスプロモーティングスクール**　地域の健康課題を解決するために，学校が「場」として機能するのは災害時だけでない。学校は，地域に健康を広げる「場」でもある。この考え方に基づき，たとえば健康課題について学校・家庭・地域社会が連携し，成果をあげている学校を表彰する全国健康づくり推進学校表彰事業などが実施されている。このような健康づくりを保健政策として実施するのが，1995年にWHOが提唱し，現在，世界各国で取り入れられている**ヘルスプロモーティングスクール** health promoting school(**HPS**)である。

HPSは，学校を中核として家庭や地域に健康づくりを波及させる包括的な取り組みである。わが国は，独自の学校保健制度をもつためこの政策を取り入れていないが，試験的な実践が一部で始まっている。日本版HPSモデルの構築を通して，その推進が期待されている。

● **FRESH**　学校を舞台にした健康のための活動は，途上国における国際支援でも行われている。WHO・ユネスコ・ユニセフ，世界銀行は，2000年にFRESH(focusing resources on effective school health)を提唱した。FRESHは，関係機関が資源(人材・資金など)を集約し，共同して効率的に学校保健を行うための包括的な枠組みのことである。

途上国でヘルスプロモーティングスクールを展開するにあたっては，まず子どもたちが健康であること，学ぶことができることが不可欠である。FRESHでは，学校で直接，健康・栄養のサービスを提供し，子どもが健康で学校に通える環境を整備し，そのうえで，地域の総合的な健康づくりを展開していく。FRESHに基づき，妊娠した生徒が学校にとどまり出産後も復学できる制度を整えること，就学の機会をまもること，児童やPTA・地域社会の保健衛生に関する意識を高めることなどの活動が行われている。

● **学校給食と食育**　わが国の学校給食は，1889(明治22)年，貧困家庭の児童に無料で昼食を支給することから始まった。その後，戦後の食糧難の時期に，全児童を対象とした学校給食が実施され，これにより，多くの子どもたちの健康がまもられた。現在は，2005(平成17)年に制度化された**栄養教諭**(▶311ページ，表9-1)を中心に，学校給食を活用した食に関する指導(**食育**)

が推進され，健康の自己管理能力の育成が行われている。

日本の学校給食は「学校給食法」の実施基準や衛生管理基準を満たして提供されており，栄養バランスがとれ，かつ衛生管理の徹底した食事として，世界的に高い評価を受けている。

● **学校保健と公衆衛生**　学校は，健康に関する活動や公衆衛生施策を展開する「場」でもある。2016(平成 28 年)の改正「がん対策基本法」に，学校におけるがん教育の推進を地方公共団体が支援することが明記され，2021(令和 3)年度実施の中学校の学習指導要領では，保健体育の指導にがんが盛り込まれることになった。また，2022(令和 4)年度からは，高等学校の学習指導要領の改訂により同じく保健体育の学習項目に「精神疾患の予防と回復」が盛り込まれ，精神疾患の基礎知識と，運動・食事・休養・睡眠の調和のとれた生活を実践することや心身の不調に気づくことの重要性が教育されている。

加えて，2018(平成 30)年に策定された第五次薬物乱用防止五か年戦略では，学校保健計画に**薬物乱用防止教室**が位置づけられ，すべての中学校・高等学校における年 1 回の開催，警察などの関係機関との連携，学校教育全体を通じた取り組みなどが示されている。

これらは，学校が健康な国民を育成し，健康に関する国民の価値を育成する「場」であることを，あらためて示すものである。

2　学校保健と看護職(養護教諭)

1　養護教諭の歴史

● **学校看護師**　わが国の**養護教諭**は 1905(明治 38)年，当時，猛威をふるっていたトラコーマ❶の洗眼点眼治療のために，岐阜県の小学校に学校看護婦(当時)がおかれたのが始まりである。同時期，欧米でも伝染性皮膚病の治療のために学校を数校担当して巡回するスクールナースがおかれていた。学校における看護職はこの時期に，公衆衛生業務を担う専門職として世界各地で誕生したのである。

● **養護教諭の誕生**　その後，大阪市は，1922(大正 12)年に学校看護婦を学校職員として位置づけ，市内のすべての小学校に 1 名ずつ配置して，疾病のある子どもたちの世話や救急処置をさせた。この施策が成功をおさめたのを受け，大阪市をモデルに学校看護婦の配置が全国に普及した。そして，1929(昭和 4)年の文部省訓令で，学校看護婦の教育職員としての立場がはじめて示され，世界的にもめずらしい養護教諭制度が確立することになった。そのため，養護教諭の英語表記は，yogo teacher であり，他国の school nurse と区別されている。

現在，養護教諭は，「教育職員免許法」第 2 条で教育職員に位置づけられ，教育職としての立場がまもられている。

NOTE

❶トラコーマ
クラミジア-トラコマチスを病原体とする感染症。

2 養護教諭の職務

● **養護の意味と設置義務**　教育職である養護教諭の職務は，「養護をつかさどる」ことである(「学校教育法」第37条)。ここでいう**養護**とは知育・徳育・体育の体育にあたり，知識によって身体の価値を自覚させ，身体を擁護し鍛練することによって身体の健康と充実をはかる教育の方法をさす。養護教諭は，このような教育的意味をもつ養護を任務とし，小学校，中学校，特別支援学校の小学部・中学部におくことが義務づけられている(高等学校には設置義務はない)。

● **養護教諭の役割**　養護教諭に期待される役割は，時代の要請とともに変化してきた。1997(平成9)年の保健体育審議会答申では，いじめなどの深刻化する心の健康問題に対応するために，養護教諭の行う**健康相談**の重要性が示された。そのため，養護教諭の職務は，現在，保健管理，保健教育，保健組織活動の学校保健の3領域に，保健管理から独立した健康相談，保健室経営❶が加わった5項目となっている。また，複雑化する児童生徒の健康課題に対応するために関係機関との連携が重要になってきていることから，2008(平成20)年の中央教育審議会答申では，新たにコーディネーター役割への期待が示されている。

3 養護教諭の育成制度

現在，養護教諭の養成制度は，看護師免許の保有を前提とする制度と，その保有を前提とせずに養成する制度の2つに大きく分かれている。養護教諭の免許には，一種免許❷，二種免許❸，専修免許❹の3種類がある。そのため，取得する免許別に，養成制度の教育内容の違いを加味した免許の取得要件が規定され，それをもとに養成が行われている。

NOTE

❶保健室経営
学校教育目標および学校保健目標(重点目標)などを受け，その具現化をはかるために，達成目標をたてて計画的・組織的に保健室を運営することをさす。

❷一種免許
①看護師の免許をもち，養護教諭養成機関(特別別科)に1年以上在籍して所定の単位を取得して卒業，②保健師の免許を受け，課程認定された養護教諭養成機関に半年以上在籍して所定の単位を取得して卒業，③課程認定を受けた4年制大学で所定の単位を修得して卒業が取得要件。

❸二種免許
①保健師の免許をもち，「教育職員免許法施行規則」で規定された8単位を修得，②指定の短期大学または養護教諭養成機関で所定の単位を修得して卒業，が取得要件。

❹専修免許
課程認定を受けた大学院の修了が取得要件。

3 現代の子どもの健康課題

近年，少子高齢化・情報化・国際化などに伴い，子どもたちのおかれている社会環境や生活様式は急激に変化している。子どもたちの心身の健康課題も，多くの要因がからみ合い，複雑・高度化している。いじめや不登校などの心の健康問題，自殺，性に関する問題，喫煙・飲酒・薬物乱用，生活習慣病の徴候，犯罪や事件への遭遇による心身の健康問題など，情報化がその発生と広がりにさらに拍車をかけている。ここでは，それらを概観していく。

1 児童生徒の死亡の状況

● **自殺と不慮の事故**　児童生徒の年齢に該当する5〜19歳は，最も死亡率の低い年代である。しかし，「2022(令和4)年人口動態統計」によると，自殺が10〜19歳の死因の第1位，不慮の事故❺が15〜19歳の第2位，5〜14歳の第3位となっている。防ぐことの可能な自殺と不慮の事故が，5〜9歳の死因の約1/10，10〜14歳の約1/3，15〜19歳の約2/3を占めている。

NOTE

❺不慮の事故
5〜19歳の不慮の事故による死亡で最も多いのは，交通事故であり，約半数を占める。そのため交通安全は学校安全計画の柱の1つになっている。

● **自殺予防** 2006(平成18)年に施行された「自殺対策基本法」により，関係機関と連携した自殺対策が実施されるようになったが，依然として，10代の自殺死亡率は増加しており，自他の生命を尊重する心を育てることを重視した新学習指導要領による教育が実施されている。保健所と教育委員会が協働して自殺予防テキストを作成したり，中学生にゲートキーパー(▶277ページ)養成講座を行ったりするなど，自分だけでなく，友人の危機にも適切に対処できる自殺予防教育が行われるようになってきている。

2 児童生徒の発育の状況

定期健康診断の結果の一部は，毎年，**学校保健統計**としてまとめられ，わが国の全国の児童生徒の身体発育と健康の状況の推移を知る基本データとなっている。この統計は，学校における健康課題のアセスメントおよび学校保健計画の作成などに活用され，学校保健の推進に貢献している。

近年，児童生徒の身長は横ばい，体重は減少傾向になっている。その影響で**肥満傾向児**❶の割合が減少し，**瘦身**(そうしん)**傾向児**❷の割合が増加している。しかし肥満傾向児の割合は都市部以外で高い傾向があり，また男子では小学校高学年から増えはじめ，高校生男子では1割をこえている。学童期後半からの肥満傾向は成人期の肥満につながることから，運動習慣や食育を含めた総合的な対策が必要である。

NOTE

❶**肥満傾向児**
性別・年齢別・身長別標準体重から算出した肥満度が20% 以上の者をいう。

❷**瘦身傾向児**
上記の肥満度が−20% 以下の者をいう。

3 児童生徒の身体の健康の状況

2021(令和3)年度版の学校保健統計によると，おもな疾病異常の被患率は，幼稚園児・小学生では**齲歯**(うし)(むし歯のこと，処置完了者を含む)が最も高い。中学生・高校生では**裸眼視力1.0未満**が最も高い(▶表9-2)。

● **齲歯の状況** 齲歯は，学校や地域での歯の衛生指導が効果をあげて減少が著しい。12歳児の永久歯の1人平均齲歯数は0.7本で，10年前に比べ半減している。一方，歯肉に所見のある者は増加傾向にある。齲歯だけでなく，健康な口腔機能の維持に関する対策も推進していく必要がある。

● **裸眼視力1.0未満の状況** 裸眼視力1.0未満の子どもは増加傾向である。眼鏡などにより視力矯正が必要な0.3未満の者は小学校8.7%，中学校26.5%，高等学校33.9% で高水準のままである。テレビやゲームの使用方法などを含め，家庭を含めた保健教育を充実させる必要がある。

● **アレルギー疾患の状況** 児童生徒のアレルギー疾患の有病率は，2013(平成25)年に日本学校保健会が行った調査[1)]では，喘息(ぜんそく)5.8%，食物アレルギー4.5%，アナフィラキシー0.5%，エピペン®保持者(▶323ページ)は0.4% と，これまで考えられていた以上に高いことが明らかになっている。喘息は，小学校から高校にかけて減少する傾向があるが，住宅構造や生活様式の変化によるダニの増加，PM2.5などの大気汚染の影響などにより，被患率は年々増加している。適切な疾患管理による学校生活管理が重要である。

1）日本学校保健会：平成25年度 学校生活における健康管理に関する調査事業報告書．日本学校保健会，2013.

◎表9-2　健康診断によるおもな疾病・異常などの被患率の推移

		齲歯（虫歯）	アトピー性皮膚炎	喘息	裸眼視力1.0未満	心電図異常	タンパク質検出	脊柱·胸郭·四肢の状態	耳疾患	鼻・副鼻腔疾患
幼稚園	1987	80.9	—	0.7	23.1	—	0.6	—	1.4	*
	1997	71.2	—	0.9	23.1	—	0.5	—	1.9	2.7
	2007	53.7	3.2	2.2	26.2	—	0.7	—	2.6	3.7
	2021	26.5	1.8	1.5	24.8	—	0.7	0.2	2.0	3.0
小学校	1987	91.1	—	1.0	19.5	—	0.8	—	2.9	*
	1997	84.7	—	1.7	26.3	2.2	0.8	—	3.8	10.0
	2007	65.5	3.6	3.9	28.1	2.5	0.7	—	5.1	12.0
	2021	39.0	3.2	3.3	36.9	2.5	0.9	0.8	6.8	11.9
中学校	1987	92.3	—	0.8	38.4	—	2.0	—	1.5	*
	1997	83.7	—	1.4	49.7	3.2	2.0	—	2.0	8.9
	2007	58.1	2.8	3.1	51.2	3.2	2.4	—	3.3	11.1
	2021	30.4	3.0	2.3	60.7	3.1	2.8	1.7	4.9	10.1
高等学校	1987	94.3	—	0.4	53.4	—	1.7	—	0.7	*
	1997	89.4	—	0.9	63.2	2.7	1.8	—	1.0	6.5
	2007	68.5	2.3	1.8	55.4	3.2	2.5	—	1.7	8.4
	2021	39.8	2.6	1.7	70.8	3.2	2.8	1.2	2.5	8.8

注：「*」は集計方法が異なるため，算出不能。「—」は実施なし。
（「学校保健統計」による）

4 児童生徒の心の健康の状況

● 攻撃性や非社会性の発現　児童生徒は，成長・発達の途上にあり，その過程でおこるさまざまな葛藤（かっとう）などにより，攻撃性や非社会性をあらわす場合がある。攻撃性が外に向いた場合には反社会的行動・家庭内暴力・いじめなど，内に向いた場合には自傷行為などを発現することがある。非社会性は，不登校や引きこもりのかたちで発現することがある。

● 保健室利用者の状況　2016（平成28）年の調査[1)]では，養護教諭が記録を必要とする対応を行った保健室利用者のうち，背景に心に関する問題が存在する者は4割以上を占めており，身体に関するものを上まわっていた。これは，養護教諭の対応において心の健康問題が大きな部分を占めていることを示す。

心の健康問題は，中学生以降からより多様になってくる（◎図9-2）。しかし，専門的な診断・治療の必要性について本人や保護者の理解が得られにくく，診断されないまま放置され，症状が固定化する場合も多い。対応にあたり，学校内外の専門家や関係機関からの助言（スーパーバイズ supervise）や支援を受け，組織的に対応することが重要である。

1）日本学校保健会：保健室利用状況に関する調査報告書（平成28年度調査結果）．日本学校保健会，2018.

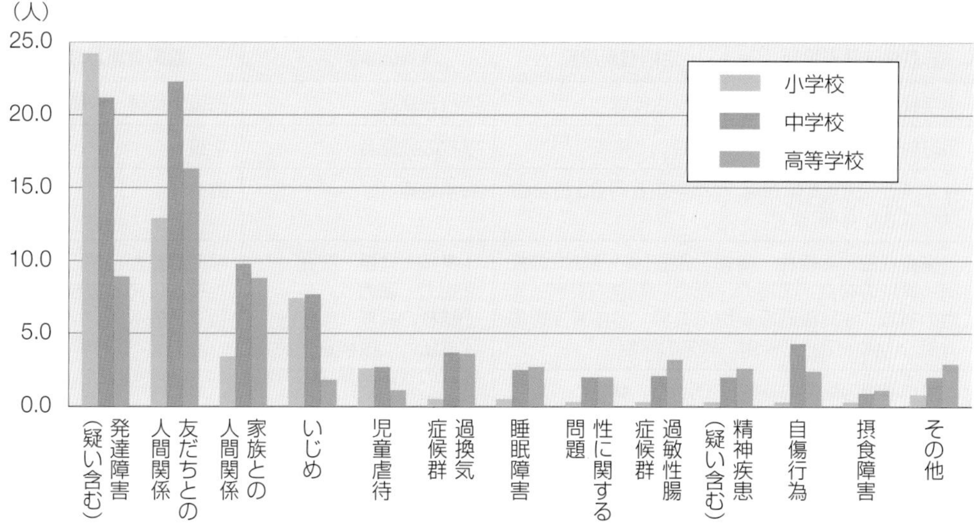

図 9-2 養護教諭が過去 1 年間に把握した心の健康に関するおもな事項(千人あたり該当者数)
(日本学校保健会「保健室利用状況に関する調査報告書〔平成 28 年度調査結果〕」による)

B 学校保健の展開

これまで述べてきた学校保健活動は，学校の実情を考慮して作成された学校保健計画にそって展開されている。しかし，その質を保証するためには，活動の目的や目標，それを達成する方法が示された法令やガイドラインなどを理解し，活動を展開していく必要がある。この項では，学校保健のいくつかの活動を取り上げ，その実際について学ぶ。

1 健康診断

「学校教育法」は，学校において，幼児・児童生徒・学生および職員の健康増進をはかるため，**健康診断**を行わなければならないことを規定している(表 9-3)。

1 定期健康診断および臨時健康診断

学校における健康診断は，疾病や異常のスクリーニングのためだけに行われるのではない。結果に基づいて，疾病の予防措置，治療の指示，運動および作業を軽減するなどの対応が実施されている。そして，健康診断の事前指導，または健康診断後の結果の個人通知や保健だより配布の機会を利用して，自身の健康について関心をおこさせ，自身の健康状態を題材にした教育的なはたらきかけを行っている。さらに，学校全体の健康課題を明らかにし，それを学校保健計画に反映するなど，保健活動全体にも役だてられている。

なお，臨時健康診断は感染症や食中毒が発生したとき，風水害などにより感染症のおそれのあるときなど，必要に応じて行われるものである。

表 9-3　学校健康診断の概要

<table>
<tr><th></th><th>就学時健康診断</th><th>定期健康診断*1</th><th>職員健康診断*2</th><th>臨時健康診断</th></tr>
<tr><td>対象者</td><td>小学校入学予定者</td><td>児童生徒等</td><td>学校教職員</td><td>児童生徒等・教職員</td></tr>
<tr><td>実施者</td><td>市町村教育委員会</td><td>学校</td><td>学校の設置者</td><td>学校</td></tr>
<tr><td>期日</td><td>就学４か月前(支障がなければ３か月前)まで</td><td>毎学年６月30日まで</td><td>毎年定期</td><td>臨時</td></tr>
<tr><td rowspan="2">検査項目</td><td colspan="2">①栄養状態　②脊柱・胸郭・四肢(骨・関節)の疾病・異常の有無　③視力・聴力　④眼の疾病・異常の有無　⑤耳鼻咽喉疾患の有無　⑥皮膚疾患の有無　⑦歯・口腔の疾病・異常の有無</td><td rowspan="2">①身長・体重・腹囲
②視力・聴力
③結核の有無
④血圧　⑤尿検査
⑥胃の疾病・異常の有無
⑦貧血
⑧肝機能検査
⑨血中脂質　⑩血糖
⑪心電図
⑫その他の疾患・異常の有無</td><td rowspan="2">臨時健診が必要となった事由に応じた検査項目で実施</td></tr>
<tr><td>⑧音声言語の異常の有無
⑨その他の疾病・異常の有無(知能検査を含む)</td><td>⑧身長・体重
⑨結核の有無
⑩心臓の疾病・異常の有無
⑪尿検査
⑫その他の疾病・異常の有無(知能検査は含まない)</td></tr>
</table>

*1 定期健康診断の検査項目は，学校によって除くことができるものも含む。
*2 職員健康診断の検査項目は，除くことができるものも含む。

2 就学時健康診断

小学校に入学する直前にも健康診断がある。その結果，「教育を受ける権利」の遂行に最適と判断された小学校に入学する。この就学時健康診断は，学校で教育を受けるための準備や特別な支援が必要な子どもたちを見いだし，その治療や就学について適切な指導や助言を行うために実施される。一方で，就学時健康診断は３歳児健康診査以降行われる実施義務のある最初の健康診断であり，その結果は地域の幼児期後半の健康課題を示す。それらの情報を地域保健と共有し，地域全体の活動としていかしていくことが重要である。

2 感染症の予防と対策

● 学級閉鎖と学校閉鎖　学校という，集団生活を行う場において感染症が流行した場合，その影響は学校内にとどまらず，ときに地域社会の感染症の流行を増幅するものとなる。そのため，「学校保健安全法」は，感染症やその疑いやそのおそれのある児童生徒に対して学校長が出席を停止させることができること，感染症の予防上必要があるときは学校の設置者が学級や学校を閉鎖できることを規定している。学級閉鎖や学校閉鎖は，学校医や保健所長の意見などを参考に決定されている。

なお，2020(令和２)年の新型コロナウイルス感染症(COVID-19)の感染拡大に伴い政府が発した全学校への要請に基づく休校(全国一斉臨時休業)，緊急事態宣言解除後に文部科学省が示した判断基準に基づく出席停止・休校・学年閉鎖・学級閉鎖なども「学校保健安全法」の枠組みで行われた(▶plus

「新型コロナウイルス感染症〔COVID-19〕下における学校運営」)。

● **学校において予防すべき感染症** 「学校保健安全法施行規則」は，学校において予防すべき感染症❶を次の3種に分類し，出席停止の期間の基準を定めている(▶表9-4)。

1 **第一種** 「感染症法」の一類感染症および二類感染症(結核を除く)❷。

2 **第二種** 空気感染または飛沫感染するもので児童生徒等の罹患が多く，学校において流行を広げる可能性が高い感染症。COVID-19は第二種に位置づけられている。

3 **第三種** 学校教育活動を通じ，学校において流行を広げる可能性がある感染症。

● **流行の予防** 養護教諭が中心となって学校を含む地域の感染性疾患の発生状況に関する情報を収集し，健康観察の視点を教職員に周知したり，保健だよりなどを活用して家庭に情報を提供したり，さまざまな予防対策を行っている。前述の「学校等欠席者・感染症情報システム」の活用は，効率的な情報収集の手段である。

また学校は，感染症が発生したとき，初発感染者に対する過剰な反応や偏見などが生じないような配慮や対処も行う。結核については，小学校・中学校は定期健康診断の問診票と学校医の診察により必要と判断された者に対して結核検診を行い，早期発見・早期対応をはかって流行を防止している。

NOTE

❶学校感染症

「学校保健安全法施行規則」第18条に規定される感染症を学校感染症とよぶ。

❷第一種に含む学校感染症

「感染症法」における新型インフルエンザ等感染症，指定感染症，新感染症は第一種とみなすと規定されている。

plus 新型コロナウイルス感染症(COVID-19)下における学校運営

2020(令和2)年2月，未知のウイルスの感染拡大という事態に対して，政府による前例のない全学校への休校要請が行われた。全国一斉臨時休業*1(いわゆる「一斉休校」)とよばれるものである。要請は法的拘束力をもつものではなく，自治体内に感染者がいないことや保護者の負担などを考えて休校にしなかった学校も300程度あったが，それ以外の全国約40,000校が休校となった。4月7日には7都府県に緊急事態宣言が出され，対象地域が全国に拡大するなか，当初は3月2日から春休み終了後までだった休校期間を5月末まで延長する動きが広がった。

緊急事態宣言の解除後は，保健所による調査を受けての休校判断となったが，8月27日に文部科学省から学級閉鎖・学年閉鎖・臨時休校などの基準が示され，それをふまえて学校の設置者が判断することになった。2022(令和4)年に入り社会活動の正常化が進むなか，文部科学省の「新型コロナウイルス感染症に対応した持続的な学校運営のためのガイドライン」に基づき，学校においても児童・生徒等の教育を受ける権利の保障を重視する方向に進むことになり，委員会活動，クラブ活動，部活動，学校行事なども「コロナ前」とはかたちをかえながら再開された。その後，2023(令和5)年の「感染症法」上における新型コロナウイルス感染症(COVID-19)の扱い変更(5類感染症への移行)を受け，感染対策との両立をはかりながらどこまで「コロナ前」に戻すのか，さまざまな学校現場で模索中の段階である。

2020年から2023年までの間，子どもたちはCOVID-19に翻弄され，オンライン授業に対応することになったり，授業時間が減って学習の進展に影響が出たり，楽しみにしていた学校行事がなくなったり部活動や試合ができなくなったりと，多大な影響を受けることとなった。友だちとも自由に交流できない状態が続くなか，不登校やいじめ認知件数が急増するなど，子どもたちのストレスを反映したような動向がみられている。子どもたちが「マスクを外すことに抵抗感をもつ」などの余波も生じた。

今回の事態を受け，コロナ禍を経験した子どもたちのアフターケアや，新たな感染症のパンデミックに備えた学校運営の検討などが必要となっている。

*1 休業とは，休校・学年閉鎖・学級閉鎖の総称である。

表9-4　学校において予防すべき感染症

	感染症の種類	出席停止の期間の基準
第一種	エボラ出血熱，クリミア・コンゴ出血熱，痘瘡(天然痘)，南米出血熱，ペスト，マールブルグ病，ラッサ熱，急性灰白髄炎(ポリオ)，ジフテリア，重症急性呼吸器症候群(SARS)，中東呼吸器症候群(MERS)，特定鳥インフルエンザ(H5N1 および H7N9)，新型インフルエンザ等感染症，指定感染症，新感染症	治癒するまで。
第二種(10疾患)*1	新型コロナウイルス感染症	発症の翌日から5日を経過し，かつ，症状軽快後1日を経過するまで。
	インフルエンザ*2	発症したあと*3 5日を経過し，かつ，解熱したあと2日*4 を経過するまで。
	百日咳	特有の咳が消失するまで，または5日間の適正な抗菌薬治療が終了するまで。
	麻疹	解熱したあと3日を経過するまで。
	流行性耳下腺炎	耳下腺，顎下腺または舌下腺の腫脹が始まったあと5日を経過し，かつ，全身状態が良好となるまで。
	風疹	発疹が消失するまで。
	水痘	すべての発疹が痂皮化するまで。
	咽頭結膜熱	主要症状が消退したあと2日を経過するまで。
	結核	病状により学校医その他の医師において感染のおそれがないと認めるまで。
	髄膜炎菌性髄膜炎	
第三種	コレラ，細菌性赤痢，腸管出血性大腸菌感染症，腸チフス，パラチフス，流行性角結膜炎，急性出血性結膜炎，その他の感染症*5	病状により学校医その他の医師において感染のおそれがないと認めるまで。

*1　第二種の出席停止期間の基準は，感染症ごとに定められているが，病状により学校医その他の医師において感染のおそれがないと認めたときは，この限りではない。
*2　特定鳥インフルエンザ(H5N1 および H7N9)，新型インフルエンザ等感染症を除く。
*3　発熱の翌日を1日目として算定する。
*4　幼児では，発症したあと5日を経過し，かつ，解熱したあと3日を経過するまで。
*5　学校で通常みられないような重大な流行がおこった場合に，校長が学校医の意見を聞き，「その他の感染症」として緊急的に措置をとることができる。

3　慢性疾患のある児童生徒への対応

1　心臓病・腎臓病など

事例❷　心臓検診で異常所見の見つかったケン君

ケン君は，中学1年生の男子である。音楽コンクール強豪校として有名な中学校に入学し，念願の器楽部に入った。小学校からの経験を見込まれて，入部早々に大好きなトランペットを担当できることになり，とても喜んでいた。

しかし5月の心臓検診で心臓疾患が見つかり，吹奏楽器を用いた活動が禁止されてしまった。学校生活管理指導表❶をもとに，保護者と本人・担任・養護教諭の坂本さん・器楽部顧問・体育科教諭が参加して学校生活の制限に関する話し合いが行われた。ケン君はそこで，「死んでもいいからトランペットを続けたい」と言った。しだいにケン君は家庭であれるようになり，器楽部にも行かなくなった。放課後の時間をもてあまして，保健室に1人でぶらりと来ては，身長をはかって帰る日が続いた。坂本さんは，とりあえずあたたかく見まもっていた。

ケン君への対応について，校内委員会での話し合いの結果，坂本さんがケン君と話をしてみることになった。するとケン君は泣きながら自分の思いを語りだした。話を聞くと，制限は必要で受け入れなければならないことは，よく理解していた。坂本さんはそれを，担任や器楽部の顧問などに伝えた。

ある日，友人の練習が終わるのを待つケン君を見かけた顧問は，友人が練習している木琴を鳴らしてみないかと声をかけた。はじめはその誘いを断っていたケン君だったが，何度か声をかけるうち，徐々に触れるようになった。そして最後には，友人とふざけながらも演奏を楽しむようになっていた。

いまではケン君は，12月の音楽コンクールに向けて木琴の練習をがんばっている。10月には半年に1回の定期検診を受け，主治医から同じ制限内容の学校生活管理指導表が発行された。坂本さんはその管理指導表を受け，ケン君の近況をあわせて会議で報告した。担任も顧問も，ケン君に明るさが戻ってきた様子を報告した。坂本さんは，12月の音楽コンクールを楽しみにしている。

NOTE

❶学校生活管理指導表

学習指導要領に記載されている活動をその運動強度別に例示した表で，この表に主治医がその参加の可否などを記入することで，学校生活の配慮や管理事項が指示される。

学校における心臓検診や腎臓検診の目的は，まずは疾患の早期発見とともに，学校生活を含めた日常生活の配慮が必要な子どもに対して適切な指導を行うことである。しかしそれだけではなく，過度になりがちな制限を解除して子どものQOLを高め，健康的な生活を送ることができるよう支援することも含む。ケン君のように対応に苦慮するケースもあるものの，支援チームを編成して対応することで，それぞれの強みをいかした支援が可能になる。

2 アレルギー疾患

学校生活では，給食や体育のほか，食物・食材を扱ったり動物と接触したりする授業や掃除当番など，アレルギーを誘発する活動が少なくない。そのため，「学校生活管理指導表(アレルギー疾患用)」を使って，アレルギー疾患をもつ児童生徒が安心して安全に学校生活を送っていくことができるように配慮や管理を行っている。

アレルギー疾患をもつ児童生徒のなかには，アドレナリン自己注射薬(エピペン®)❷が処方されている場合がある。しかし急速に症状が進行して自己注射ができない場合などは，居合わせた者がかわって注射する必要がある❸。そのため，学校は研修会などを定期的に開催し，その習熟に努める必要がある。

救急隊が到着しても，救急救命士がエピペン®を使用できるのは，あらかじめ処方を受けている人に対してのみである。そのため，学校には，事前に

NOTE

❷エピペン®

アレルギーにより重篤なショック症状をおこした場合に，症状の進行を一時的に緩和する携帯用自己注射薬である。

❸エピペン®の注射の法解釈

エピペン®の注射は「医行為」であるが，反復継続する意図がないと認められるため，「医師法」違反にはならず，刑事・民事の責任も人命救助の観点から問われないという見解が文部科学省から出されている。学校でエピペン®の使用にいたったケースの1/4以上が教職員による注射である。

保護者と本人の同意を得たうえで地域の消防機関に処方の有無を含めた情報を提供するなどの連携を進めておくことが求められている。

3 慢性疾患をもつ児童生徒へのかかわり

慢性疾患をもつ児童生徒は，疾患の特徴や病期に見合った日常生活や学校生活の管理指導が必要である。しかし子どもは思春期ごろから，「みんなと同じでいたい」という気持ちが強くなり，制限をこえて無理な行動をとり病気を悪化させてしまうことがある。その気持ちを理解しながらも，進学や就職などの生活環境の変化に合わせて疾病を自己管理していく能力や自己効力感❶を育てることも，学校保健の重要な役割である。

NOTE
❶**自己効力感** self-efficacy
ある行動をどの程度うまく行えそうかという自己に対する信頼感や有能感のことをいう。

4 心の問題などのある児童生徒への対応

1 いじめ

●**いじめの定義**　2013(平成25)年9月,「**いじめ防止対策推進法**」が施行された。いじめは「児童等に対して，当該児童等が在籍する学校に在籍している等当該児童等と一定の人的関係にある他の児童等が行う心理的又は物理的な影響を与える行為(インターネットを通じて行われるものを含む。)であって，当該行為の対象となった児童等が心身の苦痛を感じているもの」と定義された(第2条)。つまり，いじめとは，おこった場所・内容を問わず，いじめられた児童生徒が感じている苦痛によって判断されるものである。

●**いじめの状況**　いじめは，2006(平成18)年から発生件数ではなく認知件数による集計が行われて以降，2011(平成23)年度まで，減少傾向にあった。しかし2012(平成24)年に急増し，2014(平成26)年から過去最多を更新しつづけている。とくに小学校での増加が目だつ。

2022(令和4)年度の調査[1)]では，小学校・中学校・高等学校・特別支援学校における認知件数は68万1948件と大幅に増加している。これを，児童生徒1,000人あたりに換算すると，小学校89.1件，中学校34.3件，高等学校4.9件である。つまり，いじめはどの学校にも存在する可能性のあるもの，と認識する必要がある。なお，近年の増加については新型コロナウイルス感染症(COVID-19)による生活の変化によるストレスの影響も指摘されている。

いじめの内容は,「冷やかし」「からかい」「悪口」が2/3を占めて最も多い。一方,「無視・仲間外れ」「遊ぶふりをしてたたく・ける」「パソコンや携帯電話等を使ったいじめ」など，発見が困難なものも多い。

●**いじめの防止と対策**　「いじめ防止対策推進法」は，いじめを，いじめを受けた子どもの教育を受ける権利を侵害し，心身の健全な成長や人格の形成に重大な影響を与え，生命や身体に重大な危険を生じさせるおそれのあるも

1）文部科学省：令和4年度児童生徒の問題行動・不登校等生徒指導上の諸問題に関する調査結果について．2023.(https://www.mext.go.jp/a_menu/shotou/seitoshidou/1302902.htm)(参照2023-10-23)

のと位置づけている。そのうえで，国および学校に対し，道徳教育の充実のほか，いじめに対する懲戒・出席停止制度の運用や，いじめが犯罪行為として取り扱われるべき場合における警察署との連携など，いじめの防止・早期発見・対処の対策について基本方針を策定することを義務づけ，また自治体に対しても努力義務を課している。

多くの児童生徒が直接的ないじめの「被害者」や「加害者」というわけではない。しかし「傍観者」であることは，「加害者」の行動を助長する役割を果たす。そのため，ピアサポーターの育成やライフスキル(▶326 ページ)トレーニングなど，さまざまな視点からの統合的な全校アプローチによって，学校風土そのものにはたらきかける取り組みが求められている。

2 不登校

不登校とは，なんらかの心理的・情緒的・身体的，あるいは社会的要因・背景により，児童生徒が登校しないあるいはしたくともできない状況にあるものをいう(ただし，病気や経済的な理由による者を除く)。不登校の児童生徒は，近年，増加しており，とくに 2022(令和 4)年度の調査[1)]では，小学生・中学生で 29 万 9048 人(小学生の約 59 人に 1 人，中学生の約 17 人に 1 人)と，前年に比べ 5 万人以上の急増となった。2020(令和 2)年から 10 万人もの増加であり，COVID-19 の影響が指摘されている。

● **不登校の要因** 不登校の要因では，小学校・中学校とも「『不安』の傾向がある」「『無気力』の傾向がある」児童生徒に多く，家庭の状況，友人関係，学業の不振がおもな要因としてあげられている。不登校の背景には，虐待や経済的困窮などもあるため，生活状況などに注意する必要がある。

● **社会的引きこもり** 不登校の児童生徒は，不登校の間に学校に行くことへの恐怖心や不安が増大することが多く，登校再開に向けての対応は，慎重に進めていく必要がある。**社会的引きこもり**の多くが不登校を経験し，近年，その高齢化が社会問題となっていることから，学校保健の課題は，地域保健の課題につながっていることを認識する必要がある。

5 「生きる力」の育成

● **「生きる力」とは** 「**生きる力**」とは，いかに社会が変化しようと，①みずから学び，みずから考え，主体的に判断して行動し，よりよく問題を解決する資質や能力，②みずからを律しつつ，他人とともに協調し，他人を思いやる心や感動する心の人間性，③たくましく生きるための健康や体力，などからなる能力のことである。つまり，「知・徳・体」のバランスのとれた力をさしている。「生きる力」は，1996(平成 8)年の中央教育審議会答申において提唱され，1998(平成 10)年度改訂の学習指導要領で，その育成が教育

1) 文部科学省：令和 4 年度児童生徒の問題行動・不登校等生徒指導上の諸問題に関する調査結果について．2023．(https://www.mext.go.jp/a_menu/shotou/seitoshidou/1302902.htm)(参照 2023-10-23)

の理念としてはじめて打ち出された。学習指導要領の2008(平成20)年〜2009(平成21)年改訂でも，子どもたちの「生きる力」をより一層はぐくむことが理念として打ち出された。

●**健康な国民の育成** 「生きる力」の育成のために，ライフスキル，首尾一貫感覚 sense of coherence(SOC)，ソーシャルサポート，セルフエスティームなどの理論を学んだり，それに根ざした保健教育が展開されたりするようになってきている。

1 ライフスキル 人生のさまざまな問題や要求に建設的かつ効果的に対処する能力である。

2 首尾一貫感覚(SOC) 自分の生きている世界は筋道が通っているという感覚のこと。現在あるいは将来に自分がおかれる状況は予測可能で，かつ理解できるものであるという感覚，どんな状況でもなんとかやっていけると思える感覚，日々の営みには意味があり，やりがいがあるという感覚から構成される。

3 セルフエスティーム(自尊感情) 自分を尊重し，大事にする感情である。精神的健康と関係し，生活上の困難やストレスへ対処する力を与えることが知られている。

「生きる力」の育成は，子どもたちのなかに，逆境に打ち勝つレジリエンス(▶264ページ)を育て，心身ともに健康な国民の育成を可能にする。学校保健は，そのような学校教育を支える活動であるとともに，それを志向した活動そのものである。地域のソーシャルキャピタル[1]醸成(じょうせい)の場という「場」としての強みや，発育発達途上にある同じ年代の子どもたちが集う「集団」としての強みをもつ学校において，そのような活動を，家庭や地域社会と協働し，広がりをもちながら進めていくことが重要である。

NOTE

[1]ソーシャルキャピタル
組織や共同体の効率性を高める，それらに所属する人々の信頼関係や規範の共有，ネットワークなどによって醸成される資本をいう。社会資本，社会関係資本などと訳される。

C 特別な支援を必要とする子どもたち

障害や病気などにより，教育上，特別な支援を必要とする子どもたちも学校保健の対象である。この節では，そのような子どもたちへの支援について学ぶ。

事例③ 白血病で入院したユウキ君

ユウキ君は，小学校6年生の男の子である。地元の小学校に通っていたが，白血病を発症したため，入院と同時に小児病棟にある院内学級に転校することになった。治療期間は6か月と長く，治療は厳しいものだった。しかし院内学級に通うことはユウキ君の生活のリズムとなり，同じ病気の友だちもできた。体調がわるくて欠席したときは，院内学級の担任が病室まで来てくれた。先生とのなにげない会話に元気が出た様子だった。

小児病棟の看護師，小野寺さんは，ユウキ君からよく，「僕は絶対，病気を治して小学校に戻るんだ」と聞いていた。地元の小学校の担任が届けてくれるクラスメートからのビデオレターや学級だよりは，ユウキ君の原動力になっている様子だった。

退院日が決まると，小野寺さんと，保護者・主治医・院内学級の担任・地元校の担任・特別支援教育コーディネーター・養護教諭(坂本さん)が集まり，支援会議が開かれた。抗がん薬治療によるユウキ君の外見の変化，感染の防止，体調不良時の対応，体育や清掃活動をどうするかなど，いくつかの課題があがった。地元校の担任らがそれらの課題を学校にもち帰り，具体的な配慮方法が検討された。そして，ユウキ君の復学が決まった。

退院後は，地元校の担任・特別支援教育コーディネーター・坂本さんが家庭訪問を行い，学校生活を再開するにあたっての不安や要望を聞きとった。担任は，学級活動でユウキ君の復学を伝え，治療の影響で外見がかわっていること，体育や掃除などの，みんなと同じ活動がしばらくできないことを伝えて協力を求め，クラスでの受け入れ態勢を整えた。

復学後，坂本さんは，ユウキ君が疲れを感じて保健室に来たときは休養させ，授業に戻るか早退するかはユウキ君自身に判断させた。そして，無理をしていると感じたときは，さりげなくブレーキをかけた。その後，ユウキ君は無事に中学校に進み，高校１年生のときには骨髄移植を受け，いまでは看護師を目ざして看護学校で元気に勉強している。

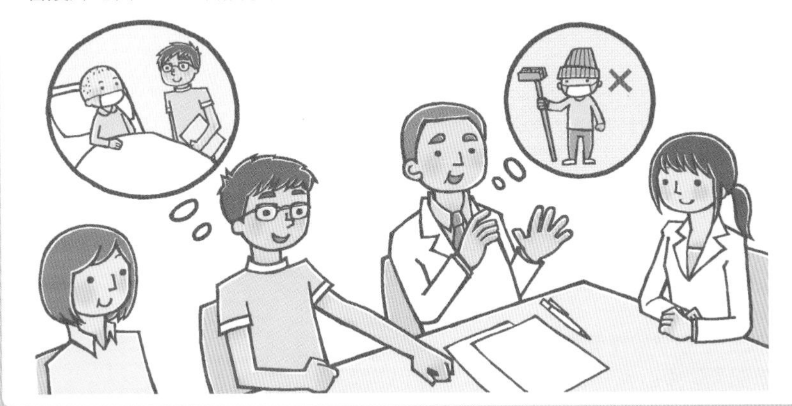

1 特別支援教育

地域の乳幼児健康診査などを通じて障害や病気の早期発見・早期支援がはかられ，その後の就学時にはその子にとって最善と判断された場(特別支援学校，特別支援学級，通常学級)において，特別支援教育を受ける体制が整えられている。

特別支援教育とは，障害や病気のある児童生徒に対して，その１人ひとりの教育的ニーズを把握し，そのもてる力を高め，生活や学習上の困難を改善・克服できるよう，必要な支援を行う教育である。近年，共生社会の形成に向けてインクルーシブ教育(合理的配慮のもとで障害のない子どもとともに学ぶこと)を目ざした特別支援教育が推進されている。

2 医療と学校

皆さんが将来，勤務することになる病院にも院内学級があるかもしれない。

そのとき，無理して勉強しなくてもいいのではと思うだろうか。病気の子どもにとって学校は，小学生や中学生としてのアイディンティティを取り戻す場であり，入院生活に活力を与えるものである。また，病気や障害のために，医療的ケア❶が必要な子どもたちも，地域に存在している。そのような子どもたちも特別支援教育の対象であり，通学がむずかしい場合には，先生が家庭などに出向く訪問教育が行われ，教育を受ける権利がまもられている。障害や病気のある子どもたちの困難さを理解し，教育を受ける環境を整え，1人ひとりの状況に応じた健康上の目標が果たされるよう支援することも，学校保健の重要な役割である。

ノーマライゼーションの理念に基づいて，地域集団の一員であるさまざまな健康レベルにある児童生徒や教職員の健康の保持・増進をはかり，QOLを向上させる環境をつくり，健康の価値を育成するこのような学校保健の活動は，公衆衛生活動そのものといえる。

NOTE

❶医療的ケア

日常生活に必要な医療的な生活援助行為。学校で行われている医療的ケアは，口腔・鼻腔内吸引(咽頭の手前まで)が最も多く，ついで胃瘻による経管栄養，口腔・鼻腔内吸引(咽頭より奥の気道)である。現在，おもに特別支援学校に看護師が配置されて行われているが，一部の医療的ケアについては，研修を受けて合格した教員も実施している。

work　復習と課題

❶ 学校保健活動は，「文部科学省設置法」で規定されている〔　ア　〕と〔　イ　〕の2領域に，それを円滑に運営するための〔　ウ　〕が加わった3領域で構成される。

❷〔　エ　〕は，校長の監督のもと，学校における保健に関する事項の管理にあたる職種であり，学校保健計画の策定や学校保健委員会の運営にあたる。教諭または〔　オ　〕が担当する。

❸ 児童生徒の養護をつかさどる職種である〔オ〕は，〔　カ　〕には必置である。

❹〔　キ　〕は，学校における心身の健康問題を研究・協議し，健康づくりを推進する組織であり，児童生徒・教職員・保護者・地域の関係者・地域住民などから構成される。

❺〔ア〕・〔イ〕・〔ウ〕の3領域にわたる学校保健活動を年間を通して円滑に実践するため，〔　ク　〕が作成されている。

❻ 学校保健活動の内容を規定した法律「〔　ケ　〕」は，学校安全活動の内容が盛り込まれたことによって2008(平成20)年に「〔　コ　〕」から改称された。

❼ 学校を，地域に健康を広げる「場」として位置づけ，それを保健政策として実施する政策が〔　サ　〕である。

❽ 10〜19歳の死因の第1位は〔　シ　〕である。5〜9歳および15〜19歳の死因の第2位は〔　ス　〕である(2022年人口動態統計による)。

❾ 2021年度版の学校保健統計によると，おもな疾病異常の被患率は，幼稚園児・小学生では〔　セ　〕が最も高く，中学生・高校生では〔　ソ　〕が最も高い。

❿「〔ケ〕」に基づき，感染症やその疑い・おそれのある児童生徒に対して〔　タ　〕は出席を停止させることができ，感染症の予防上必要があるとき，〔　チ　〕は学級や学校を閉鎖できる。

⓫ いじめの認知件数は近年上昇しており，いじめの内容では〔　ツ　〕が多い。しかし，無視や仲間外れなど発見が困難なものも多い。

第 10 章

職場と健康

本章の目標

- □ 私たちの社会は働く人々の健康をどのようにとらえ，対応してきたか，その変遷を理解する。
- □ 働く人々に生じる健康問題と，職場における健康管理のしくみを理解する。
- □ 職場と健康に関連する法令・制度の概要を把握する。
- □ 働く人々の健康をまもる活動がどのように展開されているかを理解する。

A 職場における健康

1 産業保健とは

産業保健とは，「働く人々」の健康障害を予防し，健康を増進し，「働く人々」の権利および生活をまもる保健領域である。産業保健は，これらの活動を通じて，企業の生産性の向上，国民全体の健康的な生活の維持・増進をはかり，社会の発展を支えている。なお，本章では「働く人々」「働く人」という言葉をおもに使うが，労働者や就業者とほぼ同義である。法令や統計に基づく解説などでは労働者や就業者などの言葉も使用する。

● **産業保健の目的**　産業保健活動の国際的な指針である，国際労働機関(ILO)・WHO合同委員会ガイドラインでは，産業保健の目的を次のように示している[1)]。

> すべての職業における労働者の身体的，精神的及び社会的健康を最高度に維持，増進させること，労働者のうちで労働条件に起因する健康からの逸脱を予防すること，雇用中の労働者を健康に不利な条件に起因する危険から保護すること，労働者の生理学的，心理学的能力に適合する職業環境に労働者を配置し，維持すること，以上を要約すれば作業を人に，また，人をその仕事に適合させることである。

● **産業保健の重要性**　戦後の復興期，1950年代からの高度経済成長期より，わが国はさまざまな産業を新興して国の発展をはかり，産業立国を目ざしてきた。これまで産業保健は，産業立国として発展していくにあたり，働く人々の健康課題への対応に大きく貢献してきた。今日，産業の効率化や経済状況・雇用状況の変化，経済・産業のグローバル化のなかで，働く人々の健康課題は変化しつづけている。働く人々のQOLの向上とゆたかな社会の実現のために，産業保健の役割および，産業保健を担う看護職の活動に期待が寄せられている。

1）高田勗：ILO/WHOの労働衛生(Occupational Health)の新しい定義(1995年4月)の解説．産業医学ジャーナル22(2)：10-15，産業医学振興財団，1995.

2 現代の日本における職場の重要性

産業保健活動の対象となる働く人々は，国民の半数以上にも上る。総務省統計局の「労働力調査」によれば，わが国の2022(令和4)年の就業者❶数は6902万人である。このうち，自営業者や経営者などを除いた雇用者❷数は5699万人である。つまり，国民の多くは企業などの事業者❸に雇用されて働いている。

働く人々の多くは，1日の多くの時間を職場で過ごしている。学校を卒業後，すぐに就職して定年まで働くとすると，40年近くも1日の多くの時間を職場で過ごすことになる。働く人々の多くが雇用者である現代日本において，職場がいかに大きな重みをもつかがわかる。

産業保健の中心になる活動の場は，人々の職場である。労働における事故，働く環境(物理的・心理的・社会的環境)，仕事そのものの内容や負荷が原因で，心身の健康をそこなったり障害を負ってしまうことがある。職場における健康の維持は，人々の人生や生活に大きな影響を与える。

事例❶ 異動後に長期欠勤になってしまったリョウさん

リョウさんは30歳の男性のシステムエンジニア(SE)である。新卒でA社に入社以来，地方都市の支店勤務だったが，2年前から東京本社のSE室勤務となった。同僚によると，「ついていくのがたいへん」「地元を離れてしまってさびしい」などともらしていたという。リョウさんは同僚との付き合いもあまりなく，とてもまじめで，口数が少なく気にしやすい性格とのことである。

リョウさんは，半年くらい前から欠勤を繰り返すようになり，この1か月ほど長期欠勤していた。所属長からその報告を受けた健康相談室の保健師，近藤さん(36歳，女性)は，所属長・人事部・産業医と相談した結果，連携しながらリョウさんに心療内科の受診を促してみることになった。近藤さんは，まずは本人に負担が少なく，健康状態のよいときに読むことができる電子メールを送ることにした。メールでは，「自分の紹介」「メールを送ることになった経緯」「一度，電話でお話ししたいこと」「リョウさんの状態を心配していること」などを伝えた。

メールを送ってから1週間後，リョウさんから返信があった。メールには，「こんな状態になって会社にも同僚にも申しわけないが，からだが動かない。早くふつうの状態に戻って職場に復帰したい」と書かれていた。その後，何度かメールのやりとりがあり，しだいに電話で話すようにもなっていった。ある程度の関係性ができたと判断した近藤さんは，リョウさんが苦しい状態から回復するためには心療内科の受診が必要だと思う，と伝えた。

所属長から報告を受けた1か月後，近藤さんに付き添われたリョウさんは，産業医から紹介を受けた心療内科を受診した。リョウさんはうつ状態と診断され，主治医の指示で3か月の療養となった。また，診断書をもとに病気休職の手続きをすることになった。A社では病気休職制度により，1年間は賃金が保障された状態で休職できる。リョウさんは少し安堵(あんど)した様子

NOTE

❶就業者
収入を伴う仕事をしている者をいう。休業者も含む。就業者は，自営業主，家族従業者，雇用者に分けられる。

❷雇用者
「労働力調査」においては雇われて給料・賃金を得ている者をいう。経営者である役員も含む。なお，雇用する経営者を雇用者，雇用される者を被雇用者という使い分けもあり，行政文書などでも使われているため注意が必要である。また，「労働基準法」では雇用する経営者を使用者，雇用される者を労働者とよぶ。このようにさまざまな言葉がさまざまな意味で使われているのが現状である。

❸事業者
労働者を使用する側をあらわす法律上の言葉には事業者，事業主，使用者がある。事業者と事業主は事業を行う個人(個人事業主)・法人・団体をさす言葉である。使用者は「労働基準法」の第10条で「その事業の労働者に関する事項について，事業主のために行為をするすべての者」と定義されており，代表者や社長などの事業主だけでなく，労働者の使用にかかわり責任をもつすべての者である。

だった。

3か月後，主治医から職場復帰可能と判断された。リョウさんは，産業医のすすめもあって，会社の復職支援制度にのっとった「出勤の練習」から始めることになった。その後，もとの職場で5か月間の制限勤務を経て，9か月後に通常勤務に復帰することになった。

所属長によると，リョウさんは以前よりも明るくなり，同僚とも話すようになったとのことだった。それを聞いて，近藤さんはとてもうれしかった。SE室は採光が少なく，また職場内での交流も少ない。近藤さんは，オフィス環境を改善したり職場内でのコミュニケーションの機会を設けたりするなど，職場環境の改善を所属長と相談している。

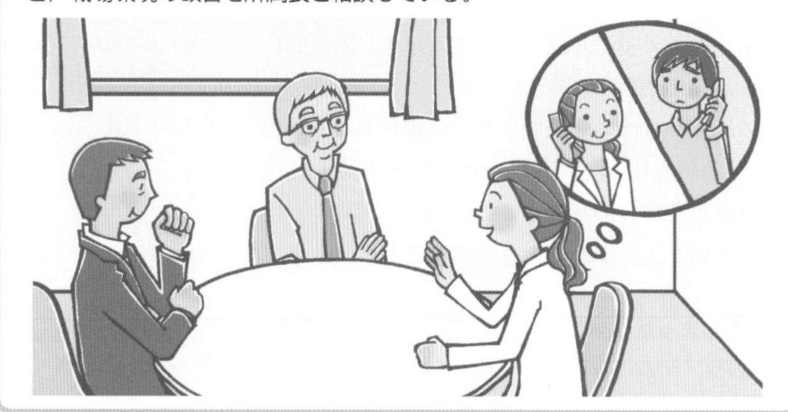

● 社会の損失を防ぐ　近年の働く人の健康課題として，大きく取り上げられているのは，事例のような職場におけるメンタルヘルスの問題である。このような状況は，個人の健康や生活に大きな損害を与えるだけでなく，会社の経営や社会全体にとっても大きな損失となる。産業保健活動を担う看護職は，働く人々の健康をまもり，健康をそこなった人をたすけ，健康上の問題が生じないように予防する活動を，それぞれの職場に適したかたちで行っている。

なお，2020（令和4）年にわが国でも発生した新型コロナウイルス感染症（COVID-19）のパンデミックとそれに伴う緊急事態宣言や外出自粛要請により在宅ワーク（テレワーク）の利用が急速に拡大した。テレワーク telework とは，ICT（情報通信技術）を利用して遠隔地（tele）で業務を行うことをいう❶。まだ研究が進んでいない状況ではあるが，テレワーク中心で働く人々の新たな健康上の問題も指摘されており，D節で概説する（▶348ページ）。

NOTE

❶テレワークとリモートワーク

テレワークとリモートワーク remote work は基本的には同じ意味である。tele は「離れた」というニュアンス，remote は「遠い」というニュアンスの意味で大きな違いはない。テレワークは1970年代から使われており，古い印象があることが嫌われてか近年はリモートワークとよばれることが多い。

B　職場における健康をまもるしくみ

わが国には，働く人の健康をまもるためのさまざまな制度があり，多くは職場ごとに実践されている。この節では，職場の単位で行われる制度と産業保健活動の概要を学ぶ。なお，これまで働く人々の健康をまもる保健領域を産業保健とよんできたが，法律においては**労働衛生**という言葉が使われる。

どちらもほぼ同じ意味をさすが，歴史的な経緯から労働衛生という言葉は，職業性疾病対策を中心とした活動という意味合いをもつ。それに対して産業保健は，働く人々の健康づくりまで含む言葉である。以後，本章では，基本的には産業保健という言葉を用い，法律や制度の説明で必要があるときには労働衛生という言葉も用いることとする。

1 日本の産業保健関連法令の変遷

わが国では，明治維新以後の近代化のなかで労働者の健康対策は長くなおざりにされてきた。第1章で述べたとおり，労働者の権利をまもる「工場法」がようやく公布されたのは1911(明治44)年のことである。そのため，第二次世界大戦後から話を進めることになる。

● **労働基準法**　わが国では第二次世界大戦後になって，労働者の労働条件を保護するための法整備が進んだ。1947(昭和22)年には労働省(現厚生労働省)が設置され，憲法第27条の規定，「すべて国民は，勤労の権利を有し，義務を負ふ。賃金，就業時間，休息その他の勤労条件に関する基準は，法律でこれを定める。児童は，これを酷使してはならない。」を根拠とした「**労働基準法**」が制定された。この法律で，労働者の賃金や労働時間，休日，安全衛生，災害補償などの労働者保護を目的とした最低基準が定められた。

● **じん肺法**　このころ働く人々の健康上の大きな問題となっていたのは，職業性疾病であった。**職業性疾病**とは，職業に起因する疾病の総称である。とくに戦後，鉱山労働者などの職業性疾病である珪肺(けいはい)❶の患者らによる珪肺撲滅運動がおこり，市民や研究者を巻き込んだ社会運動となった。これを受けて，珪肺を含む，粉塵(ふんじん)や微粒子を長期間吸入することによって生じる肺疾患(**塵肺**(じんぱい))の対策を定めた「**じん肺法**」が1960(昭和35)年に制定された。この法律により，粉塵による健康被害を発見するための特殊健康診断(▶339ページ)や，塵肺になった労働者の補償などの制度がつくられた。

● **労働安全衛生法**　1960年代後半，わが国は高度経済成長をとげた。技術革新や企業活動の国際化が進み，第3次産業の台頭など，産業構造も大きく変化した。そのなかで，有害物質を取り扱わない労働者においても，その働き方(長時間労働・交代勤務・海外勤務・分業化・高密度化)や労働の質(ストレスの高い業務・責任の増大)が心身の健康状態に大きな影響を与えていることが社会問題になり，労働者の新しい健康対策が必要になっていた。その結果，1972(昭和47)年に「**労働安全衛生法**」が制定された。

この法律の目的は，「労働基準法」が定めたような最低基準の確保にとどまらない。業務内容の変化に対応した健康障害防止対策を積極的に展開し，より**快適な職場の形成**をはかることを目的としている。また，事業主(経営者側)の**安全衛生配慮義務**を明らかにしたことが特徴である(▶338ページ)。

「労働安全衛生法」は，第3次産業の拡大，経済のサービス化・ソフト化❷といった産業構造の変化により，また労働安全衛生の考え方が労働災害対策中心から職場の環境整備・ヘルスプロモーション・職場の主体性の重視

NOTE
❶珪肺
珪肺とは，砂のおもな構成成分であるシリカ(石英)の吸入が原因で発症する肺の線維化を伴う疾病である。日常的にシリカの粉塵を吸い込む鉱山労働者，砂岩や花崗岩の切り出し労働者，鋳物工場の労働者，陶器職人などが発症しやすい。

NOTE
❷ソフト化
経済社会の発展に伴い，経済活動のなかで情報やサービス，知識などのソフト的な要素の占める比重が大きくなること。

へと変化したことにより何度か改正が行われてきた。たとえば，快適な職場環境の形成について事業者に努力義務を課し，また一定の労働時間をこえた長時間労働者に対して医師による面接指導が定められる，などの制度がつくられた。近年では2015(平成27)年に，従業員の心理的負担の程度を把握するストレスチェック制度が新たに創設された(▶342ページ)。

これら近年の改正は，働く人々の健康の推進には予防や環境の整備などの公衆衛生の視点が大切であること，また事業者が責任をもって職場づくりを行う必要があることを示している。

2 労働基準法に基づく労働災害の補償と予防

1 労働災害とその補償

● **労働災害とは**　職場では，ときに事故や災害により労働者の健康がそこなわれることがある。労働者が業務中に負傷・疾病・障害・死亡などにいたった災害を**労働災害**(**労災**)とよぶ。わが国では，労働災害が発生した場合，使用者は労働者に対して療養費用や休業中の賃金などを補償する義務がある(「労働基準法」第75～80条)。しかし，その労働災害が労働者災害補償保険(労災保険)の対象として認定された場合には，労災保険による給付が行われるので，使用者は補償責任を免れる(「労働基準法」第84条)。

● **労災保険制度**　労働者災害補償保険(労災保険)は，「労働者災害補償保険法」(1947〔昭和22〕年制定)に基づく，政府管掌の社会保険制度である。労働災害が発生した場合，この制度に基づき，被災労働者または遺族の保護に必要な保険給付が行われる。正規・非正規・パート・アルバイトなどの雇用形態にかかわらず，労働者を1人でも雇用している事業者は，労災保険の加入義務がある❶。

労働災害に該当する事由が発生した場合，被災労働者や遺族は，労働基準監督署長に労災保険給付の請求を行う。労働基準監督署の調査により給付対象と認められれば，療養補償給付，休業補償給付，障害補償給付，遺族補償給付などの給付を受けることができる。

NOTE

❶労災保険の加入義務

5人未満の労働者を使用する農林水産の個人事業者は除く。

2 労働災害の発生状況と防止対策

● **労働災害の発生状況**　労働災害の発生状況の推移をみると，休業4日以上の死傷者数❷は1961(昭和36)年の約48万人をピークに減少していた。しかし，2009(平成21)年に10万6000人まで減ってからは徐々に上昇しており，2022(令和4)年には13万2000人と過去20年で最多を記録した(▶図10-1)。これは新型コロナウイルス感染症(COVID-19)の罹患者を除いた人数である。要因はさまざま考えられ，労働者の高齢化，人手不足，外国人労働者の増加，新型コロナウイルス感染症対策の影響などがあげられている。ただし，死亡者数はおおむね減少傾向を続けており，2022年は過去最少の774人であった。

NOTE

❷休業4日以上の死傷者数

労災保険による休業給付は休業4日目以降から行われるため，労働災害の発生は休業4日以上の死傷者数で示される。

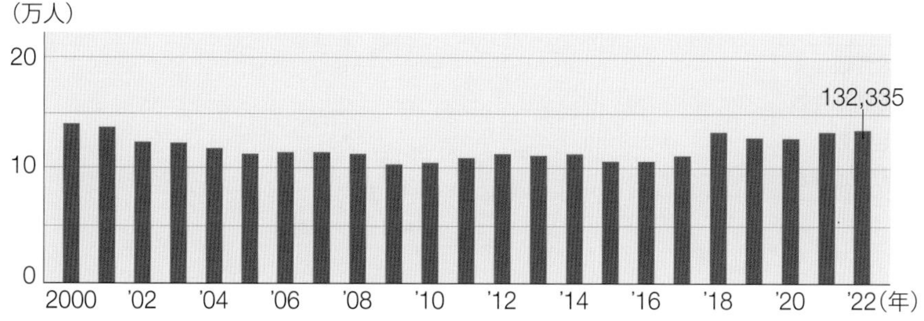

図 10-1 労働災害による死傷者数(休業 4 日以上)

(「労災保険給付データ」および厚生労働省安全課調べによる)

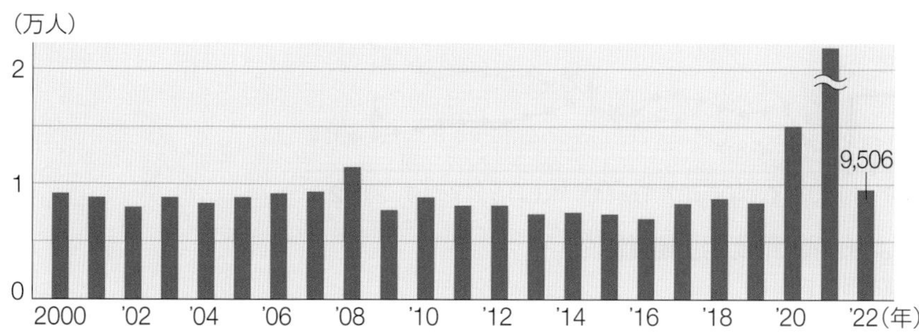

図 10-2 業務上疾病の発生件数

2020(令和 2)年, 2021(令和 3)年の数字には新型コロナウイルス罹患者が含まれ, 2022(令和 4)年は除外されている。

(厚生労働省「業務上疾病調査」による)

● **業務上疾病** 職業性疾病のうち, 業務との因果関係が認められ, 労災保険の対象となる疾患を**業務上疾病**という。2022(令和 4)年の業務上疾病の発生件数は 7,081 で, 近年はほぼ横ばいで推移している(図 10-2)。業務上疾病の原因としては, ①物理的因子(有害光線・電離放射線・異常気圧下・異常温度・騒音), ②作業様態, ③化学物質, ④酸素欠乏, ⑤病原体(ウイルス, 細菌)❶, ⑥粉塵(じん), ⑦がん原性物質, ⑧長時間業務, ⑨過度の心理的負担などがあげられている。最も多く認定される業務上疾病は**腰痛**(**災害性腰痛**)で, 約 6 割を占める。

● **過重労働による健康被害** また, 過労死等の過重労働による健康障害は, 1980 年代ごろから社会的に認知されるようになった深刻な労働災害である。過労死等とは, ①業務における過重な負荷による脳血管疾患もしくは心臓疾患(脳・心臓疾患)を原因とする死亡, ②業務における強い心理的負荷による精神障害を原因とする自殺による死亡, ③これらの脳・心臓疾患もしくは精神障害をいう。過労死等は 1987(昭和 62)年に最初の認定基準がつくられてから労災保険給付の請求件数・支給決定件数が増え, 2002(平成 14)年からは毎年, 請求件数と支給決定件数が公表されるようになっている。2022(令和 4)年の支給決定件数は, 脳・心臓疾患が 194 件, 精神障害が 710 件である(図 10-3)。

NOTE

❶病原体

医療者は患者の血液・粘液・吐瀉物・排泄物などに接触する機会が多い。感染した血液を採取した針を誤って自分に刺してしまう「針刺し」などにより, 肝炎などのウイルスに感染する事故もある。これらは病原体による業務上疾病にあたる。

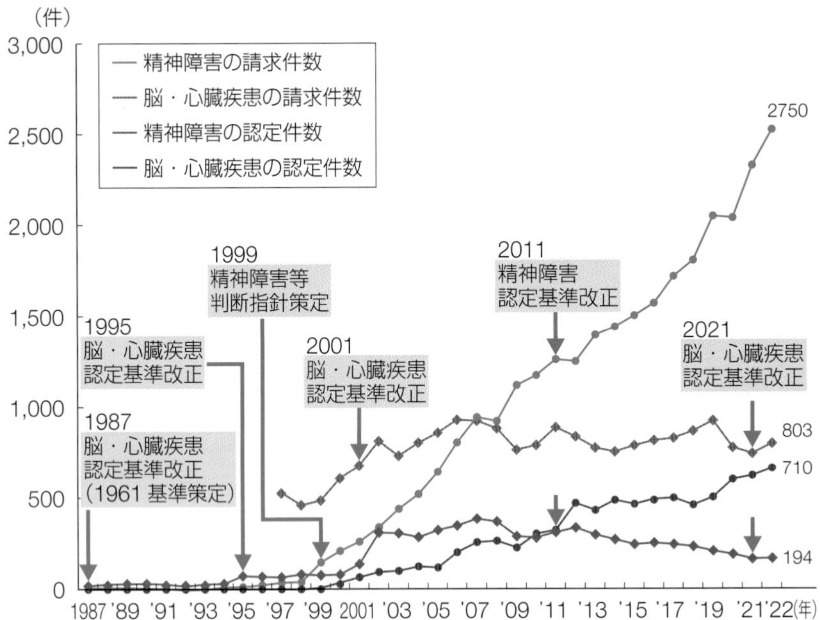

図10-3　脳・心臓疾患および精神障害の労災補償状況
(厚生労働省：過労死等の労災補償状況による)

● 作業関連疾患　**作業関連疾患** work-related disease は，従来の職業性疾病とは異なる概念として1976年にWHOによって提唱された概念である。WHO専門家会議による1982年の定義では，「作業環境と作業がその疾患の発症に著しく寄与するもの，あるいは作業環境のなかで曝露する要因により著しく影響を受け，疾病の発症に関連するもの」とされる。

作業関連疾患の概念は広く，従来の職業性疾患(職業病，23ページ)だけでなく，作業環境や作業が発症や増悪に関与する疾患も含まれている。つまり，個人の遺伝要因や生活要因の影響が大きい生活習慣病やストレス関連疾患も，作業環境や作業が発症や増悪に関与しているとみなされれば，作業関連疾患に含まれる。

過労死等など，わが国の業務上疾病の考え方には，作業関連疾患の概念が一部盛り込まれている。また，わが国の労働衛生行政や産業保健活動において，重要な概念となっている。

事例❷　悪性中皮腫になってしまったユウキさんのおじいさん

看護学校に通うユウキさんには，同居している祖父のタダシさん(70歳)がいる。タダシさんは，屈強な体格をもち，若いころには船舶の製造や修理，大規模建設現場や建造物解体作業など体力をいかした仕事についていた。すでに仕事を引退して3年がたつが健康と体力には自信をもっていた。

ところが最近，ちょっと動くと息苦しくなり，また持続的に胸が痛む。タダシさんは，さすがに年齢には勝てないのか，心臓がわるくなったのかもしれないと思い，循環器内科を受診した。その結果，心臓にはとくに異常はないが，呼吸器内科を受診するようにと，医師からすすめられた。呼吸器内科を受診して検査をしたところ，「悪性中皮腫(がん)」と診断された。

主治医の話によると，タダシさんが悪性中皮腫になったのは，若いころに石綿(アスベスト)を扱う仕事をしていたこと，とくに船舶内での作業などで石綿を高濃度に吸っていたことがおもな原因で，さらに喫煙が発病率を高めた可能性があるそうだ。主治医は「健康管理手帳」をもっているかどうか，タダシさんにたずねた。石綿を扱う仕事に１年以上ついた場合には，はじめて石綿に曝露した日から10年以上のちに健康管理手帳を申請でき，手帳をもっていれば半年に１度無料で健康診断を受けられたのだそうだ。

タダシさんは10年以上石綿を扱う仕事をしていたが，それが原因でがんになる可能性があることや，その予防についてはこれまでまったく聞いたことがないと，絶句した。「健康管理手帳」のことも今回はじめて知ったという。

ユウキさんは，「あんなにじょうぶなおじいちゃんが，がんになるなんて信じられない。しかも仕事が原因でがんになるなんて……」と，心配でたまらない。

「石綿にさらされる業務による中皮腫」は，「⑦がん原性物質」を原因とする業務上疾病にあたる。**石綿(アスベスト)**は天然の繊維状鉱物で，「せきめん」「いしわた」ともよばれる。石綿の繊維は，肺線維症(じん肺)や中皮腫の原因になるとされ，肺がんをおこす可能性も指摘されている。1975(昭和50)年から建築などでの使用が原則禁止されているが，それ以前に建てられた建築物(石綿使用建築物)の解体の際の曝露防止対策が重要になる。石綿使用建築物の解体は2030年ごろがピークになると予測されている。

石綿を扱う業務に従事した人には「石綿に関する健康手帳制度」があり，過去に従事していた人も対象となる。しかし，この事例のタダシさんは職人として委託を受けて働いており，すでに引退していたため，制度の存在そのものを知らなかった。過去に従事していた業務に起因して疾病を発症した人をどのように救済するかは，労働衛生行政における重要な課題である。

● **労働災害の防止対策**　厚生労働省は労働災害を減少させるため，5年ごとに「労働災害防止計画」を策定し，それに基づくさまざまな取り組みを行っている。2023(令和5)年度から始まった第14次計画では，過重労働やメンタルヘルス不調への対策，高年齢労働者の労働災害の防止対策，多様な働き方への対応，外国人労働者などの労働災害の防止対策，化学物質などによる健康障害の防止対策などが重視されている。

3　労働安全衛生法に基づく職場での健康管理

「労働安全衛生法」は，働く人々の健康の維持・増進や，働く人々の健康をまもる職場づくりの中心となる重要な法律である。

1 労働安全衛生法の概要

● **目的**　「労働安全衛生法」は，職場における労働者の安全と健康を確保するとともに，快適な職場環境の形成を促進することを目的としており，安全衛生管理体制，労働者を危険や健康障害からまもるための措置，機械や危険物・有害物に関する規制，労働者に対する安全衛生教育，労働者の健康を保持増進するための措置などについて定め，職場の安全衛生に関する網羅的な法規制を行うものである。

● **内容**　その基本的な内容は，次のとおりである。

1 **安全衛生管理体制**　事業者はその事業規模により，事業場における安全衛生業務の推進者として「総括安全衛生管理者」「安全管理者」「衛生管理者」「安全衛生推進者」などを選任しなければならない。さらに，事業場の安全衛生管理に労働者の意見を反映させるために「安全委員会」あるいは「衛生委員会」を設置することが義務づけられている。また，常時50人以上の労働者を使用する事業場では，事業場の労働者の健康管理などを行う医師である**産業医**の選任が義務づけられている。

2 **安全衛生教育**　労働災害を防止するためには，労働者自身がその業務に含まれる危険性・有害性を了解し，適切な対応方法を熟知したうえで作業にのぞむことが重要である。そこで，事業者には，労働者の雇用時に安全衛生教育を行うことが義務づけられている。

3 **健康を保持増進するための措置**　事業者には，労働者に医師による健康診断を実施する義務が課されている。事業者は健康診断の結果に基づき，必要があるときは労働者の就業場所の変更，作業の転換，労働時間の短縮，深夜業の回数の減少などの措置を講じなければならない。

4 **事業者の責務**　事業者には，「労働契約法」による**安全配慮義務**❶がある。「労働安全衛生法」ではさらに「快適な職場環境の実現と労働条件の改善を通じて職場における労働者の安全と健康を確保するようにしなければならない」と定められている。

5 **労働者の自己保健義務**　労働者は「労働に適するように，自身を健康に保つよう努める」という努力義務としての自己保健義務がある。

NOTE

❶安全配慮義務

「労働契約法」第5条では，「使用者は，労働契約に伴い，労働者がその生命，身体等の安全を確保しつつ労働することができるよう，必要な配慮をするものとする」と，使用者の労働者に対する安全配慮義務（健康配慮義務）が明文化されている。

2 労働安全衛生法に基づく健康管理の実際

◆ 政令・規則

「労働安全衛生法」に関連する政令および省令は非常に多い（▶図10-4）。事業者が講じるべき措置の具体的内容は技術的細部にわたることも多いため，内容の大部分が法律ではなく厚生労働省令にゆだねられているからである。

このうち，「**労働安全衛生規則**」は，労働者を広く対象とする労働安全衛生一般に関する規則である。労働衛生にかかわる職種，健康診断の種類と実施義務，さらには具体的な健康診断項目と頻度などが定められている。

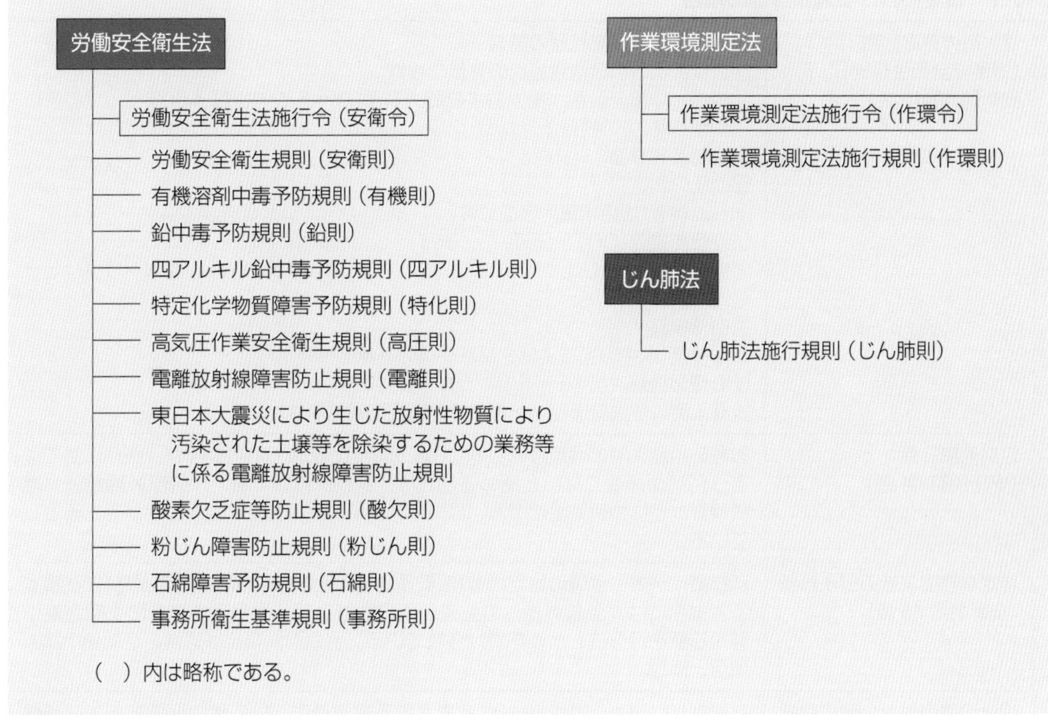

図 10-4　産業保健に関するおもな法令

◆ 職場における健康診断

「労働安全衛生規則」には，事業者が実施しなければならない健康診断として，次の5種類があげられている。これらは**一般健康診断**とよばれるものである（表10-1）。

1 雇入時の健康診断　労働者を雇い入れる際に行う。就業前の健康状態を把握する目的のものである。

2 定期健康診断　事業者が労働者に対して年1回実施する義務があり，労働者はそれを受けなければならない。2022年（令和4）年の有所見率は58.3%であり，年々増加している（341ページ，表10-2）。

3 特定業務従事者の健康診断　特定業務とは，労働安全衛生規則にあげられる高熱物体を取り扱う業務や，坑内における業務，深夜業を含む業務などの14業務をさす。特定業務従事者に対しては，配置がえの際や6か月以内ごとに1回行われる。特定業務には，放射線にさらされる業務，深夜業，病原体の取り扱いが含まれるため，多くの看護師・助産師も対象となる。

4 海外派遣労働者の健康診断　6か月以上の海外派遣の前後に行う。

5 給食従業員の検便　雇い入れや給食業務への配置がえの際に行う。

このほか，有害業務に従事する労働者に対しては6か月以内ごとに1回，**特殊健康診断**を実施しなければならず，有害物質の内容によって健康診断項目も決められている（表10-1）。

国際的にみると，有害業務に直結した特殊健康診断だけでなく，生活習慣

◎表 10-1　職場における健康診断の項目

<table>
<tr><td rowspan="5">一般健康診断</td><td>雇入時の健康診断
(労働安全衛生規則〔以下，安衛則〕第 43 条)</td><td>①既往歴および業務歴の調査
②自覚症状および他覚症状の有無の検査
③身長，体重，腹囲，視力および聴力(1,000 ヘルツおよび 4,000 ヘルツの音にかかる聴力)の検査
④胸部 X 線検査
⑤血圧の測定
⑥貧血検査(血色素量，赤血球数)
⑦肝機能検査(GOT，GPT，γ-GPT)
⑧血中脂質検査(LDL コレステロール，HDL コレステロール，血清トリグリセライド)
⑨血糖検査
⑩尿検査(尿中の糖およびタンパク質の有無の検査)
⑪心電図検査
※雇入時の健康診断では，健康診断項目の省略等はない。</td></tr>
<tr><td>定期健康診断
(安衛則第 44 条)</td><td>おおむね雇入時の健康診断と同じ①～⑪項目があげられているが，条件にあてはまり医師が必要でないと認めるときは，身長・腹囲・聴力，胸部 X 線検査，喀痰検査などについて全部あるいは一部の省略・測定方法の変更などができるとしている。</td></tr>
<tr><td>特定業務従事者の健康診断
(安衛則第 45 条)</td><td>深夜業，坑内労働等の特定の業務(安衛則第 13 条第 1 項第 2 号の業務)に従事する労働者には，当該業務への配置がえの際および 6 か月以内ごとに 1 回定期に健康診断を行うことが義務づけられている。健康診断項目は通常の定期健康診断項目と同じ。</td></tr>
<tr><td>海外派遣労働者の健康診断
(安衛則第 45 条の 2)</td><td>事業者には 6 か月以上海外に派遣される労働者についてその派遣前および帰国後に医師による健康診断を行うことが義務づけられている。
健康診断項目は通常の定期診断項目と同じだが，医師が必要と認める場合に以下を行う。
⑫腹部画像検査(胃部 X 線検査，腹部超音波検査)，⑬血液中の尿酸の量の検査，⑭B 型肝炎ウイルス抗体検査，⑮ABO 式および Rh 式の血液型検査(派遣時に限る)。⑯糞便塗抹検査(帰国時に限る)</td></tr>
<tr><td>給食従業員の検便
(安衛則第 47 条)</td><td>事業場に附属する食堂または炊事場における給食の業務に従事する労働者に対して，雇い入れまたは配置がえの際，検便による健康診断を行わなければならない。</td></tr>
<tr><td colspan="2">業務別特殊健康診断</td><td>①法令で義務づけられるもの：じん肺法，有機溶剤中毒予防規則，鉛中毒予防規則，四アルキル鉛中毒予防規則，特定化学物質障害予防規則，高気圧作業安全衛生規則，電離放射線障害防止規則，石綿障害予防規則，労働安全衛生規則(歯科医師による健康診断)
②通達で示されるもの：紫外線・赤外線にさらされる業務，著しい騒音を発生する屋内作業場などにおける騒音作業など 29 項目がある。</td></tr>
</table>

病の項目を取り入れた定期健康診断を，すべての労働者に毎年実施するしくみは，日本に特徴的なものである。職場で労働者の健康にかかわる看護職が行う業務のうち，定期健康診断および特殊健康診断の結果に基づく保健指導は最も比重が高い。それぞれの労働者の作業内容に応じて必要な健診項目はなにか，またその基準値と異常値を把握し，個別に適切な保健指導が行えるよう十分に準備しておく必要がある。

◆ ガイドライン

職場と健康の分野では，「労働安全衛生法」などに基づいたさまざまな指針が厚生労働省によって策定されている(◎表 10-3)。指針には，法律・政令・省令ほどの規制力はない。しかし，できるだけこれらの指針に従った産

表 10-2　定期健康診断の有所見率

項目		2006年	08年	10年	12年	14年	16年	18年	20年	22年
項目別の有所見率	聴力(1,000 Hz)	3.6	3.6	3.6	3.6	3.6	3.6	3.7	3.9	3.9
	聴力(4,000 Hz)	8.2	7.9	7.6	7.7	7.5	7.4	7.4	7.4	7.4
	胸部X線検査	3.9	4.1	4.4	4.3	4.2	4.2	4.3	4.5	4.5
	喀痰検査	1.8	2.0	2.0	2.2	1.9	1.8	2.3	2.1	1.9
	血圧検査	12.5	13.8	14.3	14.5	15.1	15.4	16.1	17.9	18.2
	貧血検査	6.9	7.4	7.6	7.4	7.4	7.8	7.7	7.7	8.3
	肝機能検査	15.1	15.3	15.4	15.1	14.6	15.0	15.5	17.0	15.8
	血中脂質検査	30.1	31.7	32.1	32.4	32.7	32.2	31.8	33.3	31.6
	血糖検査	8.4	9.5	10.3	10.2	10.4	11.0	11.7	12.1	12.7
	尿検査(糖)	2.9	2.7	2.6	2.5	2.5	2.7	2.8	3.2	3.5
	尿検査(タンパク)	3.7	4.1	4.4	4.2	4.2	4.3	4.3	4.0	3.8
	心電図検査	9.1	9.3	9.7	9.6	9.7	9.9	9.9	10.3	10.7
所見のあった者の割合(有所見率)		49.1	51.3	52.5	52.7	53.2	53.8	55.5	58.5	58.3

(厚生労働省：定期健康診断結果報告による)

表 10-3　労働者の健康障害防止，健康管理などに関するおもな指針

1. 事業場における労働者の健康保持増進のための指針(1988 年公示，2020 年改正)
2. 事業者が構ずべき快適な職場環境の形成のための措置に関する指針(1992 年告示，1997 年改正)
3. 健康診断結果に基づき事業者が構ずべき措置に関する指針(1996 年公示，2017 年改正)
4. 労働者の心の健康の保持増進のための指針(2006 年公示，2015 年改正)
5. 労働安全衛生マネジメントシステムに関する指針(1999 年告示，2006 年改正)
6. 妊娠中及び出産後の女性労働者が保健指導又は健康診査に基づく指導事項を守ることができるようにするために事業主が講ずべき措置に関する指針(1997 年告示)
7. 過重労働による健康障害防止のための総合対策(2006 年発表，2016 年改正)
8. 事業場における治療と職業生活の両立支援のためのガイドライン(2016 年発表)
9. 心理的な負担の程度を把握するための検査及び面接指導の実施並びに面接指導結果に基づき事業者が講ずべき措置に関する指針(2015 年公示)
10. 職場における受動喫煙防止のためのガイドライン(2019 年公表)
11. 高年齢労働者の安全と健康確保のためのガイドライン(エイジフレンドリーガイドライン)(2020 年公表)

業保健活動を行うことが求められる。

● **THP 指針**　このうち「**事業場における労働者の健康保持増進のための指針**」(**トータルヘルスプロモーションプラン〔THP〕指針**)は，1988(昭和 63)年の「労働安全衛生法」の改正に伴い策定された。現在は 2020(令和 2)年 3 月に改正された新しい指針(改正 THP)が適用されている。THP は，産業保健の専門家が職場の働く人々に対して行う心と身体の健康づくりをいう。この指針は TPH を職場が主体的に行うしくみづくりを目的に策定され，これに基づき健康診断などの結果をもとに保健指導やメンタルヘルスケアなどが

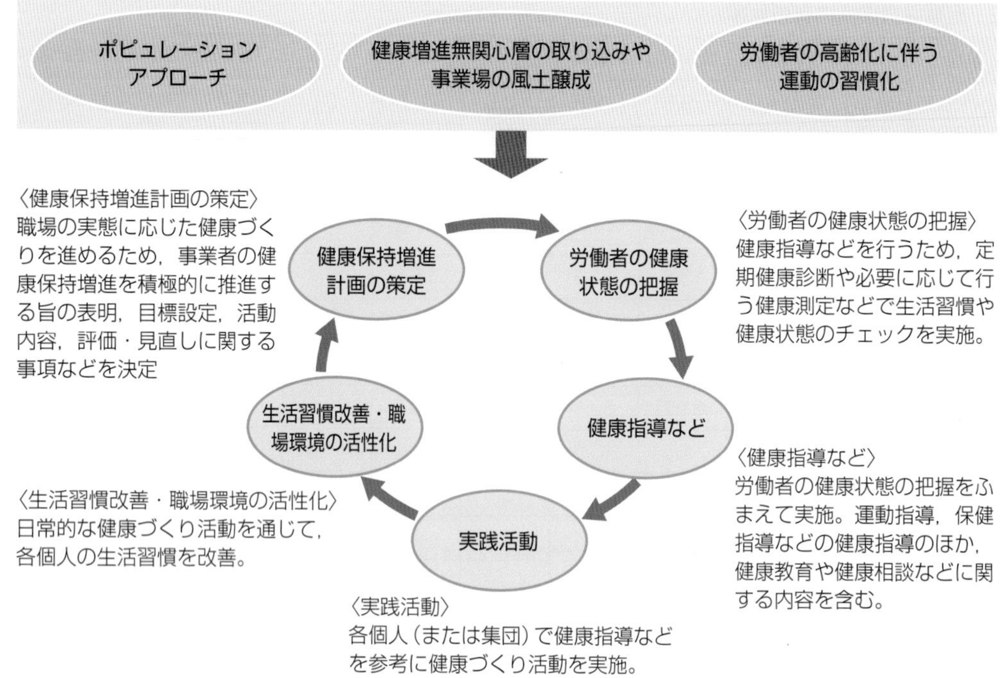

▶図 10-5　改正 THP 指針に基づく健康保持増進対策の進め方
（厚生労働省：第128回労働政策審議会安全衛生分科会 資料．2020による）

総合的・個別的に行われる。改訂指針では，個々の労働者向けと集団向けの取り組みや，健康への関心が低い労働者向けの視点，若年期からの運動の習慣化などの視点が追加されている（▶図10-5）。

● **事業場における心の健康づくり**　**「労働者の心の健康の保持増進のための指針」**（**メンタルヘルス指針**）は，2006（平成18）年に，事業場におけるメンタルヘルス対策の推進をはかる目的で策定されたものである。この指針では，衛生委員会（▶343ページ）で事業場における心の健康づくり計画を策定し，①セルフケア，②ラインによるケア，③事業場内産業保健スタッフによるケア，④事業場外資源によるケア，という4つのケアを実施することとしている。

● **過重労働対策**　**「過重労働による健康障害防止のための総合対策」**（**過重労働対策**）は，2006（平成18）年に，疲労が回復できないような長時間にわたる過重な労働を排除し，労働者の疲労蓄積を防ぎ，労働者の健康管理に関する措置を適切に実施することを目的として策定された。月100時間以上の時間外労働を行った労働者が希望すれば，確実に医師の面接指導を実施するよう定められている。

● **ストレスチェック制度**　**「心理的な負担の程度を把握するための検査及び面接指導の実施並びに面接指導結果に基づき事業者が講ずべき措置に関する指針」**（**ストレスチェック制度**）は，2015（平成27）年に，労働者のメンタルヘルス不調の未然防止（一次予防）を目的として策定された。定期的に労働者のストレス状況を調査し，本人に結果を通知してストレスへの気づきを促すこと，また集団分析をして職場環境改善につなげることを事業者に求めている。高ストレス者は医師の面談につなげることで，メンタルヘルス不調の防止をはかる。労働者が50人以上いる事業所には，毎年1回，全労働者(契約期間が1年未満の労働者などは除く)に対してストレスチェックを実施することが義務づけられている。

4 職場の健康管理体制

1 職場の健康管理を担う人々

「労働安全衛生法」では，すでに述べたとおり，事業場での労働衛生対策を効果的に進めるために，従業員から総括安全衛生管理者・衛生管理者・安全衛生推進者などを選任すること，また産業医を選任すること，そしてこれらの職種によって労働衛生管理体制をつくることを定めている。それぞれの職種は，事業場の種類や従業員数によって選任すべき人数が決められている(▶表10-4)。

▶表10-4　職場の健康管理を担う人々

職種	内容
総括安全衛生管理者	事業場の実際の管理者で，職場の安全衛生管理の最高責任者である。基本的には大規模の事業場には選任の義務がある。選任の義務が発生する労働者数の規模は，業種により異なる。たとえば製造業は300人以上である。
衛生管理者	総括安全衛生管理者業務のうち，衛生にかかわる技術的な事項の管理を行う。国家資格で第一種と第二種がある。50人以上の事業所で，規模に応じて1～6人を選任する。なお，保健師の有資格者は申請すれば試験免除で第一種衛生管理者免許を取得できる。
産業医	労働者の健康管理を行う専門的知識をもった医師で一定の要件を満たした者である。事業所において，労働者の健康管理，健康診断や面接指導の実施，健康教育や健康相談，作業環境の管理・改善，作業の管理，労働者の健康障害の原因調査，職場巡視(1回以上/月)などの職務を行う。必要に応じて，事業者に対し労働者の健康管理などについて勧告をすることができる。産業医の人数や専任とするかどうかについては，次のように定められている。 • 50人未満(※)：選任義務なし • 50～499人：産業医1人 • 500人～999人：産業医1人(有害業務の場合は専任) • 1,000人～3,000人：産業医1人(すべての業種において専任) • 3,001人以上：産業医2人 ※人数は常時使用する労働者数
安全衛生推進者・衛生推進者	林業・鉱業・建設業・運送業・清掃業・製造業などで常時雇用する従業員が10～49人の比較的小規模な事業場においては，安全衛生推進者を選任する義務がある。それ以外の業種では衛生推進者を選任する。
衛生委員会	常時50人以上の労働者を使用する事業場ごとに設置し，労働者の健康障害防止の基本対策などを調査・審議する。月に1回以上は開催し，議事録の保管(3年)も義務づけられている。
産業看護職[*1]	「労働安全衛生法」上に設置義務は示されていない。ただし，「健康診断の結果，特に健康の保持に努める必要があると認める労働者に対して，医師，保健師による保健指導を行うよう努めなければならない」(第66条の7)と記されていることや，保健師は特定保健指導の実施者とされているため，実際には企業による雇用例も多い。産業看護職を衛生管理者として位置づけている事業場もあり，産業医の専任義務のない中小規模の事業場では産業保健における中核的な役割を担っていることもある。

＊1　企業などの事業場で産業保健活動を行う保健師または看護師のこと。

表10-5 労働衛生管理の「3管理」

健康管理	作業管理	作業環境管理
• 健康診断・測定 • 救急処置 • 疾病予防 • 疾病管理 • 健康相談 • 健康教育 • 適正配置 • 保健統計の作成 • 健康の保持増進(THP)	• 正しい作業手順・作業基準 • 作業前の準備と点検 • 作業物・機械・装置の再設計 • 原材料の知識と取り扱い法 • 安全装置の知識と取り扱い法 • 保護具点検と手入れ • 動作研究・時間研究 • 職務分析・作業時間の制限	• 工程管理 • 環境測定・調査 • 環境モニタリング • 環境測定結果の評価 • 管理濃度*1 • 空調・局所排気設備の管理

*1 有害物質に関する作業環境の状態を評価するため，作業環境測定基準に従って実施した作業環境測定の結果から作業環境管理の良否を判断する際の管理区分を決定するための指標。

2 労働衛生管理の3管理と5領域

● **3管理** 労働衛生管理を行うにあたって欠かせない3つの要素として，作業環境管理・作業管理・健康管理(**労働衛生管理の3管理**)があげられる(▶表10-5)。

1 **健康管理** 健康診断の事後措置や健康指導により労働者の健康状態を把握し，健康障害を未然に防ぐこと。

2 **作業管理** 環境を汚染させない作業方法や有害因子の曝露を軽減する作業方法を採用し，それを適正に行うことにより健康障害の発生を予防すること。

3 **作業環境管理** 作業環境を把握し，有害要因を取り除いて良好な作業環境を確保すること。

● **5領域** 3管理に「労働衛生教育」と「総括管理」を加えたものを**5領域**という。

1 **労働衛生教育** 「労働安全衛生法」第59条に定められた雇い入れ時教育，作業内容の変更時の教育，危険・有害業務従事者への特別教育のこと。

2 **総括管理** 健康管理，作業管理，作業環境管理，労働衛生教育が事業所で適切に展開されるために必要な基盤整備(たとえば年間計画・規程の策定，会議の開催など)を行うこと。

3 職場の労働衛生管理体制

事業場では，それぞれの組織に合わせた**労働衛生管理体制**を構築することが求められる。ある大学附属病院における労働衛生管理体制を例にあげる(▶図10-6)。

事業者である学長は，総括安全衛生管理者として病院長を任命している。病院長は，労働者が働く現場管理ラインと，労働衛生管理の業務を行う労働衛生スタッフの両方の組織と連携をとりながら病院全体の労働衛生管理体制を構築していく。病院全体の労働衛生の方針や計画は，労働者である医療職や事務・技術者の代表者や，労働衛生スタッフ，総括安全衛生管理者である

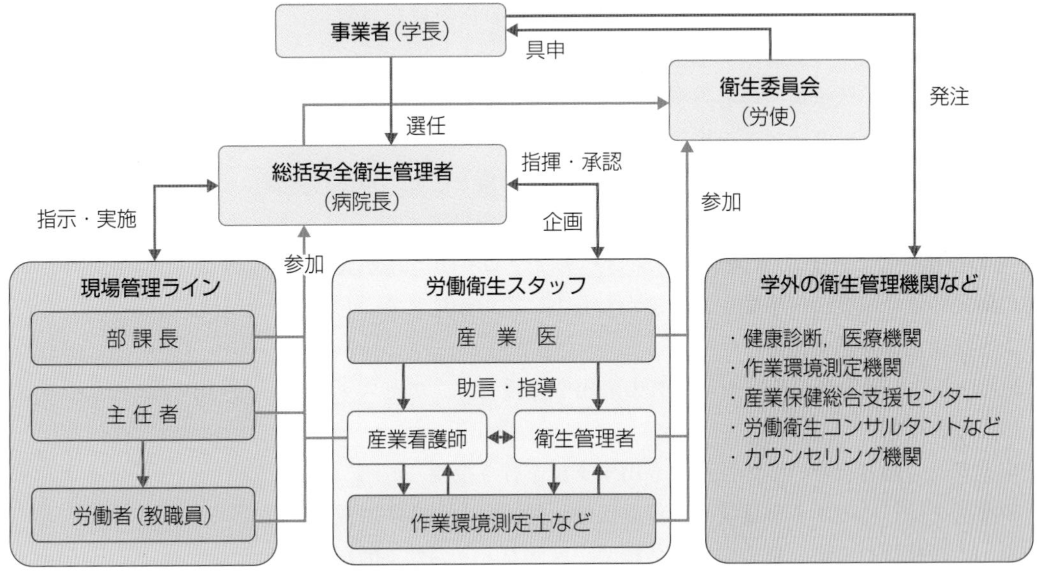

図 10-6　労働衛生管理の組織(例)

病院長の全員が出席する衛生委員会で審議して決定されることになる。

なお，図の学外の衛生管理機関などに含まれている**産業保健総合支援センター**は，産業保健関係者の支援や事業者等に対して職場の健康管理への啓発を行うため，全都道府県に設置されている。産業保健に関する窓口として相談に応じるほか，産業保健関係者への研修，情報提供，調査研究を行っている。

このようなしくみは一般の事業所(会社や工場など)でも同様である。ただし中小規模の事業場の場合，健康診断や，カウンセリングなどの一部の健康管理を外部の機関や従業員支援プログラム(EAP)[1]機関に委託したり，専門家である労働衛生コンサルタントから助言を受けるなど，外部の専門家を利用していることも多い。なお，労働衛生コンサルタントは，保健衛生と労働工学の専門家で，国家資格である。事業所の衛生に関する診断や指導・助言をもって報酬を得ることができる。国家試験の受験資格には労働衛生に関する一定以上の従事期間が必要である。産業医はもちろん産業看護職が取得することも可能である。

NOTE

[1] 従業員支援プログラム
従業員支援プログラム employee assistance program (EAP)は，契約企業や団体に対するメンタルヘルス(心の健康)やカウンセリング，心の病による休職者の復職支援(リワーク)や生産性向上を目的とした支援活動のことをさす。

C　産業保健活動の展開

1　産業保健における看護職の役割

● サービスの提供例　看護職が働く人々に保健・看護サービスを提供するケースには以下がある。

(1) 企業が看護職を雇用し，従業員への産業保健サービスを提供する。

(2) 健康保険組合などが看護職を雇用し，加入企業の従業員を対象に保健サービスを提供する。
(3) 健康診断機関，医療機関の看護職が，健康診断や人間ドックなどの場面で保健指導などのサービスを提供する。
(4) 零細企業や自営業，第1次産業などの従事者を対象として，市町村の保健センターや保健所勤務の保健師が保健サービスを提供する。

● **共通の役割**　それぞれで看護職の対象者へのアプローチ方法が異なり，業務の優先順位や産業医・事業主とのかかわり方に違いが生じる。しかし，次のような役割は共通である。

(1) 1人ひとりの労働者の不安やニーズの表出を支援して，アセスメントにつなげる役割
(2) 事業者や労働者自身の主体性を引き出す支援を行う役割
(3) 産業医をはじめとする事業場内の産業保健活動にかかわる多職種，管理職・一般社員や人事，事業場外の多機関，家族などとの効果的な連携を推進するコーディネーターの役割

2　産業保健活動の実際

産業保健は，職場とそこで働く人々に対して，公衆衛生やヘルスプロモーションの理念に基づき，一次から三次予防活動，個別支援から集団・組織支援活動を展開する。その際に，いかに多機関・多職種とうまく連携・協働できるか，事業者・労働者が主体的にかかわれるように支援できるか，などが課題となる。

また，職業性疾病としてのメンタルヘルス不調や生活習慣病を予防する観点からは，職場だけでなく労働者の私生活を含めた**ワークライフバランス**(仕事と生活の調和)にも配慮が必要となる。

1　一次予防活動

● **概要**　産業保健活動にかかわる看護職には，将来おこる可能性の高い労働災害や疾病を予防して働く人の健康をまもり，職場に対しては質の高い人的資源を確保するため，さまざまな取り組みや職場風土づくりが求められる。

● **活動の例**　一次予防活動の例としては，次のような活動があげられる。

(1) 健康診断時の問診や事後指導の面談において，労働者みずからが自分の生活をふり返り，その健康課題や対策を考えるきっかけをつくること
(2) 入社時から退職までのさまざまな節目における健康教育，業務上健康障害が予測される集団への教育
(3) 健康強化週間や健康イベントなどの企画・実施
(4) 社内報やイントラネットなどを通じた職場全体への情報提供

2 二次予防活動

● **概要** 二次予防活動としては，健康障害の早期発見と対処を目ざした活動が展開されている。重要なのは，各種健康診断の事後措置や保健指導，必要に応じて事業場内外の専門職に紹介するなどの連携を確実に行うことである。

● **活動の例** 二次予防活動の例としては，次のようなことがあげられる。

(1) 一般健康診断・特殊健康診断などの定期的な健康診断の実施とその事後措置・保健指導

(2) 有害物質への曝露の有無と程度を測定するための生物学的モニタリング

(3) 過重労働対策としての長時間労働者への面接

(4) メンタルヘルス不調者発見のためのストレスチェックや問診

(5) 気軽に相談できる社内の健康相談体制づくり

3 三次予防活動

● **概要** 三次予防活動は，健康障害が発生してから労働生活へ再適応するための支援が中心となる。産業医などと連携しながら，治療機関である主治医との調整および，職場上司や同僚との調整を行い，スムーズに職場に戻れるよう支援する。冒頭の事例①(▶331 ページ)における保健師の活動は，これにあたる。

● **活動の例** 三次予防活動の例としては，次のようなことがあげられる。

(1) 休職者の職場復帰支援として，休職中の療養状況の確認や復職判定のために，本人と職場，人事・労務担当者，医療機関それぞれの意見を集め，産業医とともに調整する。

(2) 休職者が職場復帰したあと，本人および上司や同僚を対象として継続的支援を行う。

(3) 慢性疾患をもちながら就労している労働者が無理なく仕事と療養を両立できるように支援し，必要に応じて主治医・家族・職場の上司や人事・労務担当者などとの調整を行う。

4 個別支援から集団・組織支援活動へ

個々の職場で最も困るのは，健康問題により欠勤や長期休職の従業員が発生したときの対応である。その場合には，産業医や産業看護職などの産業保健スタッフが中心となって対応する。本人との面談や医療機関への紹介，主治医との連携，職場や人事・労務担当との連携など，個々の状況に合わせたていねいな対応が求められる。このような活動を**ケースマネジメント**といい，産業看護職に最も期待される個別支援である。ケースマネジメントをもとに事業所全体の保健計画をたてることや，職場全体の一次予防活動へ拡大していくことが，産業保健活動としてとても重要になっている。冒頭の事例①(▶331 ページ)の保健師が行ったのも，ケースマネジメントである。

D　産業保健における今後の課題と新たな動き

これまでのわが国の産業保健活動は法で定められたことがらを確実に実行するという「法令遵守型」であった。しかし2000年代に入ってからしだいに，法令がなくとも企業の自主的な判断で実施する「自主対応型」への転換が求められてきている。そのなかで，企業経営上，注目されている概念やそれに基づく施策が産業保健にも導入され，産業保健スタッフがその企画や実施に携わる機会が出てきた。以下，そのいくつかを紹介する。

1　企業の責任（CSR）

企業の責任 corporate social responsibility（**CSR**）とは，企業が利益を追求するだけでなく，組織活動が社会へ与える影響に責任をもち，あらゆる利害関係者（消費者，投資家など，および社会全体）からの要求に対して適切な意思決定をすることをさす。近年，産業保健活動はCSRの1つであるという考え方が生まれてきている。従業員の健康をまもることは，社会の重要な構成要素である労働者をまもることだからである。

わが国では労働災害の総数および過重労働による過労死は減少している一方で，精神障害による労災請求・認定件数は上昇している。これらは日本特有の問題として，その対策が国際的にも注目されている。その意味でも従業員の生命・健康をまもるための産業保健を推進することは，企業の社会的責任を果たすうえで重要だといえよう。企業が公開しているCSRレポートには，社内の福利厚生や健康管理について言及があるものも多い。

2　健康経営

これまで労働者の健康は経営上のコストとして考えられてきた。**健康経営**とは，経営者が従業員の健康づくりを将来に向けた投資ととらえ，戦略的に，かつ長期的なビジョンに基づき実践することである。また，会社と健康保険組合などが積極的に連携して，疾病予防や健康づくりに取り組むことを**コラボヘルス**という。

3　働き方改革

近年の労働をめぐる問題や少子高齢化をふまえ，2017（平成29）年3月に，「**働き方改革実行計画**」が発表された。そのおもな内容は，①非正規雇用の処遇改善，②賃金引き上げと労働生産性の向上，③長時間労働の是正，④柔軟な働き方がしやすい環境整備，⑤病気の治療，子育て・介護などと仕事の両立，障害者就労の推進，⑥外国人材の受け入れ，⑦女性・若者が活躍しやすい環境整備，⑧雇用吸収力の高い産業への転職，再就職支援など，⑨高齢者の就業促進である。現在，これらの内容について，具体的な政策化が進められている。

2018（平成30）年6月には，「働き方改革を推進するための関係法律の整備に関する法律」（働き方改革関連法）が成立し，長時間労働の是正（時間外労働の上限規制・有給休暇の消化義務），同一労働同一賃金の推進，労働衛生管理の強化，高度な専門知識をもつ労働者の一部を労働時間規制の対象から除外する制度（高度プロフェッショナル制度）の新設などの施策の実施が決定した。

2020（令和2）年のCOVID-19の世界的流行に伴い，在宅ワーク（テレワーク）が急速に進み，とくに都市部のホワイトカラーを中心に働き方の見直しが進んでいる。

4　男女共同参画とワークライフバランス

● **男女雇用機会均等法**　1986（昭和61）年の「**雇用の分野における男女の均等な機会及び待遇の確保等に関する法律**」（**男女雇用機会均等法**）施行により，募集・採用，配置・昇進，待遇に性差をつけることが禁止された。また「労働基準法」の改正や，妊娠中や産後の女性労働者に対する母性健康管理についての指針[1)]が出されるなど，事業主には，妊婦などが必要な医療や保健サービスを受けられるように配慮する義務が明確に課された。

● **育児・介護休業法**　また，仕事をしながら親の介護をする労働者の増加に伴い，1995（平成7年）に「育児休業等に関する法律」（育児休業法）が大幅改正されて「**育児休業，介護休業等育児又は家族介護を行う労働者の福祉に関する法律**」（**育児・介護休業法**）が成立した。この法律では，男女を問わず労働者から申請があった場合，雇用関係を継続したまま一定の休暇を与えることを企業に義務づけている。2021（令和3）年の法改正により「出生時育児休業」（産後パパ育休）制度が新設された（2022年10月施行）。これは従来の育児休業とは別に，男性が子の出生後8週間以内に，4週間まで育児休業を取得できる制度である。15％程度（2022年）にとどまる男性の育児休業取得の促進をはかるために新設された。従来の「パパ・ママ育休プラス」❶も合わせて利用できる。また，同改正では育児休業の分割取得もできるようになった。

> **NOTE**
>
> **❶パパ・ママ育休プラス**
>
> 両親がともに育児休業をする場合に1歳2か月にまで育児休業を延長できる制度。2か月分はパパ（ママ）のプラス分ということである。

● **次世代育成支援対策推進法**　このほか，進行しつづける少子化への対策として，2003（平成15）年には「**次世代育成支援対策推進法**」が成立した。この法律では，国や自治体だけでなく企業にも，次世代育成を推進するための具体的な行動計画の策定とその届け出を義務づけている。

● **ワークライフバランスの推進**　このような社会背景を受けて，各企業にはワークライフバランスの推進が求められている。企業によって取り組みに

1）「妊娠中および出産後の女性労働者が保健指導又は健康診査に基づく指導事項を守ることができるようにするために事業主が講ずべき措置に関する指針」（平成九年九月二十五日労働省告示第105号）

差はあるものの，たとえば，①社内における「ワークライフバランス推進プロジェクト」を設置，②育児や介護を理由とした休暇や在宅ワーク制度の設定，③社内保育園の設立，④短時間勤務やフレックス制度などの柔軟な働き方の導入，といったことが行われている。産業保健活動を担う看護職は，これらの社内制度の構築にかかわるほか，育児・介護を含めた私生活と労働生活との両立に悩む労働者の相談に応じ，適切な情報提供ができる能力をもつことが期待される。

5 「コロナ禍」後の働き方の変化への対応

新型コロナウイルス感染症(COVID-19)のパンデミックに際し，政府より外出自粛の要請や「新しい生活様式」❶の実践が求められ，仕事の面では在宅勤務やテレワーク，時差通勤，ローテーション勤務など大きな変化を強いられた。働く人々への身体的・心理的影響については現在検証が進められているが，身体活動量の低下，運動不足によると思われる健康診断での血糖値や中性脂肪などの数字の悪化，肥満やメタボリックシンドロームの増加，メンタルヘルス不調の増加などが指摘されている。オンライン上ではなく同僚と実際に会ってコミュニケーションをはかることの重要性，勤務に伴う移動とそれによって生じる生活リズムが見直される結果となったかたちである。新型コロナウイルス感染症が「感染症法」上の5類感染症に移行して以降，徐々に日常生活は戻りつつあるが，テレワークの定着などによる働き方の変化に対応した健康管理や産業保健サービスの提供が必要になっている。

NOTE

❶「新しい生活様式」
身体的距離の確保，マスクの着用，密集・密接・密閉の3密の回避などを基本とする生活様式。新型コロナウイルス感染症が「感染症法」上の5類感染症に移行してからは，その場に応じたマスクの着用やせきエチケット，三密の回避，適度な運動と食事などを基本とする「新しい健康習慣」が提示されている。

6 ワークエンゲイジメント

ワークエンゲイジメントとは，労働者の心の健康度を示す概念であり，「仕事に誇りややりがいを感じている」(**熱意**)，「仕事に熱心に取り組んでいる」(**没頭**(ぼっとう))「仕事から活力を得て生き生きとしている」(**活力**)の3つがそろった状態にあると高くなる。ワークエンゲイジメントの高い従業員は，活力にあふれ，仕事に積極的に取り組むという特徴をもっている[1)]。

ワークエンゲイジメントは，①上司や同僚からの支援が高く，②自分で仕事の進め方ややり方を決める自由度が高く，③仕事による成長の機会がある場合，あるいは④労働者自身の自己効力感(▶324ページ)や自尊心が高い場合に上昇するとされる。従業員のメンタルヘルスを向上させるためには，産業保健スタッフと人事・労務部門が協調し，労働者の肯定的な側面をのばすような教育や研修が有効である。

1）ウィルマー・B・シャウフェリ＆ピーターナル＝ダイクストラ著，島津明人・佐藤美奈子訳：ワーク・エンゲイジメント入門．星和書店，2012.

work 復習と課題

❶ 1947(昭和22)年，日本国憲法第27条を根拠にした「〔　ア　〕」が制定された。この法律により，労働者の賃金や労働時間，休日，安全衛生，災害補償などの労働者保護を目的とした最低基準が定められた。

❷ 1972(昭和47)年に，「〔ア〕」が定めたような最低基準の確保にとどまらない健康障害防止対策を積極的に展開することを目的とした「〔　イ　〕」が制定された。

❸ 労働者が業務中(通勤を含む)に負傷・疾病・障害・死亡などにいたった災害を〔　ウ　〕とよぶ。

❹ これまでの職業性疾病とは異なる概念として1976年にWHOによって提唱されたのが，〔　エ　〕という概念である。この概念には，業務が発症や増悪に関与した疾患(生活習慣病や精神疾患など)も含まれる。

❺ 常時〔　オ　〕人以上の労働者を使用する事業場では，事業場の労働者の健康管理などを行う医師である〔　カ　〕の選任が義務づけられている。

❻ 常時〔　キ　〕人以上の労働者を使用する事業場は，「労働安全衛生法」により，労働者の健康障害防止の基本対策などを調査・審議する〔　ク　〕を月に1回以上開催する義務がある。

❼ 労働衛生管理(産業保健管理)の3管理は，〔　ケ　〕・〔　コ　〕・〔　サ　〕である。この3管理に〔　シ　〕・〔　ス　〕を加えたものが，労働衛生(産業保健)を構成する5領域とよばれる。

❽ メンタルヘルスや生活習慣病を予防する観点から，仕事と生活の調和を目ざす〔　セ　〕という考え方が重視されている。

❾ 1986(昭和61)年の「〔　ソ　〕」の施行により，募集・採用，配置・昇進，待遇に性差をつけることが禁止された。

第 11 章

健康危機管理・災害保健

本章の目標

- □ 日本全体における健康危機管理体制の枠組みと，それぞれの地域における健康危機管理の実際を理解する。
- □ 看護学生として，地域の住民として，平時からできることはなにかを考える。
- □ 日本の災害対策体制と，災害時の支援について理解する。
- □ 災害時において，被災者の健康と人権をどうまもることができるかを考える。

序章で「みんなの健康」に取り組むことが公衆衛生であると学んだ。では，「みんなの健康」をおびやかすものはなんだろうか。その答えの1つが，感染症の大規模発生や集団食中毒，自然災害，飲料水汚染，薬害，生物テロといった**健康危機** health crisis である。本章では，健康危機および災害に対する公衆衛生活動を学ぶ。

本章を通じて，皆さんに理解してほしいことがある。それは，平時にできないことは緊急時にも行うことはできない，という点である。卒後は，さまざまな現場で健康や保健にかかわる皆さんにぜひ，「平時にもできることはなにか」を考えてほしい。

A　健康危機管理

健康危機管理とは「みんなの健康」をおびやかす事象に対して，発生を予防し，拡大を防止し，被害を最小限に抑え，対応をふり返り，今後の対策に活用するといった一連の組織的な活動をさす。この節では，健康危機管理の基本的な概念，日本の健康危機管理体制のほか，読者の皆さんが健康危機に遭遇した際に求められる知識や行動について学ぶ。

1　健康危機管理の体制

1　健康危機管理の変遷

● **危機管理への関心の高まり**　1995(平成7)年の阪神・淡路大震災や，地下鉄サリン事件などの一連のオウム真理教事件を契機に，日本でも危機管理という分野への関心が急速に高まった。その翌年，岡山県邑久(おく)町や大阪府堺市などで病原性大腸菌O157の集団感染❶が発生した際，アメリカ疾病管理予防センター(CDC)から実地疫学専門家 field epidemiologist チームが派遣された。これを受けて，日本でも突発的な健康危機に対応できる組織整備の必要性が認識された。

● **健康危機管理指針の策定**　厚生省(現厚生労働省)は1997(平成9)年，「厚生省健康危機管理基本指針」(現「**厚生労働省健康危機管理基本指針**」)を策定した。この指針で健康危機管理は「医薬品，食中毒，感染症，飲料水その

NOTE

❶O157の集団感染
1996(平成8)年，病原性大腸菌O157の集団感染の多発と拡大によって社会的なパニックが生じた。この年の最終的な患者数は14,488人，死者は8人であった。

他なんらかの原因により生じる国民の生命，健康の安全をおびやかす事態に対して行われる健康被害の発生予防，拡大防止，治療等に関する業務であって，厚生省の所管に属するもの」と定義された。

● **地域における健康危機管理体制の構築**　地方自治体レベルで健康危機管理体制が構築されたのは，2000年代に入ってのことである。「地域保健法」に基づく「**地域保健対策の推進に関する基本的な指針**」が2000(平成12)年に改正され，そのなかで地域保健対策の推進の基本的な方向の1つとして「地域における健康危機管理体制の確保」が明記された。この指針は，日本の地域保健対策の基本的な考え方を示しており，地方自治体の行動指針となるものである。この指針によって，保健所を中核とした健康危機管理体制を構築することが地方自治体の義務になった。

続く2001(平成13)年には，実際の健康危機に際して保健所が果たすべき基本的役割をまとめた「**地域における健康危機管理について～地域健康危機管理ガイドライン～**」も策定された。これ以降，健康危機管理は地域保健の重要課題の1つとなっている。

2 日本の健康危機管理体制

● **国レベル**　国のレベルでは，健康危機の原因になりうる事象について，継続的に観測(モニタリング)し，危機発生時の被害を最小に抑え，より効果的な対応ができるような体制づくりが進められている。たとえば，感染症については国立感染症研究所(▶plus「国立健康危機管理研究機構の設立」)が運営する**感染症発生動向調査**(▶158ページ)によって全国の発生状況が把握・分析されている。国立感染症研究所の情報は，内閣に新たに設置された**内閣感染症危機管理統括庁**に共有される。同庁は新型コロナウイルス感染症(COVID-19)の感染拡大時の初期対応の教訓を受け，感染症危機管理対策における司令塔の機能を果たす組織として2023(平成5)年9月に発足した新しい官庁である。

内閣には，国防に関する事項を除く緊急事態(大規模災害・テロ・ハイジャックなど)が発生した際に初動措置を判断し関係省庁と迅速に総合調整を行う危機管理を統括する**内閣危機管理監**がおかれている。緊急事態が発生

plus　国立健康危機管理研究機構の設立

今後の感染症のパンデミックやアウトブレイクに備えるため，おもに感染症の研究や感染動向の分析を担ってきた国立感染症研究所と，おもに感染症疾患の治療とその研究を担ってきた国立国際医療研究センターが統合され，2025年度から新たに国立健康危機管理研究機構が創設される予定である。同機構はアメリカ疾病管理予防センター(CDC)をモデルとし，感染症その他の疾患に関する調査研究，医療の提供，人材の養成などを行うほか，感染症による健康危機の発生の際は疫学調査から臨床研究までを総合的に実施し，科学的知見を提供する。

した場合には，関係省庁や公共機関などから内閣情報集約センターに情報が集められ，その情報はすぐに内閣総理大臣や官邸危機管理センターなどに報告され，初動体制が整えられる体制になっている。これらのしくみは，阪神・淡路大震災の際に官邸の情報収集体制が機能しなかった反省からつくられた。

厚生労働省においては，国内外の健康危険情報❶は健康危機管理・災害対策室に集められ，対策が検討される。重大な健康被害が発生した場合には対策本部が設置され，職員・専門家の現地派遣や，国民への健康危険情報の提供などの対応策をとる体制となっている。

NOTE

❶健康危険情報

「厚生労働省健康危機管理基本指針」によって「医薬品，食中毒，感染症，飲料水その他の何らかの原因により生じる国民の生命及び健康の安全に直接係わる危険情報」と定められている。

● **地域レベル**　地域においては，**保健所**が健康危機管理体制の中核となる。保健所における健康危機管理業務は，以下の4段階に分けることができる。

[1] **健康危機発生の未然防止**　管理基準の設定や監視業務(食品衛生監視や各種施設の立ち入り検査など)，予防方法の普及・啓発活動などにより，健康危機の発生を未然に防止するための対策をとることである。

[2] **健康危機発生時に備えた準備**　健康危機発生時に迅速かつ効果的な対応を行うため，各種健康危機発生時の手引書(マニュアル)の整備や，健康危機発生時を想定した組織および体制の確保，関係機関との連携の確保，人材の確保，訓練などによる人材の資質の向上，施設・設備および物資の確保などの準備を進めることである。

[3] **健康危機への対応**　健康危機が発生した際に，情報の収集および管理や，被害者への保健医療サービスの確保，防疫活動，住民への情報の提供や，被害の拡大防止のための普及・啓発活動などを行うことである。被害発生地域以外からの救援を要請することも含まれる。

[4] **健康危機による被害の回復**　健康危機による被害の発生後，住民の混乱している社会生活を健康危機発生前の状況に復旧させるための業務である。具体的には，飲料水や食品の安全確認，被害者の心のケアなどが含まれる。

● **健康危機管理の対象分野**　地域保健における健康危機管理の対象分野は，厚生労働省の地域保健対策検討会の中間報告によって12分野が例示されている(▶表11-1)。

3 健康危機管理における国際社会との連携

経済・情報・技術・文化などが地球規模で一体化していく**グローバリゼーション**が進むなかで，国境をこえて人や物・情報が行き来するようになった。感染症に限らず，さまざまな健康危機も各国の連携による国際的な管理が必要な時代となっている。

● **国際保健規則**　「**国際保健規則** international Health Regulation(**IHR**)」は，国際的な健康危機に対応するために世界保健機関(WHO)が定めた，WHO憲章第21条に基づく国際規則である。この規則の目的は，国際交通に与える影響を最小限に抑えつつ，疾病の国際的伝播を最大限防止することである。1951年の制定以降，大幅な改訂は行われず，一部改正も1981年に行われたのが最後だった。しかし，SARSや鳥インフルエンザなどの新興・再興感染

表 11-1 地域保健における健康危機管理の 12 分野

分野	内容
原因不明健康危機	
災害有事・重大健康危機	• 生物テロ，重症急性呼吸器症候群（SARS），新型インフルエンザなど • 地震，台風，津波，噴火など
医療安全	• 医療機関での有害事象の早期察知，判断など
介護等安全	• 施設内感染，高齢者虐待など
感染症	• 感染症発生時の初動対応など，必要措置
結核	• 多剤耐性結核菌対応など
精神保健医療	• 措置入院に関する対応，心のケアなど
児童虐待	• 身体的虐待，精神的虐待，ネグレクトなど
医薬品医療機器等安全	• 副作用被害，毒物劇物被害など
食品安全	• 食中毒，医薬品（未承認薬も含む）成分を含む，いわゆる健康食品など
飲料水安全	• 有機ヒ素化合物による汚染など
生活環境安全	• 原子力災害（臨界事故），環境汚染など

症，テロリズムなどの新たな脅威に対応するため，各国の健康危機管理体制の水準を向上させ，WHO と各国の連携体制を強化する必要が生じていた。そこで WHO は 2005 年に 24 年ぶりに IHR を大幅に改正した（2007 年 6 月発効）。2017 年に，IHR に基づく公衆衛生緊急事態への国家の対応能力に関する説明責任と透明性を育むための合同外部評価 joint external evaluation（JEE）ツールが導入された。

● **改正国際保健規則に基づく健康危機管理体制** 改正国際保健規則（**IHR 2005**）では，従来は黄熱・コレラ・ペストの 3 感染症であった管理対象を，「原因を問わず国際的な公衆衛生上の脅威となりうるあらゆる事象 Public Health Emergency of International Concern（PHEIC）」に拡大した。緊急事態が発生した場合は，WHO が PHEIC 対策の中枢になる体制となった。各国には，PHEIC を検知した際の迅速な WHO への報告および，国内に IHR 担当窓口 national focal point（NFP）の常時確保（日本は厚生労働省厚生科学課が担当窓口），各国の国内における健康危機管理体制の整備などが求められ，必要に応じて WHO から勧告が行われることになった。日本でも「**健康危機管理指針**」に基づくかたちで，PHEIC 管理体制の整備を進めている。

● **IHR 2024** 2019 年からの新型コロナウイルス感染症（COVID-19）のパンデミックがもたらした課題に対応する新たな改正国際保健規則（IHR 2024）が改定作業部会で作成されており，2024 年 5 月に発効予定である。

2 地域保健における健康危機管理の実際

厚生労働省は，2012（平成 24）年に「地域保健対策の推進に関する基本的な指針」❶を一部改正し，健康危機管理も含んだ地域保健対策に関する計画について，PDCAサイクル(84ページ)の確立を求めた。それまでの健康危機管理は，①危機の未然のコントロールを行う平時対応，②緊急時対応の事前準備と緊急時対応の2つからなる有事対応，③緊急事態がある程度収束したあとに行う事後対応という3つの枠組みで進められてきた。緊急時対応の事前準備から緊急時対応までが，狭義の健康危機管理に該当する。しかし指針の改正によって，これら3つの対応を含む健康危機管理において，PDCAサイクルを確立することが必要になった。

NOTE

❶**地域保健対策の推進に関する基本的な指針の改正**

「感染症法」の改正に合わせ，地域保健対策の推進に関する基本的な指針は2023(令和5)年4月に一部が改正されている。改正の要点は，①健康危機に備えた計画的な体制整備の推進，②感染症のまん延への備え(積極的疫学調査や病原体の収集・分析などの専門的業務を十分に実施するため人員体制や設備の整備など)，③保健所の健康危機管理体制の強化，④地方衛生研究所等の健康危機管理体制の強化，⑤健康危機に備えた人材の確保と資質の向上である。

1 健康危機管理におけるPDCAサイクル

1 平時対応(PDCAのPに相当)　この段階で重要なのは，健康危機の発生の未然防止である。基本的には，日常の地道な公衆衛生活動が平時対応にあたるといえる。

2 有事対応(PDCAのPとDに相当)　緊急時対応の事前準備と実際の対応という2つの段階がある。

①緊急時対応の事前準備(PDCAのPに相当)　健康危機の発生に備えた直接的な事前準備は，有事対応に含まれる。たとえば，この事前準備には，発生時の対応の手引書(健康危機管理マニュアル)を作成しておくこと，休日・夜間を問わず危機発生時に対応できる人員配置を計画すること，危機対応のための資材をつねに整えておくこと，さらに計画どおりにいかない場合に備えたバックアップの計画をたてておくことなどがあげられる。

②緊急時対応(PDCAのDに相当)　平時対応および緊急時対応の事前準備が有効に行われていたかは，適切な緊急時対応(D〔実行〕)を行うことができたかで判明する。

3 事後対応(PDCAのCとAに相当)　この段階では，できるだけ早期に平常の状態に戻すことが重要である。その判断基準や周知方法について，事前に検討しておく必要がある。今回の対応を評価し，今後の対応や危機管理体制の改善のためのフィードバックも欠かせない。

有事にはさまざまなレベルのものが存在するが，ここではX市でのノロウイルス集団感染の発生事例をもとに，実際の緊急時対応がどのように行われるかをみてみよう。

事例❶ X市における中学生の集団感染と木戸さんの対応

11月23日(祝日)の朝，X市のY中学校の生徒9人が下痢や嘔吐の症状で市内のいくつかの医療機関を受診した。このうち，ある診療所では，同じ中学校の3人の生徒が前後して受診したため，医師が集団感染を疑って市役所に通知した(11:00)。市役所の休日担当者は，この時点ではまだ食中毒なのか感染症なのかはわからないものの健康危機発生を疑い，保健所の休日対応担当者の携帯に連絡した。

この日の担当は保健師の木戸さんだった。木戸さんは電話を受けたとき，長男の野球大会の応援で市民公園にいた。しかし話を聞いて，ただちに原因不明の健康危機と判断して対応チームを召集した。対策チームのメンバーやその後の対応は健康危機管理マニュアルにまとめられていた。一方，市役所の休日担当者は同時に教育委員会にも連絡した。教育委員会から学校の休日担当の教頭に連絡がまわることになった。

対応チームのリーダーとなった木戸さんは，13 時すぎに，Y 中学校の教頭と連絡をとり，疫学的調査と検便調査，感染拡大防止指導のために学校を訪問する許可を得た。

疫学的調査では，健康危機が発生した日時や場所を特定し，教員や生徒，その保護者といった調査対象者から情報を得て，どのような経緯で集団感染が生じたのかを明らかにする。今回は食中毒と感染症の両方が疑われたため，給食の契約業者にも連絡が行った。学校訪問の際は教員だけの情報収集だったが，それとは別に，その日のうちに症状が出た生徒 9 人のうち 7 人に対面調査を行うことができた。そこでは生徒 1 人ひとりに問診を行い，さらに原因同定のため，この 2 週間の行動調査を行った。

検便調査は，病原体の同定に欠かせない。木戸さんら保健所の対応チームは，季節や症状からノロウイルスを疑った。今回の集団感染の原因を確定するためには，罹患者のウイルスの遺伝子群が同じかどうか調査する必要がある。木戸さんは学校に検便調査への協力依頼を行った。それを受けて，17 時すぎ，学校の緊急時一斉メールを通じて，全生徒の保護者に集団感染発生のお知らせと検査の依頼が配信された。

このような場合，連絡内容には十分注意する必要がある。木戸さんは，むやみに不安を喚起せず，またあいまいな情報提供を避けるように配慮したメールを送ることにした。木戸さんはリスクコミュニケーションに詳しい保健所職員に相談し，学校職員と文章を吟味したうえで配信を行った。

また疫学調査の結果，感染が拡大した原因が明らかになってきた。祝日の前日に 1 人の生徒が教室で嘔吐をした際，まわりの生徒がかたづけを手伝った。しかし掃除用手袋が人数分なかったため，素手で行った生徒もいた。そのうち 1 人は給食当番で，配膳を行っていた。その生徒の手洗いが不十分だったために感染が拡大した可能性が示唆された。

そこで，感染拡大防止指導として，木戸さんらは吐物処理セットの作成を学校側に提案し，誰にでも安全に処理ができるよう指導を行った。また，ノロウイルスは症状が消失したあとも 1 週間ほどは便中に排出される。回復して登校した生徒が十分な手洗いを行わないと，さらなる感染の拡大につな

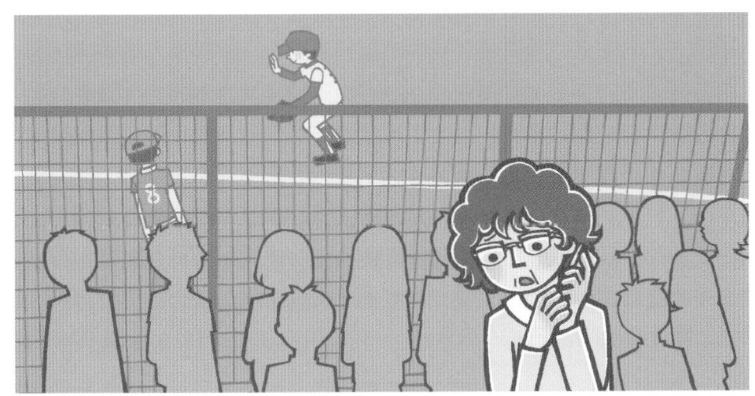

がる。そのため，保健所は1週間後と2週間後の2回にわたり，学校の全校集会を訪問して手洗い教室を行うこととした。

健康危機管理における最善の結果は，事態が発生しないことである。しかし実際に健康危機が発生した場合には，マニュアルなどで定められた連絡体制にそって，迅速に情報を伝達されることが重要である。そして，指揮命令系統を確定させたうえで，すぐに正確な情報の収集，原因の究明，被害の拡大防止，必要に応じて医療の確保などを行う。

2 リスクコミュニケーション

事例①でPDCAサイクルをまわす際にもう1つ重要なのは，生徒とその家族への情報提供の仕方である。リスク(有事)が発生した際の適切なコミュニケーションをリスクコミュニケーションという。

リスクコミュニケーションとは，リスクについて関係者間で情報を共有し，意思疎通をはかって対策を進めたり，リスクの低減をはかるコミュニケーションの方法である。情報が制限されていたりあいまいな情報が提供されたりすると，不安からパニックを引きおこすことにもなる。そのため，リスクについての情報提供では，正確な情報を相手にわかるかたちで伝え，被害の拡大を防止するためになにをしているか，なにをしてほしいかを明示することが重要である。

事例①の木戸さんらの事後対応をみてみよう。

事例❷ 木戸さんの事後対応

調査の結果罹患者のウイルスは同じだったが，同じ遺伝子のノロウイルスは対象群から2週間新たに報告されなかった。そこで木戸さんら対応チームは，集団感染の発生日から2か月後，終息宣言の文書をY中学校に送付した。また，同じ文章を同日，保健所のウェブサイトに掲示した。

終息宣言を行ったあと，木戸さんら対応チームは，今回の対応についてふり返りを行った(PDCAのCに相当)。また，保健所長を委員長とする健康危機管理検討委員会が，木戸さんらの対応を検討した。

初期対応では，休日にもかかわらず木戸さんが最初の報告から1時間以内に対応チームを起動できたこと，すみやかに学校と連携がとれたことなどが評価できると議論された。今回の事例をふまえて，教育委員会や学校との連絡方法を整理し，連絡先の共有などをX市全体で行うことなどが，新たに計画に盛り込まれることになった(PDCAのAに相当)。反省点としては，検便検査になかなか協力が得られなかったことがあげられた(PDCAのCに相当)。

木戸さんはY中学校の養護教諭にインタビューを行い，協力が得られない原因を探索した。その養護教諭によると，生徒の間で検便の結果が公表されるかもしれないという懸念が広がっていたため，躊躇(ちゅうちょ)した生徒がいたことが明らかになった。そこで，検便協力の依頼文書に，結果は生徒と本人にしか知らされないと明記することが提案された(PDCAのA)。

今回の健康危機への対応は，PDCA サイクルの A(改善)まで進んだ。しかし，これでサイクルは終わりではない。今後，このサイクルはらせん状にまわりながら，さらなる対応能力の向上を目ざしていく。

B 災害保健

この節では，看護職が災害下で被災者の健康をどのようにまもるべきかを，おもに「人権をまもる」という観点から説明する。

次のような状況を想定してほしい。大規模災害がおき，地域の医療施設は壊滅状態になってしまったとする。糖尿病で毎日，インスリン注射が必要な被災者がいて，その人の手もとにはあと 2 日分のインスリンしかないとしよう。その人は幸いけがもせず，生活面の心配もないが，医療が受けられない。インスリンがなくなってしまえば低血糖発作をおこすなど，健康状態が著しく悪化してしまう。これは，基本的人権がおびやかされた状況といえるだろう。このようなときに看護職としてなにを行うべきだろうか。

将来，看護職として保健医療にかかわる皆さんに，ぜひとも知ってほしいことがある。健康だけがまもられていても，「全人的な健やかさ」は実現しないということだ。これから災害保健という分野を学ぶが，読者の皆さんは既存の概念にとらわれず，公衆衛生(＝みんなの健康の実現)という広い視点で災害時の健康問題に取り組めるようになってほしい。

1 災害の定義

どの程度の被害が生じた場合を災害とよぶか，どの範囲までを災害に含めるかについて，いまのところ国際的に統一された定義はない。日本では，「災害対策基本法」(1961 年制定)による次の定義が，一般的に用いられている(第 2 条第 1 項)。

> (災害は)暴風，竜巻，豪雨，豪雪，洪水，崖崩れ，土石流，高潮，地震，津波，噴火，地滑りその他の異常な自然現象又は大規模な火事若しくは爆発その他その及ぼす被害の程度においてこれらに類する政令で定める原因により生ずる被害をいう。

「これらに類する政令で定める原因」については，「放射性物質の大量の放出，多数の者の遭難を伴う船舶の沈没その他の大規模な事故」が定められている(「災害対策基本法施行令」第 1 条)。したがって，「災害対策基本法」における災害には自然災害以外の，飛行機墜落事故や地下鉄サリン事件のようなことがらも含まれることになる。

国際的には，国連国際防災戦略事務局(UNISDR)による次の定義が広く用いられている。

(災害は)甚大な人的，物的，経済的，環境的損害と影響を伴い，影響を受けたコミュニティもしくは社会の内のリソースのみを使用した対応では対応不能なほどの深刻な破壊現象である。

「災害対策基本法」とUNISDRの定義の違いは，UNISDRはある地域社会の自己能力では対応がむずかしく，外部からの支援が必要な状況を災害と定めている点であろう。

2 災害の種類

災害の種類は，分類方法によって異なる。代表的な，原因による災害の分類と主要な災害を，次にあげる❶。

1 自然災害　地震，台風，竜巻，津波，洪水，旱ばつ，火山噴火など。

2 人為災害　火災，発電所事故，建物崩壊，交通事故，危険物・産業廃棄物(HAZMAT)，大量殺りく兵器の使用，CBRNE災害(化学chemical・生物biological・放射性物質radiological・核nuclear・爆発物explosiveによる災害)，テロリズムなど。

3 人道的緊急事態　戦争，紛争，民族浄化など。

人道的緊急事態を人為災害に含め，3を自然災害と人為災害が混合した複合型災害とする場合もある。災害の分類にはこのほか，期間，範囲，「都市型」と「地方型」といった地域による分類がある。

> **NOTE**
> **❶感染症と災害**
> 感染症は災害に含む。ただし分類上の位置づけについては議論があるため，ここでは除いている。

3 災害対策に関する制度

1 災害対策の法体系

災害対策に関する法体系は，一般法である「災害対策基本法」と，「災害救助法」や「被災者生活再建支援法」などの特別法，「活動火山対策特別措置法」や「原子力災害対策特別措置法」などの特別措置法からなりたつ。

災害時は，平時と異なるしくみのなかで「みんなの健康」にかかわることになる。資源が枯渇した状況のなかで看護・保健活動を展開するには，災害時に適用されるさまざまな制度や，その根拠となる法律を知ることが重要である。災害救助活動や災害支援活動，復旧・復興支援活動などにも，必ず費用が発生する。災害時における費用負担は，これらの活動にかかわる行政や組織にとって大きな問題であり，災害対策に関する法の多くに，国の費用負担についての規定がある。

◆ 災害対策基本法

「**災害対策基本法**」は，災害対策全体を体系化し，行政における防災計画を推進するための法律である。1959(昭和34)年に約5,000人の死者・行方不明者を出した伊勢湾台風の反省から，1962(昭和37)年に制定された。①防

表 11-2 「災害救助法」の対象となる活動の種類

1	避難所及び応急仮設住宅の供与
2	炊出しその他による食品の給与及び飲料水の提供
3	被服，寝具その他生活必需品の給与又は貸与
4	医療及び助産
5	被災者の救出
6	被災した住宅の応急修理
7	生業に必要な資金，器具又は資料の給与又は貸与
8	学用品の給与
9	埋葬
10	死体の捜索及び処理
11	災害によって住居又はその周辺に運ばれた土石，竹木等で，日常生活に著しい支障を及ぼしているもの*の除去

*豪雪災害時の雪も含む。

災に関する責務や組織，②国・都道府県・市町村による防災計画の作成，③災害の各段階における国・地方自治体などの役割と権限，④費用負担，などについて定めている。内閣総理大臣は，災害時に特別な役割を担う指定行政機関，指定地方行政機関，指定公共機関を定める。このうち指定公共機関は，防災業務計画の策定や，災害予防・応急・復旧などにおいて重要な役割を果たすものであり，公共的な機関❶と公共的事業を営む法人❷が含まれる。

◆ 災害救助法

「**災害救助法**」は，発災直後の救助，応急的な生活の救済に関する法律であり，同法第4条および同法施行令第2条で，対象となる12項目の救助活動が定められている(▶表11-2)。この対象活動に対して，都道府県と国が費用負担を行う。このうち看護職に直接関係があるのは，④医療及び助産の活動であるが，災害派遣医療チーム(DMAT，▶365ページ)や日本赤十字社・医師会などが編成・派遣する医療救護班による対応が原則となっている。また，医療及び助産に，保健活動は含まれていない。

◆ 被災者生活再建支援法

「被災者生活再建支援法」は，自然災害によって生活基盤に著しい被害を受けた人に被災者生活再建支援金を支給して生活の再建を支援することで，住民の生活の安定と被災地のすみやかな復興をたすけることを目的とした法律である。

◆ 保健師の活動にかかわる法制度

災害時の保健活動は，「災害対策基本法」に基づいて各自治体が策定する地域防災計画に基づいて行う。被災地市町村のみで対応が困難な大規模災害時には，「地方自治法」や「災害対策基本法」「厚生労働省防災業務計画」に基づき，近隣自治体や厚生労働省職員の応援派遣要請ができるほか，災害時健康危機管理支援チーム(DHEAT，▶365ページ)の支援を受けることができる。

NOTE

❶公共的な機関
日本赤十字社や日本放送協会(NHK)などが指定されている。

❷公共的事業を営む法人
日本医師会，電力・ガス・輸送・通信会社，スーパー，コンビニエンスストアなどが指定されている。

2 災害時の保健・医療・福祉システム

災害時の保健活動を考える際，いま一度，平常時の「みんなの健康」はどのように支えられているかを思い出そう。どの地域にも，保健・医療・福祉，そして公衆衛生を担う機関がある。災害時には，これら4つの分野を担う機関は，損害を受けたとしても多くは活動を続ける。それら機関の一時的な損害を補うのが，外部支援である。将来，被災地の看護職として「みんなの健康」をまもる立場になっても，あるいは外部支援者としてたすける立場になっても，この4つの分野が協働しなくては「みんなの健康」がまもられないことを念頭においていてほしい。

◆ 災害時の医療・救護体制

● **災害拠点病院**　「医療法」に基づき都道府県が定める医療計画において整備すべき医療提供体制の1つに，災害時における医療があげられている。都道府県は，災害時の重篤患者の救命医療や被災地からの患者の受け入れ，災害派遣医療チーム(DMAT など)の受け入れと派遣，広域医療搬送(ヘリコプター搬送を含む)などを行う**災害拠点病院**を整備する。都道府県における災害医療の中核となる**基幹災害拠点病院**を原則1か所以上，地域の災害医療の中核となる**地域災害拠点病院**を二次医療圏ごとに原則1か所以上整備することとなっている。

● **救護所**　災害時には，診療所・病院などの既存の医療機関だけでは医療が不足することが予測される。その場合，被災地や避難所，医療機関の隣接地に**救護所**が設置される。救護所の医療は地域の医師・薬剤師・看護師などがつくる医療救護班が行い，軽症者の治療や，傷病者の緊急度や重症度に応じて治療優先度を判定(トリアージ)し，病院などへの搬送要請を行う。救護所および医療班は，災害の沈静後も必要に応じて，避難所や住民に対する健康管理活動を行う。

● **避難所・福祉避難所**　災害発生の前後，市町村により避難所が設置される。市町村は「災害対策基本法」に基づき，住民等が災害の危険から逃れるための場所として指定緊急避難所と，災害の危険性がなくなるまで，あるいは災害により家に戻れなくなった住民等を一時的に滞在させるための指定避難所を，あらかじめ指定している。指定避難所のうち，おもに高齢者・障害者・乳幼児・人工呼吸器の装着や在宅酸素療法を必要とする在宅難病患者など特別な配慮を要する避難者のために，必要な機器を整備し介護職・福祉職・医療職を配置する**福祉避難所**の整備が進められている。

● **保健所**　保健所は，地域における危機管理の拠点として，被災地の市町村を支援し，災害時における医療・救護体制の構築，避難所および地域の健康管理の体制づくり，避難行動要支援者の把握と対応，持病や障害の悪化や感染症，深部静脈血栓症による肺塞栓症(エコノミークラス症候群)などの二次的健康被害の防止などの活動を行う。

災害医療においては，地域の診療所・病院，災害拠点病院などの医療機関，医師会・看護協会などの職能団体，日本赤十字社，消防機関，警察機関，精神保健福祉センター，市町村などの行政機関，水道・電気・ガス・電話などのライフライン事業者，自治会などの住民組織など，さまざまな関係機関・団体などの連携が重要になる。保健所は，平時からその連携を進め，災害時には連携の中心となる。

● **広域災害救急医療情報システム**　厚生労働省は，災害時に都道府県の枠をこえてインターネット上で災害医療情報の収集と共有を行う**広域災害救急医療情報システム** emergency medical information system（**EMIS**）を運営している。関係自治体や医療機関，および後述する災害派遣医療チームなどの外部支援組織は，このシステムで被災地の医療機関の被害を把握し，その情報に基づいて活動する。

◆ 災害時の外部支援組織

災害時には，保健・医療・福祉・公衆衛生の4つの分野の機能維持のために，さまざまな外部支援組織が被災地の災害医療活動を支援する。

[1] 災害派遣医療チーム disaster medical assistance team（DMAT）　災害の急性期の医療需要の増加に対応するために設立された医療チームである。災害発生後，おおむね48時間以内に活動を開始できる機能性をもつ。1チームは専門的な研修・訓練を受けた医師・看護師・業務調整員ら4～5人からなり，救急現場でのトリアージ・救命処置・患者搬送，被災地の医療機関の支援，重症患者の広域搬送などを行う。近年は，その活動が慢性疾患の対応にも広がっている。

[2] 災害派遣精神医療チーム disaster psychiatry assistance team（DPAT）　被災地域の精神科医療機関の支援，災害ストレスなどによって精神的問題を生じた被災者，精神疾患をもつ被災者の医療的支援を行う精神医療チームである。

[3] 災害時健康危機管理支援チーム disaster health emergency assistance team（DHEAT）　大規模自然災害時に被災地の保健所や市町村，都道府県などの健康危機管理業務を支援するため，その組織の一員として活動（とけ込み支援）する公衆衛生の専門家チームである。おもな活動内容は，①医療対策，②保健予防・生活環境衛生対策，③受援調整，④職員健康安全である。

[4] 医療救護班　被災地・避難所・救護所などで傷病者の応急処置やトリアージなどの医療救護活動を行うチームである。地域の医療職や医療機関によって編成されるほか，近隣の市町村や医療機関，広域の災害の場合は近隣の都道府県などから派遣される。日本赤十字社は，全国で約500の医療救護班（日本赤十字社救護班）を組織しており，災害発生時には赤十字病院から医療救護班を緊急派遣し，救護活動を展開できる体制を整えている。

[5] その他　上記のほかに，日本医師会災害医療チーム（JMAT），日本栄養士会災害支援チーム（JDA-DAT），大規模災害リハビリテーション支援関連団体協議会（JRAT）などの外部支援組織がある。

4　災害時の保健活動

◆ 災害サイクルと保健活動

災害は，時間軸により，災害発生前の平穏な**静穏期**(平常時)，災害への警戒が必要な**前兆期**，**発災直後**(発災〜6 時間まで)，**超急性期**(6〜72 時間)，**急性期**(72 時間〜1 週間)，**亜急性期**(1 週間〜1 か月)，**慢性期**(1〜3 か月)に区分されることが多い。各期における防災や保健医療福祉などの対策・対応を一連のものとして継続的に考えるため，これら各期を 1 つの周期(**災害サイクル**)としてとらえられている。

災害サイクルと対策

1 **静穏期**　潜在的な危機は存在するものの，危機発生の前兆もなく，とくに大きな被害をおこすような事象が存在しない時期である。つまり，ふだんの生活が送れている平常期である。災害対策としては，災害時の被害予測図(ハザードマップ)や対応マニュアルの作成，災害に備えた教育プログラムや研修の実施，備品の保守・点検など，災害への備えを中心とした活動を行う。

2 **前兆期**　大雨警報や津波警報の発令などにより警戒が必要な時期である。静穏期の準備がすぐに活用できるような臨戦態勢の時期である。災害によってはこの期間がなかったり，とても短いときがある。

3 **発災直後**　超急性期に含めることもあるが，災害発生後，おおむね 6 時間までの時期である。災害対策としては，病院内や地域における被害の把握，生存者の捜索と傷病者の救出，迅速な医療の提供が最優先になる。また，関係機関と連携して，災害医療の初動体制の確立をはかる。

4 **超急性期**　災害発生後，おおむね 6 時間後から 72 時間までの時期である。この時間で区切るのは，建物の下敷きや生き埋めになったり，負傷して救出を待つ被災者の生存率が 72 時間を境に大きく低下するためとされる。災害対策としては，引きつづき生存者の捜索と傷病者の救出，迅速な医療の提供をはかるほか，DMAT などの外部支援組織の活動や救護所の設置も始まるため，関係機関と連携して災害医療体制の構築をはかる。また，後述する避難行動要支援者や要配慮者などの特別な配慮を必要とする人々の状況の把握，避難行動支援や救出，安全の確保をはかる。

5 **急性期**　災害発生後，おおむね 72 時間後から 1 週間までの時期である。災害対策としては，災害の規模にもよるが，医療機関は通常より多い医療ニーズへの対応に追われるため，災害医療体制の継続が求められる。在宅や避難所の被災者は，生活環境の大きな変化による心身の疲労や二次的健康被害，感染症対策や環境衛生，精神保健など，さまざまな公衆衛生上の問題が生じやすく，保健活動が重要な時期である。

6 **亜急性期**　災害発生後，おおむね 1 週間後から 1 か月までの時期である。災害対策としては，被害の大きい医療機関を除けば，医療体制はおおむね通常に戻るため，避難所対策が中心となる。避難所では集団生活におけるさまざまな問題が顕在化してくるため，予防と早期対応が必要である。

7 **慢性期**　災害発生後，おおむね1か月後から3か月までの時期である。復旧・復興対策が中心になり，避難所の被災者は仮設住宅，または修復・新設した自宅，復興住宅に移行する。それぞれの場所で安定した生活を過ごすことができるように支援する時期である。

災害各期の保健活動

災害の各期における保健活動は，準備期，初動体制の確立，緊急対策と応急対策，復旧復興対策，復興支援の6つの局面で考えることができる。保健活動のフェーズに合わせて，活動内容や対応する災害サイクル，関係する法律などに違いがある(▶表11-3)。

▶表11-3　災害サイクル・保健活動のフェーズと活動・関係する法律

保健活動のフェーズ			災害サイクル	関係するおもな法律
フェーズ	時間軸	活動内容		
準備期		計画，訓練，教育，設備・備蓄の整備	①静穏期 ②前兆期 ③発災直後 (6時間以内) ④超急性期 (6～72時間まで)	「災害対策基本法」
対応期 フェーズ0	24時間 まで	初動体制の確立の時期 ※情報収集，対策本部の設置，応援・派遣要請の判断，初期医療チーム(DMATなど)との連携，要配慮者等の安否確認・支援など		「災害対策基本法」 「災害救助法」
フェーズ1 緊急対策	72時間 まで	生命・安全の確保が中心になる時期 ※救命・救護，災害保健活動の方針決定，外部支援チームや関係機関との連携，要配慮者等の支援など		「災害救助法」
フェーズ2 応急対策	2週間まで	生活の安定が中心になる時期 ※各種の避難所対策(健康・衛生・生活アセスメントと健康管理，避難所設置運営者との連携)，被災者のこころのケア，慢性疾患患者の支援など	⑤急性期 (1週間まで) ⑥亜急性期 (1か月まで)	
フェーズ3 応急対策	2か月まで	生活の安定が中心になる時期 ※避難所・仮設住宅，被災地域住民の生活環境の整備，被災者・支援者のこころのケア，職員の健康管理など	⑦慢性期 1～3か月	
フェーズ4 復旧・復興対策	1年まで	人生の再建・地域の再建が中心になる時期 ※仮設住宅対策，新しいコミュニティづくりなど		「被災者生活再建支援法」
フェーズ5 復興支援	1年以上	復興住宅への移行・新たなまちづくりが中心になる時期 ※被災者の生活再建支援，仮設住宅からの移動に伴う健康問題への支援など		

フェーズおよび災害サイクルにあらわした時間軸はおおよその目安を示す。

◆ 災害時の生活支援

災害時の公衆衛生活動に従事する医療職は，被災者の保健・医療ニーズに対応するだけではなく，生活に影響するあらゆる分野も視野に入れて活動することが必要である。

● **スフィア基準** 生活も含めた支援活動の指針として，人道支援活動を行う国際機関や非政府組織(NGO)，国際赤十字・赤新月運動が進める**スフィア・プロジェクト**が1998年に策定した，「**人道憲章と人道対応に関する最低基準**」(**スフィア基準**)が有用である。この基準は，災害や紛争の被災者が安全で尊厳のある生活を営むための最低基準が示されたものであり，1994年のルワンダ虐殺後，難民キャンプの劣悪な環境と非効率的な支援活動により多くの難民が命を落とした反省からつくられた。国際的な人道支援活動や各国の被災者支援に用いられているほか，2016(平成28)年に内閣府が作成した「避難所運営ガイドライン」でも，この基準の内容が盛り込まれている。

スフィア基準では，すべての人道支援に共有される土台として，人道憲章，権利保護の原則，必須基準が設定され，さらに「人間の存続のために必要不可欠な4つの要素」として，①給水・衛生・衛生促進，②食糧の確保と栄養，③避難所および避難先の居住地，④保健医療のそれぞれ分野における最低基準が定められている。4つの要素については，たとえば必要最小限な水の供給量，食糧の栄養価，居留地内のトイレの設置基準や数，また避難所の1人あたりの最小面積や保健サービスなどが具体的に示されており，わが国の災害時の公衆衛生活動の参考になる。2023年11月時点の最近版は2018年版(2019年発行)である。

スフィア基準が私たち保健医療職になぜ必要なのか。次の事例を読んでみてほしい。この事例は実際にあったできごとをもとに作成している。

事例❸ 被災した自宅に戻らざるをえなくなったマユミさん家族

大規模な震災の発生により，看護学生のマユミさんの生活は一変した。

自宅の一部は損壊し，電気やガス，水道も不通になったため，おむつを使用している90代の祖父母と，1歳半の弟を含む6人家族で避難所生活をすることになった。しかし，すし詰め状態の避難所にはプライバシーがない。屋外の簡易トイレを使うことができない祖父母は，少しでも家族のおむつ交換の回数を減らすため，水分摂取を控えるようになった。弟は避難所に移ってから夜泣きをするようになり，マユミさんと母親は夜間交代しながら，屋外で弟が寝つくまで抱っこしなければならなかった。2人ともストレスと寝不足で体調不良になってしまった。父親は市役所職員で，みんなが避難所に移ってからは，市役所からほとんど帰って来られない状況が続いていた。

ある日，避難所に医療チームが来て，避難者の診療を行った。母親と祖父母は深部静脈血栓症の簡易検査によって中リスク状態と判定され，祖父母には褥瘡の初期症状や脱水傾向がみとめられた。弾性ストッキングと皮膚保護クリームが手渡され，水分補給を多くすること，なるべく同じ姿勢を続けずに足の運動をすることなどの助言を受けた。看護学生であるマユミさんは，深部静脈血栓症や褥瘡の病態や予防方法をある程度理解していたが，この避難所生活では状態が悪化するばかりだと考えた。「この狭い避難所では，おじいちゃんもおばあちゃんも1日中，毛布の上で横になるしかないし，水も飲めていない。おむつ交換も頻繁にしにくいし，お母さんは介護と弟の世話でまいっちゃってる。どうしたらいいんだろう」と，マユミさんは途方に暮れてしまった。

市役所の父親に，携帯電話の災害用サービスでメッセージを送ったところ，父親は業務の合間に避難所に来てくれた。マユミさんと両親が話し合った結果，これ以上の避難所生活はできないと考え，燃料と水・食料などを確保したうえで，自宅に戻ることを決めた。

● **被災者の健康をまもるために**　災害後の二次的健康被害の発生は，これまでの多くの災害で問題になってきた。とくに東日本大震災や熊本地震では，深部静脈血栓症による肺塞栓症が原因と思われる災害関連死が多く発生した。この事例では，医療チームがマユミさん一家を診療し，医療的な対応をしている。けれども，マユミさん一家は，一部損壊し，電気やガス，水道の通らない自宅に戻らざるを得なかった。

この決断の背景になった要因として，①プライバシーのない空間，②高齢者に使いにくい排泄施設，③小さい子どものいる家庭への配慮のない空間，④からだを動かせない生活パターンへの変化，⑤被災のストレス，⑥家族のサポートシステムの脆弱化，などが考えられる。

私たち保健医療職は，傷病や健康問題だけに目が向きがちであるが，それだけで被災者の健康はまもれるわけではない。被災者が個々の状況に応じて健康をまもることができる生活環境の整備が必要である。これらは保健医療職だけでは行えないことが多く，平常時から「平常時に必要なことは災害時にも必要である」という発想のもとで，災害時に被災者の健康と尊厳をまもるための準備を，保健医療職以外の職種や関係機関とも連携しながら，整備してほしい。スフィア基準には，そのための重要な視点が盛り込まれている。なお，その際は，スフィア基準が示すのは最低基準であることに留意してほしい。

5 災害時に特別な配慮を必要とする人々の支援

同じ状況であっても，災害による影響をより受けやすい人々がいる。海外では女性 women，高齢者 aged people，旅行者 traveler，子ども children，障害者 handicapped，妊婦 pregnancy，傷病者 patients，貧困者 poor の頭文字をとり，**WATCHPPP** などとも総称され，日本では災害弱者とよばれている。

◆ 要配慮者・避難行動要支援者

「災害対策基本法」では，「高齢者，障害者，乳幼児その他の特に配慮を要する者」を**要配慮者**と位置づけ，このうち「災害が発生し，又は災害が発生するおそれがある場合に自ら避難することが困難な者であつて，その円滑かつ迅速な避難の確保を図るため特に支援を要するもの」を**避難行動要支援者**としている。

市町村は平常時から地域の避難行動要支援者の把握に努め，災害時に避難の支援，安否の確認，そのほかの必要な保護措置を実施するために，名簿(避難行動要支援者名簿)を作成しなければならない。

◆ 特別な医療ニーズをもつ人々の支援

災害弱者のなかで，特別な医療ニーズをもつ人々の災害時対応の整備は大きな課題である。

● **在宅人工呼吸器・在宅酸素療法**　在宅人工呼吸器装着者と在宅酸素療法の使用者にとって，電気や酸素ボンベの供給がなくなることは致命的である。市町村や家族・主治医・訪問看護師・ケアマネジャーなどの支援者，電力会社や医療機器会社，酸素供給会社などが連携して災害時の対応について体制を整えておく必要がある。とくに緊急時の入院先や電源の確保が重要である。難病情報センターは，国や地方自治体のさまざまな取り組みの紹介などの情報提供を行っている。また，民間でも，災害時対応システムをつくり，発災時に医療機関と連携しながらサポートを提供する体制を整えている酸素供給会社がある。

● **人工透析**　人工透析を受けている腎不全の患者の場合，定期的な透析を受けることができなくなれば，生命がおびやかされる。全国腎臓病協会では「災害対策マニュアル」を作成し，自分の透析条件を記載する「災害手帳」の作成・携帯を患者に促すなど，患者の自助力を高める取り組みを行っている。患者は，通院施設と連絡がとれない場合は保健所，保健所に連絡がとれない場合は災害拠点病院に連絡をとり，透析の維持手段を確保することとなっている。

● **重度の精神疾患**　災害時に重度の精神疾患をもつ患者を保護することも非常に重要である。先述のDPATは，災害の急性期からこのような患者を優先的に保護し，安全な環境に避難する支援を行う。

6　自身が被災しながら災害保健医療活動にかかわる際の注意点

日本は世界でも有数の災害発生国である。皆さんが卒後，さまざまな場で看護職として社会に貢献するなかで，自身が被災しながらも看護職としての使命を果たすことを求められる事態が，いつか発生するかもしれない。看護職は，日本で最も多い医療職種である。災害時は自治体の指定避難所だけでなく，自然発生的な避難所が数多くできる。災害時の保健・医療提供は不足しがちであり，二次的な健康被害も多く発生する。看護職は，そのような非日常な生活の場において，被災者の衛生の確保や感染症の発生防止，心身のケアなどを行い，「みんなの健康」をまもる重要な役割を担える人材である。

しかし，災害の発生時，最優先されるのは，あなた自身の安全であることを覚えておいてほしい。そして，その次に優先されるのは自分の家族や大切な人たちの安全である。彼らの安全が確保されたことを確認したうえで，専門職業人としてなにができるのかを考えてほしい。自分や家族，大切な人たちをおいて，無理して看護職の役割を遂行するだけが，使命ではないことを心にとどめておいてほしい。

work 復習と課題

❶ 地域における健康危機管理体制の中核となるのは〔 ア 〕である。

❷ 地域保健における健康危機管理の対象分野は，① 原因不明危機，②〔 イ 〕，③ 医療安全，④ 介護等安全，⑤〔 ウ 〕，⑥ 結核，⑦ 精神保健医療，⑧〔 エ 〕，⑨ 医薬品医療機器等安全，⑩ 食品安全，⑪ 飲料水安全，⑫ 生活環境安全の 12 分野である。

❸ 国際的な健康危機に対応するために世界保健機関（WHO）が定めた国際規則は，〔 オ 〕である。

❹ 1959 年の伊勢湾台風を契機に 1962（昭和 37）年に，災害の定義や防災計画の作成などを規定した「〔 カ 〕」が制定された。

❺ 災害の発生直後の急性期（おおむね 48 時間以内）に活動が開始できる機動性をもった災害医療チームを〔 キ 〕とよぶ。

❻〔 ク 〕は，高齢者，障害者，乳幼児その他の〔 ケ 〕のうち，災害が発生し，または災害が発生するおそれのある場合に，みずから避難することが困難な者で，円滑かつ迅速な避難の確保をはかるために，とくに支援を要するものと定義されている。

索引

数字

欧文

す

せ

そ

た

ち